《伤寒论》理法讲义

韩世明 编著

全国百佳图书出版单位

中国中医药出版社

·北京·

图书在版编目（CIP）数据

《伤寒论》理法讲义 / 韩世明编著 . —北京：中国中医药出版社，2024.1
ISBN 978 – 7 – 5132 – 8351 – 9

Ⅰ . ①伤…　Ⅱ . ①韩…　Ⅲ . ①《伤寒论》—研究　Ⅳ . ① R222.29

中国国家版本馆 CIP 数据核字（2023）第 161844 号

中国中医药出版社出版

北京经济技术开发区科创十三街 31 号院二区 8 号楼
邮政编码　100176
传真　010-64405721
廊坊市佳艺印务有限公司印刷
各地新华书店经销

开本 710×1000　1/16　印张 34　字数 483 千字
2024 年 1 月第 1 版　2024 年 1 月第 1 次印刷
书号　ISBN 978 – 7 – 5132 – 8351 – 9

定价　158.00 元
网址　www.cptcm.com

服 务 热 线　010-64405510
购 书 热 线　010-89535836
维 权 打 假　010-64405753

微信服务号　zgzyycbs
微商城网址　https://kdt.im/LIdUGr
官 方 微 博　http://e.weibo.com/cptcm
天猫旗舰店网址　https://zgzyycbs.tmall.com

如有印装质量问题请与本社出版部联系（010-64405510）

自　序

《伤寒论》是一部比较难学、难懂的中医经典著作，历史上研究者众多。

如何能更好地学习《伤寒论》呢？我认为只有一条路可以走通，就是深入研究《伤寒论》的气化学说。只有在此基础上才能够登高涉深，深刻领悟医圣张仲景的学术思想。

气化学说所依据的理论，如标本中气、开阖枢等，过去不被中医界广泛接受，很多人认为"标本中气"之说，只是《黄帝内经素问》七篇大论中的观点，不是《黄帝内经》的根本认识。可是，在《灵枢·卫气》中却有"能知六经标本者，可以无惑于天下"的论述，可见，不知道六经有标本，是中医学没有学好，当然《伤寒论》也就没有学好。而不知六经标本，教书育人也不能教好。

《伤寒论》是一部理法方药俱备的系统性著作，不是唯外因论的著作，侧重对人体内因，即六经的系统、全面、深刻的认识。通过风、寒外邪入侵机体，论述六经正气如何抵抗外邪，因人体六经正气的强与弱不同、治疗是否得当等，而产生了非常复杂多变的病证。六经是一个整体，各经正气既有所分别，又相互贯通、协调、统一。看待病证，既有邪气，更有正气；既有动态，又有侧重于局部的相对而言的静态，微妙至极。所以，不是机械的僵死的方与证归类的问题。正如仲景在《伤寒论·原序》中所说："夫天布五行，以运万类。人禀五常，以有五藏、经络府俞，阴阳会通，玄冥幽微，变化难极。"

本书并未按照宋本《伤寒论》条文顺序逐条讲解，而是对条文重新进行了编排，使读者能够跟随仲景的思路，去学习疾病动态的表里深浅变化，更深刻地学习与研究《伤寒论》，重视人体正气在发病时的强弱盛衰，邪正相争时的进退出入动态变化过程，加强临床辨证思维能力，而"思过半矣"。这样就可以避免用单纯的症候群归类、方证相对等观点简单化看待仲景学术思想。

我曾于2008年出版了《再传伤寒论》，该书获2007年国家科学技术学术著作出版基金资助。因《再传伤寒论》是一部学术性著作，而不是讲义性著作，更因为从2008年至今，本人经过临床验证与总结，对《伤寒论》的理解与应用有了更大收获，所以，在《再传伤寒论》这部学术性著作的基础上，重新整理总结、调整，才有了《〈伤寒论〉理法讲义》。

本书的出版，首先要感谢医圣张仲景写就了《伤寒论》这部不朽的著作，它是中医学继承与发展的基石，如果没有这部著作，就没有了中医学振兴与发展的希望。

还要感谢清代张志聪等人开创了以气化学说解释《伤寒论》的方法，使我们这些后人有了更好的思想方法，深入地研究与理解《伤寒论》，深入理解医圣张仲景的学术思想。

更需要感谢我的硕士生导师、内蒙古医学院张斌教授，与我的博士生导师、北京中医药大学刘渡舟教授，使得我能够在《伤寒论》气化学说这个中医学高深境界刻苦钻研下去，有了今天的成绩。

总之，作为中医学人，我们都需要向医圣张仲景好好学习，为了中医学的发展振兴，踏踏实实、一丝不苟、兢兢业业地做好自己的工作，做好临床工作，治病救人；深刻认识中医理论与临床，进一步教书育人，培养出众多的优秀中医人才。我们的眼中要有目标、有努力的方向，因为确实还有很多很多的工作，需要我们为之继续努力奋斗！

韩世明

2023 年 2 月

编写说明

　　医圣张仲景所著《伤寒论》为学习中医学的重要典籍，但要想学好《伤寒论》却颇为不易。首先是因为《伤寒论》中所涉及的中医理论非常深奥，必须要深刻领悟，不能只是浅尝辄止。笔者跟随内蒙古医学院张斌教授与北京中医药大学刘渡舟教授学习与研究《伤寒论》气化理论，时至今日，历经四十余载，对于《伤寒论》气化理论，基本上达到了较为全面与系统的认识。以此理论作为锁匙，来深刻认识《伤寒论》条文中蕴含的意义，就形成了一种较为独特的《伤寒论》认识理念。所以，本书的写作过程，首先是在气化理论的思维境界下进行的。

　　本书分上下两篇。上篇为总论，主要讲解《伤寒论》经旨。其中前论简述了张仲景的生平及其对中医学理论与临床的贡献、《伤寒论》的成书背景等，并简要介绍了历史上对《伤寒论》错简认识的源流，以及张仲景编排《伤寒论》十卷的思维方式等。详细讲解了《伤寒论》气化理论，尤其对"经络府俞，阴阳会通"进行了深入讲解，阐明了经络阴阳会通的原理，更阐明了"府俞"的阴阳会通即为本于开阖枢的三焦气化之机。下篇为逐条讲解十卷本《伤寒论》，每条原文下根据需要设【注解】【提要】【讲解】【医论】等，从卷第八开始，凡是重复出现的条文，因前面已经做过较为详细的讲解，因此只设【简述】。

　　需要说明的是，下篇的原文以中国中医科学院藏赵开美刻《仲景全书》为底本，参考刘渡舟主编的《伤寒论校注》，将繁体竖排改为规范简体字横排并加标点，校勘除直接改正了明显的错字及将表示方位的"右"径改为"上"

外，其余文字一律不加改动，如"藏""府""胎""芒消"等均保留原字。

《伤寒论》原文的编排顺序说明如下：

1. 根据条文间相互连接的信息或线索，去寻找并遵循张仲景写作时的思维方式、逐步展开的写作思路等进行条文顺序编排。

2. 调整辨脉法、平脉法的编排顺序。原宋本《伤寒论》是《辨脉法第一》《平脉法第二》，现改为《平脉法第一》《辨脉法第二》。

3. 除平脉法、辨脉法有些条文调整所在篇的位置外，其余二十篇中的条文仅在本篇中进行顺序调整。

4. 二十二篇原文调整后的第一条，除了《辨脉法》与《辨阳明病脉证并治》外，都是以原篇的第一条为准。

5. 遵宋本《伤寒论》方证同条的原则，不随意移动方剂到其他条文处，即按照有方剂的条文在前、没方剂的条文在后编排。

6. 原书中载有方剂的条文后列有方一、方二、方三等序号，并有某方剂几味的记录，因这些是仲景之后的人所加入，故在本书中均予删除。

7. 重排每篇条文序号用（××）标示，原宋本每篇条文序号用 [原××] 标示，便于读者相互校对查阅。

本书作为学习《伤寒论》的参考著作，对《伤寒论》气化理论的讲解较为系统，可以促进读者进一步理解《黄帝内经》等古典理论以及辨证论治思想。因理论是用来指导临床实践的，以气化理论的思想方法进一步学习下篇中的条文，可使读者理解六经病证的丰富内涵，即疾病发生的表里浅深，正气与邪气相争的外出与内逆的动态变化，六经的每一经都有所不同，经气的出入机转即开阖枢各有所别，但又是相互联系的一个统一整体。这样，读者就会在临床思维方式上，逐渐掌握六经气机的不同动态，将中药的应用联系到临床疾病中的不同动态失常或局部正邪相争的病理实际，更好地认识与治疗疾病。《灵枢·九针十二原》说："小针之要，易陈而难入，粗守形，上守神……节之交，三百六十五会，知其要者，一言而终，不知其要，流散无穷。所言节者，神气之所游行出入也，非皮肉筋骨也。"在临床上，用针灸治病，不能只是看到皮肉筋骨脉，必须要从经脉之气的游行出入与脏腑组织的联系，看到哪里出了问题，来进行治疗。同样，中药及方剂的应用，也不仅仅是简单的证候归类，而是要通过脉证表现，分析人体内经络之气的虚实强弱，经气的阻滞情况，更要注意六经经气在三焦气化方面的病理表现。总之，遵循仲景关于经络的阴阳会通、府俞的阴阳会通的原理，掌握经络与府俞这两个最重要的人体经气运行通道，读者就可以在临床中开阔思路，达到一个新的思维境界，逐步积累临床经验，在继承的基础上有所发展创新。

本书作为研读《伤寒论》的参考著作，也可供有一定临床经验的中医人士学习参考，以及中医药院校师生学习参考。

韩世明

2023 年 5 月

目 录

上篇 《伤寒论》经旨

下篇 条文讲解

《伤寒论》经旨

一、前论

（一）《伤寒论》的作者及其学术境界

《伤寒论》为东汉张仲景所著。张仲景，名机，字仲景，东汉南阳郡涅阳（今河南邓县）人，约于公元 152—219 年在世。

张仲景少时随同郡名医张伯祖学习中医。他聪明好学，更勤于思考，深入探究中医理论，诊治疾病，最终成为著名医家，与华佗并称于世。因其在中医学理论与临床中的重大贡献，被后世医家奉为医圣。后人确实无人能及，即使在现今，也鲜少有人能够在中医学术思想境界上超越张仲景，所以，对于张仲景所流传下来的著作，即《伤寒论》《金匮要略》，中医界仍然要认真研习，深入领会。

（二）张仲景的著作

张仲景著有《伤寒论》和《杂病论》，因为当时把两书合刊，所以书名称为《伤寒杂病论》。之所以这么说，证据就是张仲景《伤寒论》自序的标题为《伤寒杂病论集》，这个"集"字说明了《伤寒杂病论》是伤寒、杂病论合集。另外，序中说"为《伤寒杂病论》，合十六卷"，从这个"合"字，亦可知是两书的卷数合起来为十六卷。所以，可知《伤寒论》与《杂病论》原本是张仲景的两部独立性著作。

（三）《伤寒论》简介

《伤寒论》的宝贵之处在于不仅体现了张仲景深邃的思想境界、理论认识，而且张仲景紧密结合了当时东汉末年的疾病特点，经过了多年临床总结才写就了此书。这是一部基于《黄帝内经》（简称《内经》）、《阴阳大论》、《难经》等中医经典，贯通了中医学深刻而全面的理论，并将理论紧密应用于临床、指导临床所形成的伟大著作，是一部理法方药极为深刻、全面的不朽著作。《伤寒论》不仅是一部论述外感性疾病的著作，更是能在理论及辨证思维的高度，紧密指导中医临床其他各科的著作，所以《伤寒论》与《内经》等经典同等重要，是中医学的经典著作之一。更因为有了《伤寒论》，我们才有可能深入认识《内经》，在深刻理论的基础上去深入认识各种疾病，更好地治疗疾病。在继承的基础上贯通古今，研究复杂、疑难病证，使中医学在创新中得到发展，其前提是：必须要很好地认识《伤寒论》的理论与临床辨证思维。

（四）《伤寒论》成书的年代背景

《伤寒论》约成书于东汉末年，由于当时战争频作，劳役繁重，以致民不聊生。饥寒、贫病交加，因而发病，进而重病、死亡的人较多，又因疫气相互传染，导致疫病流行。如张仲景在序中说："余宗族素多，向余二百。建安纪年以来，犹未十稔，其死亡者三分有二，伤寒十居其七。"曹植在《说疫气》中说："疫气流行，家家有僵尸之痛，室室有号泣之哀；或阖门而殪，或覆族而丧。"有感于当时的情况，张仲景作为医者，精研医术，用于治病救人，并将其成果著述成书，使后人学习应用，救治更多的患者。正如张仲景在自序中所说："感往昔之沦丧，伤横夭之莫救，乃勤求古训，博采众方，撰用《素问》《九卷》《八十一难》《阴阳大论》《胎胪药录》并《平脉辨证》，为《伤寒杂病论》，合十六卷。虽未能尽愈诸病，庶可以见病知源。若能寻余所集，思过半矣。"

（五）谈《伤寒论》中的"六经"

"六经"一词，始见于《内经》，如《灵枢·卫气》载"能知六经标本者，可以无惑于天下"，《素问·阴阳应象大论》载"六经为川，肠胃为海"。

但在《伤寒论》中并没有"六经"一词，所出现的是"太阳""阳明""少阳""太阴""少阴""厥阴"，以及"太阳病""阳明病""少阳病""太阴病""少阴病""厥阴病"这些名词，在这些名词中都没有加入"经"字。

当然，在《伤寒论》中还是出现过"经"这个字的，如在《辨太阳病脉证并治上》有"太阳病，头痛至七日以上自愈者，以行其经尽故也。若欲作再经者，针足阳明，使经不传则愈。"在《辨太阳病脉证并治中》有"太阳病六七日，表证仍在，脉微而沉，反不结胸，其人发狂者，以热在下焦，少腹当鞕满，小便自利者，下血乃愈。所以然者，以太阳随经，瘀热在里故也，抵当汤主之。"

张仲景为什么没有在太阳、阳明等名称后加入"经"字，直接称太阳经、阳明经或太阳经病、阳明经病呢？是仲景不重视经络吗？绝不是！仲景是非常重视经络的，如他在《伤寒论·原序》中说："夫天布五行，以运万类。人禀五常，以有五藏，经络府俞，阴阳会通，玄冥幽微，变化难极。"

仲景在太阳、阳明等名称之后没有加入"经"字，正是因为经络虽然极为重要，但太阳、阳明等六者不仅仅是经络循行线路，这里面太复杂了。仲景已经讲了"经络府俞，阴阳会通，玄冥幽微，变化难极"，张仲景正是怕后人把太阳、阳明等仅仅当作几条经络，所以没有加入"经"字。

从宋代之后，人们把《伤寒论》的太阳、阳明，称作了"六经"，并一直延续至今，这已经成了习惯，在此我们也把《伤寒论》中的太阳、阳明等称为"六经"，把太阳病、阳明病等称为"六经病"。当然，这个六经不仅仅是单纯的经络概念。

（六）《类证活人书》对《伤寒论》的认识偏差

明代方有执在《伤寒论条辨·跋》中说："昔人论医，谓前乎仲景，有法无方；后乎仲景，有方无法；方法具备，惟仲景此书。然则此书者，尽斯道体用之全，得圣人之经而时出者也。后有作者，终莫能比德焉。是故，继往开来，莫善于此。"方有执所说的法，就是指中医理论。在仲景之前，《内经》《难经》等，都是侧重在中医理论上的著述，而对于方药的论述很少。而仲景之后，基本上都是有方无法。比如《肘后备急方》《备急千金要方》《太平惠民和剂局方》等，都是缺少深刻理论的方书。只有仲景的《伤寒论》既有深刻的理论，又有在理论指导下的方药应用，是理法方药俱备的不朽之作。

从宋代朱肱的《类证活人书》起，在仲景思想的传承上就出现了问题，即对《伤寒论》的认识很不够，甚至可以说认识浅薄。

《类证活人书》共有三种思想：第一，关于经络的认识。书中说："治伤寒先须识经络，不识经络，触途冥行，不知邪气之所在。"但在书中却只是讲足六经，即足太阳经、足阳明经、足少阳经、足太阴经、足少阴经、足厥阴经，机械地将病证归类于足六经之下。第二，把病证分为表证、里证、阴证、阳证来进行归类。当然，在《伤寒论》中病证是有表、里、阴、阳的不同，但是，如果只将病证如此归类，就成了单纯的症候群归类，《伤寒论》中更深刻的理论、思想方法就被忽略了。所以，《类证活人书》实质上成了以症候群归类看待《伤寒论》病证的开创之作。第三，以方类证。在此书的卷十二至卷十五中，将《伤寒论》中的病证均用方剂进行统领、归类。比如在桂枝汤方名之下，将《伤寒论》中各种应用桂枝汤治疗的病证的原文，一一排列。这种以方归类病证的方法，开创了"方证相对"学习《伤寒论》，虽然使《伤寒论》简单易学了，但却把《伤寒论》整部书的思想都割裂、破坏了。很多人很赞同用这种方法学习，认为朱肱是发扬仲景之学的功臣。但从更深入理解与认识《伤寒论》的角度来说，朱肱并非发扬仲景之学的功臣。

（七）对《伤寒论》错简重新排序

北宋嘉祐二年（1057），国家设立了校正医书局校勘中医典籍，宋版《伤寒论》十卷是由高保衡、孙奇、林亿等整理校定、刊印而保存下来的。孙奇、林亿等人在《伤寒论序》中说："开宝中，节度使高继冲曾编录进上，其文理舛错，未尝考正。历代虽藏之书府，亦阙于雠校。是使治病之流，举天下无或知者。国家诏儒臣校正医书，臣奇续被其选。以为百病之急，无急于伤寒。今先校定张仲景伤寒论十卷，总二十二篇，证外合三百九十七法，除复重定有一百一十二方，今请颁行。"

林亿等人在序中专门提到高继冲献书之事，还说高继冲所献出的《伤寒论》"其文理舛错，未尝考正"，就是指《伤寒论》条文之间不能接续，有明显的错误，孙奇、林亿等在当时已经发现了这个问题。"文理舛错"应为条文错乱的概念。所以，宋版《伤寒论》条文错乱的概念是由孙奇、林亿等人最先提出来的。

明代方有执在《伤寒论条辨·跋》中也说："窃怪简篇条册，颠倒错乱殊甚。"

我同意《伤寒论》为错简的观点。《伤寒论》为学习中医学的重要典籍，但由于流传下来的《伤寒论》条文顺序非常混乱，极大地影响了人们对《伤寒论》的学习与研究。由于条文之间的联系性被割裂了，每条条文就成了一个个孤立的病证、方剂，很多人学习了《伤寒论》，就是学习了一些彼此孤立的方证。所以我下了极大功夫，以中国中医科学院藏本赵开美《仲景全书》为底本，并参考刘渡舟老师主编的《伤寒论校注》（1991 年 6 月人民卫生出版社出版），对十卷本的条文进行了重新排序，在中国中医药出版社出版了《伤寒论重排本》。本书中的《伤寒论》条文顺序是以《伤寒论重排本》为基础，进一步做了一些调整。

（八）张仲景编排《伤寒论》十卷的思维方式

在《伤寒论》中，除了有太阳病、阳明病等六经病证的篇章外，还有平脉、辨脉、伤寒例、辨霍乱病、辨阴阳易差后劳复以及诸可与不可与等内容。

张仲景编著《伤寒论》的思维方式深刻而复杂，如在太阳病的篇章中不只论述了太阳病的病证及治疗方药，而且还编排了很多不属于太阳病的病证及治疗方药等，这种编排是有深刻用意的。下面就以《辨太阳病脉证并治中》

为例说明。

在《辨太阳病脉证并治中》中首先是治疗太阳表实证的各种病证，以葛根汤证、葛根加半夏汤证、桂枝汤证、小青龙汤证、大青龙汤证、麻黄汤证的顺序讲解，其中桂枝汤证在《辨太阳病脉证并治上》就已经出现过，但是是用来治疗太阳表虚证的，在这里桂枝汤是用来治疗太阳表实证，患者由于发汗或攻下，损伤了津气，可以用桂枝汤。为了使读者更好地掌握桂枝汤的应用及作用机制，接着又将桂枝汤应用的各种不同情况做了较为全面的论述。在论述了小青龙汤证和大青龙汤证之后，才论述了麻黄汤证。为什么要将麻黄汤证治放在了最后呢？因为原文"脉浮而数者，可发汗，宜麻黄汤"与"脉浮数者，法当汗出而愈。若下之，身重心悸者，不可发汗，当自汗出乃解。所以然者，尺中脉微，此里虚，须表里实，津液自和，便自汗出愈"有着紧密的承接性，这样就规定了麻黄汤证一定要放在治疗太阳表实证的诸方证之后，条文"脉浮紧者，法当身疼痛，宜以汗解之。假令尺中迟者，不可发汗。何以知然？以荣气不足，血少故也""咽喉干燥者，不可发汗"顺序承接，再下来就是衄家、疮家、淋家、亡血家不可发汗等条文。不可发汗的诸条文，与可发汗的诸方证相承接，避免了在各种不同情况下的误治发汗。

而再接下来的禹余粮丸证治、桂枝甘草汤证治、厚朴生姜半夏甘草人参汤证治、茯苓桂枝甘草大枣汤证治、桂枝加芍药生姜各一两人参三两新加汤证治、干姜附子汤证治、茯苓四逆汤证治、芍药甘草附子汤证治、调胃承气汤证治、桂枝加厚朴杏子汤证治、麻黄杏仁甘草石膏汤证治、葛根黄芩黄连汤证治、真武汤证治、五苓散证治、茯苓甘草汤证治、茯苓桂枝白术甘草汤证治等，将经过发汗、或吐、或下后的各种误治后的变证的证治一一列举出来，使读者可以更好地掌握。

再接下来，是误治后的热郁心胸的栀子豉汤证治，包括栀子甘草豉汤证治、栀子生姜豉汤证治、栀子厚朴汤证治、栀子干姜汤证治。这些证治就不是太阳表证了，而是由于太阳表证误治导致的热郁心胸的里证。

再接下来，就是用了温针、烧针、火攻等治疗方法后的坏证，有桂枝加桂汤证治、桂枝甘草龙骨牡蛎汤证治、桂枝去芍药加蜀漆牡蛎龙骨救逆汤证治等。

紧接在火法误治之后，就是"病发热头痛，脉反沉，若不差，身体疼痛，当救其里。四逆汤方"；"伤寒，医下之，续得下利清谷不止，身疼痛者，急当救里。后身疼痛，清便自调者，急当救表。救里宜四逆汤，救表宜桂枝汤"；"太阳病，先下而不愈，因复发汗，以此表里俱虚，其人因致冒，冒家汗出自愈。所以然者，汗出表和故也。得表和，然后复下之"；"本发汗，而复下之，此为逆也，若先发汗，治不为逆。本先下之，而反汗之，为逆。若先下之，治不为逆"；"大下之后，复发汗，小便不利者，亡津液故也。勿治之，得小便利，必自愈"；"凡病，若发汗，若吐，若下，若亡血，亡津液，阴阳自和者，必自愈"，这几条表里治疗先后、汗下先后以及误治后亡失津液等的条文，作为段落总结。

最后一大段的条文，是太阳病转变为少阳病的小柴胡汤证治；太阳病经攻下后太阳少阳之气郁于内而不达于外的柴胡加龙骨牡蛎汤证治；伤寒见阳脉涩、阴脉弦、腹中急痛，为太阴虚弱，少阳之邪乘。先以小建中汤，再用小柴胡汤的证治；以及伤寒二三日，心中悸而烦，为心阴心气失养，当以小建中汤的证治；伤寒，腹满谵语，寸口脉浮而紧，此肝乘脾，刺期门，以及伤寒发热，啬啬恶寒，大渴欲饮水，其腹必满，为肝乘肺，刺期门的证治；伤寒十三日不解，胸胁满而呕，日晡所发潮热，已而微利，为医以丸药攻下后，少阳证不解，又产生了阳明局部燥热，先宜服小柴胡汤，后以柴胡加芒消汤的证治；太阳病，过经十余日，经攻下后，呕不止，心下急，郁郁微烦者，形成少阳腑证的大柴胡汤证治；太阳病转变为阳明病的调胃承气汤证治等；太阳病不解，热结膀胱，其人如狂，少腹急结的桃核承气汤证治以及抵当汤、抵当丸证治。

总之，《辨太阳病脉证并治中》中的内容，都是经过仲景精心编排的，为了告诉后人，病证有表里之分，但更有表里的紧密联系。人体是以正气抗邪，正气源于里而出于表。要明医理而进行深入思维。

《伤寒论》十卷其他篇章的编排都有深意。而在《辨少阳病脉证并治》与《辨太阴病脉证并治》中的条文较少，是因为在《辨太阳病脉证并治》的上、中、下三篇中，已经论述了很多有关少阳病以及太阴病的条文及方药。比如小柴胡汤证、大柴胡汤证和小建中汤证等。就连桂枝汤的方药应用也与太阴经的气化功能有着极其紧密的联系。

关于《伤寒论》十卷每一篇章的具体编排思想，在本书中不再逐一总结。因为读者在反复研读后，都可以深入理解仲景的编排用意。仲景已经说过："若能寻余所集，思过半矣。"所以，笔者不再赘述。

（九）《伤寒论》气化学说的传承

首先需要说明的是，我认为张仲景本人所持的就是中医气化理论的思想，所以，气化理论是《伤寒论》的正统思想。而《伤寒论》之前的《内经》作者也都持有中医气化理论思想。但是，在《伤寒论》之后，中医界很长时间都没有人从气化理论的高度认识《伤寒论》，一直到了清代张志聪以气化的观点解释《伤寒论》六经，其成为《伤寒论》六经气化学说的创始人。张志聪著有《伤寒论集注》等书，张氏经过二十多年的刻苦研究，基于《素问》七篇大论中的标本中气等运气之理，创立气化学说。他指出："三阴三阳谓之六气。天有此六气，人亦有此六气。"张氏强调人体三阴三阳之气与天之六气相应，并论述了六气与六经发病的关系，他说："无病则六气运行，上合于天，外感风寒则以邪伤正，始则气与气相感，继则从气而入于经。世医不明经气，言太阳便曰膀胱，言阳明便曰胃，言少阳便曰胆，迹其有形，亡乎无形，从其小者，失其大者。"在张氏的认识上，六经不局限于膀胱、胃等有形之体，更重视无形之气，如三阴三阳之气、脏腑之气等。他还认为六经为病，在早期大多是六气在皮肤、肌腠为病，不一定就是经络本身的病变，更不是有形脏腑的病变。张氏更认为，人体三阴三阳之气，上合于天之六气，但又内本于脏腑，六气产生后，各循其经而分主所属部位。张氏把太阳经脉称之为"分部之太阳"，把周身之表称之为"通体之太阳"，相互之间的联系就是经气。他对此做了较为形象的比喻：认为太阳所主体表面积大，象天；而太阳经脉象天空中的太阳，行有常道。这样，张氏从气的运动、布散，解释了经络、脏腑与部位的联系。张氏还以六气为病的特点，解释了六经病的不同。如太阳病的恶寒，是太阳寒水之气的病理反应；阳明病胃家实，是阳明燥热之气的病理反应；少阳病口苦、咽干，是少阳相火之气的病理反应等。这样，就很好地解释了六经为病的各自特性。张氏的观点非常正确，正是由于六经在生理上有六气的各自特性，才会有病理的不同反应。没有或否认六经的生理特性，当六经为病之时，就会出现病在太阳为恶寒发热，病在阳明也为恶寒发热。可见，气化学说是一门刨根问底的学问。

张氏在论述气化学说时，也加入了《内经》的开、阖、枢等关键理论。

后清代张锡驹、黄元御、陈修园、郑寿全等都非常赞同气化学说。

现代医家，内蒙古医学院（现内蒙古医科大学）中医系张斌教授在 20 世纪 60 年代初，就深入研究气化学说，并以气化学说讲授《伤寒论》的大学课程，我认为他是继张志聪之后，使气化学说得到更好发展的非常优秀的学者。他在《伤寒理法析·自序》说："余自幼年学医始，即攻读《伤寒论》，历经初学、行医、授课，凡五十余载。参阅各家注释，《论》中奥义，颇感深邃，实不易得径而入也。幸得张志聪氏《伤寒论集注》，读后受益不浅，复潜心钻研《黄帝内经》之阴阳五行、天人相应、脏腑经络、六经所主、时空关系、营卫气血、津液精神诸篇，方领悟《伤寒》义理，知其精义乃六经也。六经精髓，正是六气；六气所统，统于阴阳；阴阳所系，合天与人。如此，六经本质，乃人体一气流行、阴阳互根而成三大系统，分之则为六大功能单位。其经气内源脏腑，外出经络，化生能量，遍布全身，各有所主。标本与中，又有内向、外向、环转流行，即出入升降，所谓开、阖、枢之机转也，以此维护体内各部之动态平衡。能量所出，亦与天地六气阴阳相应，方能维持人体正常代谢与生命活动，此即六经气化理论之核心。"张斌教授对标本中气等气化学说的内容进行了深入探讨，对开阖枢更进行了深入研究，他说："六经气化功能，在人体其作用的基本运行规律，也就是经气出入的主要机转问题。

古人把这种机转概括为'开''阖''枢'。'开'就是外出，有上升、布散的含义；'阖'就是内入，有下降、收蓄的含义；'枢'则介于升降出入之间，内外环转，上下流行，为开、阖之机的枢纽。此三者之间又互相协调、互相配合，从而保证人体的正常生命活动。"又说："十二经脉合并为六，这六经有六大线路。此外，经中有络，气中有血，既可循线路而行驶，又可出线路而布散，这就是经气出入的机转。"可见，在张斌教授的认识上，经气可在经脉中循行，又可出经脉而布散。太阳之气主表，正是通过经气的布散所形成。

北京中医药大学刘渡舟教授也是气化学说的深入研究与维护者，他认为六经实质为"经络、脏腑、气化的系统体系"，并在《伤寒论临证指要》中说："时至今日，气化学说处于被否定的局面，甚至有的伤寒家目为形而上学加以批判。殊不知，气化学说乃是伤寒学最高理论，它以天人相应的整体观念，沟通人体经气，寓有辩证法的思想体系。有人说：张仲景只讲六经阴阳，而不讲六气阴阳，我认为这话不对。张仲景是讲六气阴阳的，并且有其文章为证，《原序》说：'夫天布五行，以运万类，人禀五常，以有五藏。经络府俞，阴阳会通，玄冥幽微，变化难极。'这段话的意思，仲景认为自然界分布着木火土金水的五行，用以化生风寒暑湿燥火天之六气，而后才能化育万物，品类咸彰。人体禀受五运六气，而具有五脏、经络、府俞，阴阳交会贯通，玄妙深奥，千变万化而难以穷尽。以上就是仲景讲求气化学说一个明证，任何人都不能对此加以否定。"

本书讲解的《伤寒论》气化理论的内容，就是我在硕士生导师张斌教授以及博士生导师刘渡舟教授的认识基础上，经过自己多年不懈努力而逐渐形成的。我的任务就是带领大家回归，通过继承，使大家回归到1800年前张仲景气化理论思想方法的原点上。

二、《伤寒论》气化理论

张仲景医圣所说的"夫天布五行，以运万类；人禀五常，以有五藏。经络府俞，阴阳会通，玄冥幽微，变化难极"这段话，本身就是气化论的思想方法。而且刘渡舟教授已经为我们指明了这个研究方向，因此要本于张仲景医圣的教导来深刻解读《伤寒论》气化理论。

（一）论"天布五行，以运万类，人禀五常，以有五藏"

1. 天布五行，以运万类 《素问·五运行大论》说："帝曰：原闻其所始也。岐伯曰：昭乎哉问也！臣览《太始天元册》文，丹天之气经于牛女戊分，黅天之气经于心尾己分，苍天之气经于危室柳鬼，素天之气经于亢氐昴毕，玄天之气经于张翼娄胃。所谓戊己分者，奎壁角轸，则天地之门户也。夫候之所始，道之所生，不可不通也。帝曰：善。"

《素问·五运行大论》这段话实际上就是"天布五行，以运万类"的具体方式，这个方式是天上的五气，以一年为周期，轮流下布于大地，主持大地上万物的生长化收藏。

前人把图1叫作"五气经天图"，我觉得叫作"五气轮流下布图"更为合适。

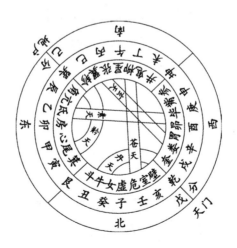

图1　五气轮流下布图

"五气轮流下布"就是在天上的丹天、黅天、素天、玄天、苍天"五气",每年按时轮流从天上下布于地,又从地而上移于天。图中所示为黅天之气从地户而下布于地,丹天之气从地而经天门上移于天,正是由夏转变为长夏的季节。春生、夏长、长夏化、秋收、冬藏,根本原因就是在天的五气按时轮流作用于地而形成的。

图中所显示的素天、玄天、苍天三气与其他气有交叉,而且较长,而黅天、丹天二气没有交叉,而且较短。这是因为此二气已经有一部分正在下合于大地,主持着大地上万物的生长化收藏中的"长"与"化"。而且在天之五气并不是一气作用于地以后,另一气才再作用于地的,而是一气作用于地的过程中,又有一气已经逐渐下布于地了,所以才有了气的交叉。

"天布五行,以运万类",布达于大地的五气,就叫作木、火、土、金、水五行,而在天上的没有下达于大地的五气,就是五行的原气,即苍、丹、黅、素、玄五气。

古人以二十八宿的赤道度数来定五气下布的季节时段,这是当时天象的实际情况。但二十八宿相对于地球的位置也不是一成不变的。因为有岁差,如今的地户与天门已经不在角轸与奎壁的位置了。

2. "人禀五常,以有五藏"　一年的木火土金水五行之气是应其时而有其气,所以为五常之气,而五常之气各以其旺时而其气合于人之五脏,形成了五脏的气质,所以,五脏各有收受,这就是"人禀五常,以有五藏"。

(二)论经络的阴阳会通

1. 从《伤寒论》的六经病欲解时谈六经的标气与本气　六经的每一经都有标气与本气。

《素问·六微旨大论》说:"少阳之上,火气治之,中见厥阴;阳明之上,燥气治之,中见太阴;太阳之上,寒气治之,中见少阴;厥阴之上,风气治之,中见少阳;少阴之上,热气治之,中见太阳;太阴之上,湿气治之,中见阳明。所谓本也,本之下,中之见也,见之下,气之标也,本标不同,气应异象。"

《素问·六微旨大论》是以少阳、阳明、太阳、厥阴、少阴、太阴的顺序来讲，这是从一年分为六节的角度来论述的，其中对"本气""中气""标气"的讲解是非常重要且非常难解的。实际上，其认识的基础正在六经病欲解时。我们先从六经病欲解时（表1）这个一天的规律来破译，才能进一步认识六经一年的"本气""中气""标气"的规律。

表 1　六经病欲解时

六经	少阳	太阳	阳明	太阴	少阴	厥阴
欲解时	寅卯辰（3～9时）	巳午未（9～15时）	申酉戌（15～21时）	亥子丑（21～3时）	子丑寅（23～5时）	丑寅卯（1～7时）

暂不去讨论六经中的"中气"，先从六经病欲解时的一天顺序搞清六经的"本气"与"标气"。

六经的本气与标气（表2），本源于一天的六气规律，本气是指大气的六气属性；标气则是地表或人体体表所感受的阴阳之气。

表 2　六经的本气与标气

六经	少阳	太阳	阳明	太阴	少阴	厥阴
（上）本气	火	寒	燥	湿	热	风
（下）标气	少阳	太阳	阳明	太阴	少阴	厥阴

少阳病欲解时，即上午3～9时，太阳从东方升起，阳光斜着照射进入大气层而到达地面，这个时间段地表的阳光不强，为标气少阳；有较多阳光照射在大气之中，成为了大气中的火，这个火为少火。

在太阳病欲解时，即9～15时，中午阳光几乎垂直向下通过大气层到达地面，这个时间段地表的阳光很强，为标气太阳；阳光直射经过大气层的路途短，融入大气层中的阳热少，加之地表阳光强，蒸腾水气上达于大气层，所以，相对来说大气层中尤其是高层的大气层中的阳热很少，而水寒之气旺盛。这样就成了地面上的是太阳标气，大气中的是寒性本气。

在阳明病欲解时，即 15 ～ 21 时，下午阳光斜着从西方照射，进入大气层而达到地面。按理说这个时间段地表的阳光不应该非常强，但由于有中午太阳欲解时所照射到地表的阳热被地面吸收，地表的温度仍比较高，阳明时段的阳光继续照射，下午地表温度较高并且有热气反向上达融入大气，天阳与地热相合，所以下午的阳热较盛，在地表的被称为标气阳明，在大气中的阳热具有蒸腾散发的燥热之性，而成为大气中的燥气。《素问·至真要大论》说："阳明何谓也？岐伯曰：两阳合明也。""两阳合明"的本义应该是天阳与地热的相合。

在太阴病欲解时，即 21 ～ 3 时，阳光已经消失。没有了阳光，就成了在上的大气与在下的地气的交流，阳明时段的燥气消退，阴气下临大地，燥气一退，湿气就重新聚拢，此时的阴气是刚刚经过阳燥之气的扰动，大气是重浊而没有清静下来的，所以，下临地表的为重浊的太阴标气，而在大气中的为湿浊的湿性本气。

在少阴病欲解时，即 23 ～ 5 时，这个时段大气清静了很多，大气中的尘埃、水气等少了很多，在下的地表阴气为少阴标气，而地表及下层大气中的热则进一步上升散失到上层大气，所以，下临地面的是少阴标气，而在上的大气层中的反而是本气热气。

在厥阴病欲解时，即 1 ～ 7 时，这时大气中混浊度最小、最清静。需要指出的是，混浊度与阴气的凝重度不一样，凝重度是指密度，阴气本身就凝重，大气层在夜间没有了阳热的膨胀，厚度变薄，但比重会增加，大气的密度比白天增加了。在厥阴病欲解时，静极而生动，物极必反，密度最高的地表之大气则向上向相对密度较低的上层大气施压，形成了向上的风气，这就是厥阴的风性本气。《素问·至真要大论》说："厥阴何也？岐伯曰：两阴交尽也。""两阴交尽"的本义应该是经过了太阴与少阴的阶段之后，厥阴的阴气的混浊度最小，阴气量小，而称之为厥阴。

标气与本气，作用于人体的方式不同。到达地面的阴阳标气，主要是被体表皮肤吸收；而融入大气之中的本气火、寒、燥、湿、热、风，主要通过呼吸进入人体。

人体的经络根源于自然界的阴阳气化，由于一天不同的时间段，作用于不同的经络脏腑，各经就汇聚了不同的标气与本气。标气主要作用于体表为标，本气直接从呼吸入里为本，本气与标气合于经络脏腑而产生不同的功能作用。由于在天的六气火、寒、燥、湿、热、风是存在于大气中的，而人又通过呼吸直接吸入了具有不同功能作用的在天之六气，所以，天有此六气，人当然也有此六气。

2. 谈中气 《素问·六微旨大论》指出少阳与厥阴、太阳与少阴、阳明与太阴互为中气。这种对中气的认识，就是阴阳之气的会通。通过阴阳之气的会通，六气就成了十二气，主要侧重在风火、寒热、燥湿之气的会通（图2）。

火 风	寒 热	燥 湿
少阳	太阳	阳明
↑↓	↑↓	↑↓
风 火	热 寒	湿 燥
厥阴	少阴	太阴

图2 中气

在《伤寒论》中六经病欲解时基础上，经过阴阳之气的会通，进一步形成以每日为周期的十二气。由自然界中阴阳会通而来的十二气，又贯通于人体，就形成了人体的十二经，以及十二经的循行规律（图3）。

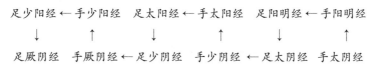

足少阳经←手少阳经　足太阳经←手太阳经　足阳明经←手阳明经
　↓　　　↑　　　↓　　　↑　　　↓　　　↑
足厥阴经　手厥阴经←足少阴经　手少阴经←足太阴经　手太阴经

图3 十二经循行规律

从图3可以看出，十二经运行不是按照六经病欲解时的阳气多少以少阳、太阳、阳明的顺序来运行的，而是按照阴气以太阴、少阴、厥阴的大体顺序来运行的，更以阴阳会通，阳入于阴，阴阳交互的方式来运行的。《灵枢·经脉》是以自然界大的阴阳气化六气风、寒、燥、湿、热、火贯通于人体，每一种不同的气合于不同的经络脏腑而发挥不同的功能作用。人体有十二经的经气，以阴气为基础，阳气合之于内，而有了主动的气化运行功能，常营无已，一日而为五十营。人体的十二经之气又随不同的季节，其经气各有旺盛之时。

3. 经络分原经与会通经　经络由于阴阳会通由六经分为十二经，这十二经再包括任脉、督脉等，为一个整体，缺一不可。但从经络方面来论六经，十二经又可分为原经与会通经，见表3。

表 3　原经与会通经

六经	原经	会通经
少阳经	手少阳三焦经	足少阳胆经
太阳经	足太阳膀胱经	手太阳小肠经
阳明经	手阳明大肠经	足阳明胃经
太阴经	足太阴脾经	手太阴肺经
少阴经	手少阴心经	足少阴肾经
厥阴经	足厥阴肝经	手厥阴心包经

（三）论"天地合气，命之曰人"

以上所述的六经本气、标气、中气都是侧重于大气与阳光方面的认识，在《黄帝内经》中把大气与阳光等自然界贯通于人体的物质叫作"天气"，即在天之气、天阳之气。虽然"天气"是人体中非常重要的物质，但人体中还另有一类非常重要的物质，那就是"地气"。天气属于阳的方面，而地气属于阴的方面。不论是动物还是植物，都是由天气与地气这两方面组成的。

比如一棵树，要有树根吸收地下的水分及氮、磷、钾等营养物质，这些物质在中医理论中称作来自地的阴浊之气。然而只有地阴之气是不够的，还需要有来自天的清阳之气，要有阳光、空气、温度等。有了阳光才能进行光合作用，温度过低树木会停止生长，甚至会被冻死。树木成长的物质基础就是这天阳与地阴二气，并且阴阳二气要在树木体内形成上下循环，地阴之气经由树心向上，天阳之气与地阴之气相合又经由树皮部向下，如此上下周流运行，则阴中含阳，阳气又能运行其阴，树木的上中下各处均有阴液布达，也均有阳气温煦。如果把树皮环形剥去一圈，树木必然死亡。

对于人体来说，也是以天地阴阳二气为物质基础的。地阴之气是指水谷五味，而天阳之气就是大气（包括氧气）、阳光、温度等。水谷五味经胃肠而被吸收，是人体物质组成的极为重要的部分。大气的重要性大家都知道，没有大气，人必死无疑。即使有了充足的大气和食物，但是大气中缺少了温度，人们身处零下四五十摄氏度的环境中，无火可烤，无暖可取，也是必死无疑的。温度是大气的重要组成部分。比如受精的鸡卵，如果没有适宜的温度，就孵化不出雏鸡。温度虽为外因，但对于受精卵，就成了合化于卵中，是主持生长发育的必不可少的内因。由此可见，对于包括人在内的动植物温度极其重要。《素问·六节藏象论》说："天食人以五气，地食人以五味。五气入鼻，藏于心肺，上使五色修明，音声能彰。五味入口，藏于肠胃，味有所藏，以养五气，气和而生，津液相成，神乃自生。"

天阳之气经口鼻呼吸而入，也经由皮肤而贯通到体内（如温热或寒冷之气），在人体内的天地阴阳二气也要有表里上下的周流贯通，经络在此起到了至关重要的作用。《灵枢·九针十二原》说："十二原者，五脏之所以禀三百六十五节气味也。"经络可以营运水谷精微，同时又有在天之气经由肺及周身皮肤贯通到经络，经络之气在身体内外、上下循行不休，这样就形成了天地之气的气与味的相合，也就产生出了人体的真气。所以，《灵枢·刺节真邪》说："真气者，所受于天，与谷气并而充身也。"

有了天地之气相合于人体而形成真气，就形成了人体五脏所需的物质基础，五脏将这些真气依其作用形式而储藏于五脏，就形成了五脏的精气。五脏要禀经络三百六十五节的气味，道理就在于此。又由于五脏精气的产生，更与经络不分昼夜无时无刻不在表里上下地营周阴阳化生真气有关，而一昼夜经脉为五十营，所以《灵枢·五十营》就有了经脉"五十营备，得尽天地之寿矣"的论述。

由于天地阴阳二气相合于人体而化生出人体的真气，所以《内经》中就有"人以天地之气生""天地合气，命之曰人"等论述。而人体新陈代谢所本的物质基础，就是此天地阴阳二气。而天地阴阳二气也要相互协调、相互配合。天之气清轻而动，水谷之地气重浊而静，天地阴阳二气相合使清可行浊，浊可含清，相互为用，这就是阴阳刚柔的道理。

上述天地阴阳二气是人体总的物质基础，天地阴阳二气贯通于人体必须要有经络，而经络所本的物质基础也是由天地阴阳二气化合而形成的五脏之真气，故《素问·阴阳离合论》说："真气者，经气也。"

（四）以一年为周期六气的两种排列方式

将一年划分为六节，从初之气至终之气，每一节为六十日又八十七刻半（刻数是古代以铜壶滴漏法计算时间的尺度，一日以水下百刻计），始于大寒而终于大寒。

1. 以一年为周期天之六气的排列方式　顺序为少阳、阳明、太阳、厥阴、少阴、太阴，是六气火、燥、寒、风、热、湿作为天之六气的排列方式。

《素问·六微旨大论》说："帝曰：愿闻天道六六之节盛衰何也？岐伯曰：上下有位，左右有纪。故少阳之右，阳明治之；阳明之右，太阳治之；太阳之右，厥阴治之；厥阴之右，少阴治之；少阴之右，太阴治之；太阴之右，少阳治之。此所谓气之标，盖南面而待也。故曰：因天之序，盛衰之时，移光定位，正立而待之。此之谓也。少阳之上，火气治之，中见厥阴；阳明之上，燥气治之，中见太阴；太阳之上，寒气治之，中见少阴；厥阴之上，风气治之，中见少阳；少阴之上，热气治之，中见太阳；太阴之上，湿气治之，中见阳明。所谓本也。本之下，中之见也；见之下，气之标也。本标不同，气应异象。"

这是应天时之六气，我们将其称为"天气"。但少阳、阳明、太阳、厥阴、少阴、太阴，都是"气之标"，即天气中的标气。

在《素问·六微旨大论》中不仅有在上的本气，火、燥、寒、风、热、湿；在下的标气，少阳、阳明、太阳、厥阴、少阴、太阴；还有位于中间的中气，厥阴、太阴、少阴、少阳、太阳、阳明。（表4）

表4 天之六气的标本中气规律

（上）本气	火	燥	寒	风	热	湿
（中）中气	厥阴	太阴	少阴	少阳	太阳	阳明
（下）标气	少阳	阳明	太阳	厥阴	少阴	太阴

这种排列顺序是本于标气阴阳的一年顺序来排列的，即以上半年为阳，下半年为阴，顺序为少阳、阳明、太阳、厥阴、少阴、太阴。又因阴阳气在量的方面各有不同，将少阳为一阳、阳明为二阳、太阳为三阳；厥阴为一阴、少阴为二阴、太阴为三阴。

从标气阴阳的角度来排列，是古人面向南方，移光定位，以上半年太阳由南向北回归线运动，气温逐渐上升，分别为一阳、二阳、三阳；下半年太阳由北向南回归线运动，气温逐渐下降，分别为一阴、二阴、三阴。气温是指大气的温度，阳光在不同的时节穿过大气层后，有一些散射在大气层之外或消耗在大气层之中，有一些则到达了地表。在不同时节，阴阳的量不同。由于有了大气层，避免了阳光直射在地表，地球上的万物才有了生机。

（1）以一年为周期天之六气的标本中气原理：以一年为周期的六气标气与本气，与前面讲经络的阴阳会通时，以六经病欲解时谈六经的标气与本气原理相同。

天时的初之气为少阳，始于大寒。此时天上的太阳由南回归线向北运动，太阳的阳热到达地面不多，为少阳标气，阳热大部分被消耗在大气中，大气中为火性本气，此火为少火，温而不热。这样在初之气的少阳时段，上为本气火，下为标气少阳。与少阳互为表里的厥阴，为少阳的中见之气。会通于少阳的厥阴之气，周流于少阳的标气与本气之间，起到了调剂与缓冲的作用。

天时的二之气为阳明，始于春分。此时天气逐渐热了一些，太阳的阳热到达地面的多了起来，为二阳阳明标气，而在大气中的阳热也较多，形成了阳燥之气，故为燥性本气。这样在二之气的阳明时段，上为本气燥，下为标气阳明。与阳明互为表里的太阴，为阳明的中见之气。会通于阳明的太阴之气，周流于阳明的标气与本气之间，起到了调剂与缓冲的作用。

天时的三之气为太阳，始于小满。此时段天上的太阳已高达头顶，阳光直射于下，地面上的阳热最盛，为三阳太阳标气，而在大气中所消耗的阳热反而最少，所以，在大气中的反而为寒性本气。与太阳互为表里的少阴，为太阳的中见之气。会通于太阳的少阴之气，周流于太阳的标气与本气之间，起到了调剂与缓冲的作用。

天时的四之气为厥阴，始于大暑。此时天上的太阳已由北回归线向南运动，天上的太阳从高位向南向下，天气渐凉，到达地面的为厥阴标气，厥阴标气为一阴。地下原先所蓄积的热气此时开始向大气中放散，但上层的大气中的寒气下行，寒热对流产生风气，因此，在大气中的为风性本气。与厥阴互为表里的少阳，为厥阴的中见之气。会通于厥阴的少阳之气，周流于厥阴的标气与本气之间，起到了调剂与缓冲的作用。

天时的五之气为少阴，始于秋分。在五之气的时节，在地面的少阴标气为二阴，阴气较旺，而原先在地下所蓄积的阳热，已经上达放散到大气之中，形成了热性本气。与少阴互为表里的太阳，为少阴的中见之气。会通于少阴的太阳之气，周流于少阴的标气与本气之间，起到了调剂与缓冲的作用。

天时的终之气为太阴，始于小雪。在终之气的时节，在地表的太阴标气为三阴，阴气最旺，阴凝则水湿容易聚积，在大气中的水湿之气也非常旺盛，所以为湿性本气。与太阴互为表里的阳明，为太阴的中见之气。会通于太阴的阳明之气，周流于太阴的标气与本气之间，起到了调剂与缓冲的作用。

（2）一年的天之六气贯通于人体可分为原经与会通经：从人体经络与一年六节之气的关系来看，也可以分为原经与会通经。

表 5   天之六气贯通于人体经络

天之六气	人体经络	
	原经	会通经
少阳	手少阳三焦经（本火）	足少阳胆经（会风）
阳明	手阳明大肠经（本燥）	足阳明胃经（会湿）
太阳	足太阳膀胱经（本寒）	手太阳小肠经（会热）
厥阴	足厥阴肝经（本风）	手厥阴心包经（会火）
少阴	手少阴心经（本热）	足少阴肾经（会寒）
太阴	足太阴脾经（本湿）	手太阴肺经（会燥）

（3）人体经络上行所达的高度与一年六节中太阳的高度相关：人体经络就是由于天地之间的阴阳气化，经过亿万年的演化，逐渐形成的。如足太阳膀胱经上达人体的最高部位头顶，而足厥阴肝经与督脉交会于头顶（百会穴），都是与天时三之气、四之气的太阳高高在上紧密联系在一起的。而其他经络的高低分布，也应该与天时气化紧密联系。这是因为天地气化造就了人类，也造就了人体的经络。

表 6   人体六经的上达部位

六经	原经	原经的上达部位	会通经	会通经的上达部位
少阳经	手少阳三焦经（本火）	耳上角、目外眦	足少阳胆经（会风）	目外眦后
阳明经	手阳明大肠经（本燥）	鼻孔两侧	足阳明胃经（会湿）	发际、额前
太阳经	足太阳膀胱经（本寒）	头顶	手太阳小肠经（会热）	目外眦、目内眦
厥阴经	足厥阴肝经（本风）	头顶	手厥阴心包经（会火）	胸中
少阴经	手少阴心经（本热）	系目系	足少阴肾经（会寒）	夹舌本
太阴经	足太阴脾经（本湿）	舌根、舌下	手太阴肺经（会燥）	鼻孔两侧

从表6可以看出，以原经为基础，已经基本上显示出了各经上行所达的高度与一年六节太阳高度的相关性，只是手阳明大肠经高度低了一些，如果

加上足阳明胃经的高度，就完全一致了。虽然在一年之中阳明处于二之气的位置，但从一天的周期来看，阳明之气又处于下午，是阳热旺盛，两阳合明，地热上返于天空较强的时间段，所以，手阳明经加上足阳明经，经络的上达高度就处于少阳经与太阳经之间了。

原经与会通经，可能发生的生物进化阶段有所不同。手少阳三焦经、手阳明大肠经、足太阳膀胱经、足厥阴肝经、手少阴心经、足太阴脾经，应该是进化过程中最先发生的；而足少阳胆经、足阳明胃经、手太阳小肠经、手厥阴心包经、足少阴肾经、手太阴肺经，应该是以后发生的。关于这一点，还需要进一步研究考证。

2. 以一年为周期的地之六气的排列方式　六气以一年为周期作为地气的排列方式，以厥阴、少阴、太阴、少阳、阳明、太阳为顺序。

《素问·六元正纪大论》说："夫气之所至也，厥阴所至为和平，少阴所至为暄，太阴所至为埃溽，少阳所至为炎暑，阳明所至为清劲，太阳所至为寒雰，时化之常也。""厥阴所至为生为风摇，少阴所至为荣为形见，太阴所至为化为云雨，少阳所至为长为蕃鲜，阳明所至为收为雾露，太阳所至为藏为周密，气化之常也。"六气的第一种排列方式，是着眼于地气的排列方式，即地气，厥阴、少阴、太阴、少阳、阳明、太阳，对应生、荣、化、长、收、藏。如果将六气的标气与本气合在一起来看，即为（上）厥阴、少阴、太阴、少阳、阳明、太阳，（下）风、热、湿、火、燥、寒，此为侧重于地气的一年六节之气的顺序，本气风、热、湿、火、燥、寒在下，而标气厥阴、少阴、太阴、少阳、阳明、太阳在上。

在下的风、热、湿、火、燥、寒作用于大地，对于万物有生、荣、化、长、收、藏的作用。而这种作用与五行木、火、土、金、水的作用是相同的。

在下的风、热、湿、火、燥、寒，又进一步相合归入五行之气。《素问·六微旨大论》说："愿闻地理之应六节气位何如？岐伯曰：显明之右，君火之位也；君火之右，退行一步，相火治之；复行一步，土气治之；复行一步，金气治之；复行一步，水气治之；复行一步，木气治之；复行一步，君火治之。相火之下，水气承之；水位之下，土气承之；土位之下，风气承之；风位之下，金气承之；金位之下，火气承之；君火之下，阴精承之。帝曰：何也？岐伯曰：亢则害，承乃制，制则生化。"

六气合归于五行之气顺序为：君火（相火）、土气、金气、水气、木气，其中君、相二火在五行是相合在一起的。

地气：少阴　太阴　少阳　阳明　太阳　厥阴

　　　热　　湿　　火　　燥　　寒　　风

　　　荣　　化　　长　　收　　藏　　生

合归五行：君火（相火）　土气　金气　水气　木气

　　　　　长（荣）　　　化　　收　　藏　　生

五行之气在一年中各有旺时，分为春、夏、长夏、秋、冬五时。然而在五时的每一时，又是五气同在，不同的是，有的气旺，有的气衰。

3. 将一年为周期的司天六气与司地六气统一起来看待　我们首先比较一下地气与天气在排列顺序上的不同。

天气：（上）火　　　燥　　　寒　　　风　　　热　　　湿

　　　（下）少阳　阳明　太阳　厥阴　少阴　太阴

地气：（上）厥阴　少阴　太阴　少阳　阳明　太阳

　　　（下）风　　　热　　　湿　　　火　　　燥　　　寒

从地气方面来说，寒气是在六之气，在最寒冷的时节；从天气方面来说，寒气是在三之气，在炎热的时节。地气与天气作用的性质不同，地气的作用在于凝聚，成形化物；而天气的作用在于运行、流动。

天气方面的风、寒、热、湿、燥、火六气是在上的本气，而少阳、阳明、太阳、厥阴、少阴、太阴则是在下的标气。本气在上、标气在下，本、标分处两端，中气则联系本气与标气，作用于本气与标气，起到周流与调剂的作用。天气的作用是周流、变动的。不仅有三阳、三阴六个时节的周流变动，更有每一时节的本气、标气的周流变动。一般来讲，标气在下先动，逐渐旺盛向上升达；本气在上后动，向下作用于在下的标气。这种关系也可以看成是一个时节之中的地气先升、天气后降。《素问·六微旨大论》说："帝曰：

愿闻其用也。岐伯曰：言天者求之本，言地者求之位，言人者求之气交。帝曰：何谓气交？岐伯曰：上下之位，气交之中，人之居也。故曰：天枢之上，天气主之；天枢之下，地气主之；气交之分，人气从之，万物由之，此之谓也。帝曰：何谓初中？岐伯曰：初凡三十度而有奇，中气同法。帝曰：初中何也？岐伯曰：所以分天地也。帝曰：愿卒闻之。岐伯曰：初者地气也，中者天气也。帝曰：其升降何如？岐伯曰：气之升降，天地之更用也。帝曰：愿闻其用何如？岐伯曰：升已而降，降者谓天；降已而升，升者谓地。天气下降，气流于地；地气上升，气腾于天。故高下相召，升降相因，而变作矣。"此即讲述以标本中气的形式所产生的阳气、阴气，由于在上在下之气的升降而变动。天气的作用在于周流天气、周流阴阳，因此也能主万物阴阳之气的周流。

在六气周流天气、周流阴阳的运动中，中见之气是必不可少的关键因素。中见之气是沟通上下、作用于上下的关键之气。

进一步讲一下上面《素问·六微旨大论》这段话，为什么说这段话是指六节天气的标、本、中气的在上在下的升降运动，而不是指司天与在泉的在上与在下的升降运动呢？下面先看一下司天与在泉的对应关系。

司天：（上）火　　燥　　寒　　风　　热　　湿

　　　（下）少阳　阳明　太阳　厥阴　少阴　太阴

在泉：　　　厥阴　少阴　太阴　少阳　阳明　太阳

　　　　　　（风）　（热）　（湿）　（火）　（燥）　（寒）

在泉的风、热、湿、火、燥、寒，是与地的五行之气相互联系的六气，与五行之气是互通的出与入的关系。在泉与司天的六气不是以升降为重点，而是胜与复的关系。《素问·六微旨大论》说："寒湿相遘，燥热相临，风火相值，其有间乎？岐伯曰：气有胜复，胜复之作，有德有化，有用有变，变则邪气居之。"

天时六气上下的升降运动是因为有中见之气的作用。《素问·六微旨大论》则进一步论述了司天与在泉的六气，"寒与湿""燥与热""风与火"是否也是升降的关系，如果有升降的关系，那么是间气起到了类似于"中见之气"的作用吗？岐伯的回答是：司天与在泉是气的胜与复关系，不是升与降的关系。《素问·六微旨大论》又说："出入废则神机化灭，升降息则气立孤危。故非出入，则无以生长壮老已；非升降，则无以生长化收藏。是以升降出入，无器不有。"在这段经文中可以认识到，出入是与神机联系在一起的，升降是与气立联系在一起的。从地气形成五行的是"神机"，而"神机"主内；从天气的升降进一步作用于万物的是"气立"，而"气立"主外。《素问·五常政大论》说："根于中者，命曰神机，神去则机息。根于外者，命曰气立，气止则化绝。"

六气风、寒、暑、湿、燥、火为在天之气，以六节之气位而循序周流，因此产生了应于天时的三阴三阳标气。但此三阴三阳标气并不是时节到了，气就一定会到。《素问·六微旨大论》紧接在标本中气的论述后又说："帝曰：其有至而至，有至而不至，有至而太过，何也？岐伯曰：至而至者和；至而不至，来气不及也；未至而至，来气有余也。"《金匮要略》也说："问曰：有未至而至，有至而不至，有至而不去，有至而太过，何谓也？师曰：冬至之后，甲子夜半少阳起，少阳之时阳始生，天得温和。以未得甲子，天因温和，此为未至而至也；以得甲子而天未温和，为至而不至也；以得甲子而天大寒不解，此为至而不去也；以得甲子而天温如盛夏五六月时，此为至而太过也。"本文在这里反复强调气至或未至，是因为人们在思想认识上总会认为气温的升降仅仅决定于时节。时节到了，气温自然就升高了或降低了。这种认识是很片面的。实际情况是，气温并不见得如期而至，春时反大寒，夏时反大凉，也经常得见。所以，古人认为，气温与时节相关，但又是六气的升降、周流变化所导致。

4. 以一年为周期六气的主要作用方向　六气有从化于天的，也有从化于地的，但其主要方向是从化于天。

《素问·天元纪大论》说："何谓气有多少，形有盛衰？鬼臾区曰：阴阳之气各有多少，故曰三阴三阳也。形有盛衰，谓五行之治，各有太过不及也。……帝曰：上下相召奈何？鬼臾区曰：寒暑燥湿风火，天之阴阳也，三阴三阳上奉之。木火土金水火，地之阴阳也，生长化收藏下应之。"

五行之气的作用是化物，主持万物的生长化收藏，作用方向是朝下，朝向在地的万物，所以叫作地之阴阳。六气为寒暑燥湿风火，是天之阴阳。六气又是作用在上，是在天的周流变化之气。《素问·五运行大论》说："帝曰：地之为下否乎？岐伯曰：地为人之下，太虚之中者也。帝曰：冯乎？岐伯曰：大气举之也。燥以干之，暑以蒸之，风以动之，湿以润之，寒以坚之，火以温之。故风寒在下，燥热在上，湿气在中，火游行其间，寒暑六入，故令虚而生化也。"六气的主要作用是周流天气，化生出了在天的三阴三阳之气，作用侧重在动，侧重在周流。

（五）深藏于地下的五行之气

《素问·六微旨大论》说："愿闻地理之应六节气位何如？岐伯曰：显明之右，君火之位也；君火之右，退行一步，相火治之；复行一步，土气治之；复行一步，金气治之；复行一步，水气治之；复行一步，木气治之；复行一步，君火治之。相火之下，水气承之；水位之下，土气承之；土位之下，风气承之；风位之下，金气承之；金位之下，火气承之；君火之下，阴精承之。帝曰：何也？岐伯曰：亢则害，承乃制，制则生化。"

这段原文中的"之下"的"下"，应该如何理解呢？如果以君火、相火、土、金、水、木的顺序来理解，在相火后面的水气来承制相火，就应该是"相火之右，水气承之"，而不是"相火之下，水气承之"。另外，"君火之下，阴精承之"，这个"阴精"又是怎么回事？"相火之下"的"下"，是指在地的五行之气，即由深藏于地下的五行之气在承制着。《素问》有两篇遗篇即《刺法论》《本病论》，在《刺法论》中有"木欲降而地晶窒抑之……火欲降而地玄窒抑之……土欲降而地苍窒抑之……金欲降而地彤窒抑之……水欲降而地阜窒抑之"，这段话里的地晶、地玄、地苍、地彤、地阜，就是深藏于地下的五行之气。而"君火之下，阴精承之"的"阴精"，就是地下的阴寒之精气。

地下藏有五行精华之气，这是一个重要的理论。人体五脏藏有五脏的真气，更有禀于先天而来源于父母的元气，这些都是深藏于内的。天地之气有深藏，人体也是如此。

（六）气立与神机

天地之气与人体之气，一外一内，这两者的关系，在《内经》中有着深刻的理论认识，这就是有关气立与神机的论述。《素问·五常政大论》说："根于中者，命曰神机，神去则机息。根于外者，命曰气立，气止则化绝。"《素问·六微旨大论》又说："出入废则神机化灭，升降息则气立孤危。故非出入，则无以生长壮老已；非升降，则无以生长化收藏。是以升降出入，无器不有。"天地之气为外在之气，人以天地之气而立身立命，所以称为"气立"。天地之气的升降交流，就有了天地之气与人体之气的沟通，人体禀承天地之气的升降运动，并在此运动之中，促成了天地气味在人体中的相合而化生真气。真气在体内运动，有出有入，作用又极为广泛，五脏储藏精气又可使人体有主动抗御外界不良气候的能力。气立与神机二者，紧密联系，如果没有气立则无人体立身立命的物质基础，如果没有神机则无人体新陈代谢的主动调节能力。这样，人体虽然是以外界物质为立身立命的基础，但不是被动地随应自然界气候，而是通过精气储备这一形式，形成了主动的生理调节及抗病能力，这就是人体新陈代谢的主动能力的形成。

（七）论五脏与六腑的不同功用

很多人在论述《伤寒论》的六经病时，容易犯一个比较低级的错误，比如说太阳为寒水之经，就认为寒水是来源于膀胱的水液，沿经络出于体表而化汗，由此产生了太阳的抗邪能力，这种解释过于牵强。

从整体角度来说，脏与腑有个分工与合作的问题。脏与腑各有其新陈代谢的特性，腑的功能作用，除了三焦为气机升降的通道外，其余五腑总的功能，重在水谷的腐熟、消化，转输水谷精微，并排泄糟粕及全身气化后的代谢废物。脏的功能作用，重在吸收与储藏精气，心、肺、脾、肝、肾又有布散津液、流通血气的作用。所以，腑以肃降排泄及济泌别汁为要；脏以储藏精气及升发宣导为主。三焦为最大的腑，为气化的大通道。

需要指出的是，手经之腑大肠、小肠均在下焦，却没有因为是手经就能移到上焦去，如果把三焦的作用另作别论，则上焦连一个有形的腑也没有，但却有心、肺、心包三脏。如果从整体的布局上来看，腑的位置偏下，而脏的位置靠上。这一布局也说明脏与腑在人体的新陈代谢上是有所分工，又相互合作的。新陈代谢，要讲整体性、完整性，又要讲各自的特性。但在水谷精微的产生、五脏精气的化生、六经经气的再生与补充等方面，不是单个的某一脏某一腑所能产生，而是由脏与腑共同合作所产生的。认识这一点很重要。

表7　脏腑分属三焦

三焦	脏	腑
上焦	心（心包）、肺	（无）
中焦	肝、脾	胆、胃
下焦	肾	小肠、大肠、膀胱

六腑中的膀胱、大肠主司糟粕及代谢后多余水液的排出。大肠主津，除排泄糟粕外，又可吸收水分。大肠与膀胱二腑以及手阳明经、足太阳经的功能产生必须要有物质基础才能形成。这个物质基础就是水谷精微与在天之气相合所形成的人体精气，精气流通于血脉之中，就是血气。膀胱与大肠发挥功能作用的物质基础是精气，或称血气，是通过血脉中的血气运行、水津的布达而达到并作用于膀胱、大肠的。肾与膀胱的气化通应，周身气化与膀胱、大肠的气化通应，也是以精华物质为基础的。由于血气对于经络的渗灌，才得以保证了气化的进行，也保证了沿经络的经气感传。肾为水液之主，而下流于膀胱者为尿，膀胱是依靠血气来产生功能，才能储存及排泄尿液。尿液

与粪便的形成，与周身脏腑的气化功能有关，所以在临床中，观察尿量的多少、尿的颜色、粪便的情况等，有助于对周身有关脏腑气化状态的了解。但却不能机械地认为膀胱的功能为吸收其腑中的水液所形成。太阳经的功能作用也不能仅仅认为是由膀胱中的水液输导于经络所形成。也正如大肠及大肠经的功能不是或不仅仅是从大肠中的粪便这些糟粕中来一样。所以，单独以某一脏或某一腑及其所联系的经络来认识经络的物质基础或六经功能产生的物质基础是极为片面的。

《灵枢·本脏》说："肾合三焦膀胱，三焦膀胱者，腠理毫毛其应。"三焦膀胱与腠理毫毛，有着周身水液代谢方面升降的密切关联，比如在夏季，腠理宣畅，气液从三焦升发成为汗者多，而下流于膀胱成为尿就少。在冬季，腠理闭塞，水液从三焦潜降，走于膀胱成为尿者多，而升发至腠理毫毛，成为汗者少。

（八）五脏六腑的原动力在于天地之气贯通于人体

人体的新陈代谢有本身的周期性。人的一生是一个大周期，生长壮老已五个阶段，循序而进。

再有就是新陈代谢的一年周期。东汉时期的大文学家蔡邕曾说："新故代谢，四时次也。"这是说自然界的新陈代谢，是以一年春夏秋冬四时的顺序进行的。四时与五行，在中医理论中都是非常重要的内容，如《素问·脏气法时论》说"合人形以法四时五行而治"等。四时为天时，时间到了，依次春、夏、秋、冬四时就来临了，这在一年的时间上是一定不移的。五行却是应于天时所产生的主持万物新陈代谢的物质之气。五行之气主持万物的生、长、化、收、藏，使自然界的万物生生化化、品物咸彰。

前面谈到人体中的真气都是本于天地二气相合而成，地气是指水谷精微之气。而人体中的五行之气，是由水谷精微与在天之气相合而成为人体的五行五脏之真气。这种真气大具营养作用，大具成形化物的功用，人体内的五脏六腑、皮肉筋骨脉等，可以看到的有形之质都是由此五行之真气化生而来。

五行之气为成形化物之气，但其在一年生长化收藏的五个时期内，每一时期都有不同的动能。

如在春时的木气，为阳气初生，微温而不热，风阳舒散，具有升扬散发之性，此气成形化物内合于肝，肝脏的形质就是由此风木之气与水谷精微之气化合而成。中医讲肝主疏泄，使气机条达舒畅，而其肝气的原动力则在于此。

在夏时为火热之气，此气的阳热动力极大，火性又炎上，此气成形化物内合于心，故而心脏的质地虽为阴质，但其中包含着极大的阳热动力。人在一生中，心脏跳动不已，阳热的动力是最大的。心脏的阳热动力，是包括窦房结在内的所有心脏组织细胞所产生的强大的阳热性推动力，因而主持了周身血液的运行。

在长夏时为湿土之气，此气温热而湿缓，相合于人体的脾脏，人体的脾脏也应具有较强的阳热动力及湿土的滋润缓和之力。但中医所说的脾脏，与西医所说的脾不同。中医所谓的脾脏没有一个实质的脏器，主要是指胃肠（主要是肠）的黏膜、肌肉等组织。这些组织就代表并行使了脾脏的一些功用，将水谷精微物质由肠腔转输至肠壁组织间隙，并被吸收入血及淋巴液之中（胃肠的功能是腐熟、消化、传导及排泄糟粕，脾的作用在于精微物质的吸收、转输。二者一为胃肠腔道之内的物质顺畅下行、泻而不藏；一为腔道内已经分解出的精微物质转输吸收、藏而不泻）。脾为孤脏以溉四旁，但凡人体各脏腑的肌肉等组织，均有这种阳热动力较强、湿土之性和缓的组成在内，人体四肢肌肉更是禀承此特性物质而成。

在秋时为燥金之气，秋时天高气爽，其气清虚以浮，虽清虚而无升腾热达之性，而是清肃下行，故其气相合于肺，肺就有此清虚而浮，清而且燥，清肃下行的本质及功用，可吸收自然界的大气（包括氧气），使之清肃下行，贯通到全身的气血之中。

在冬时为寒水之气，寒降之性最强，其气下合于肾，就使肾具有了收聚从上焦及中焦流来的水津，并使多余的水液下输膀胱，使之成为尿液而排出体外；另外，肾又可收聚五脏六腑之精而藏之，也是因为肾脏具有此潜降聚藏的作用。

生长化收藏以一年为一个周期，这也是人体很重要的新陈代谢的大周期。这个周期有着很固定的规律，按木气主生、火气主长、土气主化、金气主收、水气主藏的顺序一定不移。这就是一年之中，五行相生的规律。五行之气的作用总体上来说，都是以成形化物为要，也正如《伤寒论·原序》所云："天布五行，以运万类，人禀五常，以有五藏。"所以，五行之气，都是以合成人体的形质为着眼点，只是合成的人体五脏，其中的动能、动态不一样，心脏的动能最大，就是因为禀于火气的动能合成在心脏之内。肾主封藏、主蛰，是因为禀于水气的潜降、下聚之力合成在肾脏之内。虽然五行之气同为成形化物之气，但其气却应有时有序，不能使一脏之气过于亢盛，而使其他脏气衰少乏力。如果只有夏季而无冬季，则阳热之气过亢，人体不能禀阳热之力而合成心力、合成心脏的动能，反而散发心气、心力，使人体的合成代谢无力，而分解代谢过亢，这样就会影响人的体质、寿命。正常的五行之气，有相生则必有相克。如夏时火气在旺时，此时就得到了地下的水气上达的抑制，并逐渐使火气由旺盛之时平和下来，过渡至下一时令。所以《素问·六微旨大论》说："相火之下，水气承之；水位之下，土气承之；土位之下，风气承之；……亢则害，承乃制，制则生化。"在生理上，人体的五脏之气也必须要相互谐调，故有相生，必有相克，而不能是一脏之气独旺、独行。如果心气独行，人体只有火热的阳动之力，体内的物质有升而无降，阴血津液就要被消耗干、散发掉。这样就没有了阴血津液下行潜降，下归于肾的能力。而在人体，生理上的相生相克是一定的，是常理常规；但在病理上，是变化，是不同于常规常理的变化，所以，邪气有余，就不会规规矩矩地本于生理上的相克去相乘、相侮，具体情况，还要详察其脉证，知其所冲、所犯，再论治则、方药。

天地合气于人之五脏，也合气于人的皮肉筋骨脉（五体），以肝气外合于筋、心气外合于脉（血脉）等，所以，皮肉筋骨脉也是具有不同功能及动能的人体物质。五脏在内，而皮肉筋骨脉在外，以内可养其外，而外又可助其内，内外均禀于五脏的真气，均是由天地二气合化而成。

五脏为阴，六腑为阳。人体中的五行之气，为成形化物之真气，然五脏为有形之体，而六腑如胆、胃、小肠、大肠、膀胱也为有形之体，所以，也是本于五行之气而形成的。在人体的十二经脉相互络属，其气相通，六腑禀承其真气而成形化物，所以，也就有了各自不同的功能、属性。

如胆本于风木之气，就有了疏泄、升发之力，以升发之力来条畅气机，气机畅达，则各脏腑之气才能顺畅而显现生机。而胆对于胆汁的分泌，有利于食物中脂肪的分解及吸收，也是一种风行化物、流畅转输的作用。

胃本于土湿之气，才可腐熟水谷，胃分泌有较多的胃液，按西医的说法为有盐酸、胃蛋白酶、黏液等，但只此还不够，按中医的说法，胃还需要由胃壁及肌肉等处输入胃中很多的热能，所以，胃中是以湿热之气来助食物的腐熟。如果胃中的热能太少，就成了阴寒太盛，食物的分解消化就会出现问题。而在临床中，常见有些患者食冷饮、冷物太多伤及胃中阳热之气而患病，就是这个道理。

小肠本于火热之力，是因为小肠不仅分泌一些有助于消化的液体，胰腺也分泌蛋白酶、脂肪酶进入小肠，胆汁也进入小肠，而小肠更是输送了极大的阳热之力，这种阳热之力也作为小肠的动能，使小肠按节段收缩与舒张，产生了分节运动，以帮助其消化吸收。

大肠本于阳燥之气，由于大肠的主要功能为吸收食糜中的水分，形成有形状的粪便，故而输送阳燥之气才能使水湿吸收。在临床中，大肠的阳燥之气不足，则大便稀溏；阳燥之气太过，则大便干燥秘结，但也有阴寒内结而为阴结便秘者。

膀胱本于水寒之气，故而可聚集从肾所转输的多余水液（尿液），并将其排出体外。这种迅速的排泄作用，是一种主动的降泄，与阳热蒸腾水气上行布散的作用正相反，足太阳膀胱经输导经气作用于膀胱，故而小便之后，很多人有身上发冷、寒战毛耸的现象发生。

五脏与六腑中的有形之腑，均本于五行成形化物的作用，但又有阴阳的区分。五脏为阴，可储藏精气；六腑为阳，以传化物、泻而不藏为主。形成这种情况也与天时有关，如在夏季，为火热之气化生万物，然而又有昼夜之分，虽同为成形化物，入夜则相对来说合成代谢较为旺盛，为阴；出昼则阴中有阳，形质中的阳动之力、泻导之力相对较强。在中医理论上也有以时间顺序排列的，如甲为阳木、为胆；乙为阴木、为肝，等等。

（九）论人体五行与六气的联系及不同的作用方向

五行与六气，是各具不同意义，又相互关联、相辅相成的两个方面。

在自然界中五行之气与六气各主着新陈代谢的一个大的方面，《素问·天元纪大论》说："天以六为节，地以五为制，周天气者，六期为一备；终地纪者，五岁为一周。"又说："何谓气有多少，形有盛衰？鬼臾区曰：阴阳之气各有多少，故曰三阴三阳也。形有盛衰，谓五行之治，各有太过不及也。……帝曰：上下相召奈何？鬼臾区曰：寒暑燥湿风火，天之阴阳也，三阴三阳上奉之，木火土金水，地之阴阳也，生长化收藏下应之。"五行的作用是终地纪，主持万物的生长化收藏。六气的作用为周天气，周流阴阳。五行主持万物的形化，六气主持万物的气的运动变化。五行的作用方向向下，东方木、南方火、中央土、西方金、北方水，为从于地的方形道理。而六气的作用方向向上，周流三阴三阳，为从于天的圆形道理。五行与六气相对来说，一静一动，所以又是紧密联系的动静相召、动静相合的两个主持万物新陈代谢的大的方面。

人体的五行之气是成形化物之气，而六气的作用是主持及运行体内流动、周流的流体物质，大凡血气、营卫、津液、水谷精微之气、三阴三阳之气一律都统之于六气而周流运转。所以，六经之气是周流运转于全身的气，其作用是无处不到的。再以五行之气的作用来说明，五行之气化生出五脏六腑、皮肉筋骨脉，五行之气的作用也是全身性的。在人体上，有了六气的作用，才能周流全身的气血阴阳，精微物质才能广布于周身，并与在天之气相合，形成人体的真气，而五行之气才能以这些因为六气而广布于周身的阴阳血气，即周身的精微物质，所形成的真气而化生出周身的有形之质，故而六气与五行，在人体内作用的角度不同，但二者又是相辅相成的。

在人体之中，五行之气与六气都是人体的精华之气，都是本于天地合气，即水谷精微之气与在天之气相合而成，五脏元真本于天地合气而生成，但同时又是可以转化为体内六气的物质基础。《金匮要略》说："若五藏元真通畅，人即安和。"又说："腠者，是三焦通会元真之处，为血气所注。"仲景把五脏的真气称为五脏元真。其气聚而内藏，就成为五脏所储藏的精气；其气聚而成形，就形成了五脏六腑的形质以及皮肉筋骨脉；其气用而消耗之，就化生出五脏的功能。五脏元真的另一个重要作用，就是可以转化形成体内的六气。体内六气也可以转化成五脏元真。这两者可以相互转化。五脏元真为五，转化为六气，是一火分为二火，即一热与一火。六气合归于五脏元真，又是二火合为一火。

（十）论肾命之火

论人体中的六气就一定会讲到六经及六经标本中气气化，这是关系到《伤寒论》中极为复杂的六经理论的认识，为了论述方便，首先要谈与六经六气相关并与三焦之气贯通运行紧密相连的肾命之火，以加深理论的认识。

《难经·八难》说："诸十二经脉者，皆系于生气之原。所谓生气之原者，谓十二经之根本也，谓肾间动气也。此五脏六腑之本，十二经脉之根，呼吸之门，三焦之原，一名守邪之神。"肾为水火之脏，藏有命火，上焦的心火可下交于肾，培元化气，成为人身阳气的根本，此火即为肾火，又称肾阳。命火又称元阳，为先天来自于父母的元气，随人体的形成而潜藏于肾，因与肾阳相合，不可分别，所以临床中常肾阳、命火混称。命火为诸经气化的根源，命火衰亡，其人必死；命火尚存，人即可救。肾主水，受五脏六腑之精而藏之，命火不衰，则可以运用精气的储备化气于各经，使各经有经气的基础，所以命火为十二经的根本。另外，命火又为三焦之原，《难经·三十八难》

说："所以腑有六者，谓三焦也，有原气之别焉，主持诸气，有名而无形，其经属手少阳，此外腑也，故言腑有六也。"命火的作用在于维系生命的根本，使生命的根本之火不熄，故为一身之根本。但可以化生相火来主持三焦，相火以命火为本，相火为命火之标，为命火之别使。

六经气化以命火为根本，又因命火所化生的相火而贯通于三焦，使三焦之气通畅，这样，就为六经气化的经气运行，六经气化与三焦的会通，五行五脏之气的运行等，奠定了牢固的基础。如果命火衰微，必然会使三焦气化之力虚弱，周身阳气衰微，六经气化也就失去了保证。

（十一）从"开阖枢"谈府俞的阴阳会通

《素问·阴阳离合论》说："天覆地载，万物方生，未出地者，命曰阴处，命曰阴中之阴；则出地者，命曰阴中之阳。阳予之正，阴为之主。……是故三阳之离合也，太阳为开，阳明为阖，少阳为枢。三经者，不得相失也，搏而勿浮，命曰一阳。……是故三阴之离合也，太阴为开，厥阴为阖，少阴为枢。三经者，不得相失也，搏而勿沉，名曰一阴。阴阳䨥䨥，积传为一周，气里形表而为相成也。"

六经开阖枢的规律：太阳为开、阳明为阖、少阳为枢；太阴为开、厥阴为阖、少阴为枢。

《阴阳离合论》中有阴阳分与阴阳合的内容，故称之为离合。以草木来说，天为阳，地为阴，草木之根为未出地者，命曰阴处，名曰阴中之阴；草木之枝叶为出于地者，禀天阳之气为盛，枝叶又是由地下之根而生，故曰阴中之阳。然而草木之形虽本于阴而生，其气却本于阳而立，这就是"阳与之正，阴为之主"。阴阳二气不可偏失，阳气在天，但要下达，必须要周布于草木的全体，不仅枝叶要有阳气分布到，下面的根也要有阳气周流到，这样阳气在草木的趋向，就要有"开阖枢"的不同分布。阴气在下，但也要有阴气周布于草木的全体，也要有"开阖枢"的不同趋向，这样才能成为阴阳谐和，相互会通。阴阳之间不应成为阳隔于上，阴凝于下的阴阳隔绝。阳气必须下入于里，不能全浮于上，所以是"搏而勿浮，命曰一阳"。阴气也要升达于上，不能全沉于下，而为"搏而勿沉，名曰一阴"。三阳离之为三，三阴离之为三，各有"开阖枢"的布散趋向。而三阳合之为一，三阴合之为一，均无或浮或沉的偏失，才能达到阴阳平衡。

在《伤寒论》的六经气化理论中，"开阖枢"是极为关键的，也是最难解开的部分。明代吴崑曾说："一行于表，一行于里，谓之离；阴阳配偶谓之合……三阳之离合也，太阳在表，敷畅阳气，谓之开；阳明在里，受纳阳气，谓之阖；少阳在于表里之间，转输阳气，犹枢轴焉，故谓之枢。……三阴行前行后之不同谓之离；太少厥同出于阴谓之合，此三阴自为离合也。太阴居中，敷布阴气，谓之开；厥阴谓之尽阴，受纳绝阴之气，谓之阖；少阴为肾，精气充满，则脾职其开，肝职其阖；肾气不充，则开阖失常，是少阴为枢轴也。"吴氏把"开阖枢"与《伤寒论》中的太阳主表、阳明主里、少阳主于表里之间相互联系起来，对于后人是很有启发的。

开阖枢是六经之气的趋向，而六经之气又是风寒暑湿燥火为主导的标本中气的运动变化，所以，开阖枢的六经之气的运动趋向，实际上就是六经的物质基础即六经标本中气的运动趋向。开阖枢的理论必须与六经标本中气有机联系起来进行研究。

张仲景说："经络府俞，阴阳会通。""府俞"的"府"，就是指三焦这个最大的腑，"俞"同输，是指三焦的"开阖枢"这个六经气化的输转机制。《温病条辨》讲三焦，而张仲景所认识的是更为复杂深刻的三焦。

人体内的五行之气是从其本性来成形化物，火气从升，水气从降。但体内六气的作用机制则甚为复杂，如寒气不是从降，而是要反其道而从升，要使寒水之气不从下降之本性，反而升达向上，则必须要有使寒水之气能升达向上的另一种物质之气才可。如瓦特发明蒸汽机，把冷水加热，形成水蒸气，才能向上运动而做功。在人体内要使下焦、中焦的水寒之气向上蒸腾布散，就要有热气来温化它、升达它。这样以寒水之气为根本之气（本气），而帮助寒水之气向上布散升腾的热气就叫作"当中扶助一把"的关键之气（中气）。

体内六气都是这样两两相助而起作用的。

本气、中气、标气规律如下：

本气	中气	标气
火	（厥阴）风	少阳
燥	（太阴）湿	阳明
寒	（少阴）热	太阳
风	（少阳）火	厥阴
热	（太阳）寒	少阴
湿	（阳明）燥	太阴

人身为一小天地，以六气合归五行，化生出五脏、五体形质（皮肉筋骨脉），为从地之理；以五行分而为六气，产生三阴三阳，为从天之纪。两者的气化方向相反，为气化作用的两个大的方面。

六气与五行的天地互化规律如下：

六气	六气 → 三阴三阳
↓	↑
五行 → 五脏、五体形质	五行
（从地之理）	（从天之纪）

五脏、五体形质的生成，为从地之理，以木火土金水五行母子相生的顺序而产生。三阴三阳的化生，是本气通过中见之气的作用而实现，为从天之纪，机理也与五行母子相生的方向正好相反，为本气趋向于其母脏的方向。而这其中就有了不同的气机作用方向，在《内经》中叫作开、阖、枢。而且这种作用机制、作用方向是贯通了三焦，是将六经气化以标本中气的作用与三焦紧密而有机地联系起来的机制（下面将讲到，标本中气的作用机制，不仅把开、阖、枢与三焦有机联系了起来，而且将荣卫血气也有机联系了起来。如清代的叶天士、吴鞠通，如果早知道在张仲景的医学理论中有这样一个大的玄机，把六经的经络与三焦、荣卫血气有机联系在一起，就不会再别出心裁地创造三焦辨证、卫气营血辨证了）。

六经开阖枢的具体动向如下所示（箭头向上者为开；向下者为阖；既有

向上，又有向下者为枢）：

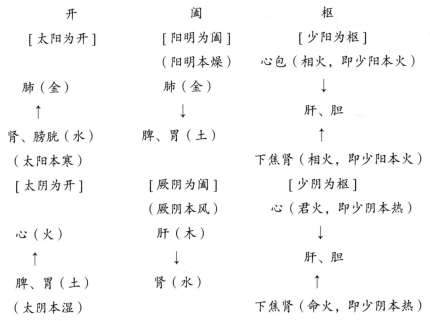

开	阖	枢
[太阳为开]	[阳明为阖]	[少阳为枢]
	（阳明本燥）	心包（相火，即少阳本火）
肺（金）	肺（金）	↓
↑	↓	肝、胆
肾、膀胱（水）	脾、胃（土）	↑
（太阳本寒）		下焦肾（相火，即少阳本火）
[太阴为开]	[厥阴为阖]	[少阴为枢]
	（厥阴本风）	心（君火，即少阴本热）
心（火）	肝（木）	↓
↑	↓	肝、胆
脾、胃（土）	肾（水）	↑
（太阴本湿）		下焦肾（命火，即少阴本热）

开阖枢是六经之气的趋向，而六经之气又是风寒热湿燥火为主导的标本中气的运动变化，所以，开阖枢的六经之气的运动趋向，实际上就是六经的物质基础，即六经标本中气的运动趋向。开阖枢的理论必须与六经标本中气有机联系起来进行研究。

"开阖枢"为六经经气的运动形式，具有方向性，三阴三阳标气由此而产生。"开"具有上升、外出的功能；"阖"具有内入、下降的功能；"枢"具有枢转流畅，为内外、上下、表里之间通达周转的基础功能。

太阳的本气从下焦的肾与膀胱，向上直达于肺，使肺气宣发布散，上焦开发，布化太阳标气于体表。太阴的本气从中焦的脾胃，向上达于心，使阴血、津液升达布散，产生太阴标气于周身。太阳、太阴均为开，是本于太阳、太阴的本气对于心肺功能的气化布散及推动之力。

太阳本气为寒，以寒水的本性应为下行潜降，反而要升达布散，就必须要有中见之气的作用。太阳中见少阴，由于少阴的热气即心阳、肾阳通达于太阳，蒸腾布化其寒水，气化达于上焦，则上焦如雾，产生了太阳标气及布散温护体表的能力。太阴本气为湿，湿气易于壅滞，反而要升达布散，需要有阳明燥气作为中见之气，以阳燥之力布散湿气，从开而化布于周身，并产生太阴标气。

少阳本火，少阴本热，为一火分之为二，既有所分二者就有所差别。少阳本火为心包及下焦相火，此火的本质为由上而下达，故主于下潜，这是由于"君火以明，相火以位"的缘故。少阴本热为君火及下焦命火，其本质为升腾布达。少阳中见厥阴，以厥阴的风气作用于少阳本火，使本火的原潜降之性得以改变，风火之气流通畅达，趋向于肝胆方向，使肝胆之气枢转流畅，通行于表里之间，形成少阳标气。少阴中见太阳，以太阳的寒气作用于少阴本热，使本热的升腾之性得以改变，寒气抑遏本热的外达之力，使其趋向于肝的方向，并流畅肝之血气，成为了温运血气，枢转血气的动力，血气流行而化生少阴标气。

阳明本燥，根源在肺，燥气本身就有燥化流行的布散之力。阳明中见太阴，以太阴的湿气为中见，则燥气下入于胃肠，主水谷的腐熟、消化。由于阳明本气的作用方向为脾胃，所以《伤寒论》说："阳明居中主土也。"厥阴本风，风气的本性为流行布散。厥阴中见少阳，以少阳的火气为中见，火性主于从上而下达，其作用为潜降，使厥阴本风从阖下行，由肝而趋向于肾，血气随此趋向而向下布达，化生出厥阴标气。阳明与厥阴为阖，为本气的作用趋向于脾肾的方向，使阳气及阴血流通布达于内与下。

"开阖枢"之间，又是紧密联系的。凡标气为太者，如太阳、太阴均为开；凡标气为少者，如少阳、少阴均为枢；不为太少者，如阳明、厥阴均为阖。太阳太阴、少阳少阴、阳明厥阴，又是气化作用的同方向性的阴阳配合与协同，在开阖枢之间，均不得相失，必须相互协调，才能使周身阴阳气血的流通及分布不失其常。

张仲景称其为"府俞"的阴阳会通，是太阳主表、阳明主里、少阳主半表半里的理论所在。《伤寒论》说："太阳与少阳并病，头项强痛，或眩冒，时如结胸，心下痞鞕者，当刺大椎第一间、肺俞、肝俞，慎不可发汗。发汗则谵语，脉弦。五日谵语不止，当刺期门。"由于从"府俞"的角度来考虑，太阳之气是肾（包括膀胱）的水寒之气（经过中见之气）趋向于肺；少阳之气由上下焦的相火（经过中见之气）趋向于肝，所以，针刺肺俞是为了通达太阳经气的气化能力，针刺肝俞是为了通达少阳经气的气化能力。而针刺期门，是因为火热进一步迫入少阴，成为了血分热实之证，由于少阴之气由上焦君火、下焦命火趋向于肝，所以，刺腹部的期门，泻其血分热实。少阳之气趋向于肝，少阴之气也趋向于肝，均为枢，但少阳侧重在气分，少阴侧重在血分，而刺背部的肝俞，与刺腹部的肝经募穴期门，就体现出了阴与阳、血分与气分的不同。

再如《伤寒论》原文："妇人中风，发热恶寒，经水适来，得之七八日，热除而脉迟身凉，胸胁下满，如结胸状，谵语者，此为热入血室也，当刺期门，随其实而取之。"很多人认为热入血室的血室为胞宫，但胞宫在下焦，理应见下腹部血气壅结的硬满、胀满等，反而见到的是胸胁下满、如结胸状。热入血室，应为热入少阴，使少阴血气壅结不畅，故刺肝之募穴期门，以疏泄少阴血气，使之枢转而周流畅达。

当然，在《金匮要略》中有"妇人少腹满如敦状，小便难而不渴，生后者，此为水与血俱结在血室也，大黄甘遂汤主之"，此处的"血室"确实是指胞宫。

在《伤寒论》中又有"少阴病，四逆，其人或咳，或悸，或小便不利，或腹中痛，或泄利下重者，四逆散主之"，正是因少阴枢机不利，使血气枢转障碍而产生了四逆。所用四逆散，以柴胡、芍药、枳实、甘草四味药也正是从肝以治，疏散少阴血气的郁结。

阳明的本燥之气为由肺而趋向于脾（胃），所以在《伤寒论》中说"阳明之为病，胃家实是也""阳明居中主土也"。

太阴为开，是本湿之气从脾而上达于心的方向。以太阴之气的升达布散，必须要得到阳明的阳燥之气的帮助，才不会形成寒湿困脾。所以，用理中汤治疗太阴寒湿，正是由于白术的燥用，干姜的助阳，人参、甘草健脾益气，这与阳燥之力可流行布散太阴湿气的理论紧密相关，而且，太阴寒湿不化，就易成下利，以理中汤治下利，就有了布散水湿而上达的作用。《伤寒论》中的"伤寒二三日，心中悸而烦者，小建中汤主之"，正是太阴内虚，不能形成充足的气阴而上养于心。前以言及，太阳为开与太阴为开相互联系，才能有"荣卫相随"，才能使太阳得水谷之气而产生充足的抗邪能力。桂枝汤治疗太阳中风，正是基于太阴布达荣卫于表的作用。故而治疗太阳中风表虚，要基于脾胃，喝热稀粥以助桂枝汤的药力。而桂枝汤中以桂枝为主药，正是以桂枝来通旺心阳，使太阴的气液能从开而布达于表，通达于太阳所主的表位（荣卫之气达于表，即统归太阳所主。也正如刚入学的新生是在学校上学，毕业后被分配到各个单位）。再如桂枝汤为治太阳病之方，但增加了芍药，或再加饴糖，就成了治疗太阴病证的桂枝加芍药汤及小建中汤了。由此也可看到仲景在太阴与太阳及其相互联系上的理论思路。

在《伤寒论》的厥阴病中，厥阴风气不能从阖下入，相火同时也不能下达，风火二气就会冲逆于上，故厥阴病的提纲证与蛔厥证，均为上火下寒的寒热错杂证，也均为厥阴为阖的病理性反常表现。另外，由于厥阴下寒，阴寒冲逆而使相火虚浮于上，厥阴不能为阖的"干呕，吐涎沫，头痛"，也是厥阴为阖的病理表现。"热利下重"的白头翁汤证，也是以治疗下焦为重点，从阖来论治。

六经之气的根源在五脏元真，这样六经之气就不会是仅流窜于各经的虚浮之气。经气者，真气也。六经之气以五脏的精气为根本，就有了再生的源泉。当六经之气不足之时，五脏所储备的精气就会化生为六经之气，以补充六经所消耗的本气与中见之气。另外，六经气化是以本气经过中见之气的作用而形成标气，标气却不是本气与中见之气的简单相加，若标气仅为本气与中见之气的简单相加，六经气化就成了只有消耗，没有补充。六经气化是以本气与中气为原动力，在气化进行中，又有生成的水谷精微及在天之气随时补充进来。所以，人体之气化，形成各种功能活动，随时在消耗，也随时在补充。标气本于六经气化而生成，但其中经过了物质的补充，或阳热之力的进一步生成，因此不是本气与中气的简单相加。

（十二）《伤寒论》的六经是经络与府俞的阴阳会通

《伤寒论》的六经是极为复杂的，其根本在五脏元真之气，由此而贯通三焦，化生荣卫血气，遍布周身，遍布于各个脏腑组织。

《伤寒论》的六经包括了经络，从经络的角度来看，六经是以原经为主，会通经为辅。

六经又不仅仅是经络，还包括了府俞的阴阳会通，即三焦气化开阖枢的不同的经气动向。

《灵枢·脉度》说："气之不得无行也，如水之流，如日月之行不休，故阴脉荣其脏，阳脉荣其腑，如环之无端，莫知其纪，终而复始。其流溢之气，内溉脏腑，外濡腠理。"《灵枢·营气》也说："营气之道，内谷为宝。谷入于胃，乃传之肺，流溢于中，布散于外，精专者行于经隧，常营无已，终而复始，是谓天地之纪。"六经的经气有精专者，行于经脉之内，也有流溢于中，布散于外的，这就是侧重在三焦的"开阖枢"的布散途径。所以，经脉统领了周身气化，而不是仅仅以经脉来替代了全身气化。《伤寒论》六经的复杂性就在这里。

由于十二经及所系脏腑为六经气化的重要基础及组织部分，所以太阳表证不解，当太阳经气从"开"来抗邪外出之时，太阳的膀胱腑、小肠腑，其气也均顺应太阳从"开"的气化趋势，以升达布散为主，而不是以下行潜降为主，所以，太阳有从本、从标的双向性。而当邪气由太阳深入，即可病至膀胱、小肠，转为阳明腑证等。

这是从更为复杂的角度来看待十二经与六经的关系，并将十二经作为六经的重要组成部分，在此有别于前人的观点，不仅仅把十二经及其络属的脏腑看成六经的全部内容，也不是把十二经与六经仅仅当成不同的层次，使之与六经割裂开来，而是以六经之大、之复杂，有机贯通十二经及其脏腑组织，形成了活的、动态的用以把握人体外感病及其表里内外相互传变，人体正气的发生及动用起来与邪气相抗争的生理以及病理的更为深刻的学问。

（十三）论荣卫血气津液主持于六经

荣卫血气津液是贯通在《伤寒论》的六经气化之中的。

先谈荣卫。据《内经》所言，荣为水谷之精气，行于经脉之中，卫为水谷之悍气，行于经脉之外。但荣卫之气又是从三焦发布。《灵枢·营卫生会》说："营出于中焦，卫出于下焦。"但是，"卫出于下焦"应该是"卫出于上焦"之误。因为，《营卫生会》中又有："卫气行于阴二十五度，行于阳二十五度，分为昼夜""上焦出于胃上口，并咽以上，贯膈而布胸中，走腋，循太阴之分而行，还至阳明，上至舌，下足阳明，常与营俱形于阳二十五度，行于阴亦二十五度，一周也。故五十度而复大会于手太阴矣。"把这些论述综合起来分析，就可知应为"卫出上焦。"

前面谈到六经经气有"开阖枢"的三焦布散趋向，以及标气不仅仅是本气与中气的简单相加，在标气中有后天的进一步补充。这些都是把六经气化与荣卫血气津液相联系的认识基础。

荣卫的生成与布散到周身，与六经的阳明、太阴及太阳关系最为密切。阳明与太阴在荣卫之气的生成上，紧密配合，生成的水谷精微又由太阴为开的气化趋向来布散，通达于周身而起荣养的作用。太阳为开的经气升达布散，侧重于阳热之气的布散，但阴阳相随，太阳为开与太阴为开相随，故太阳为开布散卫气，又与荣气的布散相随。荣卫二气一经布散于表，即相合于太阳主表的气化功能之中，又为太阳气化所统领。卫气为水谷之悍气，具有阳热之力，可"温分肉，充皮肤，肥腠理，司关阖"。卫气与太阳标气合为一体，未可再分。总的来说，荣卫化生于阳明、太阴，布达于表又统之于太阳。

再论血气。血气与荣卫异名而同类，但荣卫要经过进一步的变化，变化而赤，才能形成血气。这就有个物质由初级至高级的转化，血气为人体高级形式的物质，荣卫为初级形式的物质，血气由荣卫来补充。水谷精微布散于周身，与在天之气相合，而为毛脉合精于周身脉络。通过经络的营周阴阳，荣卫既荣养了周身，又可藏之于内，化生为血气。

人体之气有广、狭之分。广义之气，包含最广，凡天地之间无一物非气。然而血气之气，乃狭义之气。血气之气是指含存于血中的五脏精华之气，其气根源于在天的五行之气，合于血中、合于五脏而藏之。阳明与太阴，化生水谷精微，为血气以荣卫来补充的基础。此外，在六经之中，少阴、厥阴、少阳与血气的生成紧密联系。少阴为枢，主于血气的枢转，又本于五脏精气为神机而生成血气，周流周身的血气，所以，少阴为一身血气之主。厥阴为阖，可潜降阴血于下焦，以血济气，生发少阳。少阳为枢，少阴亦为枢，阳气之枢，与阴血之枢，又相互配合、相互影响。另外，由于少阴为血气的一身之主持，六经均可通过少阴为枢的血气周流运行来获得血气。在《内经》中有很多六经血气多少的论述，这说明六经的每一经都有血气。又由于太阴太阳布散荣卫于周身，十二经又都有荣行脉中，卫行脉外的荣卫相随之理。因此，六经的每一经不仅都有血气，而且都有荣卫。荣卫与血气，在六经气化之中，有其化生之经，而化生之后，又流通到六经，成为六经所禀承的物质基础、气化的根据。但总的来说，太阴、太阳主于荣卫的化生，太阳统领布散于表的荣卫二气；而少阳、少阴主于血气的周流分布，少阴更为周身血气的根本。

再论津液。六经都有津液流行其中，在《伤寒论》中有"津液自和""亡津液故也"等论述。《素问·六节藏象论》也说："津液相成，神乃自生。"津液源自后天的水谷，荣卫为水谷之精气及悍气，则荣卫与津液实已相合为一体，荣卫津液遍布周身，无处不有。但荣卫又有广义、狭义之分。《内经》所论之荣卫，无处不到，为广义的荣卫。《伤寒论》中的荣卫专指在太阳经的荣卫主表的功能。津液则六经都有，《灵枢·五癃津液别》说："水谷皆入于口，其味有五，各注其海，津液各走其道。故三焦出气，以温肌肉，充皮肤，为其津；其流而不行者，为液。"津与液各有所分，津为广布于外，为流通状态的液体，而液则指到达关节腔、脑等处，留滞而不行的液体，但津与液又是紧密联系，可相互转化的，在临床上一般不把津液分开来单讲。

荣卫、血气、津液，为六经气化所化生，又为六经所持有。荣卫、血气、津液的作用各有侧重的方面，如荣卫的作用侧重在表，血气的作用侧重在里，津液则广布周身。但切不可认为六经的太阳只与卫气有关，太阴只与荣气有关。少阴更不只是阴血。那种将生理上的荣卫血气绝对割裂分离的认识，与《伤寒论》的理论有着层次高低的认识差异。

六经气化与卫气荣血津液的化生相联系，如下所列：

太阳经	太阴经	阳明经	少阳经	少阴经	厥阴经
卫	荣	气	气	血	血
津	津	津	津	液	液

在《伤寒论》中已经从六经六气、开阖枢的角度将三焦、荣卫血气有机地联系了起来。在张仲景的理论认识中，已将三焦、卫气荣血有机地贯通了起来。在六经中已有了卫气荣血的认识，但与后世温病学家叶天士所创的卫气营血辨证的方法又大为不同。卫气营血辨证的方法仍是侧重于证候的分类、归类。将在表的病证归之为卫分病证，再深一层的病证归之为气分病证等。这种分类方法使卫气营血这些生理上的物质的概念，脱离了原有的生理内容与病理实际，只是成为了病理归类的代名词。比如说，从生理实际的角度来讲，在表不仅要有卫气，更要有荣气，而且荣行脉中，卫行脉外，荣卫如影相随，所以在表不可能只有卫气而无荣气（营气），《伤寒论》的六经辨证所认识的都是以人体正常生理为基础的病理反应，故而在太阳病中，就会有"病常自汗出者，此为荣气和，荣气和者，外不谐，以卫气不共荣气谐和故尔，以荣行脉中，卫行脉外，复发其汗，荣卫和则愈，宜桂枝汤"等的论述。而且在太阳表证时，更不是与血及血分无关，如"伤寒，脉浮紧，不发汗，因致衄者，麻黄汤主之"体现了太阳表病可与血相关。所以，六经辨证中的卫气荣血的认识，是基于人体生理上客观的认识。而温病中的卫气营血辨证，其卫气营血的概念已经与生理上的荣卫气血大有不同，有了认识上的差异，这一点必须要清楚。所以，六经辨证可以包含温病的卫气营血辨证之法，但温病的卫气营血辨证则远远不能与《伤寒论》六经辨证相比，两者不

在一个层次上。

再谈吴鞠通的三焦辨证，其立意也是很好的，与叶天士的卫气营血辨证在温病学的发展上都起到了极大的推动作用。但吴鞠通另立三焦辨证，更是因为没有深刻地领悟到《伤寒论》六经辨证中已经深入细致地包含了三焦，而且上焦的肺与太阳之表更是紧密联系的，而不是如吴鞠通所说的那样，太阳病只是在表的病，而与上焦无关。本书中以气化论的解说，已经使六经辨证贯通了三焦的认识，以太阳的本气经由中见的少阴之热气，使水寒之气受热而蒸腾上达，由下焦的肾与膀胱，升达于上焦的肺，再由肺气的宣发布散而达于体表。所以，从气化理论来讲，六经的每一经，都涉及三焦，而且是由气血阴阳在三焦的物质运动，所产生的经气开、阖、枢的不同趋向而有机联系到三焦的，较之吴鞠通的三焦辨证，更有层次之不同。故六经辨证，可概括三焦辨证，而三焦辨证则尚为粗浅，不能等同于六经辨证。

六经辨证，包含了八纲、卫气营血、三焦等辨证方法，是一门博大而精深的学问。由于致病的邪气不同，侵入人体的途径及部位也不一样。如风寒之邪，则多首先侵犯体表，病在太阳，渐次传里，或入阳明、或入少阳。而温热、瘟疫之邪，多从口鼻而入，首先即侵犯在肺，更易逆传于心包；或如吴又可所言，瘟疫之邪从口鼻而入，客于半表半里，即在膜原之地。从部位而言，与风寒大异，但却未出于人体，即在六经之内，更在六经所主的三焦之内。首先犯肺的温热之邪，从六经的角度来看，即在太阳，只是不在太阳所主之体表，而是客于太阳之气从开外出达表的上焦之肺，而邪气初犯于肺，尚可清之宣之，使邪转而外出得愈。这也是顺应太阳之气从开之理来治疗，故称其为太阳之里证也未为不可。若逆传于心包，即为病在六经之少阴，少阴为病最重。瘟疫之邪初在半表半里之膜原，即为病在六经中的少阳，但却不在少阳之半表，而是在少阳所主的半里，在三焦之内，又极易向内向下聚于胃腑而成为需要攻下的阳明之证。邪气也可由此外达于表，而形成三阳合病之证，或因误治、失治而成少阴、厥阴之证不等。故六经辨证，完全可统温病而为寒温均可客观深入辨证论治的方法。

由此可知，深刻理解张仲景的医学理论，反而为中医学外感热病以六经辨证进行寒温辨证的统一，打开了大门。

（十四）六经标本中气从化论是对六经两两相合的三个系统的认识

《素问·至真要大论》说："六气标本，所从不同，奈何？岐伯曰：气有从本者，有从标本者，有不从标本者也。帝曰：愿卒闻之。岐伯曰：少阳太阴从本；少阴太阳从本从标；阳明厥阴不从标本，从乎中也。故从本者化生于本，从标本者有标本之化，从中者以中气为化也。"标本中气从化是气化学说的重要内容之一，必须加以重视。

标本中气从化的规律如下所示：

少阳从本	太阳从本从标	阳明从中
厥阴从中	少阴从本从标	太阴从本

明·张景岳以寒热异气、风从火化、燥从湿化等来解释标本中气从化的含义，仅仅论及了一些皮毛现象。而且，张氏仍然以六经标本中气的层次来解释标本中气从化，必然会产生严重的矛盾。因为在《六微旨大论》中已经对六经的每一经都有标本中三气进行了论述，那么，再按《至真要大论》的标本中气从化的论述，又说六经的少阳只有本气，没有标气和中气；说阳明只有中气，没有本气和标气，就形成了经文之间的冲突，形成了以经文去否定经文的后果。

标本中气从化，与《伤寒论》中的六经病欲解时相关，应该以六经阴阳二经相合为三，阴阳二经联系起来互看的角度加以认识。从少阳与厥阴、太阳与少阴、阳明与太阴相合为三的层次去理解，如下所示：

```
从本  少阳          太阳          阳明  从中
      ↑          从本↑从标            ↓
从中  厥阴          从本↓从标    太阴  从本
                  少阴
```

少阳从本，应与厥阴从中相联系；太阴从本，应与阳明从中相联系；少阴从本从标与太阳从本从标相联系。这是以六为基础，两两相合为三的层次，显示出了"少阳厥阴""太阳少阴""阳明太阴"三者在气化上的不同。三者各有特性。"少阳厥阴""阳明太阴"在气化上是有偏主性的。"少阳厥阴"，是以厥阴为基础，生发少阳，如日之左升，以阴生阳。"阳明太阴"是以阳明为基础，化生太阴，如日之右降，以阳化阴。"太阳少阴"，则均有阴阳互化，不偏主于一个方面。标本中气从化在《伤寒论》中有所体现，这就是一日欲解时的六经顺序。

六经的每一经都有标本中三气，太阳从本从标，不从中气之化，不是说仅仅有本寒之气即可产生标气，太阳气化缺少了中气是不行的。太阳从本从标，是其气化的趋向性的规律。太阳有从标气方向的气化，生成太阳标气；又有太阳从本方向之气化，阳随阴转而下潜，本气下归于肾，水津下趋膀胱，多余水液由膀胱排出体外。因此，气化的趋向为双向性。少阴从本从标，同样为气化趋向的双向性。少阴有从标的方向生成标气，又有少阴标气趋向于心、肾，以阴济阳，以血济气，旺盛少阴本热的从本方向的气化。

太阳与少阴均为从本从标，并相应相合，统领了六经气化，为气立与神机的主持。六经气化虽然均为神机的表现，但气立与神机，统之于太阳与少阴。太阳之气从开而主表，可携领六经之气均达于表，因此，太阳又统领了六经之气，使之与自然界的六气在体表相互沟通。太阳与太阴均为开，但以阳为主导，使太阴气化所生成的水谷精微在表与在天之气相合，以化生真气。又因为太阳有从本方向的气化，则太阳不仅有从下焦直贯上焦的升达布散，更有从上焦直贯下焦的潜降。又使在表的六气可合归于内，形成六经气化的内外通应，这都是因为太阳有总司人体气立的作用。太阳从本的气化，为内向性的气化，有助于少阴从标的气化，可使少阴以水谷精微及在天之六气化生出更多的血气来主持六经气化，并可进一步将精气下归于肾而储藏起来。少阴从本之气化，又可以血济气，以精气接济及旺盛人体气化的阳热之根本——君命之火。所以，太阳与少阴为六经阴阳气化的最大的主持，又是贯通天地气化的最大径路。

阳明与太阴二经，燥湿互济。阳明如果只有燥而无湿，必然津伤便燥而坚硬。太阴如果只有湿而无燥，就会湿停为患，临床上用苍白术之类，就是为了以燥气运化水湿。因此，二经燥湿互济，就不会阳明只有中气，也不会太阴只有本气。从化是指气化的侧重方向，阳明气化是形成太阴气化的基础或前提。目的在于通过阳明气化产生大量的水谷精微并通过太阴为开的气化布达于周身。所以，阳明为太阴的基础，以阳明的气化为中见转化之力，太阴基于阳明胃肠而布散水谷精微，就成了二经相合的根本方向、主导方向。总归为四个字：以阳化阴。

厥阴与少阳二经，风火相济，不可能只有中气或只有本气。然而厥阴与少阳有其从化的侧重方面。厥阴为一阴，阴尽阳生，厥阴与少阳，是以少阳气化为主导方向，厥阴气化为从属、为基础。以少阳气化为本，以厥阴气化为中。厥阴以阴济阳，以血济气，少阳则基于厥阴的阴血及下行潜敛的阳气，来旺盛少阳的本火之气，使之进一步产生更多的标阳之气。总归为四个字：以阴生阳。

六经相合为三，形成了人体的三大系统，这三大系统是在六经的基础上形成的，不仅有标本中气从化方向的不同，另一重大作用，就是以寒热、燥湿、风火相互为用，形成了人体对于外界的寒热、燥湿、风火六气的协调与统一，并形成了生理上缓冲外界六气，预防有害气候因素侵袭的调节机制。正如张斌教授所说："这个统一整体，不但需要六经之间的内在协调，而且需要各以其本经的性质与功能，和外界六气取得相适应。也就是在六经的三个系统之内，以寒热互化、燥湿互化、风火互化，通过三阴三阳的经脉，发挥到全身，与外界的寒热、燥湿、风火六气相协调。因此，除了人体内在环境的统一，还构成内外环境的统一。"人体的三大系统正是通过三阴三阳经脉，统领六气而形成了人体内环境的协调统一与内外环境的协调统一。

在《伤寒论》的六经欲解时之中，还有一个问题，这就是阳经各占三个时辰，少阳为寅卯辰，太阳为巳午未，阳明为申酉戌，而阴经的欲解时有相互融合的现象，太阴为亥子丑，少阴为子丑寅，厥阴为丑寅卯。这是由于阳气发生后相互之间不易转化，太阳的阳气不易再转化为少阳或阳明的阳气，三阳经的阳气各有其趋向性，各自为用，用后热能就大部分被消耗了，必须时时再生。而阴血则不然，太阴气化，产生的水谷精微，可转化为少阴的血气，少阴气化，生成的血气又可转化为厥阴的血气。因此，太阴欲解时开始于亥时，少阴开始于子时，厥阴开始于丑时。而不是太阴欲解时的三个时辰之后，才开始少阴的欲解时。而且，厥阴欲解时为丑寅卯，少阳为寅卯辰，这两者的欲解时也相继发生，有融合的现象。是厥阴以血济气，以厥阴的阴血转化生成少阳阳气的表现。

（十五）论六经正气传经

历史上有很多气化学说的研究者论述过《伤寒论》的六经正气传经问题。正气传经与三阴三阳的标气阴阳及其排列规律有关。清代陈修园说："按张令韶云，传经之法，一日太阳，二日阳明，三日少阳，四日太阴，五日少阴，六日厥阴，六气以次相传，周而复始，一定不移，此气传而非病传也。本太阳病不解，或入于阳，或入于阴，不拘时日，无分次第，如传于阳明则见阳明证，传于少阳则见少阳证，传于三阴则见三阴证。论所谓阳明少阳证不见者为不传也。伤寒三日，三阳为尽，三阴当受邪，其人反能食而不呕者，此为三阴不受邪也，此病邪之传也。须知正气之相传，自有定期。病邪之相传，随其证而治之，而不必拘于日数。此传经之大关目也。不然岂有一日太阳则见头痛发热等证，至六日厥阴不已，七日来复于太阳，复又见头痛发热之证乎？此必无之理也。……至于病发何经，或始终只在一经，或转属他经，或与他经合病并病，各经自有各经之的证可验，原不可以日数拘。而一日太阳至六日厥阴之数，周而复始，谓之经气，其日数一定不移。医者先审出确系那一经之病证，再按各经值日之主气定其微甚，卜其生死，乘其所值之经气而救治之，此论中之大旨也。其一二日、八九日、十余日等字，皆是眼目，不可只作间字读也。"陈氏认为《伤寒论》传经有正传与邪传两种情况。正气传经的规律为太阳、阳明、少阳、太阴、少阴、厥阴，一日传一经，周而复始。邪气传经无此一日一经的规律，如病在太阳恶寒发热，就是邪在太阳，只有恶寒发热已去，又出现了他经病证，才是邪气传于他经。邪传以症状来验证，与正气传经不同。这些论述很正确，是对于《伤寒论》中的传经规律的客观认识。

再说为何要有正气传经。由于六经抗邪能力的产生根源于本气化生标气，比如外邪侵犯太阳之时，就会有正气出于太阳来抗邪，太阳以本寒及中见之热气化生标阳之气，由于动用了人体的真气，人体必然要进行主动的调节与补充。要以周流阴阳的方式，使天地合气于人体来化生真气。如果在人体正常情况下，可形成本于天时以少阳、阳明、太阳、厥阴、少阴、太阴为顺序的一日一经周流阴阳的气化来化生真气。这种由一而三的周流天气的形式，是以天时作用于万物，"物生其应，气脉其应"的由外作用于内的气化。但在外感之时，外邪侵袭人体，人体正气由内抗邪外出犹恐不及，何能再以这种由一而三的形式来传经？果真如此，就可能引起外邪趁机内入。"人禀五常，因风气而生长，风气虽能生万物，亦能害万物"，当外感邪气之时，人体传经就成了由太阳、阳明、少阳、太阴、少阴、厥阴的规律，这种由三而一的周流阴阳之法，是人体正气的自身调节之法。

正气传经具有很重要的意义：其一，为六经的每一经都需要以阴阳周流来化生真气，补充各经气化所需。比如太阳感邪之后，虽然经由皮肤所会通的在天之气有所减少，但肺主一身之气，人体可通过肺吸收在天之气，使之与水谷之气相合，进一步化生出血气为各经所用。其二，六经本于传经而旺盛本经气化，可生成更多的血气荣卫，以支持太阳等受邪之经的抗邪能力。如阳明太阴化生水谷精微，厥阴少阳生发阳气，少阴化生血气，这些他经化生的物质又可达于太阳，为太阳所用，犹如打仗供给军备给养。其三，六经传经之中，就有了阴阳表里升降的联系，而不是有阳无阴、仅表无里、只升不降，可以防止病理情况下的阴阳过度偏颇。比如在太阳受邪时，如果没有正气传经使阴阳各经循旺其气，只有太阳一经的气化增强，则六气阴阳不能协调，最终的结果是阳热盛而阴血虚，阴不能含阳。

人体在外感时，抗邪的正气与传经的正气是同时存在的。病在太阳，太阳就会产生抗邪能力，只要太阳正气不虚，外邪又不去，不论病至几日，或十几日，太阳正气就一直在抗邪。同时，六经的其他经并不是静静地待在那里不动，也都要有新陈代谢的发生，也都要产生正气，这种正气也由传经而来。由于正气传经是六气阴阳相互协调的手段，所以，正气传经是人体气化的协调及调节机制。这种机制是由经络来主持及统领的，经络统领传经，在传经的过程中，又获得各经经气的补充，保证了经络脏腑在经气基础上对于人体气化的继续主持与调节。因此，六经正气传经极为重要，不可缺少。

在《伤寒论》中，正气传经也涉及很多病理改变。在得病四五日时，正气传经于太阴少阴，或在五六日时，正气传经于少阴厥阴，这时人体经气侧重于内传，如果正气内虚，或误用攻下等逆治，极易形成邪气内传，但并不一定正气传在少阴，邪气就传入少阴，邪气或传于阴，或传于阳则不定，必以临床症状来看邪气传于何处。而在得病七八日时，这时正气传经一周，又复至太阳阳明，太阳正气一般会旺盛起来，为病情好转或痊愈之时，得病八九日，病证不解，正气传经于阳明少阳之时，往往容易产生阳热之气过盛，病从热化，或有衄血等症发生。

（十六）论以经络为统领的人体脉络系统

在一些中医理论教材中只有经络或经脉的认识，除此之外，再无其他脉络，但在《内经》中并不是这样。《内经》中对于脉络的认识是很复杂的。

《汉书·艺文志》中说："医经者，原人血脉、经络、骨髓、阴阳、表里，以起百病之本，死生之分。"在张仲景的认识中，也是血脉与经络并存。《金匮要略》说"千般疢难，不越三条：一者，经络受邪，入藏府，为内所因也；二者，四肢九窍，血脉相传，壅塞不通，为外皮肤所中也……"，所以，在脉络体系上，如果只有经络的认识，甚至认为经络为血液运行之道，也就是西医所说的血管，或是在思想认识上把人体的气血阴阳都封闭在十二经或十四经里运行，成为了封闭式的循环体系，都是非常错误的。

在《内经》中确实有"经脉者，受血而营之""经脉者，所以行血气而营阴阳"等说法，但万万不可只停留在这一两句话的表面而不加以更深刻的思考。

在《内经》之中，经脉与血脉有所区别。经脉可称为十二经脉，但从无十二血脉的提法，这是因为血脉不能以十二来称谓；经脉上的穴位叫作气穴，但不能叫血穴；经脉之气叫作经气，不能叫作经血；临床上诊寸口的动脉，不能叫作诊经。而且，《内经》还有"气脉常通""气脉其应也""阴阳气道不通""此气之大经隧也"等论述经脉之处，说明经脉的别称又有气脉、阴阳气道、经隧等。在《灵枢·刺节真邪》里又有"血道不通"，可知血脉又有血道之称。其他散见于《内经》的动脉、赤脉、青脉等名称，也都应为生理或病理上血脉的不同分类。在《内经》里也有如同《金匮要略》那样，经脉与血脉并举之处，《灵枢·天年》说："三十岁，五脏大定，肌肉坚固，血脉盛满，故好步。四十岁，五脏六腑，十二经脉，皆大盛以平定。"

《内经》中的"脉"有两种含义，单言一个"脉"时，有时指的是血脉，有时指的是经脉。如《灵枢·脉度》中的"脉度"之"脉"，以及"壅遏营气，令无所避，是谓脉""营行脉中，卫行脉外"之"脉"，都是指经脉。《素问·脉要精微论》中的"夫脉者，血之府也"，又是指血脉而言。

《难经》说"十二经皆有动脉"，是因为十二经中一些部位有动脉通过，不能理解为十二经皆是动脉。正因为经脉主以气行，血脉主以血行，所以《素问·举痛论》说："经脉流行不止，环周不休，寒气入经则稽迟，泣而不行，客于脉外则血少，客于脉中则气不通，故卒然而痛。"后人多认为此语有误，实则不曾有误。

经脉与血脉又是紧密联系的，血脉有粗有细，又有动与不动之分。在经脉之中，有十五络，十五络也在经脉的范围，是经脉相互连系的分支。血脉分支细的叫作孙络，孙络为络脉的一种，是广布于周身的微细脉络，孙络与经脉又是紧密联系的。《灵枢·小针解》说："节之交，三百六十五会者，络脉之渗灌诸节者也。"经脉需要血气来充养，充养的方式为血络中的血气渗灌到经脉，另一个重要的意义就是天阳之气通过络脉而渗灌于人体经络的各个穴位，渗灌的含义也就是现今所说的渗透。《素问·调经论》说："孙络外溢，则经有留血……视其血络，刺出其血，无令恶血得入于经，以成其疾。"可见孙络之血，不可外溢于经，更非络中之血直通于经，如果为直通，就无外溢不外溢的说法了。如此可知，营气的产生，也是由于血气的渗透。《伤寒论》说："营气不足，血少故也。"由于营气与血紧密相连，故有此说，但两者仍有所别，切不可直呼营气为营血。现在常见有人把营气称之为营血，但《伤寒论》中无此称呼，在《内经》中，除《素问·调经论》有"荣血泣"一词，是指荣气与血行俱为滞涩，其他之处未见把荣气直呼为荣血或营血的。

血气津液，广布周身，血中有气，津液中也有气。气除了经脉中有，全身各处又无处不有。《素问·经脉别论》说："食气入胃，散精于肝，淫气于筋。食气入胃，浊气归心，淫精于脉，脉气流经，经气归于肺，肺朝百脉，输精于皮毛，毛脉合精；行气于腑，腑精神明；留于四脏，气归于权衡。权衡以平，气口成寸，以决死生。"这段话是有关血气布散于全身的重要规律的论述。特讲解其要义于下。

"食气入胃，散精于肝，淫气于筋"，指水谷精微转输于肝，化生为肝的精气，精气布散，则气又合于筋。《经脉别论》举肝与筋的关系为例来论述，其他四脏仿此。

"食气入胃，浊气归心，淫精于脉"，指水谷精微上注于心，化以为血，流行于血脉。这里的脉指血脉。

"脉气流经，经气归于肺"，这里的脉仍指血脉，经则指经脉。血脉中的血气流向经脉，这种流向应如前述，是血气渗透至经脉，产生了经气，血脉广布于周身，故十二经脉各处均可得到血气的充养，所产生的经气在十二经脉中周流循行，又回归于肺。

"肺朝百脉"，指肺使百脉来朝，"百脉"是指血脉，不是经脉，经脉可称十二，但不可以百来称。百脉之血气都流向于肺，都朝之于肺，是要从肺获得在天的清气（包括氧气），使阴血与天阳之气相合，既可濡养周身，又可产生能量，供应周身脏腑组织功能活动的需求。

"输精于皮毛，毛脉合精"，指通过肺之后的血脉，可外向性布散血气于周身皮毛，皮毛等细胞组织及微小脉络的水谷精微之气又与周身体表所感受的在天之气相合，形成了地阴与天阳之气的相合，称之为"毛脉合精"。

"行气于腑，腑精神明"，指通过肺之后的血脉，下行输布血气于六腑，六腑得血气而化水谷、生津液、充血气，使血气再产生神明之功用。

"留于四脏，气归于权衡"，指通过肺之后的血脉，输布血气于除了肺之外的其他四脏，充养旺盛其脏气，五脏之气充盛而不偏颇，则气归于均衡。

"输精于皮毛，毛脉合精""行气于府，府精神明""留于四脏，气归于权衡"为三个并列句，万万不可用从肺→皮毛→腑→脏的一条线的单一顺序来解释。如果以这种顺序，皮毛获血气最多，六腑次之，血气最后至脏，已无营养可言，几乎都为代谢后的废物，怎能达到气归于权衡？

"权衡以平，气口成寸，以决死生"，周身的血气均匀分布，归于均平，这是正常的情况。由于周身十二经脉之气都归之于肺，周身百脉又都流向于肺，使肺最易感知周身血气的分布动态，在人尚不自觉的情况下，已经通过肺及十二经脉的密切配合，将生理范围内的周身血气分布不均之情，或通过布散而外达，或通过潜降而内入，使之达到动态的平衡，这个调节的作用及过程就叫作权衡。而且，周身血气的分布状态，又可通过肺进一步反应于手太阴肺经的气口，这就是诊脉以知病情，决其死生的道理。

下面再谈冲脉。

《内经》《难经》中都有冲脉的论述，冲脉又称"血海""五脏六腑之海""十二经之海"，冲脉实际上有两种含义。

其一为奇经八脉的冲脉，如《素问·骨空论》所说："冲脉者，起于气街，并少阴之经，侠脐上行，至胸中而散。"《难经·二十八难》说："冲脉者，起于气冲，并足阳明之经，夹齐上行，至胸中而散也。"奇经之冲脉，经气由下而上，冲上而行，并由于经气统领血气，而使下焦阴血布达于上。

冲脉的第二种含义不是指经脉，而是指血气冲流的大动脉。《灵枢·逆顺肥瘦》说："夫冲脉者，五脏六腑之海也，五脏六腑皆禀焉。其上者，出于颃颡，渗诸阳，灌诸精；其下者，注于少阴之大络，出于气街，循阴股内廉，入腘中，伏行骭骨内，下至内踝之后属而别；其下者，并于少阴之经，渗三阴；其前者，伏行出跗属，下循跗入大指间，渗诸络而温肌肉。故别络结则跗上不动，不动则厥，厥则寒矣。"与之相似的论述又见于《灵枢·动输》。原文中论述的冲脉有两个主支。上行主支从内出于咽后，渗灌诸阳分（头面部为上为阳）及诸藏精之官（五官七窍），是指从主动脉弓发出的颈总动脉、颈内动脉及所属分支。下行主支沿主动脉、髂总动脉而下，"注于少阴之大络"应为髂内动脉；"出于气街"指气街部位有髂外动脉通过；"循阴股内廉"指股动脉；"入腘中"为腘动脉；"伏行骭骨内"指胫骨自养动脉；"下至内踝之后属而别"为胫后动脉下行至内踝后分支；"其下者，并少阴之经，渗三阴"指足底内侧动脉；"其前者，伏行出跗属，下循跗入大指间"指足底外侧动脉、足底动脉弓，最后到大趾。这种冲脉，不同于奇经八脉的冲脉，又有伏冲之脉的名称，特点是摸着应手而动。如《灵枢·百病始生》所说："其著于伏冲之脉者，揣之应手而动，发手则热气下于两股，如汤沃之状。"正因为如此，冲脉才被称为"血海""五脏六腑之海""十二经之海"。

血脉在人体上是客观存在的，在中医理论中，如果舍弃了血脉，只剩下经脉，对于脉络系统的认识就会不全面，就会阻碍中医学术的进一步发展。

既然在两千多年前的《内经》时代，就已经有了动脉、血脉的认识，虽然远远达不到现今西医学中对于血液循环的认识程度，但古人严谨的学术作风正是需要我们大力发扬的。我们也更有必要把西医血液循环的认识移接到中医理论之中，加深及完善我们对于人体之中以经络为统领的脉络系统的认识。

中医学既讲经络，又讲血脉，但在总体认识上，又是把经络放置在主导地位，以经络来统领周身的血脉，这样才能成为统一而协调的整体，所以，不是把两者放在并列或割裂的位置。中医学的着眼点是从活体大范围新陈代谢的角度来看的，以经络统领周身血气运行，才会有人体应于天时的气血阴阳的升降出入及其新陈代谢的调节能力。经络的作用，从气血阴阳的产生、输布、维持其动态平衡，以及人体抗病能力的发生，都是至关重要的。虽然有了血脉，但更要重视经络，在中医学术中，是以经络统领血脉，统领周身所有的气血阴阳、津液精神，这就是以经络为统领的人体脉络系统。

（十七）谈六经及六经为病

六经为人体生理的组织器官和能量代谢的六大部分，并且各有系统，各有关联，具有不可分割、保持平衡协调的整体性。生理的反常即是病理，病理的形成，就是破坏了其统一性与平衡关系。从内因来讲，这当然是因六经本身不能平衡与协调，由某经功能的亢进或衰退所造成的，这是六经为病的根本原因。但从外因来看，致病的因素与条件是重要的，起着关键性的促使或诱导作用。因此，《伤寒论》一书，是根据外因与内因相结合的观点来进行辨证论治。但六经本身病变的基本反应，即由生理状态改变为病理状态的基本表现，仍然是根本性的，所以六经为病，都有其纲领性的脉证产生，这是根据其生理的特性及其功能所主而来的。生理特性如六气阴阳所属，功能所主如表、里、脏、腑、营卫、气血、津液、热能等，人们就是本此对各经变化多端的疾病加以认识的。但由于历代注家对六经的认识尚缺乏完全统一，往往具有一定的片面性，有的侧重于脏腑辨证，有的侧重于经脉辨证，有的又重点强调了气化辨证，甚至有些人受西医影响，把六经为病认为是证候群的归类，有些人则认为六经病证是一些病证随意的拼凑与划分，没有什么理性。这些论点，都不够完善，或者谬误。完善和正确的六经为病首先是应有理性，根据六经属性和生理的特点来综合辨证。这就要求不但把脏腑、经脉统一起来，而且必须把气化理论完全融入脏腑、经脉学说中去，使气化理论落到实处，不要架空，认识到气化就是脏腑经脉所生成，是三位一体，这就可以探讨出六经为病的实质。而对于那些认为六经为病没有理性的观点，我们应当完全摒弃，并加以批驳。

六经是人体生理的功能单位。所谓"功能单位",是指无论六经中的哪一经,都具备着某种特性,都能独立地进行某种生理上所必须完成的工作,而且作为一个具体的、有一定范围的组织或结构,包括能量的成分,与其直接相对的阴阳经联接成为一个系统,以统率和支配它们所络属的人体上各个组织器官及其能量代谢,并与本单位和系统外的其他各经,间接取得互相协调与平衡的关系,从而作为构成健康的、统一整体的、不可或缺的重要组成部分。这就是功能单位的基本含义和内容。

六经的"经"字,为后人所加,在《素问·热论》里直称"巨(太)阳""阳明"等,并不带有经字;《伤寒论》因之,也无某经之称。六经名称的"太阳""阳明"等词,其含义超过了十二经脉,而是统其所包括的脏腑、经脉、肢体及其内在的各种生理物质与功能而言的。因此六经是一种即包括了脏腑经脉,又并非简单,而是极为复杂的组织结构及物质与功能代谢的生理认识。只是后人从六经为十二经脉的合并来加以认识,而且《素问·热论》篇里也有"其脉"的说法,特别是《伤寒论》中又有"行其经尽""欲作再经"和"过经"等词,所以后人才称之为六经。所以,《伤寒论》的太阳、阳明、少阳和太阴、少阴、厥阴,是人体六大生理的功能单位及系统的专有名词,而不是单纯的代表经脉或脏腑。也正因如此,六经在病理状态下,都有它各自的具有特点的全身性症状及体征的表现,这就不能不引起我们在脏腑、经脉之外,来考虑遍布全身表里内外的气化的问题了。换言之,也就是六经在其生理物质和功能上表现出来的所谓"经气"问题,实质上就是其物质代谢及能量流的问题。

如上所述,早在《素问·阴阳类论》里,就有"三阳为经,二阳为维,一阳为游部。三阳(疑作三阴)为表,二阴为里,一阴至绝,作朔晦"之说,这里讲的是六经的生理所在及部署。《素问·阴阳别论》里也有"二阳之病发心脾""三阳为病发寒热""一阳发病,少气"以及三阴等的病理上的叙述。这里所说的三阳就是太阳,二阳就是阳明,一阳就是少阳,三阴就是太阴,二阴就是少阴,一阴就是厥阴,是从阴阳之量及其性能的不同而给予的命名。

由此可见，三阴三阳的六经之名，实际已被古人用作人体六大脏腑经络、组织器官的功能单位，是具体的含义，而不是抽象的概念。

六经的系统性问题，是建立在脏阴腑阳互为表里的关系之上的。因此，太阳和少阴，阳明和太阴，少阳和厥阴，以阳为表，以阴为里，表里络属，就成为系统性的基础。所以，六经的系统性，如果从经络脏腑方面来讲，就是以阴为主为里，以阳为标为外，阴阳表里相互联系而成为三大系统的基础，但是，这三大系统的进一步所发挥的功能作用，又各有各的气化导向，也就是前面所讲的标本从化不同的问题。

（十八）谈辨证论治大法

四十多年前，我一般采用的治病方法是证候群归类，每治一证，必详尽搜集症状，或者采用抓主证的方法来治病。这实际上是当时对于中医学认识不深刻，在辨证思维上的局限性所导致的结果。

用证候群归类的方法治病，通过四诊，搜集到脉证，与书本上的"症候群"去相对，对上号以后，再开相应的方剂治病。是小青龙汤证，就开小青龙汤；是小柴胡汤证，就开小柴胡汤。但临床中往往病证很复杂，所搜集的症状，有的能对上号，但大多数对不上号，那时学问粗浅，自己感到很困惑，不知如何去分析病证，不得已勉强开方施治，也很难奏效。

采用"抓主证"的方法治病，由于症状又多又乱，不好分析，就干脆把次要症状舍去，找一两个主要症状进行治疗，所谓抓主要矛盾。然而，在所有的症状中，哪些是主要矛盾，哪些是次要矛盾，绝不可主观人为地取舍。在临床上，好不容易把症状收集全了，却因为不会深入分析，只能把所谓的次要症状舍弃。所以我当时所用的抓主证的方法与明察秋毫的原则是背道而驰的，因为被忽略的次要症状，很可能是治病的关键线索。

为什么我当时会采用证候群归类以及片面的抓主证的方法去治病呢？究其原因，是八纲辨证的思想方法根深蒂固地印在脑子里了。在辨证的思维上，只是侧重分型分证，因为八纲辨证就是分阴分阳、分表分里、分虚分实、分寒分热，是一种侧重于分的辨证方法，于是，脑子里就只有分了。八纲辨证的方法必定会导致用证候群归类的方法去看病。但是，在临床中有很多症不知应归入哪一类，证候纷繁复杂的病证，就去抓主证来治疗。但还有一种情况，就是把病证分为几个类型，用两个或两个以上的合方来治疗疾病，用这种方法的人在中医界非常普遍，但想再进一步提高辨证论治的思维境界，几乎无路可走了。

如果想深化辨证论治的思维境界，一定要好好学习气化理论，更要加深对《素问·阴阳应象大论》所说"治不法天之纪，不用地之理，则灾害至矣"的理解，辨证论治的思维要本于地之理与天之纪两个方面。

地之理的辨证思维是很重要的，但这只是上述两个方面之一。地有东南西北中之分，地是方形的道理，即地上的树木、花草、山川均有其形各有所分。地方之理，指条理、区分、规则，如点、线、面、局部的经络、脏、腑、部位，是侧重于形质及局部分类方向的思维认识。

不可否定八纲辨证很重要，但单纯用八纲进行分类，则容易忽略人体气化状态的动态表里内外上下的有机联系，忽视体内气血阴阳的运行及变化，也忽视了人与自然界的联系。

再谈天之纪的辨证思维方式。《素问·阴阳应象大论》说："清阳为天，浊阴为地，地气上为云，天气下为雨。"《素问·六微旨大论》又说："出入废则神机化灭，升降息则气立孤危。故非出入，则无以生长壮老已；非升降，则无以生长化收藏。是以升降出入，无器不有。"天圆之理，指圆通、变化、发展、立体、动态的联系。因为中医辨证论治的对象是立体的有新陈代谢的活体人。所以，天圆之理是以人体新陈代谢为基础，以形气互化、气血阴阳的运动变化为角度，揭示了人体表里、内外、上下虽然有所区分，但又是活的、立体的、动态的、有物质流通贯穿其间的升与降、出与入的相互联系。这样就能动态地有机联系地去理解病情、症状，形成更好更完善的辨证论治。

中医学总的辨证思路是既有从于地方之理的表里部位之所分、寒热虚实之所分；又要注重天圆之理，注重经络脏腑表里的相互络属、相互联系，寒热、燥湿、风火在生理上的相互为用，上中下三焦在气机升降浮沉的相互贯通等，知病理上的所偏而从阴引阳、从阳引阴、从升以调降、从降以调升、从寒治热、从热治寒等。总之，是方与圆、分与合、静与动、局部与整体这几方面都要注重的辨证思维方式。

而且，天之纪与地之理这两个方面，又是以天之纪统领地之理的，动可以统领静，而静不能统领动，天可以统领地，地却不能统领天。所以，临床中，重视这种动态的统机，就成了《内经》与《伤寒论》的共识。《灵枢·九针十二原》说："小针之要，易陈而难入，粗守形，上守神。""节之交，三百六十五会，知其要者，一言而终，不知其要，流散无穷。所言节者，神气之所游行出入也，非皮肉筋骨也。"在临床上，用针灸治病，不能只是看到皮肉筋骨脉，必须要从经脉之气的游行出入与脏腑组织的联系，看到哪里出了问题，来进行治疗。同样，中药及方剂的应用，也不仅仅是简单的证候群归类，而是要通过脉证表现，分析人体内经络之气的虚实强弱，经气的阻滞情况，更要注意六经经气在三焦气化方面的病理表现，总之，遵循仲景关于经络的阴阳会通、府俞的阴阳会通的原理，掌握经络与府俞这两个最重要的人体的气机变化机制，六经的每一经都有所不同，经气的出入机转即开阖枢各有所别，但又是相互联系的一个统一整体。这样就会在临床思维方式上，注重六经气机的不同动态，将中药的应用联系到临床疾病中的不同动态失常或局部正邪相争的病理实际，更好地认识与治疗疾病。

《伤寒论》的辨证方法，必须要用方与圆两方面的思维去体会。如桂枝汤治疗太阳表虚证，要饮热稀粥，这体现了内与外的动态联系。再如《伤寒论》所说："太阳病，下之后，其气上冲者，可与桂枝汤。……若不上冲者，不得与之。""阳明病，胁下鞕满，不大便而呕，舌上白胎者，可与小柴胡汤。上焦得通，津液得下，胃气因和，身濈然汗出而解。"这里都是有其动态的圆机活法在内的。

这样，我们就能清醒地认识到，前人在辨证思维的认识上，往往忽视了这种圆机活法，只注意了八纲辨证这一个方面。如明代方隅曾说："仲景治伤寒著三百九十七法，一百一十三方……然究其大要，无出表里、虚实、阴阳、寒热八者而已。"清代程钟龄也说："病有总要，寒热虚实表里阴阳八字而已，病情即不外此，则辨证之法，亦不出此。"以简单的八纲轻易地取消了张仲景六经辨证的圆机活法，这是自明清以来中医学界所走的大弯路。

单纯讲八纲，导致了人们分不同的证候群去看病，逐渐形成了套证候群去归类看病，而在复杂的病证面前却束手无策，束缚了人们的辨证能力。使得阴阳互化，荣卫之气运行，五脏之气的相互协调、相互作用，气机气化，升降浮沉等理论在辨证这个关键环节被搁置一旁，造成了理论与临床的脱节。

方圆辨证与方证相对的根本区别在于：需不需要中医理论去指导临床实践。方证相对的方式，忽视了中医理论对临床的指导意义，造成了理论与临床的脱节，客观上成了废医理而只存方药。而方圆辨证使中医理论的主要特点如整体观念、辨证论治等在临床中得到了充分体现，由于是通过脉症等表现，运用中医理论去分析、研究人体病理本质，这样，就使理论紧密结合临床，用理论有效地指导临床。方圆辨证是使理论紧密联系临床的关键一环，所以，这种思维方式就成了连接理论与临床的手段与桥梁，成了理论能够顺利到达临床彼岸的通途。

方圆辨证的思维方式虽然极为重要，但从总体上来讲，只是一个整体性的属于理论部分的思维方式。如果没有中医学极为深刻的理论修养，难以在临床中得心应手地应用。所以，张仲景又是以极为深刻的理论作为方圆辨证的根基。我在这里所揭示的方圆辨证，是张仲景理论中极重要的一点，而这一点却是以一个巨大的深刻的内涵所支撑着、托载着。这个内涵是个极为深奥的理论，正如张仲景所云："夫天布五行，以运万类，人禀五常，以有五藏。经络府俞，阴阳会通，玄冥幽微，变化难极。"

张仲景如此深奥的理论与方圆辨证的方法是相互为用、相互支撑的两个方面。如果没有深入细致的六经理论，方圆辨证就成了无本之木、无源之水，无法在临床中具体深入地应用。所以，在《伤寒论》中太阳主表，阳明主里，少阳主于半表半里。那么，太阳为什么主表？阳明为什么就不主表而主里？

而太阳的经络行于背部，为什么就能主一身的全部表位？六经又是以什么样的物质、什么样的机制在主表主里？这些必须要搞明白。并且，随着学习的深入，了解了这些高深的理论，再以方圆辨证的思维方式为桥梁，使理论能贯通到临床之中，才能深知张仲景的伟大。

（十九）略谈《伤寒论》的病因病机

《伤寒论》为十卷本，在《伤寒例》中有"四时正气为病及四时疫气"的提法，有与季节紧密相关的"伤寒""温病""暑病"，更有"非其时而有其气"的"冬温""时行寒疫"等"时行之气"的论述，以及感受"异气"而发生的"温疟""风温""温毒""温疫"的论述。可见，在张仲景的认识中，将外感病的病因分为了三个层次：①四时正气为病；②四时疫气为病；③感受异气为病。并以此病因划分病种，这些认识是非常全面而深刻的。

但在《伤寒论》的"太阳病""阳明病""少阳病""太阴病""少阴病""厥阴病"中，主要是讲风、寒两种外邪所引起的"中风""伤寒"两种病证。其"伤寒"仍是狭义的"伤寒"，而不是"广义的伤寒"。"广义的伤寒"是一切外感热病的统称，即《素问·热论》所说："今夫热病者，皆伤寒之类也。"

在《辨太阳病脉证并治上》中有"太阳病，发热而渴，不恶寒者，为温病。若发汗已，身灼热者，名风温"的论述。但在《伤寒论》中并没有将温病作为重要的病因、病种进行系统的论述。在《伤寒论》卷第二有《辨痉湿暍脉证》，"暍"就是中暑，即感受暑热所产生的热病。但在此篇中，只是列出了一些没有方剂的条文。

那么，关于温病、热病的论述应该在哪里呢？应该在张仲景当时所著的《杂病论》中，而现今我们所看到的流传下来的《金匮要略》，应该只是《杂病论》内容不全了的节略本。即使这样，在《金匮要略》中仍有"痉湿暍""疟病"等的证治。

《伤寒论》中以风、寒为主要病因展开六经病的系统论述，主要的原因是当时的年代伤寒、中风确实是导致很多人死亡的重大疾病。如张仲景在《伤寒论·原序》中说："余宗族素多，向余二百。建安纪年以来，犹未十稔，其死亡者三分有二，伤寒十居其七。"当时的人们，居住、饮食环境均比不了现今，所感受的风寒绝不是当今的小风小寒，而是大风大寒，风寒在表就较为严重了，如治疗不及时或误治就会传变入里，发展为阳明病、少阳病等，甚至成为更为严重的厥阴病、少阴病。所以，《伤寒论》在当时是极为重要的治病救人的著作。

更重要的是，《伤寒论》是一部理法方药具备的系统性著作，不是唯外因论的著作，全书更侧重于对人体内因即六经的系统、全面、深刻的认识。通过风、寒外邪的入侵，讲述六经正气如何去抵抗外邪，由于人体六经正气的强与弱、治疗是否得力等，产生了非常复杂而多变的病证。六经是一个整体，各经正气既有所分别而不同，但又相互协调、统一。看待病证，既有邪气，更有正气；既有动态，又有侧重于局部的相对而言的静态，微妙至极。所以，不是机械的僵死的方与证归类的问题。正如仲景在《伤寒论·原序》中所说："夫天布五行，以运万类；人禀五常，以有五藏。经络府俞，阴阳会通，玄冥幽微，变化难极。"

张仲景著《伤寒论》不是让人去简单地将证候归类、对号入座，而是让人从六经正气与邪气的相互斗争、传变过程中深刻领悟与思考，所以是一部极为重要的境界高深的著作。如张仲景在《伤寒论·原序》中所说："若能寻余所集，思过半矣。"

在《伤寒论》中也有关于温病方面的认识。在《辨太阳病脉证并治上》说："太阳病，发热而渴，不恶寒者，为温病。若发汗已，身灼热者，名风温。"温病为感受温热之邪而致病，与外感风寒为病不同。在《伤寒论》中也有一些可治疗温热病的方剂，如白虎汤、白虎加人参汤、芍药甘草汤、葛根黄芩黄连汤、麻黄杏仁甘草石膏汤、栀子豉汤、小柴胡汤去半夏人参加瓜蒌、大柴胡汤、柴胡加芒硝汤、柴胡加龙骨牡蛎汤、桃核承气汤、抵当汤、大陷胸汤、小陷胸汤、大黄黄连泻心汤、黄芩汤、三承气汤、猪苓汤、茵陈蒿汤、麻子仁丸、栀子柏皮汤、麻黄连翘赤小豆汤、黄连阿胶汤、猪肤汤、甘草汤、桔梗汤、麻黄升麻汤、白头翁汤、竹叶石膏汤等。这些都充分说明张仲景在温热病及其治疗方面的认识，而且这方面的认识也不是粗略的、简单的。

把对温热病的认识及治疗融入《伤寒论》的证治之中，这是张仲景的思想。

但《伤寒论》主要是论述风寒之邪侵袭人体后的病机及证治，所以，《伤寒论》中论述的主要病因是风寒，然而其中有关病因病机的认识非常复杂，后世医家往往把《伤寒论》中的病因病机看得简单了。比如，风寒表实证，只要有恶寒，或发热，或未发热，头痛，身痛，腰痛，无汗而喘，脉浮紧，就用麻黄汤。在学校时老师这样去教，学生们这样去学，最后在学生的头脑中只有固定的证候群。还有就是一见到《伤寒论》中的证候，就认为是邪气所为，在表有发热恶寒，是邪气所为，在里有了呕吐、大便不通，也是邪气所为。很多人只知邪气，而人体的正气如何运转，如何抗邪，基本上都忽视了。如《伤寒论》中说："太阳病，或已发热，或未发热，必恶寒，体痛，呕逆，脉阴阳俱紧者，名为伤寒。"有些医家把其中的呕逆解释为邪气入胃所致。这样就成了寒邪既在体表，又入于里的表里俱寒之证了。再如将小柴胡汤证中出现的默默不欲饮食、心烦喜呕等，也解释为邪气入于半里。如果邪气既在半表又在半里，需要半表半里一同来治疗，就需要用大柴胡汤等方剂了。那小柴胡汤的作用与大柴胡汤的作用又将如何区别呢？

《伤寒论》中的病因主要为风寒，看似简单，但由风寒之邪引起的人体六经的正气反应所出现的病机却极为复杂、变化多端。

在《伤寒论》中出现的症状，是由于外邪侵入人体，正气抗邪所产生的。因此，症状与外邪及正气两方面都有关系。如在太阳病时，太阳正气的产生，依靠肾及膀胱的寒水之气，经过来自少阴的中见热气的蒸腾，使其气从开上升而至肺，再由肺的宣发布散作用而布达于体表。所以，当少阴之气不虚，少阴可助太阳气化之时，外寒侵袭太阳，闭郁太阳之气，一般为表气不畅，出现头痛、身痛等症，更可使肺气不畅而喘，但无汗而喘的喘，不是寒邪直入于肺，而是太阳正气因寒邪束表引起的从肺宣发布散不畅，所以要用麻黄汤来宣肺开表散寒。再如，太阳中风表虚证，由于风邪侵袭，入于肌腠，使卫气逆乱而扰荣外泄，荣卫在表虽然统归于太阳，但荣卫之气的化生却在太阴，太阴与太阳的气化方向又均为开，所以服桂枝汤后要喝热稀粥，就是要启太阴之液，充养荣气，通达卫气，由太阴而助旺太阳。此理是很复杂的，又是以极深奥的理论为基础的。

而病至阳明，由于阳明本燥标阳，气机又从阖而下行，故虽为风寒之邪入于阳明，也多寒郁而化热，进而热壅热盛，热盛于里，产生发热、汗自出、不恶寒、反恶热、脉洪大等后世所说的阳明经证。这实际上是初为风寒之邪所郁，进一步则转化为了温热病。所以说，张仲景是把温热病的证治融入《伤寒论》中了。阳明腑实证更是实热、燥热壅结于阳明之腑的温热证，其机理也都与阳明的经气特点有关，与病人的体质有关。而个别人胃肠平素就偏寒，阳气偏虚，感寒后不易形成燥化热化，却容易形成"食谷欲呕，属阳明"的吴茱萸汤证等。

风寒之邪侵入少阳，一般是由于太阳表气已经开泄，汗出而使邪气能进一步入深，入于比肌腠更深些的腠理，腠理为肌腠之深层，向内又沿三焦的脏腑纹理延伸、贯通，故而外邪客于偏近于体表的腠理，当邪气较强之时，就由所居的腠理向内进犯，而以三焦在里的部位为根据地的少阳之气，则阻击邪气的进犯，力图驱除邪气，使之能从腠理向体表的方向泄越。这样就形成了与邪气的往来寒热之争，邪气较盛时就寒，正气较盛时就热，在《伤寒论》中将此叫作"正邪分争"，邪正均疲乏之时，就暂时罢兵休战，故为"休作有时"。更由于少阳之气被邪气壅郁于内，而少阳之气的性质又是本火标阳，中见厥阴，故而常有口苦、咽干、目眩。可由邪气在腠理之部位，而影响于里的"邪高痛下"，使正气郁于里而胸胁苦满，默默不欲饮食，心烦喜呕等。

邪入于太阴，则太阴气液不得输布，凝滞于里而腹痛，方用桂枝加芍药汤或桂枝加大黄汤。若为太阴虚寒，其脏（即脾胃）有寒，当用理中、四逆汤之类治疗。如果太阴由原来较虚而逐渐转强了，邪气就可由里被驱达于表，这时可用桂枝汤进一步解表为治。所以，病在太阴，也有虚实进退之转化。另外，太阴本湿标阴，中见阳明燥气，如果阳明燥热之气不足，太阴为病一般均为寒湿内盛。

少阴为一身性命之根本，是人体阴阳血气之根本。少阴本热为心阳命火，标阴即阴液阴血。如果病情发展到少阴，一般是病情极为危重的阶段。如果是寒邪伤了心阳命火，就是少阴本热之虚，为病从寒化，心阳命火之虚为人体阳气的根本虚衰，就要用四逆汤、通脉四逆汤等来回阳救逆为治。如果外邪化热，所伤及的是少阴的阴液阴血，则病从热化，要用黄连阿胶汤、大承气汤等治疗。

厥阴本风标阴，中见少阳。病在厥阴，一般病情比病在少阴要稍微缓和，也没有少阴病危重，这是因为少阴未病，少阴的阳气阴血可扶助厥阴，所以厥阴有少阴为支柱，就可与侵入之邪有厥热胜负之争（邪入少阳有往来寒热之争，是因少阳有厥阴为根基，更因少阴未病，少阴又为六经之根本，故病在少阳则邪正相争，正气较强而往来寒热，厥阴比少阳与邪相争之力弱则为厥热胜负），如果厥热胜复，厥阴的阳热之气（即厥阴所中见的以少阴命火为根本的相火之气）渐衰，就形成了寒多热少，阳气退，病情加重。而厥阴的阳热之气渐复，则热可消解其寒而病愈。如果厥阴的阳热之气来复太过，则容易形成便脓血、痈脓等症。这又是因为少阳如有郁热，多可从腠理达于体表而泄越，但厥阴为阖，阳气蓄积在下，在阴血之中，不易转出，则为便脓血、痈脓等。病在厥阴，更多见的是厥阴风火之气冲逆于上而上热下寒的"消渴，气上撞心，心中疼热，饥而不欲食，食则吐蛔，下之利不止"之证。厥阴病可进一步发展为少阴病，也可向好的方向发展，转变为少阳病；也可邪从热化而为里热蓄结的白头翁汤证、小承气汤证、栀子豉汤证等。

总之，《伤寒论》是教给人如何生动细微地认识病因病机的大学问，是启迪人们思维方法的大学问，所以《伤寒论·原序》说："虽未能尽愈诸病，庶可以见病知源。若能寻余所集，思过半矣。"

（二十）《伤寒论》六经生理与病理概要

人体六经之气都要通过太阳经而与体表的在天之气相沟通，以在天的六气为本，化生人体所需的各种功能活动、阴阳变化。经络为天人之气内外沟通，化生真气的主持及统领周身气化的径路。由饮食物变化生成的水谷精微，运行至周身体表，与在天之气相合，形成了人体真气，这些真气与人体先天的元气相合，并储藏精气于五脏，建立人体气化所需的物质基础。人体六经之气与五脏之气紧密联系，两者可相互转化。六经经气的主要作用是化生及流通体内的阴阳血气荣卫等流动状态的物质。具体形式为，通过"开阖枢"的不同作用趋向，以三焦为大通道，通过经络的输导与调控，产生荣卫血气津液并使之流通布散，使人体成为一个气化的整体。六经相合为三大系统，在与外界环境因素的相适应，缓冲及预防外界有害气候方面，以及人体内代谢的促进与调控方面，都发挥着重要作用。六经气化是以经气为物质基础，以经络为统领的经络脏腑三焦周身气化的系统体系的物质变化及功能活动，十二经脉所分属的腑或脏则与六经气化有机地相合在一起。

1. 太阳经　太阳经从经络的角度来说，以足太阳膀胱经为主经，手太阳小肠经为辅经。太阳经的经气特点为本寒标阳，中见少阴。由于手足太阳经与手足少阴经相互络属，下焦肾的寒水之气及少阴的君火、命火，可通过经络与太阳经相会通，成为太阳的本寒之气及中见的热气。经络气化与三焦气化形成一体，经气在三焦者，以本寒之气从下焦的肾及膀胱，经过中见热气的作用，蒸腾上达，产生太阳为开的经气趋向，通过上焦的肺而布散于周身，化生出太阳标气。太阳标气为三阳，大具阳热之力，可温煦体表，司理周身毛窍的开阖。荣卫为水谷之气，也随太阳为开的气化而布散于体表，太阳经具有统领荣卫，主一身之表的功能。太阳主表，又使在天的六气，与人体的六经之气相沟通，因此而有人体的六气阴阳，所以，太阳经又有司主人体"气立"的功能。所谓"气立"，就是指人体凭借太阳之气，统率体内其他五经，与自然界六气阴阳相适应，并经常进行着物质与能量的交换与转化，使人能够正常生存于自然界中。

太阳经的重要组成，包括了由手足太阳经脉所属的膀胱腑、小肠腑，其腑膀胱能受盛并排泄尿液，与肾的功能密切配合，多余水液则从于下降、下泄的方向而排泄。但当太阳从开的气化过程中，又有膀胱气化（其阳腑的阳热之力）之力随经络而作用于下焦的水液，而使水液升达，相合于肾主水液的功能而产生太阳从开之力。其腑小肠能受盛水谷，分别清浊，产生津液及水谷精微等营养物质，成为化生荣卫之气的物质来源，而小肠又可传送糟粕，使其向下进入大肠。而且小肠不仅为阳腑，更为热腑，其蒸腾布达下焦水津的作用很强，所以，小肠与膀胱的统一作用，并由于经脉的输导，在太阳从开的气化过程中，与肾所主的寒水之气以及由少阴所输导的中见热气共同作用，相互配合，形成了其气由下焦而达于中焦，更达于上焦，并通过肺气的宣发布散而达于体表。这样，热能大量的作用于水液之中，而成为水中生阳，所以能布散津液、荣卫于周身之表，并产生出了称之为三阳的阳热，以温养肌肤毛窍，成为人体肌肤等最外层的正气（即保护力、免疫力、用于抗邪的抵抗力）。所以，由于太阳经气的贯通及相互影响，而形成了其腑在生理上的重要作用以及在太阳气化从开等方面的一体化关系。

由于太阳为开，布散水津于体表，又是水津中含有大量的阳气，所以，以水津为阴性的物质成分，而阳热又是阳性的物质成分，这样，在太阳之表，就有了水津之阴与阳热之阳两种物质的协调、相存的关系。更由于太阴的气化也为开，与太阳为开的气化也是相互协调，相互配合的，所以，更有大量的水谷精微布达于体表，形成荣气而能充养一身，这样，凡属布达于体表的水谷精微、津液、阳热，就成为了荣气与卫气，并被太阳主表的功能作用所统领、主持。而荣气（又称营气）为阴，卫气为阳，这两者又有既对立又统一，既相互制约又相互依存的关系。而且卫气为热，荣气偏寒，相互为用，也体现了较为复杂的生理关系。

太阳经不仅有从开的气化趋向，还有经气从本，水津下行，多余水液下输膀胱，并使之排出体外的趋向。这种从本方向的气化作用，也是以经络的气行及三焦水津由肺而下输于肾及膀胱的气化形成一体。太阳经的经气有从本从标的气化趋向，这种趋向，又与少阴从本从标的气化趋向相互协同，统领周身而司主神机与气立，统领周身的阴阳互化。

太阳经气化，又与督脉有关，太阳经脉连于督脉，督脉与任脉均起于下焦，联系于肾命，以肾命为物质基础，主于一身阴阳经脉的气化。督脉本于命火，而为诸阳主气，总督与调节一身阳气，所以，督脉可以主持及辅助太阳的气化能力。

太阳的功能主要在于主表，所以，太阳病为病在体表，太阳正气从开外出以迎击外邪，一般就会表现为"脉浮"；并有太阳经气受阻，经脉不畅，所表现的"头项强痛"；更由于太阳经的本气为寒，其本气应邪而反应则有"恶寒"，这些是太阳为病的最基本的脉证表现。太阳为病，也可常有"发热"的表现，但这是继发于本寒经过中见热气的蒸腾布散而来的阳热达表所形成，所以，发热或迟或早，也有些人外感后发热不太明显。

感受外邪，就应再从外因方面加以认识，如为风邪袭表，风气逆入肌腠之中，则卫气随之逆乱，使荣气不守而见有汗，由于肌腠松缓汗出而脉多见"浮缓"，此为太阳表虚证。伤寒则因寒性凝敛，使表气闭郁，卫气不得畅达而无汗，由于寒凝表闭而脉见"浮紧"，此为太阳表实证。如果感受温热邪气而为温病，则温热伤及太阳的本寒之气，恶寒的表现就不明显，或恶寒短暂即罢，而发热较重，由于荣卫受烁，津气蒸腾，则发热汗出，脉阴阳俱浮。而太阳温病又极易传变入里而使病情加重。

由于太阳的经气是通过肺而从开布达于表，所以，当太阳伤寒表闭不通之时，就多有肺气不得畅达而喘，在治疗上要用宣肺散寒的解表之法，如麻黄汤。有时邪气已不在体表，而是化热迫入血络，从鼻衄而愈，由于鼻为肺窍，所以，可见太阳表证与肺关系密切。太阳中风表虚证，汗出而伤及荣气，风邪逆乱于肌腠，在治疗上要用桂枝汤，并且要喝热稀粥，从太阴为开的角度，来协同太阳为开的气化，充荣达卫，祛除风邪。

如果风寒之邪太重，侵袭太阳之表而入深，使肌腠甚至筋骨之气都闭郁不发，在表的太阳正气抗邪不利，而少阴等里气未虚，就可用大青龙汤大发其邪为治。也有表寒而同时有肺中寒饮者，或无表寒而仅为肺寒饮者，均可用小青龙汤散寒化饮为治。凡大小青龙汤证以及风寒在表，又见太阳经脉流通不畅而项背拘紧不利的葛根汤证，都是太阳病中的基本证候。

由于太阳经气贯通三焦，从胸中布散于外，所以，如果经过误治伤及太阳之气（如太阳本为从开达表，反而用攻下），或邪气实在太甚，正气不支，外邪就可入里而为结胸之证，或因攻下，仅虚其里气而为痞证等等。更由于太阳之气贯通于里，而且手太阳经之腑小肠，又统属胃家，与阳明的胃腑，大肠腑直接联系，所以，太阳病可转为阳明外证（经证）、内证（腑证）。太阳病或转为少阳证；或转为太阴证；更可由于少阴为太阳的基础，少阴虚而转为少阴病；也有病在太阳，但随妇女月经适来或适断，血海空虚之时，邪热逆入少阴血分，而称之为热入血室者；或太阳病深病重而转为厥阴病等。

太阳病，可形成表邪未解而又有水蓄膀胱的五苓散证。太阳病也可由于表证尚未解除，但已下焦有热而热结于膀胱，形成相对来说较轻的蓄血证。也可由于邪气随太阳经脉而直接逆结于膀胱血分而成为更为严重的蓄血证。

总之，太阳病，是指太阳表证，无论表寒、表热、表虚、表实，均属于外感病变的初期阶段，而多为表热实证。这种表热实证的形成，与少阴病为里虚寒证是有明显区别的。这就是说，从总体上来讲，六经之本气均是根源于五脏，但五脏、三焦为源，为其经气的气化的总的趋向，但在阴阳标气的进一步化生之时，所动用的五脏元真之气，又由于阳经主外为标，阴经主内为本而有所不同。病在太阳，由于有少阴这个本，而且太阳经为病，其经腑之气均可输通于表而从阳化热，来资助表气，故而太阳总体上来说，为表热实证。六经之中，阳明病为实，太阴病为虚；少阳病偏于实，厥阴病偏于虚，这些道理与太阳与少阴的虚实有所区分的道理是相同的。

2. 阳明经　从经络的角度来说，阳明经是以手阳明大肠经为主经，足阳明胃经为辅经。阳明经的经气特点为本燥标阳，中见太阴。由于手足阳明经与手足太阴经相互络属，使上焦肺的燥金之气及脾的湿土之气，可通过经络与阳明经相会通，成为阳明的本燥之气及中见的湿气。经络气化与三焦气化形成一体，经气在三焦者，以本燥之气从肺，经过中见湿气的作用，潜降下行，产生阳明为阖的经气趋向，经气趋向于脾土方向，化生出阳明标气于胃家，成为腐熟消化水谷的阳热之力。而阳明经更由于手足阳明经脉而包括其腑胃与大肠，胃能受纳饮食，腐熟水谷，把饮食物中的五味精微，初步分解，然后进入小肠。而大肠则能传导糟粕，变化而出，并把糟粕中的水分充分吸收，使之成为正常的粪便而排出体外，所以，胃与大肠以及小肠的作用又是统一与协调的。这样，由于阳明从阖的经气趋向将胃、小肠、大肠统一了起来，而统称此三者为"胃家"。由于阳明经气的贯通及其经腑之气的动向联系，使之在阳明气化方面有了在腑与在经的一体化的不同趋向及相互联系，比如说，阳明在经之气主于周身的肌肉，在腑之气则主胃与大肠，但不论经腑之气，又都是热能旺盛，营养物质充实之气。阳明标气为二阳，其阳亦盛。阳明经为后天水谷化生之本，主要功能为司理水谷五味的腐熟消化，变化精微，排泄糟粕，和降胃肠气机，所以，为阳明主里，而其经气又主肌肉。阳明所中见的湿气，又有润泽胃肠，调济燥湿，协助水谷五味消化吸收的作用。

由于人体营养物质与热能的来源，大部分要从饮食物中获取，而从在天的阳光、气温中所获得的热能也只是一部分，所以，阳明的功能是极为重要的。而阳明吸收水谷精微的作用，必须要依靠大量的燥气，有了燥气，才可有燥化的生理功能，否则，胃肠中大量的水湿之气就不能流动，不能运行。所以，阳明的阳热、燥热之力就要比其他的功能单位强大，而为"本燥标阳"。也因此，当阳明为病之时，病多热化、燥化。

阳明与太阴为一个系统，这个系统又是以阳明为基础，化生大量的水谷精微，太阴的主要作用是运行及布散其精微于周身。这是从水谷的化生与布散方面来说的，所以，以阳明为中见，以太阴为主导、为本。

但如果从阳明本气与中见之气的根源来说，又在太阴的肺、脾二脏。更由于有了太阴之气为基础，而阳明的经脉作为阳经，不仅汇集收聚在肌肉、胃肠中的天阳、水谷之阳热，而且，要将这些热能转化为本功能单位的组织细胞的热能，其胃肠等组织都是阳化、热化，发生热能的场所，所以，阳明这种阳热、燥热之力，就成了它生理及病理上的特性。

阳明为病，病在胃家实，多为燥热、实热之证。阳明病有外证的表现，为"身热，汗自出，不恶寒，反恶热"及"脉大"。但此外证的表现，在阳明经证（其热内盛于周身肌肉、又称气分）或阳明腑证时均可出现，总之为燥热内盛，蒸腾外越，经气蓄郁为强盛的郁热，迫泄津气，转而外达。阳明腑证为"不更衣"（大便燥结）、"内实"（腹满硬痛）、及"大便难"（艰涩难出）等内证，总之为"胃家实"之证。

从外因方面来看，中风则风为阳邪，使胃气反盛而为"能食"；中寒则寒为阴邪，使胃气受抑而"不能食"。但阳明病大多为燥热内盛，伤津内实之证。如原为太阳中风或伤寒，经发汗或火攻等治疗后，使津伤而转为燥热内盛，即可转化为阳明病。

如为阳明经证，或为邪热壅郁于心胸，而为心中懊恼之栀子豉汤证；或为无形的燥热之气充斥弥漫于周身（主要在周身的肌腠），而灼烁于表里内外之气分，热盛伤津，出现身大热、汗大出，大烦渴、脉洪大等症，即为白虎汤或白虎加人参汤证；更由于燥气通行则水湿可流行，如果燥热内结，反而导致水湿不泄，就形成"脉浮发热，渴欲饮水，小便不利"的猪苓汤证。阳明经证也可成为热盛伤及血分的衄血证。

阳明燥气不足，则湿气反盛，或湿气壅郁于体内，反而使阳明燥化之力不足，如为湿热相合，湿浊瘀热于里，使胆气不得疏泄，则蒸身为黄，而为"阳黄"之证。也有阳明燥气与阳热之气均不足（即阳明标本二气皆不足），更有寒邪伤于内，可形成寒湿发黄的谷疸证；或寒湿阻郁中焦，使阳明经气从阖下行之机发生障碍，成为"食谷欲呕"的吴茱萸汤证。

阳明腑证的形成，如脾约证，为脾气布散水谷精微的功能发生障碍，脾气布散水谷精微，要以津液为溶剂，所以，胃肠中阳燥之气强，使津液转输太过，则稀糜状的水谷精微，由于缺少水分而干结，不能通过肠黏膜而被吸收，其脾气散布精微的作用就会受到制约，应以麻子仁丸为治。

阳明腑证由于燥热内结的轻重缓急，而有调胃承气汤证、小承气汤证、大承气汤证的不同。但总以脉洪大为病在经，脉沉实为病在腑。大承气汤证总之以证见"日晡潮热"，为阳明腑实已成，阳明之气盛实，与邪气相争；证见"手足濈然汗出"，为脾气被燥热逼蒸，因此而燥实，大便已甚硬。证见"谵语"，则有虚有实，阳明腑实证所致的谵语，则因燥热太甚，邪热循胃络而上扰心神。阳明腑证，更有阳明蓄血证及瘀热下焦不大便的抵当汤证治；以及下利便脓血证。

3. 少阳经　从经络的角度来说，少阳经以手少阳三焦经为主经，足少阳胆经为辅经。少阳经的经气特点为本火标阳，中见厥阴。由于手足少阳经与手足厥阴经相互络属，使心包及下焦的相火、肝的风木之气，可通过经络与少阳经相会通，成为少阳的本火之气及中见的风气。经络气化与三焦气化形成一体，经气在三焦者，以上焦的心包之火与下焦的相火为一体，贯通于三焦，火得风助，趋向于肝的方向，畅达肝气，上下周流，并通达于表里之间，产生了少阳为枢的经气趋向，并化生出少阳标气。少阳标气为一阳，流通于三焦而贯通于腠理，使脏腑的气机和调，腠理的血气畅达。而少阳经更由于手足少阳经脉而包括其腑三焦和胆，其腑胆，可储藏胆汁，并将胆汁疏泄于胃肠，使饮食由胃入肠，运行变化，通畅下达；其腑三焦，为气机枢转的通道，又为水液上下流行的通道，更为水谷精微、五脏之气流行的通道。所以，三焦与胆，均得益于少阳为枢的气化而通畅、通达，并且由于少阳经脉的作用而使三焦与胆的功能与经气的趋向协调统一。由此，经气可畅达于外，而在周身腠理，或通达于里，而至三焦与胆。这样，其腑三焦与胆，由于经脉的统一作用，而能共同运转气液，以外和腠理，上濡空窍，内养脏腑，下济少阴（少阳与少阴均为枢，这又是阳枢与阴枢，气与血在周流枢转上的配合）。少阳为枢又联系于太阳为开与阳明为阖的气机趋向，为气机升降的基础。少阳主于人体的半表半里，这样，以半表半里为依据，可使表里相通，上下得调，并推动各脏腑组织器官的代谢过程，而有通调的作用，去旧更新的作用。

少阳的标气为一阳，是为了保持其温运流行，徐缓和平的性状，故而为少火，推动及流行其半表半里的气液，进而形成太阳主表，阳明主里，而又表里贯通，相互联系的基础。所以这一阳又与太阳为三阳而外布于表，阳明为二阳而内温于里，有所不同。

少阳与厥阴共同形成一个系统，这个系统又是以厥阴为基础，少阳为气化的主导方面，所以，以厥阴为中见，以少阳为本。但从少阳这个功能单位的本气（火气）与中气（风气）来说，其根本仍在心包及下焦的相火，以及肝脏所化生的风气，所以，少阳的根本仍在厥阴，故而，实则少阳，虚则厥阴，这在病理上也是很重要的认识途径。

少阳为病，"口苦，咽干，目眩"，是少阳经气郁而不发，本火之气上炎则口苦、咽干，所中见的风气郁而上动则目眩。这些是少阳自身经气为病的基本表现，而没有谈及外因。如果再结合外因来考虑，中风则风助其火，风火交煽，经气壅滞在上，则可见"两耳无所闻，目赤，胸中满而烦"。伤寒则寒闭其阳，火气被寒邪闭逆，不得畅达，则见"脉弦细，头痛，发热"。如果邪气从表而深入，与少阳正气相搏于肌腠的更深层即腠理，则外证可见"往来寒热"，而更使少阳正气不得枢转，郁于中焦上焦，更见有"胸胁苦满，嘿嘿不欲饮食，心烦喜呕"，当以小柴胡汤枢转少阳气机，达邪从外汗出而解。小柴胡汤证为邪气侧重在腠理，侧重在外，可称为少阳经证（虽然用药以调动少阳正气，从枢转少阳之气所在的三焦，主要是中上焦来入手，但却是使经气能畅达于腠理，畅达于外）。而大柴胡汤所治，则病情侧重在里，或"呕不止，心下急，郁郁微烦"，或"心下痞鞕，呕吐而下利"，或"热结在里，复往来寒热者"，总为邪气入于中下焦、胆腑，犯胃克脾，所以，又可称之为少阳腑证。然而，大柴胡汤疏理气机而又有通下的作用，常可转用来治疗阳明腑证等，这又在第九卷辨可下病脉证并治中有所体现。

总之，少阳有病，病位在半表半里，或邪气偏于半表而为少阳经证，或邪气偏于半里而为少阳腑证。以少阳之气被郁，属于邪正交争的相持阶段或邪正交争的转重阶段，但总的来说，为半表半里的"热实证"。

4. 太阴经　从经络的角度来说，太阴经是以足太阴脾经为主经，手太阴肺经为辅经。太阴经的经气特点为本湿标阴，中见阳明。手足太阴经与手足阳明经相互络属，使湿气与燥气互通为用。本湿之气从脾胃，经过中见燥气的作用，升达于上焦心的方向，产生了太阴为开的经气趋向，又经上焦的心而布达于周身，化生出太阴标阴。随此经气的趋向，从胃肠吸收后的水谷精微，通过此升达布散的作用，或合于心血之中，化以为血，或布达于周身，通达至腠理肌肤，形成荣卫二气。太阴标阴为三阴，其阴气盛，水谷精微充盈。而太阴经气的根本就在于手足太阴经脉所属的肺与脾，手太阴之脏肺为燥气之本，肺脏能统摄诸气，敷布津液，更有协助心脏通行荣卫阴阳的作用。所以，在太阴为开的经气布散过程中，不仅有心血的布达，更有肺脏的协同。足太阴之脏脾为湿气之本，能运化水谷，并分泌具有消化作用的阴液（如含有消化酶之类的消化液、润泽肠道的液体等）来助胃肠消化，并把胃肠吸收来的营养物质和津液，向上转输于心、肺（其中津液上输于肺，而精微部分则主要入血走心脉），凡布达于周身体表的水谷精微又与在天的天阳之气相合，或行于血脉中的水谷精微又至肺与在天的清气相合，这样所产生的天地阴阳相合之气，又可内聚于五脏，而成为五脏的元真之气。因此，通过经气的疏导，经气可向外布散，或太阴之气向内，经气流通于肺、脾，或进一步聚其真气于五脏。太阴经的主要功能为：输导水谷精微，化生荣卫，濡润滋养周身及十二经脉，五脏六腑，所以有外达于皮毛，又内养脏腑的作用。太阴与阳明同为人体后天水谷之本，两者在分工上有所不同。

太阴与太阳在经气的趋向上同为开，在阳气与阴液的布化中有重要的协同作用。以太阴所主的津液为湿，太阳所主的津液为寒，主要在于时令不同，功用不同，其中的热能、动能不同。但在病理上，寒水、寒湿多责之肾，而湿热多责之脾，往往又相互影响，相合为病。太阴的标气称之为"三阴"，其阴气量大，这些广布于周身的水湿、津液、精微，是依靠大量的阳燥之气才能升达布散的。所以，太阴需要通过阳明来获取这些大量的阳燥之气，仅仅依靠肺的清燥之气是不行的。

太阴为病，关键就在于脾气虚弱，阳燥之气不足，使水谷精微不能布散外达，由于转输失职，导致寒湿壅滞于内，更使胃肠之气上逆，而"腹满而吐，食不下"，由于寒湿不化，湿凝气滞，脉络不通，遂"自利益甚，时腹自痛"。这是太阴里虚寒之证，但更是因为太阴经气从开上升、外出的功能受到损坏。

再结合外因来看，太阴中风为风邪在太阴经表，太阴气弱则风邪滞郁，与肌表的湿气相合，故而"四肢烦疼"。伤寒则寒湿相加，初为肌表受邪，虽暂时未大伤脏腑，但太阴气化之力不足，不能外助太阳，可见"脉浮而缓，手足自温"；如寒湿直接内伤脏腑，可见吐利为甚；若不见吐利而寒湿壅滞，湿邪不泄，壅塞于肠胃，可见小便不利，腹满痞闷之证；也可发为"寒湿在里"的"阴黄"之证。

病在太阴，由于太阴为三阴，阴气为盛，其阳气相对较弱，邪入太阴，太阴已失去了充足的阳明阳燥之气来扶助，所以，病证为虚证，但又不是极其危重之证，这是因为有少阴为人体的根本，少阴尚未大虚，就可支持太阴。太阴里证阳气偏虚，寒湿为重，脉多濡缓，虽有吐利，而口不渴。但进一步，吐利而脱水伤阳，也可转为少阴病。

太阴为开，其侧重于肌表的病证即经证，多与太阳病证相合，如桂枝汤证中就涉及太阴气化从开的问题，其机理较为复杂。而太阳误下，使邪热内陷太阴，则表现为"腹满时痛"或"大实痛"，也可称其为太阴腑证的一种类型。

总之，太阴有病，也有外证（经证），也有里证（内证、脏证），里证多为寒湿伤及阳气、燥气，属于邪盛正衰的已虚阶段而为里虚寒湿之证。

5. 少阴经 从经络的角度来说，少阴经是以手少阴心经为主经，足少阴肾经为辅经。少阴经的经气特点为本热标阴，中见太阳。手足少阴经与手足太阳经相互络属，使寒热二气互通为用。本热之气即心火与命火，经中见寒气的作用，以寒水之性聚拢热气，使热入阴血之中，产生了少阴为枢的枢转阴血的动力。作用方向是由上焦及下焦趋向于肝的方向。并化生更多的阴血而形成少阴标气，称之为二阴，此为少阴经禀天地气味变化而成为人体阴血，大含五脏元真在内，更是六经经气的物质基础。阴血枢转流通于各脏腑经络，成为人体生命及各种形体及功能活动的物质基础。少阴不仅有从标方向的气化，又有从本方向的气化，以血济气，使周身阳气的根本物质少阴本热即心火命火能够持续旺盛，少阴血气又是人体产生精神意识思维活动的物质基础。少阴经所属的心、肾二脏为少阴的根本。少阴之脏肾，能收藏阴精，化生阳气，以阴精为基础而化生出人体生命活动的动力、能力，而这种能力又促进着人体体质向健全强壮的方向发育，这种能力与生俱来，伴随至生命的终结。少阴之脏心，主持并推动血液的运行，并以心血（包括肾精）和心阳而统领神明，旺盛人的精神活动，以维持人体正常的生理功能。而心的这些功能作用，也是与生俱来，直到生命的结束。心与肾组成了一个其性质截然不同（一水一火，一阴一阳），但又相反相成，在不同中又谐调统一的系统，使阴血化生并流通于全身，阴血可内养肾精，阴精内藏于肾与骨髓，而肾精又能化血，肾精更能接济肾气、肾阳，并进而旺盛心阳。所以，为阴血、肾精藏于内，但必须要上济于心，心阳旺盛于上，更要下潜以温助肾阳，使阴精得以温化。心与肾的上下周流接济，是形成少阴为枢的重要基础。因此，在心肾之气和调通畅的前提下，才可有少阴为枢的功能发挥，而少阴为枢的功能，又有利于心肾相交，其阴阳水火之气的贯通。而且，通过经脉的疏导，经气可布散于外在的周身四肢、血脉，流通于上下，但又可内归于心肾。

少阴经的主要功能为：以肾精、命火、心火为基础，化生血气，成为各脏腑经络组织形化、气化的物质基础，也是精神意识思维活动的物质基础，为六经神机的主持，六经阴阳气化的根本。

少阴与少阳在经气的趋向上同为枢，在阳气与阴血的枢转方面，有重要的协同作用。

少阴为枢，又联系到太阴为开、厥阴为阖的经气趋向，成为阴血津液升降运动的基础。

少阴之为病，由于阴阳两虚，气血不充则"脉微细"，由于心肾皆惫，精神不足则"但欲寐",此为气血同损,精神俱衰的全身性、根本性的虚证。由于少阴是全身其他各经的主持,所以,少阴里虚,是虚在心肾,其他各经必然要受到影响,而发生功能衰退。更因为太阳与少阴同为一个系统,少阴虚衰,则太阳的卫外功能失去了基础,就会丧失抗御外邪的能力,此时,必须大力扶助少阴,才能使太阳气化有所恢复,如果仍先从太阳为开来解表,就是误治,会使病情更加危重。

从外因方面来说,少阴中风,为少阴阴血阳气虚弱,又感受风邪,如果风邪仍在体表,未入深,急扶少阴的阴血阳气,则病易愈,所以"少阴中风,脉阳微阴浮者,为欲愈"。但如果风阳之邪大盛,入里伤耗少阴阴液太甚,病情就甚为严重。少阴伤寒,寒邪伤及心阳则"但欲寐,心烦,欲吐不吐"。如果寒邪进一步深入下焦,伤及肾阳,阴寒盛于内,而少阴本火虚浮,则"自利而渴""小便色白"。

由于少阴为本热标阴,所以,如果少阴有病,可寒热两化,而有寒化证与热化证之分。热化证为阴伤热郁,可见"咽痛""心烦"等虚热之证;也可见邪热大伤阴血,邪热极盛,必须急急攻下的急下之证。少阴寒化证则为阴寒大伤少阴本热(心阳、命火),可见"汗出""下利""下利清谷""四逆""烦躁""脉沉""脉微欲绝"等心脾肾俱衰的表现。

少阴病也可有经证(外证)、脏证(里证)之分。如麻黄附子细辛汤证、麻黄附子甘草汤证及附子汤证,为少阴偏虚但邪气侧重在外,所以为扶阳气,散邪气的治法,因此可属于少阴外证。而四逆汤证、通脉四逆汤证、白通汤证则为少阴里证。在少阴热化证中,如甘草汤、桔梗汤等"咽痛"证,可称为经证;而黄连阿胶汤证、用大承气汤治疗的少阴三急下证则均为脏证。

在少阴病中,还有一种少阴枢机被寒热邪气阻滞,枢机不利,使经脏之间、内外之间不能交通,而为"四逆"者,其治法为以四逆散枢转少阴血气。此为少阴四逆的一个不同类型,有别于上述的少阴寒化证与热化证。

总体上来说,少阴有病,病情危重,由于心肾两虚,因为寒化、热化而可进一步导致亡阳、亡阴,所以,属于邪亢正衰的危重阶段。病证方面表现为虚寒、或虚热，为最严重的"虚证"，如果治疗不及时或治疗方法不当，多致病人死亡。

6. 厥阴经　从经络的角度来说，厥阴经是以足厥阴肝经为主经，手厥阴心包经为辅经。厥阴经的经气特点为本风标阴，中见少阳。手足厥阴经与手足少阳经相互络属，使风火二气互通为用。本风之气从肝胆的方向，随相火的下行潜降作用，下达于肾的方向，产生了厥阴为阖的经气趋向。使相火下归，风气潜敛，产生厥阴标气。厥阴标气为一阴，具有阴尽阳升，进一步生发少阳的职能。厥阴经所属的心包与肝为厥阴气化的基础。其脏心包，能统领脉络，收拢阴血，可使血液循其常道，通畅运行，无所散溢或壅滞。更可使相火潜降下行，相火相合于下焦命火，随此气行之机，而阴血也从阖下行，故可潜藏阴血于下。其脏肝，能储存血液，调节血量，根据全身各部的需要，来分别供应，以促进所需物质的补充和功能的发生。肝为风木之脏，在厥阴为阖的气化行为之中，肝脏的作用是潜敛风气而使之下行，以进一步达到以阴生阳的目的。所以，心包与肝的共同作用，形成了厥阴为阖的气化，更是以阴生阳，产生少阳的基础。并由于经脉的疏导作用而经气外达于周身、四肢的较深层筋脉、血脉，或向内流通至心包与肝。所以，厥阴的功能作用也是有蓄有泄、有入有出，出则在周身、四肢的深层筋脉、血脉；入则经气内潜，下归于肝肾。

厥阴经的主要功能为：潜降阴血及风气于下，使相火温煦于下焦，有利于以阴生阳，阴阳之气顺接。厥阴主人体之里，有利于气机的潜降，寒热的和调。厥阴以血济气，以阴生阳，为少阳气化的基础。

厥阴与阳明的经气趋向均为阖，在阳气与阴血下行潜降方面具有协同作用。

厥阴之为病，是厥阴的经气逆乱，相火不温于下，挟风气而冲逆于上，上逆于心胸，心包火亢则"消渴，气上撞心，心中疼热"，而火不温于下，则下寒、肝寒的形成，并有寒气犯胃，则"饥而不欲食，食则吐蛔"，这也是厥阴不能从阖的表现。

从外因方面来看，厥阴中风则风邪在里而脉沉，厥阴已虚，更有风邪侵扰，经气虚则无力化生少阳，故邪气不出则不愈。若厥阴旺盛，则化生少阳有力，自可驱除风邪，脉微浮而为欲愈。厥阴伤寒，阴寒内逆，以致厥阴气逆，冲击胸膈而呃逆，阴寒入而相火衰，其气上逆，肝寒犯胃，即胃中寒冷。

厥阴病也可有经证与脏证的区分。"手足厥寒，脉细欲绝者"，为厥阴偏虚，但寒邪客于周身四肢深层的筋骨、血脉，故而用当归四逆汤养血散寒、通阳去厥为治，此为厥阴经证。而蛔厥证用乌梅丸，则为厥阴经气不能阖降，下寒上热、寒热错杂的脏证。

厥阴的手足厥冷，为厥阴相火之虚，厥阴无力生发少阳，故而阴阳之气不能顺接。以厥阴中见少阳，在正常的生理状态下，少阳相火可接济厥阴，但在病理之时，厥阴已衰，少阳无力，其相火的来源就需依靠少阴，以命火为基础来扶助厥阴，所以，少阴为厥阴的基础。而当厥阴病时，如果相火进一步衰退，导致命火亦衰，就由厥阴病转化为少阴病，手足厥寒转为更为严重的四逆。所以，在厥阴病篇中论述了转为少阴病的四逆汤证、通脉四逆汤证等。如果病证进一步恶化，命火、心火衰亡，则会使患者死亡。另外，还有一些误治后致厥、血虚致厥、水气致厥、痰实致厥等，由于病情均涉及到厥阴之气不畅（如痰实窒碍胸中之气，使心包之火不发），所以，均在厥阴病中论述。

在厥阴病中，也有热厥之证，为邪热在里，经气逆闭，阳热、相火内郁不发，当斟酌情况，用白虎汤或攻下为治。更有厥热胜复之证，由于邪气胜、正气怯则厥逆，当正气胜、邪气怯则发热，而这种厥热胜复往往是厥数日，热亦数日，虽然与少阳病时的往来寒热相似，但其厥热的交替时间较长。原因是由于少阳为病，有厥阴为基础，厥阴无病，助少阳气化有力，则为往来寒热。而当厥阴病时，厥阴之气与邪气相争，不能得到少阳的资助，而只能依靠少阴，以少阴的命火来资助厥阴，邪气入深，正气大伤，正邪相持，故而交替时间较长。如果邪气渐盛，正气日衰，则厥的日数长，而热的日数少，病情加重，甚至死亡。如果厥与热的日数相等，则阳气可消除阴寒邪气而病愈。如果厥的日数少，而热的日数多，为厥阴的相火化生较多，但病在厥阴，病位较深，所蓄积的阳热不易发散，则容易形成便利脓血之证。

厥阴病中的下利，可有多种病理情况。如厥阴阴寒盛、相火衰的下利，在治疗上也可参用四逆汤，此证如果病情转重可成为死证；也有经治疗后形成了上热下寒而下利的干姜黄芩黄连人参汤证者；又更多见"热利，下重"的白头翁汤证等。

厥阴呕证，由于厥阴阴寒上冲、犯胃，见"干呕，吐涎沫，头痛"，当以吴茱萸汤温中散寒，降逆止呕为治。也有厥阴病转为少阳病证，表现为"呕而发热"者，可用小柴胡汤畅达少阳，祛邪外出。

总的来说，厥阴有病，重点在里，重点在脏，由于厥阴为阴阳转化，生成少阳的基础，而厥阴又以少阴为基础，所以，其病情较为复杂，可见邪正互为胜复，或由阴转出少阳而向愈，或病情加重成为少阴病，甚至死亡。而其厥阴本身的病变，也多为寒热错杂、虚实混淆，但其主要为虚证，厥阴病多属于正气虽衰，邪气虽盛，但正邪尚能相持、相争的终期拖延、转化阶段。

条文讲解

卷第一

平脉法第一

问曰：脉有三部，阴阳相乘，荣卫血气，在人体躬。呼吸出入，上下于中，因息游布，津液流通。随时动作，效象形容，春弦秋浮，冬沉夏洪。察色观脉，大小不同，一时之间，变无经常，尺寸参差，或短或长。上下乖错，或存或亡。病辄改易，进退低昂。心迷意惑，动失纪纲。愿为具陈，令得分明。师曰：子之所问，道之根源。脉有三部，尺寸及关，荣卫流行，不失衡铨，肾沉心洪，肺浮肝弦，此自经常[1]，不失铢分。出入升降，漏刻[2]周旋，水下百刻[3]，一周循环。当复寸口，虚实见焉。变化相乘，阴阳相干。风则浮虚，寒则牢坚。沉潜水滀[4]，支饮急弦。动则为痛，数则热烦。设有不应，知变所缘，三部不同，病各异端。大过可怪，不及亦然，邪不空见，终必有奸，审察表里，三焦别焉，知其所舍，消息[5]诊看，料度府藏，独见若神。为子条记，传与贤人。（1）[原平脉1]

〔注解〕

[1] 自经常：本身就常是这样。

[2] 漏刻：古计时用滴漏法，计刻计时。

[3] 水下百刻：应为水下二刻。

[4] 水滀（xù）：即水液停聚。

[5] 消息：审度、斟酌。

〔提要〕以问答的方式论述诊脉的总纲。

〔讲解〕脉诊在四诊中占有极重要的位置。临床医生的疗效高低，与诊脉的水平有极为密切的关系。仲景极为重视诊脉，特设平脉法、辨脉法以指导临床，而且把《平脉》《辨脉》放在《伤寒论》十卷的第一卷，可见脉诊在诊治疾病中有着极为重要的意义。作为中医，必须要能够很好地诊脉，以中医辨证论治的思路去看病。

脉有寸关尺三部，这三部脉反映了人体中阳气与阴液的相互关系，血气荣卫的周流分布状态，也可体察五脏六腑十二经脉的气化状况，通过诊脉来了解人体的生理、病理，这是中医学的特色。

脉的产生有其根源，天布五行化育万类，人体本于天地二气相合而有五脏元真之气，五脏之气或聚合而形成人体脏腑组织皮肉筋骨脉，或分形化气，主持及形成三阴三阳、血气荣卫而周流运行，并温蕴及营养周身。人体之气有上升布散者，也有下行潜降者，形成了出入升降的气化机制，而这出入升降的机制，统之于心肺对血气荣卫的周流布散。肺贯通了吸入肺的风热湿火燥寒六经本气，体表感受外界的三阴三阳标气，并通过经脉的内外周流而将本标之气会通于体内，与水谷精微相合，产生出血气荣卫而运行到周身，因于呼吸而周流布散血气荣卫于人体的上中下。肺气通过十二经脉与五脏六腑紧密配合，调控着周身血气荣卫的周流布散，使之不失衡铨，达到生理上的平衡。而周身的血气荣卫的运行情况，都要通过肺朝百脉而由肺来感知，这样，肺才能进一步调控血气荣卫，使之不失均衡。寸口为手太阴肺经所主，为脉之大要会，即肺所感知的周身血气荣卫、五脏六腑气的变动，反映于寸口，这样就形成了以寸关尺的脉象来诊察周身气化动态、审别病理的独特方法。脉气的流动，随应四时而有春弦、夏洪、秋毛、冬沉的不同。这是天时之气作用于万物，作用于人体，相应地就有了肝弦、心洪、肺浮、肾沉的脉象表现。五脏之气又各有旺时，各有常主。有司升者，有司降者，而升降出入的大通道为三焦，三焦之气升降出入周流，就联系到了表里，联系到周身，所以，表、里、半表里是与三焦气化紧密关联在一起的。

一日之内，水下百刻，为新陈代谢的一日之周期，也为阴阳血气运行的一日周期。水下二刻，为阴阳之气在体内循环一周而再见于寸口，五脏六腑脉之虚实均可得见，故一日而为五十营。如果产生了阴阳之气不相谐调，血气荣卫变化而为病，也可从寸口脉观察出来。如受风之后，脉就会浮虚，这是由于风性发散，风邪进入体内，鼓动气液升浮于表，并常有风泄荣卫之气而汗出，故为脉浮虚，所以，浮虚的脉象代表了人体感受风邪后的病理特点。寒邪凝敛，闭郁人体阳气而动脉之血气不能畅达于微小的脉络，按现在的说法为寒气影响了周身体表的微循环，而使动脉之气鼓之不出，脉即为牢坚。水饮蓄积于内，脉则沉潜。支饮为水邪内逆，与人体气机相冲逆，气急不畅，故脉见急弦。体内若有血气不通之处，动脉之气必鼓之、动之，欲使之通，不论因寒、因热、因内外伤而引起，不通则痛。脉数为内有邪热，故而热烦。这些都是病理常规，如果有所不应，当仔细分析产生变化的缘由。寸关尺三部的脉象不同，病情各有差异。脉来均平，是阴阳谐和的表现，如有太过或不及，都是反常。脉见异常之象，则标示着体内必有反常的病理改变。由诊脉而料度表里内外、三焦脏腑之病理，这样在临床上，才能领悟深透，独见若神。脉学为四诊之要，体察人体的大关键。

问曰：经说，脉有三菽、六菽重者，何谓也？师曰：脉，人以指按之，如三菽之重者，肺气也。如六菽之重者，心气也。如九菽之重者，脾气也。如十二菽之重者，肝气也。按之至骨者，肾气也。菽者，小豆也。假令下利，寸口、关上、尺中，悉不见脉，然尺中时一小见，脉再举头一云按投。者，肾气也。若见损脉来至，为难治。肾谓所胜脾，脾胜不应时。（2）[原平脉10]

[提要]以下指的轻重，分五脏脉气。并以下利为例，谈特殊情况下，判断是否仍有肾气存在。

[讲解]《难经·五难》说："脉有轻重，何谓也？然。初持脉，如三菽之重，与皮毛相得者，肺部也。如六菽之重，与血脉相得者，心部也。如九菽之重，与肌肉相得者，脾部也。如十二菽之重，与筋平者，肝部也。按之至骨，举指来疾者，肾部也。"菽，即小豆。三菽、六菽等是指按寻脉时指下的力度大小。《难经》所论脉之轻重，与寸关尺三部定五脏的部位有关，应与右寸肺、左寸心、右关脾、左关肝、尺为肾相联系来看，脉的轻重又与各脏的气化状态有关。肺位上焦，主一身之气，其气轻虚，通达在天之气于周身皮

毛，又以清肃之令而使在天之气深入体内，故其气轻浮，以三菽而形容之；心位上焦，而主血脉，心气贯通于血脉，稍重浊，以六菽形容之；其他脏气也以其所在部位以及功能状态定脉之轻重。假令在下利之时，由于气液下走，使寸口、关上、尺中，均不见脉搏，但仅尺中有时能见到，脉再次有搏动的，为肾气尚在，病情虽重，病不至绝，当积极治疗。如果见到损脉，是五脏之气内绝，为难治。有关损脉的论述，参见《伤寒例》第 25 条。

问曰：东方肝脉，其形何似？师曰：肝者木也，名厥阴，其脉微弦、濡[1] 弱而长，是肝脉也。肝脉自得濡弱者，愈也。假令得纯弦脉者死。何以知之？以其脉如弦直，此是肝藏伤，故知死也。

南方心脉，其形何似？师曰：心者火也，名少阴，其脉洪大而长，是心脉也。心病自得洪大者，愈也。假令脉来微去大，故名反，病在里也。脉来头小本大，故名覆，病在表也。上微头小者，则汗出。下微本大者，则为关格不通，不得尿。头无汗者可治，有汗者死。

西方肺脉，其形何似？师曰：肺者金也，名太阴，其脉毛浮也。肺病自得此脉，若得缓迟者，皆愈。若得数者则剧。何以知之？数者南方火，火克西方金，法当痈肿，为难治也。（3）[原平脉 14]

〔注解〕[1] 濡：通"软"。脉缓和之义，非指病时脉濡，下同。

〔提要〕论肝、心、肺、肾四时脉的平脉、病脉及死脉。

〔讲解〕四时之气与五脏的联系，首先应侧重于从能量代谢方面来认识。春夏为阳，自然界的热能逐渐旺盛，万物因之而蓬勃生长，阳气催动万物生长，不仅是阳化气，不仅是使形质分解为气，不仅是主于分解代谢，万物的形质也由于阳气的旺盛而生长，如春夏之时，各种动植物均生长迅速。所以是阳生而阴即跟随着长。人体之内的能量也本于自然界。

春时的风木之气，为主持万物生长的风阳之气，能量就在这风阳之中，外界的这些能量通过经络而贯通于人体，主要贯通于肝脏，肝脏得此能量而生机勃勃。肝脏的生发之性，使体内物质，包括糖类、蛋白质、脂肪等分解为微小的物质，并化生热能，用中医的术语为阴中生阳。周身各脏腑组织也禀承肝气而有生发之性，换句话说，肝脏的功能作用可布散到周身各脏腑组织，各脏腑组织都具有以阴生阳，分解物质，化生能量的作用。肝脏的功能为风阳之气作用于内，其脉象的表现为微弦濡弱而长。这是由于风阳之气是在阴中施展作用，阳在阴中故微弦而长，又非风阳过亢，故脉微见濡弱。如果见纯弦脉，而无濡弱之象，为肝阳肝气孤绝于内，而无阴血津液存在，肝脏伤而肝气将绝，故为死证。

　　夏时为火热之气，阳热之力盛大，升腾布散之力强大，外界的火热之气通过经络贯通于人体的心脏，心脏具有极强大的阳热动力，布散血液于周身，故脉洪大而长。心脏的虚弱性疾病，如果见到脉洪大，是其功能恢复，为病愈。心脉洪大，其表现为脉来时较强盛，去时稍衰弱，即来盛去衰。如果脉来微去大，即与正常状态的来盛去衰正好相反，故名为反，为心气内郁于里，不易勃发而出，故为病在里。脉来头小本大，头指寸，本指尺。头小本大，指寸脉小，尺脉大，为心气不能通畅地布散于体表，在表有邪气郁覆，故名为覆，病在表。脉上微头小者，指寸脉小，又浮取脉微弱，沉取时脉一般，为汗出使心气开泄于表。脉下微本大者，为沉取之微弱，尺脉大，为血气壅积于里，关格不通，而不得尿。如果头上有汗，若为邪实于里，阳气虚越于上，即为死证；头上无汗，阳气未虚越，为可治。

　　秋时为凉燥之气，贯通于肺脏，为凉燥之气初凝在表，夏时的洪大之象已去，故脉仅见毛浮之象，肺可输通凉燥之气于周身，使周身的阳热浮张之气消退，形成阳随阴转，清凉下行的代谢方向，为人体生理之必需。肺病见毛浮脉及缓迟脉，均为肺主肃降之令，故为病愈。如果脉数，为病情加剧。数脉见之，为火克金，火热消烁肺金，使人体气化丧失清肃下行之能，阳热壅积不去，当形成痈肿，为难治。

　　原文中应该是缺少了"北方肾脉，其形何似？"一段。

　　师曰：呼吸者，脉之头也。初持脉，来疾去迟，此出疾入迟，名曰内虚外实也。初持脉，来迟去疾，此出迟入疾，名曰内实外虚也。（4）[原平脉2]

　　[提要]论呼吸时脉搏的快慢，以测其内外虚实。

　　[讲解]肺贯通在天之气，通过呼吸而布散周流一身的荣卫血气，脉之

搏动本之于呼吸，故呼吸为脉之头。刚开始诊脉时，以手指察看脉的动象，脉从初来至搏动的最高点为来；从搏动的最高点至脉搏结束为去。来疾去迟，为出疾入迟，在病理上为内虚外实；反之，来迟去疾，为出迟去疾，在病理上为内实外虚。可见，即使脉的一次搏动，也是一个全身气化状态的反应，以来为阳、去为阴，来主外、去主内。本于一脉的搏动又分疾与迟，实与虚。

问曰：二月得毛浮脉，何以处言至秋当死。师曰：二月之时，脉当濡弱，反得毛浮者，故知至秋死。二月肝用事，肝属木，脉应濡弱，反得毛浮脉者，是肺脉也。肺属金，金来克木，故知至秋死。他皆仿此。（5）[原平脉15]

[提要] 以春季肝脉为例，说明诊得相克脉者其预后不良。

[讲解] 二月为肝脏旺时，肝脉微弦濡弱而长，濡弱为肝脉，肝以阴为体，阳为用，肝气肝阴以柔和流畅，阴中徐徐生阳为要，故肝脉应濡弱，反得毛浮脉者，是肺金的肃降之令在伤害肝脏以阴生阳的气化，为金来克木，肝的新陈代谢之机将绝。至秋时，天时的肃降之令大行，肝受克加重，生机全无，故为死证。他脏均仿此。

问曰：濡弱何以反适十一头。师曰：五藏六府相乘[1]，故令十一。（6）[原平脉42]

[注解] [1] 五藏六府相乘：指五脏六腑之气相互贯通，相互资助。

[提要] 论凡五脏六腑，阴阳和合，相互资助，则见和缓之脉。

[讲解] 如果五脏六腑之气相互贯通，相互资助，则脉气不太过也无不及，而表现为濡弱，阳气可流通布散阴血津液，脉象和缓，故五脏六腑相乘，而为十一。即全身脏腑组织的以阴生阳、以阳化阴的气化能力正常，此为全身能量代谢及物质流通、生长的基础，五脏六腑相互资助，又皆需禀之。

阳脉浮大而濡[1]，阴脉浮大而濡，阴脉与阳脉同等者，名曰缓也。（7）[原辨脉7]

[注解] [1] 濡：仍指脉和缓。

[提要] 论平人和缓之脉的形状。

[讲解] 阳脉浮大而濡，为阳气和缓而不亢盛；阴脉浮大而濡，为阴气和缓而不亢盛，故为阴阳谐和流畅，至数上也不快不慢，寸脉与尺脉同等，

均和缓而不亢盛，名曰缓脉，为无病之人的脉象。这里所说的浮大，是微浮微大而不太过的脉象。上条所说的濡弱，是指微微内弱的和缓之脉象。两者均为正常脉象。

问曰：曾为人所难，紧脉从何而来。师曰：假令亡汗，若吐，以肺里寒，故令脉紧也。假令欬者，坐[1]饮冷水，故令脉紧也。假令下利，以胃虚冷，故令脉紧也。（8）[原平脉 20]

〔注解〕[1] 坐：因为。

〔提要〕揭示紧脉的由来。

〔讲解〕紧脉多因阳虚寒凝而产生。出汗多，阳气外散，出汗太多，叫作亡汗，上焦的阳气虚散于外，肺中阳虚寒凝，则为肺里寒，导致脉紧。如果吐，使得上焦阳气散越，也会造成肺里寒，导致脉紧。因为饮冷水而咳，也会导致脉紧。如果下利，胃中虚冷，也可导致脉紧。所以，阳气散亡，寒邪内凝是引起紧脉的主要原因。

脉浮而紧者，名曰弦也。弦者状如弓弦，按之不移也。脉紧者，如转索无常[1]也。（9）[原辨脉 8]

〔注解〕[1] 转索无常：谓脉来如绷紧并旋转的绳索，紧曲而有力。

〔提要〕论弦脉的形状，以及与紧脉的鉴别要点。

〔讲解〕脉浮而紧，名曰弦，并不是指浮紧脉为弦。诊脉需察脉体的上下左右，浮而紧，是指脉体的上面紧，左右不紧，不扭曲转索，故弦者状如弓弦，按之不移。紧脉则不仅上面紧，左右面也紧，如转索无常也。故紧为邪郁不畅，脉体扭曲，弦为气郁不发，逆上而直冲，以脉象而知其病理。

脉弦而大，弦则为减，大则为芤。减则为寒，芤则为虚。寒虚相搏，此名为革。妇人则半产漏下，男子则亡血失精。（10）[原辨脉 9]

〔提要〕论革脉的特点及其所主的病证。

〔讲解〕人体中的阳气本应含存于阴血之中，妇人半产漏下、男子亡血失精，阴血虚而不能含阳，虚阳之气即浮张而不守于内。虚则寒邪内乘，寒邪与虚浮之阳气相搏结，形成革脉。革脉类似弦而大，但比弦脉的力度要弱一些，故称弦则为减，又比大脉缺少内实的表现，所以，只是外表实大的芤脉。故革脉为芤而虚弦，状如皮革而外实中空的脉象。凡见此脉，即为内亡阴血，阳气虚浮，为虚寒与虚阳相搏的病证。

阴阳相搏，名曰动。阳动则汗出，阴动则发热。形冷恶寒者，此三焦伤也。若数脉见于关上，上下无头尾，如豆大，厥厥[1]动摇者，名曰动也。（11）[原辨脉6]

〔注解〕[1] 厥厥：动摇不定貌。

〔提要〕论动脉的形成机理及形状。

〔讲解〕动脉为阴阳相搏，主要为阳热之气搏郁于阴血之中。动脉可见于关上，如果动脉从关部偏于向上，则为阳热动于上焦而逼津液外出为汗；如果动脉从关部偏于向下，则为阳热动于下焦而阳热不出为发热。阳热搏郁于内，消散人体气液，气液虚则体表不固，寒邪易侵，而形冷恶寒，实为三焦内伤所致。数脉为阳热之脉，如果见于关上，阳热搏结于内，就易形成阴阳相搏的动脉，其形为上下无头尾，如豆大，厥厥动摇，名曰动脉。

问曰：翕奄沉[1]，名曰滑，何谓也？师曰：沉为纯阴，翕为正阳，阴阳和合，故令脉滑。关尺自平，阳明脉[2]微沉，食饮自可。少阴脉[3]微滑，滑者紧之浮[4]名也，此为阴实，其人必股内汗出，阴下湿也。（12）[原平脉19]

〔注解〕

[1]翕奄沉：翕，盛也。奄，覆盖、包含。翕脉融入沉脉，阴阳二脉相合。

[2]阳明脉：即趺阳脉。趺阳脉在足大趾、次趾间上行 5 寸，是足阳明胃经的冲阳穴。

[3]少阴脉：少阴脉在足内踝后，跟骨上动脉陷中，是足少阴肾脉的太溪穴。

[4]紧之浮：之，往从、趋向。紧脉向浮脉的方向发展。

〔提要〕论滑脉的形状，滑脉为气血壅实之象。

〔讲解〕滑脉为阴阳和合，阳入于阴中，均匀流动而成珠状。翕者，是指较旺盛的脉象；奄者，覆盖、包含之义，鼓浮的较为旺盛的脉被包含于沉脉之中则为滑脉。滑脉为阴阳气血壅实之象，关尺脉稍滑为自平，无大碍。阳明脉微滑而沉，为阳明血气旺于里，食饮自可。少阴脉微滑，为阳热蓄于阴中，故曰此为阴实，其人必股内汗出，阴下湿也。紧脉如转索而紧曲不利，紧脉向浮脉发展，紧曲不利之象转浮而流利，也为阴阳和合，即为滑脉，故滑者，紧之浮名也。

　　脉来缓，时一止复来者，名曰结。脉来数，时一止复来者，名曰促。一作纵。脉阳盛则促，阴盛则结，此皆病脉。（13）[原辨脉5]

　　[提要] 论结脉与促脉的表现。并论阳盛则见促脉，阴盛则见结脉。

　　[讲解] 脉来缓慢，脉搏时而停止一次，再见搏动者，为结脉。脉来较快，时而一止，再见搏动者，为促脉。结脉、促脉均为病脉，但促为阳气壅滞不畅，结为阴气壅结不畅。所结滞的原因众多，虚可致促、致结，实也可致促、致结。临床之证纷杂，不可一概而论。

　　问曰：脉有阳结、阴结者，何以别之？答曰：其脉浮而数，能食，不大便者，此为实，名曰阳结也。期十七日当剧。其脉沉而迟，不能食，身体重，大便反鞕[1]，音硬，下同。名曰阴结也。期十四日当剧。（14）[原辨脉2]

　　[注解] [1]鞕（yìng）：原为"坚"字，后因避隋代杨坚讳而改，下同。

　　[提要] 说明阳结、阴结的脉证与性质，及其预后的推断。

　　[讲解] 脉有阳结阴结。阳结者，阳气结聚；阴结者，阴气结聚。阳结之证为脉浮而数、能食、不大便。脉浮而数，为阳气盛。能食、不大便，为邪热在阳明气分，故脉不沉，由于阳气蒸津迫液，故能食、不大便。总为实热结聚，最容易转为阳明腹实之证。期十七日当剧，以一日太阳、二日阳明、三日少阳、四日太阴、五日少阴、六日厥阴，七日复至太阳，再如前逐日相传，十三日又复至太阳，至十七日为三次至少阴，故为少阴三主气。这种传经是正气传经，在阴阳传经的周流之中，形成阴阳的互济，阳结得阴气之济，则阳结有望消散。但传经十七日，少阴又为阴之大主，少阴三主气而仍阴不能济阳，故为当剧。阴结之证为脉沉而迟、不能食、身体重、大便反硬，此为阴寒里结，在里的阳气衰少，不能使阴寒消散，又因为阴寒结滞，使得大

小肠蠕动缓慢，粪便在肠中停留时间较久，水分则被慢慢吸收，形成大便干结不下。仍如上正气传经，至十四日为阳明三主气，在里之阳气不能使阴结开散，故为十四日当剧。

问曰：脉有阴阳，何谓也？答曰：凡脉大、浮、数、动、滑，此名阳也；脉沉、涩、弱、弦、微，此名阴也。凡阴病见阳脉者生，阳病见阴脉者死。（15）[原辨脉 1]

[提要] 论脉有阴脉、阳脉这两个大的分类。凡阴性病证见到阳脉，预后良好；阳性病证见到阴脉，则为病情恶化，预后不好。

[讲解] 脉有阴阳两大分类：凡大、浮、数、动、滑这些脉象，都是属于血气有余的阳脉；凡沉、涩、弱、弦、微这些脉象，都是属于血气不足的阴脉。阳脉与阴脉各举五种为例。正常人阴阳平和，脉不虚也不盛，阳气与阴液相互匹配，阴含其阳，阳运其阴，脉象流利和缓，为平和之脉。病时之脉，或太过，或不及。太过为病，不及亦为病。凡阴病为各脏腑功能低下，血气不足，如见到阳脉为能量代谢恢复，脏腑功能增强，血气由弱转强，人体抗病能力强，可驱邪由里达表，故为生；凡阳病见到阴脉，为本来亢盛的各脏腑功能转为功能低下，血气由强转弱，人体抗病能力减弱，邪气就会深入于里，病者逐渐衰竭而死。

问曰：脉有残贼[1]，何谓也？师曰：脉有弦、紧、浮、滑、沉、涩，此六脉名曰残贼，能为诸脉作病也。（16）[原平脉 12]

[注解] [1] 残贼：残害、伤害。邪气伤害人体而见病脉。

[提要] 概言六淫邪气侵袭人体而发生病变时的六种脉象。

[讲解] 本条所说的弦、紧、浮、滑、沉、涩六脉，应该是从六气风寒暑湿燥火成为六淫之邪侵袭人体的角度来论述的，风则脉弦，寒则脉紧，暑则脉浮，火则脉滑，湿则脉沉，燥则脉涩。六气为病，伤于各脏各腑、十二经脉，故为残贼之脉、邪侵之脉，而能为诸脉作病也。

问曰：脉有灾怪，何谓也？师曰：假令人病，脉得太阳，与形证相应，因为作汤。比还送汤，如食顷，病人乃大吐，若下利，腹中痛。师曰：我前来[1] 不见此证，今乃变异，是名灾怪。又问曰：何缘作此吐利？答曰：或有旧时服药，今乃发作，故为灾怪耳。（17）[原平脉13]

[注解][1]前来：上次来时。

[提要] 论诊脉时出现异常情况，需要详细的问诊来查明原因。

[讲解] 临床用药与病情本相符合，但突然出现了异常情况，病人反应剧烈，很难受，叫作灾怪。比如病人得了太阳病，用了相应的汤药，但服药后不久，病人大吐，或者腹泻，腹中痛，这是突然产生了异常情况，就叫作灾怪。多是原来吃的药物，正好这时发作所致。或者病人在服汤药之时，又同时服其他药物，药效相互抵触，也会产生灾怪的现象。更有甚者，药方开对，但药物被抓错而发生异常，在临床中也可见到。曾见一医生开药后，未向病人交待清楚，病人回家后将几剂药一并煎服，服后腹痛、大吐、大泻，立即来找医生责问。故在临床时，灾怪的情况也应小心提防。

问曰：脉有相乘[1]，有纵有横，有逆有顺，何谓也？师曰：水行乘火，金行乘木，名曰纵；火行乘水，木行乘金，名曰横；水行乘金，火行乘木，名曰逆；金行乘水，木行乘火，名曰顺也。（18）[原平脉11]

[注解][1]相乘：相互欺凌、克伐。

[提要] 以五行相克来认识脉象和疾病的吉凶顺逆。

[讲解] 五行木火土金水的每一环节都不可缺少，五行总起来是一个新陈代谢的动态的周期。五行各自都有其气化的特性，又必须要相互协调统一。在生理上要有生克制化的协调制约机制。在病理之时，脉象的表现可有相乘、有纵有横、有逆有顺。当五行之气气化的差异较大时，形成的病理伤害也较为严重。比如说水与火、金与木，是在五行的气化周期中气化特性及方向极为相反的，所产生的病理伤害也是极大的，水行乘火，阴盛阳衰，阴寒凝敛，而无阳热升腾布散之力，即为病重，金行乘木，也是如此。由于这是顺着五行相克的方向相乘，故名曰纵；火行乘水、木行乘金，产生的病理伤害也很大，由于是逆着五行相克的方向相乘，故名曰横。而水行乘金、火行乘木，为逆五行相生之序，故名曰逆；金行乘水、木行乘火，为顺五行相生之序，

故名曰顺。水行乘金、火行乘木、金行乘水、木行乘火，由于水与金、火与木，其两者之间气化的特性差异较小，故一般来说，产生的病理伤害较小。

问曰：何以知乘府，何以知乘藏。师曰：诸阳浮数为乘府，诸阴迟涩为乘藏也。（19）[原平脉43]

〔提要〕论出现各种阳脉为阳热之邪乘腑；出现各种阴脉为阴寒之邪乘脏或脏气内虚。

〔讲解〕腑为阳动之力较强，脏为阴藏之力较强。六腑为阳，经络亦为阳经，通过经络贯通的天阳之气较多，阳热之力旺盛，所以，《素问·五脏别论》说腑为"天气之所生也，其气象天，故泻而不藏"。五脏为阴，经络亦为阴经，通过经络贯通的地阴之气较多，阴寒凝聚，阴藏之力较强，可储藏精气，为人身性命之本。在病理之中，阳热之邪易于袭扰六腑及六阳之经，故为诸阳浮数为乘腑。阴寒之邪易于侵入五脏及阴经，或脏气内虚，故为诸阴迟涩为乘脏。

师曰：病家人来请云，病人发热烦极。明日师到，病人向壁卧，此热已去也。设令脉不和，处言[1]已愈。设令向壁卧，闻师到，不惊起而盼视[2]，若三言三止，脉之咽唾者，此诈病也。设令脉自和，处言此病大重，当须服吐下药，针灸数十百处乃愈。（20）[原平脉4]

〔注解〕

[1]处言：断言。

[2]盼（xì）视：即怒视。

〔提要〕论通过四诊合参来诊察病情，发现诈病的情况。并提出针对诈病的处理办法。

〔讲解〕病人原为发热烦极，师或有其他远途病人往诊，未能即去，待第二日到诊，病人身凉而向墙壁卧，说明热退身心已静，不再因热而烦乱，此时应再诊其脉。热退身凉，脉虽暂时不和，其后就会随之自和，故可处言已愈。诈病，即装病，假装有病。在临床偶尔可以见到，诈病多见于缺乏知识及缺乏修养的人，或与家人不和而故意装病，或故意装病考验医生。如果是真的有病了，会盼望医生来，医生来了就会很热忱地接待，但病人不起来接待，反而怒视，说话时吞吞吐吐，不愿意诉说病情，诊脉的时候病人为了稳定心绪，想对策而咽唾沫，如果脉象平和，就可确定是诈病。既然是诈病，如果直接揭穿，病人可能会抵赖，顽固地狡辩说自己就是有病，是医生没有水平，看不出来，医生反而会难堪。这种情况确实是很棘手的。所以，一般要用以诈对诈的方法，夸大其病情，说病情非常严重，必须服用猛烈的吐下药，以及针灸数十处、上百处才能治愈。古时候的针灸针都很粗，不是现在的毫针，而且艾灸又都是直接在穴位处，会造成穴位处皮肤损伤。诈病的人怕吃苦头，这样才会使诈病的人不敢再继续诈病。

问曰：上工望而知之，中工问而知之，下工脉而知之，愿闻其说。师曰：病家人请云，病人苦发热，身体疼，病人自卧。师到诊其脉，沉而迟者，知其差也。何以知之？若表有病者，脉当浮大，今脉反沉迟，故知愈也。假令病人云腹内卒痛，病人自坐，师到脉之，浮而大者，知其差也。何以知之？若里有病者，脉当沉而细，今脉浮大，故知愈也。（21）[原平脉3]

［提要］论脉诊时要结合望诊、问诊来推测疾病的发展变化。

［讲解］临床当脉证合参，四诊合参。假如病人发热，身体疼痛，为病在表，应当脉浮大，但脉却不浮，反而稍沉而不数，则是表证已去。假如病人腹中猝然疼痛，病在里，脉当沉而细，反而脉浮大，为里病已去。所以，上工望而知之，中工问而知之，下工脉而知之。不是说上工仅凭望诊来治病，上工不仅会下工所会的脉诊，还会中工所会的问诊，更高明处是在会下工与中工所不会的望诊。古时中医，初习医即习脉，故都以脉诊为最基础，即下工也必须要会诊脉，中工则不仅要诊脉，而且要详于问诊，上工更精于望诊。故知一为上，知二为神，知三神且明也。

师持脉，病人欠[1]者，无病也。脉之呻者，病也。言迟者，风也。摇头言者，里痛也。行迟者，表强也。坐[2]而伏者，短气也。坐而下一脚[3]者，腰痛也。里实护腹，如怀卵物者，心痛也。（22）[原平脉5]

［注解］

[1] 欠：打呵欠。

[2] 坐：古人坐时，两膝着地，臀着于足跟。

[3] 坐而下一脚：坐时伸一脚。

〔提要〕论从望诊、问诊、闻诊来察知病情。

〔讲解〕诊脉时，病人打呵欠，为气流通利，三焦气畅，为无病。诊脉时呻者，即因痛楚而呻吟者，为身体有不舒服或疼痛之处，为有病。语言迟缓者，多有内风阻滞，乃经络不通所致。摇头言者，因里痛而不想和人多说话，故摇头以示之。行走迟钝者，四肢体表因寒邪侵袭而强急所致。气短无力支撑，则坐时向前伏倒。腰痛者，坐时伸一脚，则腰痛一侧可舒缓。病人两手护其腹部，如有卵物怕碰碎，是因为心腹疼痛，如果怕别人碰触，为里实性疼痛。如果是虚性疼痛，则喜按。

师曰：病人脉微而涩者，此为医所病也。大发其汗，又数大下之，其人亡血，病当恶寒，后乃发热，无休止时。夏月盛热，欲著复衣。冬月盛寒，欲裸其身。所以然者，阳微则恶寒，阴弱则发热。此医发其汗，使阳气微，又大下之，令阴气弱。五月之时，阳气在表，胃中虚冷，以阳气内微，不能胜冷，故欲著复衣。十一月之时，阳气在里，胃中烦热，以阴气内弱，不能胜热，故欲裸其身。又阴脉迟涩，故知亡血也。（23）[原辨脉21]

〔提要〕从脉证测知汗下后导致阳气阴血俱不足之证。

〔讲解〕病人由于医生误治，大发汗而致阳虚，又大泻下而致阴血弱，阴阳俱虚，脉微而涩，恶寒，然后发热，反复无休止。夏季天气盛热，欲穿厚衣；冬季天气大寒，又不欲穿衣。这是因为阳气微则恶寒，阴血弱则发热。五月盛夏之时，人体阳气浮盛于表，阳虚之人，则阳气更加浮散，故胃中虚冷，因阳气内微，不能胜过内寒，所以欲穿厚衣。十一月隆冬之时，人体阳气沉聚在里，阴弱之人，热不得发，故胃中烦热，阴血内弱，不能胜热，故不欲穿衣，又因尺脉迟涩，而知其为阴血极弱。

问曰：病有洒淅恶寒[1]而复发热者，何？答曰：阴脉不足，阳往从之；阳脉不足，阴往乘之。曰：何谓阳不足？答曰：假令寸口脉微，名曰阳不足，阴气上入阳中，则洒淅恶寒也。曰：何谓阴不足？答曰：尺脉弱，名曰阴不足，阳气下陷入阴中，则发热也。（24）[原辨脉3上]

〔注解〕[1] 洒淅（xiǎn xī）恶寒：形容恶寒如冷水洒在身上一样。

〔提要〕本条以阴阳气血的升降动态来领悟形成脉象的病理原因。

〔讲解〕病人洒淅恶寒又有发热，寸脉微为阳气不足于上焦，当白天阳气从升而外出之时，阳虚于上焦及体表，阴气则相对盛于体表，阳虚不能温化其阴，则洒淅恶寒。尺脉弱，阴血亏于下，当夜间天气从降之时，阳气随之内入，阴虚不能含阳则会发热。故阴阳两虚者，随天时之升降而可互有洒淅恶寒及发热。

师曰：寸脉下不至关，为阳绝；尺脉上不至关，为阴绝。此皆不治，决死也。若计其余命生死之期，期以月节克之也。（25）[原平脉17]

〔提要〕本条以阴阳血气的升降动态来理解阳绝、阴绝的脉理。

〔讲解〕寸脉下不至关，为闭绝于寸，谓上焦之气逆结，不能与中焦相通，故为阳绝。尺脉上不至关，为闭绝于尺，谓下焦之气逆结，不能与中焦相通，故为阴绝。凡此，血气的升降出入之机已绝，故为不治。阳绝者，气不能降，至盛夏之时，有升无降，为其死期。阴绝者，气不能升，至隆冬之时，有降无升，为其死期。

师曰：脉病人不病，名曰行尸，以无王气[1]，卒眩仆不识人者，短命则死。人病脉不病，名曰内虚，以无谷神[2]，虽困无苦。（26）[原平脉18]

〔注解〕

[1] 王气：即旺气，脏腑的真气。

[2] 谷神：水谷精微之气。

〔提要〕本条论五脏真气为人体的根本。

〔讲解〕人体的抗病能力为人体所储备的根本物质即五脏元真之气，又以水谷精微充养一身，临床中要注意五脏之气的强弱，及早预防病情恶化。如果人体的根本物质即五脏精气一绝，必短命而死。

通过诊脉发现五脏的元真之气已绝，而病人尚不觉有病，这种情况名为行尸，病人会突然眩晕仆倒而不省人事，短命而死。如果病人自觉有病，诊脉却见脉象平和，应该是内虚，缺少水谷精微所致，虽然身体有些不适，但不会有大问题。

师曰：脉，肥人责[1]浮，瘦人责沉。肥人当沉，今反浮；瘦人当浮，今反沉，故责之。(27)[原平脉16]

〔注解〕[1]责：责求。因体质不同而审求脉象反常的原因。

〔提要〕说明人体体质胖瘦不同而有不同的正常脉象。

〔讲解〕举肥人或瘦人的脉象为例，来说明诊脉需要综合考虑很多因素。肥胖的人皮下脂肪较厚，诊脉时轻按其脉则按不到，所以肥胖的人脉要沉一些，如果肥胖的人出现脉浮，就是反常的情况，当查其原因。而消瘦的人皮下缺少脂肪，诊脉时轻轻一按脉搏就摸到了，所以，瘦人脉应当浮，如果脉沉，就是反常的情况，当查其原因。这些情况如果不综合考虑，就会导致失误。

师曰：伏气[1]之病，以意候之，今月之内，欲有伏气。假令旧有伏气，当须脉之。若脉微弱者，当喉中痛似伤，非喉痹也。病人云：实咽中痛，虽尔，今复欲下利。(28)[原平脉6]

〔注解〕[1]伏气：藏于体内不立即发病，过时而发的邪毒之气。

〔提要〕从脉证来测知伏气为病。

〔讲解〕临床在四诊合参之外，还要注意时节气候变化影响人体而发病的情况。伏气为病，即感邪后，邪气藏伏于体内，到一定时节而发病，如冬时感寒，至春时而发，四时之气均可形成伏气为病。而伏气为病，又与邪气伏于体内，潜移默化地伤耗正气有关。脉微弱者，为旧有伏气伤耗少阴，少阴之气虚结不发，上郁于咽则痛，弱而不达又易转而下利。由于为伏邪渐渐伤正，就不同于外客之邪所形成的火热结实之喉痹。

问曰：人恐怖者，其脉何状？师曰：脉形如循丝，累累然[1]，其面白脱色也。(29)[原平脉7]

〔注解〕[1]累累然：脉沉细而紧实，不虚弱。

〔提要〕论受到惊恐的脉象与面色。

〔讲解〕人在恐惧之时，血气内聚、下聚，不达于外，脉不流通于外则脉如循丝，累累然。由于血气不升达则面白脱色，而且往往也有周身寒冷、皮肤粟立，也有因极度恐惧而死亡者。

问曰：人愧者，其脉何类？师曰：脉浮而面色乍白乍赤。（30）[原平脉 9]

〔提要〕论羞愧时的脉象与面色。

〔讲解〕人在惭愧之时，心气时郁时散，散乱不定，郁时则面白，散时则面赤，心气散乱，故总体为脉浮。

问曰：人不饮，其脉何类？师曰：脉自涩，唇口干燥也。（31）[原平脉 8]

〔提要〕论不喜饮水而缺乏津液的脉证表现。

〔讲解〕不喜欢饮水的人，总因脾气素已有伤，脾气虚或复受寒凉，水寒不化，气行缓慢，人体反而缺乏津液濡养则脉涩，水津不运，滋养不足则唇口干燥。常见幼时饥饿伤脾者，或盛夏大量冷饮者，形成不饮。或肺气虚寒，津液不布，也可致不饮。当斟酌情况，或健脾益气，或温阳散寒为治。

辨脉法第二

寸口卫气盛，名曰高[1]。高者，暴狂而肥。荣气盛，名曰章[2]。章者，暴泽而光。高章相搏，名曰纲[3]。纲者，身筋急脉强直故也。卫气弱，名曰惵[4]。惵者，心中气动迫怯。荣气弱，名曰卑[5]。卑者，心中常自羞愧。惵卑相搏，名曰损。损者，五藏六府，俱乏气虚慑故也。卫气和，名曰缓。缓者，四肢不能自收。荣气和，名曰迟。迟者，身体俱重，但欲眠也。缓迟相搏，名曰沉。沉者，腰中直，腹内急痛，但欲卧，不欲行。（1）[原平脉 21]

〔注解〕

[1] 高：声高气壮之义。

[2] 章：面色红光之义。

[3] 纲：指脉粗而强盛。

[4] 惵（dié）：心慌怯弱。

[5] 卑：自觉卑下矮小。

〔提要〕论可从寸口脉的太过、不及或和缓来测知荣卫的盛、衰、平和三种不同情况。

〔讲解〕寸口，即指寸关尺脉。《伤寒论》的脉法以寸口脉为主，并参考趺阳、少阴脉。举寸口脉为例，有太过者，有不及者，有平和者。

太过者：荣卫壅实充盛，红光满面，声高气壮。卫气盛，则声高气壮，名曰高；荣气盛，则红光满面，名曰章；高章相搏，言脉既盛且强，如粗的绳索一样，故曰纲。

不及者：卫气弱，则心慌怯弱，名曰惵；荣气弱，则自觉卑下矮小，名曰卑；荣卫之气俱弱，名曰损，周身阴阳血气皆虚。

平和者：卫气充盈和缓，名曰缓；荣气充实，名曰迟。卫气与荣气相和，即缓迟相搏，名曰沉，血气阴阳沉缓于内，内藏于五脏而为精气，又能周流循环于表里，则为健康平和之人。

寸口脉缓而迟，缓则阳气长[1]，其色鲜，其颜[2]光，其声商[3]，毛发长。迟则阴气盛，骨髓生，血满，肌肉紧薄鲜鞭。阴阳相抱，荣卫俱行，刚柔相得，名曰强也。（2）[原平脉22]

〔注解〕

[1] 长（zhǎng）：生长，即旺盛之义。

[2] 颜：颜面。

[3] 商：五音之一，肺属金，其音商。

〔提要〕论寸口脉充盈和缓，则荣卫气血调和，人体强健。

〔讲解〕人体的荣卫阴阳之气，要周流循环，相互维系，无太过也无不及。寸口脉缓而迟，脉充盈和缓，则阳气旺盛。脉迟不是指病态的迟脉，而是脉不急迫，从容而来，为阴血充盈之象。阳气旺盛则色泽柔润鲜亮，颜面光彩奕奕，声音清亮而长，毛发光泽，生长旺盛。阴气旺盛则骨髓生长，阴血充盈，肌肉紧致鲜硬。以人之一身为荣卫血气所充养，阴阳平和充盈，荣卫血气周流循环于一身，充养于一身，阴阳相抱，刚柔相得，称之为强。太过则为病，不是真正的强健。

寸口脉浮为在表，沉为在里，数为在府，迟为在藏。假令脉迟，此为在

藏也。（3）[原辨脉 17]

[提要] 以浮、沉、数、迟四种脉象来分病变在表、在里、在腑、在脏。

[讲解] 以浮沉分表里，数迟分腑脏。脉浮则血气趋向于表，凡外邪在表，当人体荣卫血气尚未虚弱之时，正气抗邪，就会脉浮，所以脉浮为在表。但脉浮而无力，又为表虚，常自汗恶风。脉沉为在里，凡邪气在里，人体血气即趋向于里，抗邪于里，故而脉沉。也有脉沉而无力，或因虚寒，或因泻利，致血气不足于里者，也为病在里。腑为阳，阳动之力强，禀天阳之气盛，故数为阳而在腑，凡阳热亢盛的病理均归之于腑。脏为阴，阴静之力较盛，禀地阴之气多，故迟为阴而在脏，凡阴寒而功能不足的病理均归之于脏。

寸口脉浮而紧，浮则为风，紧则为寒。风则伤卫，寒则伤荣。荣卫俱病，骨节烦疼，当发其汗也。（4）[原辨脉 19]

[提要] 论寸口脉浮而紧，为风寒在表，荣卫俱伤之证。

[讲解] 脉浮而紧，风寒合邪。风则偏于伤卫，然而卫气伤，也可并伤其荣气；寒则偏于伤荣，然而荣气伤，也可并伤其卫气，因此荣卫俱伤。故而风非只伤卫，寒非只伤荣。风寒中表，经气闭而不发，则骨节烦疼，当发其汗。仲景此论之意应为从属性来说，邪正常同气相求。风与卫同气相合为盛，故伤卫；寒与荣同气相合而凝重，故伤荣。然风入于体内，不仅伤卫，而且伤荣。观太阳病中风汗出、恶风，汗泄荣气，不仅伤卫，寒邪客体，以寒为阴邪，也伤卫气。切不可误认为风只伤卫，寒只伤荣，风寒俱病则荣卫俱伤。那种认为桂枝汤证为风伤卫，麻黄汤证为寒伤荣，大青龙汤证为荣卫两伤的三纲之说，是很机械的。

寸口脉弱而缓，弱者阳气不足，缓者胃气有余。噫而吞酸，食卒不下，气填于膈上也。一作下。（5）[原平脉 29]

[提要] 论寸口脉弱而缓为阳气不足，食气停滞在膈上的脉象。

[讲解] 寸口脉弱而缓，寸脉弱则阳气不足，气弱而滞于里。脉缓则胃气有余，食气滞于上，不能通达，则嗳气吞酸，食噎不下，气填塞于膈上。

寸口脉弱而迟，弱者卫气微，迟者荣中寒。荣为血，血寒则发热；卫为

气，气微者，心内饥，饥而虚满不能食也。（6）[原平脉27]

〔提要〕论脾胃阳气虚滞，而导致卫气虚弱，荣中受寒的脉证。

〔讲解〕卫为水谷之悍气，荣为水谷之精气。卫为水谷之阳动的部分，荣为水谷之阴柔的部分。荣气泌其津液化以为血，荣并不直接是血，故"荣为血"一语，应理解为荣为阴血津液之类的阴柔物质。寸口脉弱而迟，脉弱则卫气虚而滞，脉迟为阴血中有寒，血寒而卫气虚滞则发热。卫气虚滞，本于脾胃阳气虚滞，故而心内饥，饥而虚满不能食。

寸口脉微而缓，微者卫气疏，疏则其肤空；缓者胃气实，实则谷消而水化也。谷入于胃，脉道乃行，水入于经，其血乃成。荣盛，则其肤必疏，三焦绝经，名曰血崩。（7）[原平脉35]

〔提要〕论荣盛卫疏，阳气不运阴血而形成血崩的脉象。

〔讲解〕脉以胃气为本，寸口脉微而缓，微为水谷之气达于表即汗泄而出，卫气疏而不固，故而其肤空。脉缓为胃气实，胃气本身无病，实则谷消而水化。谷入于胃，其精微入于脉，水入于经，经脉流行，血脉协同，其血乃成。但表疏汗泄，卫气虚而荣气偏盛，荣卫阴阳不相谐合，阴盛则易内聚，阳不运其阴，三焦绝经，经气不行，则血崩下注。

寸口脉微，尺脉紧，其人虚损多汗，知阴常在，绝不见阳也。（8）[原平脉40]

〔提要〕论阴盛阳绝的脉证。

〔讲解〕本条寸口脉微，尺脉紧，周身阳气的虚损程度较为严重，为阴寒内盛，阳气虚微，阳虚于里，不仅虚在卫气。

寸口脉微而涩，微者卫气衰，涩者荣气不足。卫气衰，面色黄；荣气不足，面色青。荣为根，卫为叶，荣卫俱微，则根叶枯槁而寒栗、欬逆、唾腥、吐涎沫也。（9）[原平脉33]

〔提要〕论荣卫俱不足，导致肺气虚衰的脉证表现。

〔讲解〕寸口脉微而涩，脉微则卫气衰，脉涩则荣气不足，卫气衰则面色无光泽而色黄，荣气不足则阴血不充、虚寒内冷而面青。荣气阴血为根，而卫气为叶，荣卫俱微，则阴血之根本与阳气之先导俱微，卫气不能固护体表，肺气无所依赖，造成寒栗而咳逆，唾腥咸之痰液，吐涎沫。

寸口脉微而涩，微者卫气不行，涩者荣气不逮[1]，荣卫不能相将[2]，三焦无所仰，身体痹不仁。荣气不足，则烦疼，口难言；卫气虚者，则恶寒数欠。三焦不归其部[3]，上焦不归者，噫而酢吞[4]；中焦不归者，不能消谷引食；下焦不归者，则遗溲。（10）[原平脉31]

〔注解〕

[1] 荣气不逮：荣气虚而流行不畅。

[2] 荣卫不能相将：荣卫虚弱而不能充盈、不能相互助化扶持。

[3] 三焦不归其部：三焦之气虚而泄，气不能归，不能为三焦所用。

[4] 噫而酢（cù）吞：嗳气而吞酸。噫，嗳气；酢，同醋；酢吞，吞酸。

〔提要〕论荣卫俱虚，导致三焦失职的脉证。

〔讲解〕此条言荣卫俱虚，使经络之气虚而不行，经络周流内外，虚而不行，则不能本于天地之气化生血气阴阳于体内，使三焦无物质基础来充养，身体麻痹而不仁。三焦之气不足，上、中、下三焦功能虚弱，各出现相关病证。荣气不足，则周身四肢肌肉缺少阴血充养，而身体烦疼，口强急而难言；卫气虚，则体表不能温固，恶寒而经常呵欠。血气不能向内充养于三焦，血气不归于上焦，上焦之气不得下行，则嗳气而吞酸；中焦之气不得下行，则不能消谷引食；下焦血气不充，虚弱不固则遗溲。

寸口脉阴阳俱紧者，法当清邪中于上焦，浊邪中于下焦。清邪中上，名曰洁也；浊邪中下，名曰浑也。阴中于邪，必内栗[1]也，表气微虚，里气不守，故使邪中于阴也。阳中于邪，必发热、头痛、项强、颈挛、腰痛、胫酸，所为阳中雾露之气。故曰清邪中上，浊邪中下。阴气为栗，足膝逆冷，便溺妄出。表气微虚，里气微急，三焦相溷[2]，内外不通。上焦怫音佛，下同。郁[3]，藏气相熏，口烂食龂[4]也。中焦不治，胃气上冲，脾气不转，胃中为浊，荣卫不通，血凝不流。若卫气前通者，小便赤黄，与热相搏，因热作使，游于经络，出入藏府，热气所过，则为痈脓。若阴气前通者，阳气厥微[5]，阴无所使。客气内入，嚏而出之，声嗢[6]乙骨切。咽塞。寒厥相追，为热所拥，血凝自下，状如豚肝。阴阳俱厥，脾气孤弱，五液注下，下焦不盍[7]，一作阖。

清便下重^[8]，令便数难，齐筑湫痛^[9]，命将难全。（11）[原辨脉28]

〔注解〕

[1] 内栗：由于在里的阳气伤损而寒栗。

[2] 溷（hùn）：混浊。

[3] 怫（fú）郁：郁闷、不舒畅。

[4] 食断（yín）：牙龈腐烂。食通蚀；断同龈。

[5] 厥微：缺少、微弱。

[6] 声嗢（wā）：声音发出不利。

[7] 下焦不盍：下焦不能闭合。盍，合。

[8] 清便下重：大便有后重感。清同"圊"，清便即圊便，解大便之义。

[9] 齐筑湫（qiū）痛：脐部跳动、拘急疼痛。齐同脐；筑，捣动、跳动；湫，寒气拘急。

〔提要〕论病邪客在表里三焦，致三焦之气不发，脏腑之气混乱，变生种种病害，或形成死证的脉证表现。

〔讲解〕本条的寸口脉阴阳俱紧，病因、病情很复杂。首先是清邪中于上焦，清邪指雾露之邪，中于上焦，即中于头、颈、背等阳分的部位，出现了发热、头痛、项强、颈挛、腰痛、胫酸。邪中于阳分，伤损了表气，使得表气有些虚弱。由于表气有些虚弱，里气就要发动来资助表气，体质差一些的人，里气就容易不守于内。表气有些虚弱，里气又有些不足，阴寒湿浊之邪又中于下焦，伤及下焦阳气而产生寒栗，并有足膝逆冷、便溺妄出等症。上焦、下焦都有邪气侵袭，使得表气微虚，里气微急，则三焦之气混浊逆乱，内外不通。上焦之气闷乱不畅，则心肺甚至肝气都不能布散透发，脏气相熏，口腔及齿龈糜烂。中焦之气逆乱，则胃气上冲，脾气不能布散周流运转，胃中的食物停滞不化为浊，荣卫之气不能通达周流，血气也就凝滞不能周流运行。在这种情况下，可以有两种转归：一种是卫气因壅积而转强，就成了偏盛的阳气，偏盛的卫气就会强行通达外出，阳气盛而阴气少，则小便赤黄，偏盛的卫气与热相合，因为热而流行，游于经络，出入脏腑，热气所过，则为痈脓。另一种是阴气偏盛壅积于内，也会形成阴寒强行流窜的情况，但阳气弱微，不能导致阳热偏盛而游行于经络，出入于脏腑，形成痈脓的情况。由于阳气弱微，阴寒之气不能依靠阳气而通达，就容易下聚。上焦有邪气客入，上焦之气勉力作为，欲打喷嚏将邪客之气排出，但气机不利，声音嘶哑而不畅。下焦的阴寒浊气与逆乱之气相互追逐，更被内在的微弱之阳热所壅遏，阴血凝结而自下，状如猪肝。阴阳俱逆厥，脾气孤弱不能周流布散，五脏的阴血津液下注，下焦不能闭合，大便里急后重，大便次数多而困难，脐部跳动、拘急疼痛，危亡在即。

寸口诸微亡阳，诸濡亡血，诸弱发热，诸紧为寒。诸乘寒[1]者，则为厥[2]，郁冒不仁，以胃无谷气，脾涩不通，口急不能言，战而栗也。（12）[原平脉41]

[注解]

[1]乘寒：被寒邪所伤。

[2]厥：手足厥冷。

[提要]论寸口各种虚弱或受寒的脉证，都会因脾胃的衰败而加重。

[讲解]寸口脉所出现的各种微脉，则为阳气虚；出现各种濡脉，则为亡血；出现各种弱脉，则为血虚发热；出现各种紧脉，则为感受寒邪。以感乘寒邪为例，寒邪客郁较重者，产生手足厥逆、郁冒不仁，如果寒气侵袭脾胃，脾胃极为虚弱，胃中无谷气，脾气涩滞而不能布散水谷精微，就会发生口急不能言、战抖寒栗的情况。

寸口脉浮而大，浮为虚，大为实。在尺为关，在寸为格。关则不得小便，格则吐逆。（13）[原平脉24]

[提要]论阴阳不相交通而为关格的脉证。

[讲解]寸口脉浮而大，浮为阳气虚浮，大为阴气壅实。血气逆结，逆上而不降，在尺则为关，迫逆在里不得小便；在寸为格，格拒于上不能下走，则为吐逆。关格总为虚实兼杂，虚在阳气，实在阴血、津液、痰湿、食气。因虚而滞，邪气从生，血气壅结，阴阳不相交通，闭而不行。

寸口脉浮大，而医反下之，此为大逆。浮则无血[1]，大则为寒，寒气相搏，则为肠鸣。医乃不知，而反饮冷水，令汗大出，水得寒气，冷必相搏，其人即噎[2]。音噎，下同。（14）[原辨脉24]

[注解][1]浮则无血：脉虚浮为血少不含其气所致。

[2]噎（yì）：同噎。

[提要]论血气虚浮的寸口脉浮大，当有里寒，切忌逆治。

[讲解]寸口脉浮大，有形成关格者，也有浮大是血气虚浮，而无有形之阴血津液痰湿食气结滞的，就不应当攻下，攻下为大逆。血气虚浮，则内反无血，而且内寒，寒与在内之虚气相搏结，则为肠中虚寒之滞气，形成肠鸣。脉浮大则里寒，阳气外浮不能温于内，阳气外浮则有虚热在表，医者反而让病人饮冷水，欲令表热随汗出而去，反而水入于里，与里寒相搏结，病人发生气噎食不下之证。

跌阳脉浮，浮则为虚，浮虚相搏，故令气噎，言胃气虚竭也。脉滑则为哕[1]，此为医咎。责虚取实，守空迫血[2]，脉浮，鼻中燥者，必衄也。（15）[原辨脉25]

[注解]

[1]哕（yuě）：呃逆。

[2]责虚取实，守空迫血：对于相对空虚而无实邪之证，反而按实证治疗，劫迫阴血。

[提要]从跌阳脉的几种脉证表现，论述跌阳脉显示脾胃的状况。

[讲解]《伤寒论》脉法，除诊寸口脉外，还诊跌阳脉、少阴脉。跌阳脉在足大趾、次趾间上行5寸，是足阳明胃脉的冲阳穴。少阴脉在足内踝后，跟骨上动脉陷中，是足少阴肾脉的太谿穴。跌阳脉显示脾胃之气的状况，少阴脉显示肾气的状况。

跌阳脉浮，如果浮而虚，为胃气浮散，气虚且浮，胃气不得下行，即为噎塞不通的胃气虚竭之证。跌阳脉滑，为误治后寒热痰食等逆于里，胃气壅滞，鼓之欲出，而成呃逆。如果表里并无实邪，反而按实证强行发汗等，伤耗津液而使虚热迫入血络，则会产生趺阳脉浮，鼻中燥，必成衄血的情况。

趺阳脉浮而涩，少阴脉如经[1]者，其病在脾，法当下利。何以知之？若脉浮大者，气实血虚也。今趺阳脉浮而涩，故知脾气不足，胃气虚也。以少阴脉弦而浮，一作沉。才见此为调脉，故称如经也。若反滑而数者，故知当屎脓也。《玉函》作溺。（16）[原辨脉18]

[注解] [1] 如经：如常。

[提要] 论诊趺阳脉时，当注意少阴脉是否正常。

[讲解] 如经即正常之脉。少阴脉如经，为少阴脉弦而沉；趺阳脉如经，即为胃气如经，为趺阳脉迟而缓。少阴为肾脉，肾者主水，受五脏六腑之精而藏之。肾处下焦，为水火之脏，为周身之根，人体五脏六腑，皆以肾为根。肾藏元阴元阳，主于一身，其气就要下沉潜敛，故少阴脉弦而沉，为少阴脉如经。下利一证，可由少阴肾气虚寒而致，也可由脾胃虚弱而致，少阴脉如经，即下利的原因不在肾。一见下利，有脾胃虚弱，不见得一定就有肾气虚弱，但脾胃久伤，必会伤及肾，也是常理。趺阳脉浮而涩，浮为胃气虚，胃气不能下行，胃肠则无阳热之力温之运之，进入胃肠的水谷就不能吸收消化，脉涩为脾气虚滞，脾不能为胃行达布散水谷精气，水谷之气清浊不分，精微之气不能化生出来，转输出来，就会产生下利。如果趺阳脉浮而大，又为脾胃之气升浮性较强，多为阳热之气强盛，浮越在经表，鼓张津液化为汗出，故为气实血虚。如果趺阳脉滑而数，又为邪热壅蓄于内，腐肉为脓，当为便脓血之证。

趺阳脉浮而芤，浮者卫气虚，芤者荣气伤，其身体瘦，肌肉甲错，浮芤相搏，宗气微衰，四属[1]断绝。四属者，谓皮肉脂髓俱竭，宗气则衰矣。（17）[原平脉34]

[注解] [1] 四属：四脏、四肢。

[提要] 论脾胃虚衰则荣卫化源不充，出现的脉证表现。

[讲解] 趺阳脉浮而芤，趺阳为胃脉，脉浮则胃气虚浮，而布达于周身体表的卫气也是虚浮之气；脉芤即脉大而空，则荣气、阴血亏损。荣卫衰伤，四体失养，身体日见消瘦；肌肉皮肤气血凝滞，而为肌肤甲错，皮肤干燥而

不润泽，如鳞甲杂错之状。浮与芤为阳虚阴燥相搏结，相搏为相攻或相合之义。荣卫、阴血亏虚，心脏的血气自弱，聚于胸中的宗气衰微，宗气衰微于里，则其他四脏、四肢，血气的供应就会断绝。

跌阳脉迟而缓，胃气如经也。跌阳脉浮而数，浮则伤胃，数则动脾，此非本病，医特下之所为也。荣卫内陷，其数先微，脉反但浮，其人必大便鞕，气噫而除。何以言之？本以数脉动脾，其数先微，故知脾气不治，大便鞕，气噫而除。今脉反浮，其数改微，邪气独留，心中则饥，邪热不杀谷，潮热发渴，数脉当迟缓，脉因前后度数如法，病者则饥。数脉不时，则生恶疮也。（18）[原辨脉20]

[提要] 根据跌阳脉的变化来分析误下而造成的病理变化。

[讲解] 跌阳脉迟而缓，为胃气无病的常脉。如果跌阳脉浮而数，为误下伤脾胃，跌阳脉浮为伤胃，胃气主降，伤则胃气虚浮；跌阳脉数为伤脾，脾司转运，受伤轻微则勉力敷布水谷精微，动而失度，故脉数。此由误下所伤，故非本病。脾气伤则虚燥，水津因攻下而下走，又因脾气伤而勉力布散水津于周身，故为数则动脾。如果脾胃之气进一步虚弱，荣卫之气陷于内而升发不出，其脉数就会变得微弱。如果跌阳脉仅仅是浮，为津液不能下走于大肠，大肠中干结，病人必为大便硬，大便不得下行，又使得肠胃中的浊气壅滞，嗳气则脘腹闷胀得以缓和。如果本来为浮数之脉，变为浮而微之脉，即数脉转为微脉，这是脾气受伤较重，脾气不能行使其正常功能，故称为脾气不治。所以，大便硬，得嗳气而闷胀得以缓解。跌阳脉不应浮而反浮，脉数又变微，为邪热之气独留于内，邪热不能消化水谷，则心中胃脘部饥而不能食，病者阴伤热郁即潮热发渴。浮数之脉逐渐转为迟缓，脉象的前后变化如按此规律，则病人饥而能食，病即痊愈。如果数脉不是一时性的，经常有数脉显现，为热壅结于内，则生恶疮。

跌阳脉微而紧，紧则为寒，微则为虚，微紧相搏，则为短气。（19）[原平脉36]

[提要] 论脾胃虚寒而短气的跌阳脉象。

〔讲解〕趺阳脉微即脾胃的阳气虚，阳气虚即易受寒，或外寒入里，或里寒内生，趺阳脉微而紧，脾胃之气虚且为寒所凝结，气虚且寒，水谷精气布散乏力，不仅肺气即虚，周身其他脏腑也会气亏不足，故成短气之证。

趺阳脉滑而紧，滑者胃气实，紧者脾气强。持实击强，痛还自伤，以手把刃，坐作疮[1]也。（20）[原平脉23]

〔注解〕[1]坐作疮：产生创伤。坐，因，由于；作，为产生。疮同创。

〔提要〕论脾胃壅实，相互抗击的趺阳脉象。

〔讲解〕趺阳脉滑为胃气壅实，脉紧为脾气拘紧，不能布散泄越。在正常情况下，胃受纳腐熟水谷，脾气为之输布，相互承接，气化顺畅。此则胃气本已壅实，急待脾气转输之，以泄其壅塞，而脾气不仅不泄，反而拘紧束缚之，逆而拘束胃气，脾与胃两相抗击，相互伤害，犹如以手握刀刃而成创伤。在临床中，胃扩张的形成，即多为此理，实为紧急之证。

趺阳脉紧而浮，浮为气，紧为寒。浮为腹满，紧为绞痛。浮紧相搏，肠鸣而转，转即气动，膈气乃下，少阴脉不出，其阴肿大而虚也。（21）[原平脉30]

〔提要〕论脾胃虚寒腹满的趺阳脉象，以及从趺阳脉、少阴脉论脾胃与肾的关系。

〔讲解〕以脾胃与肾的关系来讲，肾合元阴元阳，为一身之根本，脾胃有病，而肾尚无大碍，则肾气可扶助脾胃来抗邪，使病痊愈。如果肾气一虚，水寒之气可由脾胃进一步下结于肾。

趺阳脉紧而浮，浮为气，为胃气虚浮，紧为寒，寒邪内入。浮为胃气不守于内，阳气外浮而里虚腹满；紧为绞痛，寒邪内入而凝敛。浮紧相搏，虚阳与寒气两相搏击，肠鸣而转，虚阳寒气从胃相搏击又入于大肠。转即气动，膈气乃下，是虚阳与寒气相互搏击，但毕竟转而下行，隔阻于内的搏击之气向下得以去除。但如果寒气重，少阴肾阳之气虚弱严重，少阴脉不出，则阴寒下聚，不仅中焦下焦阴寒水气停结，其阴器也往往肿大而浮虚。

趺阳脉大而紧者，当即下利，为难治。（22）[原平脉28]

〔提要〕论阴寒大盛，阳气衰亡而下利，成为难治之证的趺阳脉象。

〔讲解〕趺阳脉大而紧，阳气已受迫而浮涌在外，又见脉紧，故知为里寒迫其阳气外出。阴寒大盛于里，阳气不能内入温化阴寒，反浮涌在外，故为当即下利。下利之脉宜小宜缓，为邪气不盛，今见趺阳脉大而紧，正虚而邪盛于内，为难治之证。

趺阳脉沉而数，沉为实，数消谷。紧者病难治。（23）[原平脉32]

〔提要〕从趺阳脉象来测知胃肠实热盛或闭结不通，以及治疗的难易。

〔讲解〕趺阳脉沉而数，数为阳热之气盛于胃肠，以脉沉可知阳热之气内蓄。阳热重则宜清之泄之。如果兼有紧脉，阳热之气紧闭于内而不发，邪热强盛而向内攻击，为难治之证。

趺阳脉伏而涩，伏则吐逆，水谷不化，涩则食不得入，名曰关格。（24）[原平脉25]

〔提要〕论虚而内结不通的关格重证的趺阳脉证表现。

〔讲解〕趺阳脉伏而涩，脉伏为胃气闭结，脉涩为脾气涩滞不运，胃肠的气液流行不畅已甚，脾胃之气虚而不出，几乎为停滞状态，血气内结，虚而且满，水谷不化，胃气逆乱则吐，而食又不得入，名为关格。此为临床重证。

趺阳脉不出，脾不上下，身冷肤鞕。（25）[原平脉38]

〔提要〕论脾气不得周流布散的趺阳脉证表现。

〔讲解〕趺阳脉不出，主要在于气机闭结不发，故脾气不得周流布散。气闭于内，不通于外，则身冷肤硬。

少阴脉不至，肾气微，少精血，奔气促迫，上入胸膈，宗气反聚，血结心下，阳气退下，热归阴股，与阴相动，令身不仁，此为尸厥。当刺期门、巨阙。宗气者，三焦归气也，有名无形，气之神使也。下荣玉茎，故宗筋聚缩之也。（26）[原平脉39]

〔提要〕从少阴脉论尸厥证的脉因证治。

〔讲解〕本条为肾气极虚，阴寒邪气盛于内，邪气由下而逆上，入于胸膈，使宗气闭结，心肺之气不发，血结心下。少阴肾气不仅不能从下焦徐徐布达于上，反而上焦阳气又被迫下退于阴股，周身无血气周流，必身肤冰冷而不仁，只在阴股之处有阳气鼓之动之，故而可知心脏的搏动微弱，但未停止跳动，名为尸厥。当刺期门以流转周身血气，刺巨阙以行胸中宗气。血气通畅，阳气布达，邪气得以泄越，则病人可苏醒。

少阴脉弱而涩，弱者微烦，涩者厥逆。（27）[原平脉 37]

[提要] 论血气虚弱而厥逆的少阴脉象。

[讲解] 少阴脉弦而沉，为正常脉象，阳气可由下而徐徐上布。今见少阴脉弱而涩，弱则阳气不能布达，虚郁于内而微烦，涩则血气衰少，不易流行于四末。血气布则阳气达，四末不得血气以温之，故为厥逆。

伤寒欬逆上气，其脉散者死，谓其形损故也。（28）[原辨脉 33]

[提要] 论脉散形损而咳逆上气属于不治之证。

[讲解] 伤寒咳逆上气，脉散为血气散乱不守于内，五脏已无真气内藏，五脏之形器没有了主持则形损，形损气亡则必死。

阳脉浮，一作微。阴脉弱[1]者，则血虚，血虚则筋急也。其脉沉者，荣气微也。其脉浮，而汗出如流珠者，卫气衰也。荣气微者，加烧针[2]，则血留不行，更发热而躁烦[3]也。（29）[原辨脉 3 下]

[注解]

[1] 阳脉浮，阴脉弱：指寸脉浮，尺脉弱。阴阳指尺寸而言。

[2] 烧针：即火针，燔针。将针烧红刺入穴位。

[3] 躁烦：躁扰心烦。

[提要] 论阴血或荣卫衰微的脉象。

[讲解] 寸脉浮、尺脉弱，为阴血虚，阴血不能含阳，故为血虚阳浮之证。血不养筋，则筋急。尺寸脉俱沉者，为荣气微，气弱于内，本无力出于外，加用烧针，即将针烧红，刺入人体穴位，则火热消散气血，使阴血干涸不易流通，更发热而躁烦。躁，为躁动不安，火热伤及肾气所致；烦，为心烦，火热伤及心气所致。病至肾躁心烦，心肾之气已衰，故为重证。其脉尺寸俱浮，而汗出如流珠者，为卫气虚衰，荣随卫泄，表气不固，若汗出日久，

即会伤及里气，病情加重。

脉蔼蔼[1]如车盖者，名曰阳结也。一云秋脉。脉累累[2]如循长竿者，名曰阴结也。一云夏脉。脉瞥瞥[3]如羹上肥者，阳气微也。脉萦萦[4]如蜘蛛丝者，阳气衰也。一云阴气。脉绵绵[5]如泻漆之绝[6]者，亡其血也。（30）[原辨脉4]

〔注解〕

[1] 蔼（ǎi）蔼：形容脉浮盛而壅实。

[2] 累累：形容脉强直而连连不断。

[3] 瞥（piē）瞥：形容脉虚浮。

[4] 萦（yíng）萦：形容脉极细。

[5] 绵绵：形容脉连绵柔软状。

[6] 泻漆之绝：形容脉来如泻漆时漆液流下的状态，脉绵软而迟滞无力。

〔提要〕本条以各种物体的性状来形容几种脉象。

〔讲解〕脉蔼蔼如车盖者，形容脉上盛而壅实，为阳气结聚的脉象，故为阳结。脉累累如循长竿者，形容脉弦紧结涩不开，故为阴结。脉瞥瞥如羹上肥者，形容脉浮虚无力，故为阳气微。脉萦萦如蜘蛛丝者，形容脉细而微弱，故为阴气衰。脉绵绵如泻漆之绝者，绵软而迟滞无力，必亡其血。

脉浮而数，浮为风，数为虚，风为热，虚为寒，风虚相搏，则洒淅恶寒也。（31）[原辨脉31]

〔提要〕论脉浮数而虚，为气虚而风邪伤表的脉证表现。

〔讲解〕脉浮而数，浮为风，有风邪在表，数为虚，阳气散失而虚，风邪在表则发热，阳气散失成虚则寒，风虚相合，脉浮数而虚，虽发热而感受寒邪则洒淅恶寒。如产后妇人，血气虚浮而脉浮数，易发热，更易感微微之风寒即身冷恶寒。

诸脉浮数，当发热而洒淅恶寒，若有痛处，饮食如常者，畜积有脓也。（32）[原辨脉26]

〔提要〕论脉浮数，为有痈脓的脉证表现。

〔讲解〕人体荣卫之气贵在谐和流畅，若荣气不得畅达，反而逆结于一处，使气血壅积热化，即可形成痈肿。引起荣气逆结的原因主要为寒热毒邪侵袭，使荣卫之气失畅，即可有洒淅恶寒之感。此为痈肿，使局部的荣卫之气失畅所引起的发热及洒淅恶寒，不同于表证所致的发热而洒淅恶寒，在临床中必须加以鉴别。《素问·生气通天论》说："营气不从，逆于肉里，乃生痈肿。"其邪气客在营卫，故脉浮数，发热恶寒。

脉浮而迟，面热赤而战惕者，六七日当汗出而解，反发热者差迟[1]。迟为无阳，不能作汗，其身必痒也。（33）[原辨脉27]

〔注解〕[1]差（chài）迟：病愈的时间延迟。差，通瘥，即病愈。

〔提要〕论外邪在表，但正气弱，一时不能作汗而祛邪外出的脉证和病理机转。

〔讲解〕脉浮而迟，邪在表，而正气弱，虽邪正相争于表，有面热赤而战栗的表现，但一时却无力祛邪于外。当六七日时，正气传经一周，复至太阳，正气已由弱转强，故可祛邪于外，汗出而病愈。如在六七日时，不汗出而反发热，为邪气仍重，正气虽奋力抗邪，表仍不解，这种情况，愈期就要延迟。脉浮而迟，迟为阳气不足，无力帅津液化汗以祛邪外出，经气怫郁在表而滞涩不通，其身必痒。

脉浮而大，浮为风虚，大为气强。风气相搏，必成隐疹[1]，身体为痒。痒者名泄风，久久为痂癞[2]。眉少发稀，身有干疮，而腥臭也。（34）[原平脉26]

〔注解〕

[1]隐疹：风疹。

[2]痂癞：皮肤溃烂结痂，即疠风。

〔提要〕论隐疹、疠风的病因、脉证。

〔讲解〕脉浮大，病侧重在表虚，风邪乘表虚而侵之，客于皮肤肌腠而不去，风气与荣卫之气相搏，化热而搏郁于表，则为气热强盛，故为脉不仅浮，而且大，风热搏郁在表，即常有汗出，津液散而经络失养且不畅，故名为泄风，日久则成痂癞，为疠风。

脉浮而大，心下反鞕，有热，属藏者，攻之，不令发汗。属府者，不令

溲数。溲数则大便鞕，汗多则热愈，汗少则便难，脉迟尚未可攻。（35）[原辨脉 22]

[提要] 从脉证表现谈发汗及利小便的宜忌。

[讲解] 脏为阴，有热属脏即病在里，则宜攻下，而不可发汗；腑为阳，邪热浮盛而欲出于表，则宜发汗，不可利小便，小便数则伤津液而大便硬。汗出多则热随汗去而愈，若汗少，邪热不去，邪壅逆在里则大便难。此时如果出现脉迟，则里阳尚为不足，不可攻下。

脉浮而滑，浮为阳，滑为实，阳实相搏，其脉数疾，卫气失度，浮滑之脉数疾，发热汗出者，此为不治。（36）[原辨脉 32]

[提要] 论脉象由浮滑转为数疾，是阴液衰竭，孤阳独亢的危亡证候。

[讲解] 脉浮而滑，浮为阳热盛，滑为热实于里，阳热盛于外又壅实于里，为温热之邪太盛，伤耗津液。如果津液伤耗过甚，温热之邪又大盛于体内，其脉即转为数疾，卫气津液散越，而失其常度，发热汗出，阳热大盛而亡阴液，即可形成危亡不治证。

脉浮而洪，身汗如油，喘而不休，水浆不下，形体不仁，乍静乍乱，此为命绝也。又未知何藏先受其灾，若汗出发润，喘不休者，此为肺先绝也。阳反独留，形体如烟熏，直视摇头者，此为心绝也。唇吻反青，四肢絷习[1]者，此为肝绝也。环口黧黑，柔汗[2]发黄者，此为脾绝也。溲便遗失、狂言、目反直视者，此为肾绝也。又未知何藏阴阳前绝，若阳气前绝，阴气后竭者，其人死，身色必青。阴气前绝，阳气后竭者，其人死，身色必赤，腋下温，心下热也。（37）[原辨脉 23]

[注解]

[1] 四肢絷（zhí）习：四肢颤摇抖动。

[2] 柔汗：汗出黏滑。

[提要] 论病至五脏元真之气已绝的脉证。

[讲解] 脉浮而洪，身汗如油，喘而不休，水浆不下，形体不仁，乍静乍乱，为病情严重到五脏的元真之气消亡，即主持人体各种生理功能及在病理之中与病邪相斗争的根本之气消亡，故为死证。肺先绝者，肺气先绝而不

守于脏，尽数浮出于表、浮越在上，故见汗出发润、喘而不休。心绝者，为心阴绝而心火独留，独阳无阴以配，故形体如烟熏，直视摇头。肝绝者，肝气尽出，不主于全身之气的升发，仅以浮虚之气而乘于脾土，摇曳四肢，故为唇吻反青，四肢漐习。脾绝者，脾的元真之气散亡，故为柔汗发黄，脾气绝则水寒之气逆犯于脾，又见环口黧黑。肾绝者，肾气散亡，不主于下焦，故溲便遗失，肾气绝而不能上交于心，心气独而浮越，则狂言失志，目反直视。

　　脉阴阳俱紧，至于吐利，其脉独不解；紧去入安，此为欲解。若脉迟，至六七日不欲食，此为晚发，水停故也，为未解。食自可者，为欲解。病六七日，手足三部脉皆至，大烦而口噤不能言，其人躁扰者，必欲解也。若脉和，其人大烦，目重，睑内际黄者，此欲解也。（38）[原辨脉30]

　　〔提要〕论阴寒直中于里的脉证及转归。

　　〔讲解〕脉阴阳俱紧，以致于发生呕吐、下利，为寒邪直入于里，则紧脉不会消失。如未致吐利，脉紧消失的，或吐利止而紧脉消失的，能顺利入食，为寒邪已去，病为欲解。感受寒邪，阳气虚弱，又易进一步造成阳虚水停，水停是由阳气虚而继发。脉迟如纯属阳虚，没有水停，病至六七日之时，六经正气传经一周，阳气当恢复，但有水停之时，水停于内，脾气虚而不运，即不欲食，水停之证也会发生得更为明显，所以为未解。如果六七日时，饮食自可，为阳气复，脾胃之气好转，没有水停，为欲解。病至六七日，正气恢复，就会奋力与邪抗争而祛邪外出，故手足三部脉皆至，大烦而口噤不能言，其人躁扰者，为正邪相争，导致一时性的经气闭郁不通所致，为病欲解。躁扰为肾气郁闭不畅所致，而不是肾气虚。如果邪气已不重，欲解之时，脉象就较为和缓，在表的邪正相争不剧烈，而正气郁于内，郁而欲自伸，故有大烦。目觉沉重，睑内际发黄，为脾胃之气郁而不畅的表现。

　　脉阴阳俱紧者，口中气出，唇口干燥，蜷卧足冷，鼻中涕出，舌上胎滑，勿妄治也。到七日以来，其人微发热，手足温者，此为欲解。或到八日以上，反大发热者，此为难治。设使恶寒者，必欲呕也。腹内痛者，必欲利也。

（39）[原辨脉29]

[提要]论阴寒盛阳气虚的脉证及预后，注意事项。

[讲解]脉阴阳俱紧，说明感受寒邪较深，不仅在皮肤、肌腠。人体阳气不充，阳虚寒盛，则蜷卧足冷，鼻中涕出，舌上苔滑。由于寒邪迫郁经气，肺气不畅，则口中气出，即张口呼吸。由于心肺阳气上郁，则唇口干燥。此时不可用寒凉药等妄治，而当温阳散寒。至七日以后，人体阳气由于正气传经而得到恢复，其人微发热，手足温，为病证欲解。如果至八日以上，反而大发热，阳气不仅没有恢复，而且脾胃虚阳外散，则为难治。寒邪进一步入于中焦，恶寒加重而欲呕；如果腹内痛，则欲下利。如果八日以后大发热为脾肾阳气俱散亡，则病情更重，可致病人死亡。

问曰：伤寒三日，脉浮数而微，病人身凉和者，何也？答曰：此为欲解也，解以夜半。脉浮而解者，濈然汗出也；脉数而解者，必能食也；脉微而解者，必大汗出也。（40）[原辨脉13]

[提要]论伤寒三日之时，其病解时的不同脉证表现。

[讲解]伤寒三日，是正气传经于少阳之期，此时，如果正气虚弱，病易内传于里，但反见脉浮数而微、身凉和者，为发热之势已减退，正气祛邪于表。夜半之时，三阴之气旺，人体抗邪所形成的余热，经阴血津液的润泽，余热之气就消除了，故解以夜半。脉浮数而微，如果侧重于脉浮的，即濈然汗出而解。侧重于脉数，浮及微不太明显的，即为体内阳气恢复，能食而愈。侧重于脉微的，正气稍弱，就会大汗出而解。

问曰：凡病欲知何时得？何时愈？答曰：假令夜半得病者，明日日中愈；日中得病者，夜半愈。何以言之？日中得病，夜半愈者，以阳得阴则解也。夜半得病，明日日中愈者，以阴得阳则解也。（41）[原辨脉16]

[提要]论感受外界偏阴偏阳之气而为病，更可得外界之气使得阴阳调和而病解。

[讲解]夜半得病，明日日中即愈。病程很短，病邪必然不重，如果邪气极重，必得数日方愈。夜半得病，感受阴寒邪气，需得第二天中午的阳热之气化解才能愈。而日中得病，夜半愈者，以阳得阴则解，则是日中的阳热

微邪，在夜半阴气盛时，阳得阴而阴气可消散阳热之结，故为愈。天地阴阳之气均贯通于人体，受之偏者为邪，乘虚而感者为邪，再得天地之气而扶助人体正气，使邪气消散即为和之而病愈。和之，不是相加，而是以阴来消融阳气，以阳来消融阴气。

问曰：脉病[1]，欲知愈未愈者，何以别之？答曰：寸口、关上、尺中三处，大小、浮沉、迟数同等，虽有寒热不解者，此脉阴阳为和平，虽剧当愈。（42）[原辨脉14]

[注解][1] 脉病：从诊脉得知有病。

[提要] 从寸关尺三部脉象的情况来判断疾病的预后。

[讲解] 寸关尺三部脉不大不小不浮不沉不迟不数，为脉阴阳和平，为全身脏腑气血均为平和，各部的抗病能力均强，自可相互资助，若在表有邪气，或一处有邪气，或有寒，或有热不解，虽外症看似剧烈，但因人体正气强盛，而病必会痊愈。

师曰：立夏得洪—作浮。大脉，是其本位，其人病身体苦疼重者，须发其汗。若明日身不疼不重者，不须发汗。若汗濈濈[1]自出者，明日便解矣。何以言之？立夏脉洪大，是其时脉，故使然也。四时仿此。（43）[原辨脉15]

[注解][1] 濈（jí）濈：汗出多而通畅状。

[提要] 以立夏见洪大脉为例，说明脉象和时令的重要关系，以及有表证时的治则。

[讲解] 春夏秋冬为四时，人体之脉顺应四时，为正气强盛的表现。春夏养阳，人体贯通阳气以旺盛其分解代谢的能力；秋冬养阴，以旺盛其合成代谢的能力。人体气化旺盛则病易愈。稍有微邪，治之即愈。立夏得洪大脉，是其旺脉，说明人体气化能力正常，如果感受寒邪而身体疼痛沉重，应当发汗为治。如果第二天身体不疼不重，则不需发汗。如果人体阳气旺盛，则会自行祛除外邪，汗出较多、较为通畅，病情就解除了。但如果夏时脉反沉，冬时脉反浮者，正气衰减，感邪即不易去，病不能愈。

问曰：病有战而汗出，因得解者，何也？答曰：脉浮而紧，按之反芤，此为本虚，故当战而汗出也。其人本虚，是以发战，以脉浮，故当汗出而解也。若脉浮而数，按之不芤，此人本不虚；若欲自解，但汗出耳，不发战也。（44）[原辨脉10]

　　[提要] 论战汗的脉证及机理。

　　[讲解] 此条言病解时又有战而汗出，或汗出不战而解。正常之脉阴阳合和，血气在动脉的中部通过，故诊得脉不浮不沉，但表有邪气之时，正气抗邪达表，则脉浮，然而脉浮而不中空。芤脉为中空之脉，由于阴血衰少，不能以阴含阳，阳气即浮散于动脉之四壁，形不成中实的脉象，故为状似葱管的芤脉。脉浮而紧，按之反芤，正欲达表而抗邪使出，但正又虚而力怯，邪郁而使正不能一下伸展以达邪，必向内聚而凝足血气之力，再伸而出之，故邪郁正气凝聚之时即发战栗，然后汗出而解。如果脉浮而数，按之不芤者，正气充足，不需内聚以凝足其力，即不战栗，只汗出而解。

　　问曰：病有不战而汗出解者，何也？答曰：脉大而浮数，故知不战汗出而解也。（45）[原辨脉11]

　　[提要] 论正气充足的人，汗出病解时，不会有寒战。

　　[讲解] 此条承上条的后半段言不战栗仅汗出而解，原为感受寒邪，且有脉紧，现脉紧已去，表邪已微，脉大而浮数，正气强盛，阳气化生充足，必为顺利驱邪出表，故为不战汗出而解。

　　问曰：病有不战不汗出而解者，何也？答曰：其脉自微，此以曾发汗、若吐、若下、若亡血，以内无津液，此阴阳自和，必自愈。故不战不汗出而解也。（46）[原辨脉12]

　　[提要] 论既不寒战也不汗出而病解的机理。

　　[讲解] 外邪经过发汗、或吐、或下等治疗后已经去除，但津液也因此而有所损伤，故而脉微，当使津液充养而不虚，阴阳之气谐和而愈。因为外邪已经在治疗过程中去除了，所以不会再有战汗透邪的过程，而且津液偏虚，只待时日来充养其津液则完全康复，故为不战不汗出而解。

卷第二

伤寒例第三

四时八节，二十四气，七十二候决病法

立春正月节斗[1]指艮　　雨水正月中指寅

惊蛰二月节指甲　　　　春分二月中指卯

清明三月节指乙　　　　谷雨三月中指辰

立夏四月节指巽　　　　小满四月中指巳

芒种五月节指丙　　　　夏至五月中指午

小暑六月节指丁　　　　大暑六月中指未

立秋七月节指坤　　　　处暑七月中指申

白露八月节指庚　　　　秋分八月中指酉

寒露九月节指辛　　　　霜降九月中指戌

立冬十月节指乾　　　　小雪十月中指亥

大雪十一月节指壬　　　冬至十一月中指子

小寒十二月节指癸　　　大寒十二月中指丑

二十四气，节有十二，中气有十二。五日为一候，气亦同，合有七十二候，决病生死。此须洞解之也。

（1）[原1]

〔注解〕[1]斗：北斗七星。以北斗七星斗柄所指方位的变化，来确定季节和节气，又称斗历。

〔提要〕论一年二十四节气与疾病的发生发展紧密相关。

123

[讲解]古人以北斗七星的斗柄所指方位的变化，来确定季节和节气，一年分为二十四节气。北斗七星由天枢、天璇、天玑、天权、玉衡、开阳、摇光七颗星组成，其中玉衡、开阳、摇光三星为斗柄。斗柄所指方位的变化，分为春、夏、秋、冬四季，分为二十四节气。二十四节气，节有十二，中气有十二。节为天气，以甲乙丙丁庚辛壬癸及艮巽坤乾标示，中气为地气，以十二地支标示。一年十二月，每月初为天气，月中为地气，地气上升于天，天气下降于地，为天气之气交流、天地合气的意。一年四时二十四节气，关系到万物的新陈代谢，关系到生，关系到衰，关系到死，更关系到人的生理及病理，所以，古人对此极为重视，仲景更把二十四节气放在《伤寒例》之首，并展开以后的论述。这也是他重视人体以一年为周期的应于天时而有此新陈代谢规律，并认为时节与疾病尤其是外感性疾病、传染性疾病的发生发展紧密相关。

十五日得一气，于四时之中，一时有六气，四六名为二十四气。然气候亦有应至仍不至，或有未应至而至者，或有至而太过者，皆成病气也。但天地动静，阴阳鼓击[1]者，各正一气耳。是以彼春之暖，为夏之暑；彼秋之忿，为冬之怒。是故冬至之后，一阳爻升，一阴爻降[2]也；夏至之后，一阳气下，一阴气上也。斯则冬夏二至，阴阳合也；春秋二分，阴阳离也。阴阳交易，人变病焉。此君子春夏养阳、秋冬养阴，顺天地之刚柔也。小人触冒，必婴[3]暴疹[4]。须知毒烈之气，留在何经，而发何病，详而取之。是以春伤于风，夏必飧泄；夏伤于暑，秋必病疟；秋伤于湿，冬必咳嗽；冬伤于寒，春必病温。此必然之道，可不审明之。（2）[原2.6]

[注解]

[1] 阴阳鼓击：指天地阴阳二气，各有旺期，鼓击而进，流行布散。

[2] 一阳爻（yáo）升，一阴爻降：指一阳气升，一阴气降。爻是《易经》中组成卦的基本符号，分为阳爻、阴爻，以自然界阴气、阳气的变化而组成卦象，这是爻、卦所形成的原始基础，后被用于测算、占卜吉凶祸福等。

[3] 婴：遭受、感受。

[4] 暴疹（chèn）：急迅猛烈的疾病、暴病。暴，原为暴，暴为曝的隶书

本字，暴音 pù，曝通暴；疹，病也。

〔提要〕论人体的各种外感性疾病，皆本于天地阴阳之气变动而形成的四时二十四气。

〔讲解〕因天地阴阳之气的变动而形成春夏秋冬四时，此四时之气，即化生万物之气，万物之气随应之而有气之升降浮沉，人体的阴阳血气荣卫，随应四时之气而有循序的新陈代谢的总体规律。春夏养阳，阳气作用于人体，成为气化所需的能量，但人体又不能因于阳气偏亢而为害，必须要有充足的阴血，来涵养阳气，这样，外界的阳气才能被人体利用。夏时炎热，可促进人体的分解代谢，如果炎热太过，伤耗人体阴阳气血，就会适得其反，必须防暑热，才能成为春夏养阳，否则，就是春夏耗阳了。秋冬养阴也是此理。阴寒之气，作用于人体，使人体之气从降，有利于成形化物的合成代谢，但要防阴寒过盛，冬时严寒最为杀厉之气，故需防之，才能成为秋冬养阴。时节之气如能应时而至，且无太过，无不及，对于人体的新陈代谢是最佳的。由于人体之气的新陈代谢所需的是一个循序渐进的过程与周期，如果气候反常，应暖而不暖，或未应暖而暖，或暖时已至而大热，就会不利于人体的代谢，成为反常的病气。另外，在冬至、夏至、春分、秋分之时，又为天地阴阳二气大变动之时。冬至之后，地下的阳气开始向地面上升，地面上的阴气则向地下下降；夏至之后，地面上的阳气开始向地下下降，地下的阴气则向地面上升。所以，冬夏二至，为阴阳二气从离的状态转头向合的方向发展；春秋二分，为阴阳二气从合的状态向离的方向发展。所以冬夏二至，为阴阳合也；春秋二分，为阴阳离也。如果人体之气强盛，在此阴阳之气交易变动之时，血气阴阳自会随之而调整，随之而周流变化。但人体之气虚弱，或血气阴阳不和，气机不畅，此时不能适应天地阴阳之变动，人体就会有所不适，或发病。君子春夏养阳，要使人体的阳气固密，不伤耗阳气，更不使阳气随天气温热而发散。秋冬养阴，要使人体的阴血旺盛流通，不伤耗阴血，更不使阴血随天气寒冷而凝敛寒结。故为顺天地之刚柔。体弱者及小儿，感受外邪，必会发病剧烈。需要审察毒烈的邪气，滞留在何经，所发为何病，详细辨明后再行治疗。"春伤于风，夏必飧泄"，以春时伤于风，人体不能及时将其化解，风邪已迫泄阳气阴液于外，至夏时天阳之气从升，里气虚弱，风邪乘虚入里，即成飧泄。"夏伤于暑，秋必病疟"，以夏时伤于暑热，夏至之后，阳气下，阴气上，至秋时阴阳二气合，暑热内闭不发，即为病疟。"秋伤于湿，冬必咳嗽"，以秋时感受雨湿之邪，秋分之后，阴阳之气离，湿邪随阴气上逆而发为咳嗽。"冬伤于寒，春必病温"，以冬时寒毒藏于体内，冬至之后，阳气上，阴气下，至春时阳气自内向外发，寒郁阳气，阳气蓄积而转盛，寒毒也因此转化为温毒，发为温热病。可见，邪气侵入人体，也随四时阴阳之气的离合变动而变化为病，所以为"必然之道"。

夫欲候知四时正气为病及时行疫气之法，皆当按斗历占[1]之。九月霜降节后宜渐寒，向冬大寒，至正月雨水节后宜解也。所以谓之雨水者，以冰雪解而为雨水故也。至惊蛰二月节后，气渐和暖，向夏大热，至秋便凉。（3）[原2.4]

[注解]　[1]占：测候。

[提要]　以斗历推算节气变化，从而得知其与人体四时正气为病或时行疫气发病的紧密联系。

[讲解]　四时正气为病，时行之气、疫气为病，均与时节紧密相关。必须测候时节的寒温变化，以知病邪的寒温轻重。冬寒、春温、夏热、秋凉，为四时的正气。四时正气也可以引起人体发病，比如冬天的寒气为正常的时令之气，可以使人感受寒气为病。时行之气，为四时的反常之气，比如冬时反而温暖，导致人体发病，就是反常的时气为病。疫气为传染性强的暴厉之气。不论是四时正气为病，还是反常的时气、疫气为病，医者要心中有数，早防早治。阴历九月霜降节后，天气逐渐寒冷，直至冬季越来越寒冷，到了正月雨水节后，寒冷才渐渐解除。雨水节是指冰雪消融，刚刚不再降雪，而改行下雨的季节。至惊蛰节气之后，天气才渐渐温暖，到了夏季天气就大热了，到了秋季，天气又逐渐转凉。这一年季节的寒温顺序，都与疾病的发生有着紧密的联系。

从霜降以后，至春分以前，凡有触冒霜露，体中寒即病者，谓之伤寒也。九月十月寒气尚微，为病则轻；十一月十二月寒冽已严，为病则重；正月二月寒渐将解，为病亦轻。此以冬时不调，适有伤寒之人，即为病也。其冬有非节之暖者，名为冬温。冬温之毒与伤寒大异，冬温复有先后，更相重沓[1]，亦有轻重，为治不同，证如后章。

从立春节后，其中无暴大寒，又不冰雪，而有人壮热为病者，此属春时阳气发于冬时伏寒，变为温病。

从春分以后至秋分节前，天有暴寒者，皆为时行寒疫也。三月四月或有暴寒，其时阳气尚弱，为寒所折，病热犹轻；五月六月阳气已盛，为寒所折，病热则重；七月八月阳气已衰，为寒所折，病热亦微。其病与温及暑病相似，但治有殊耳。（4）[原 2.5]

[注解] [1] 重沓（chóng tà）：即重叠。

[提要] 从时节的逐渐变化论各种外感疾病的发生，并论述了冬温与伤寒的区别；伏气温病；寒疫发病的病因。

[讲解] 从霜降以后至春分以前，感受时节正常的寒气发病，就叫作冬时正气为病，称为伤寒。九月十月寒气不重，发病轻；十一月十二月天寒甚，发病重；正月二月过了最寒冷时节，发病也轻。但这只是一般规律，临床也可有反常情况。如果冬时应该寒冷而不冷，气候反而温暖，叫作冬温，冬温是时气为病，不是正气为病。冬温的毒气比冬时正气为病之伤寒大为不同，毒气要厉害得多。冬温的种类很多，有的发病早，有的发病晚。有时一种冬温还没消退，又一种冬温又发生了，前后重复在一起。冬温发病有的轻，有的重，治疗起来也不同。这是古人关于冬时所发的热性传染病的认识。总之，冬温为冬时感受温热毒邪所发的冬时时气病，而不是冬伤于寒，至春所发的春时温病。

立春节后，天气转温，没有大寒，也无大热，应为正常气候，而有人壮热为病者，为伏气温病，即冬伤于寒，春必病温。由于冬时感受大寒，寒邪藏伏体内，合于人体气血之中，冬时阳气上，阴气下，寒邪伏于体内不发，至春时自然界阳气自地下发于地上，则人体阳气自体内深处发于肌表，体内伏寒郁遏内阳，阳蓄积则转盛，寒邪也随而化热，故成壮热之温病。这种伏气温病与冬温不同。

春分以后至秋分节前，阳气盛于外，人体的阳气也较为强盛而升腾外达，突然感受大寒，寒邪乘人体毛窍之开，袭扰入深，故五六月阳气最盛之时，毛窍开之最畅，寒邪袭扰最深，折其阳气，人体发热最重。病情与温病、暑病相似，但治法不同。其暴烈者，病无长幼，率多相似，如徭役之役，故称疫气。

《阴阳大论》[1]云：春气温和，夏气暑热，秋气清凉，冬气冰列，此则四时正气之序也。冬时严寒，万类深藏，君子固密，则不伤于寒，触冒之者，乃名伤寒耳。其伤于四时之气，皆能为病，以伤寒为毒者，以其最成杀厉之气也。（5）[原2.1]

[注解] [1] 阴阳大论：此处应为与《素问》七篇大论内容相似但已经散佚的相关内容。

[提要] 论四时正气的顺序，并论伤于四时之气皆能生病，感受冬时严寒名为伤寒，伤寒最为杀厉之气。

[讲解]《素问》的七篇大论中不见此段《阴阳大论》之文，可知其文已佚。仲景说："伤于四时之气，皆能为病。"故《伤寒论》一书，所治不仅仅是寒邪，应是四时之气为病皆治。又以冬时伤寒，最为杀厉之气，故《伤寒论》又以伤寒为重点。古时之人没有现今的生活条件及保暖设施，严冬大寒，确为杀厉之气，得病以后至重、至死者多有，或治不及时，或逆治误治后，病情转变、加重者常有，故又告诫人们注意摄生保暖，避免寒邪侵袭。

又土地温凉，高下不同；物性刚柔，飧居[1]亦异。是故黄帝兴四方之问[2]，岐伯举四治之能[3]，以训后贤，开其未悟者。临病之工，宜须两审也。（6）[原3]

[注解]

[1] 飧（cān）居：饮食居处。飧同餐。

[2] 四方之问：指《素问·异法方宜论》中关于四方地域风土习俗的差异，对于疾病有着不同的影响，因此治法也有所不同等论述。

[3] 四治之能：指《素问·异法方宜论》中所言砭石、毒药、微针、灸焫等四种疗法的作用。

〔提要〕论治病当综合考虑很多因素，因时、因地、因人采取不同的治疗方法。

〔讲解〕医者治病，不仅要治法得当，深明医理，还要综合考虑很多因素。除了四时的季节因素外，地理的因素，如南方、北方、东方、西方，如所居之地的寒温高下，饮食起居，患者禀赋都有很大不同，所适宜的治疗方法也有所不同，宜药则药，宜针则针，宜灸则灸，或综合而治，使疗效达到最佳。

凡伤寒之病，多从风寒得之。始表中风寒，入里则不消矣。未有温覆而当不消散者，不在证治。拟欲攻之，犹当先解表，乃可下之。若表已解，而内不消，非大满，犹生寒热，则病不除。若表已解，而内不消，大满大实坚有燥屎，自可除下之，虽四五日，不能为祸也。若不宜下，而便攻之，内虚热入，协热遂利，烦躁诸变，不可胜数，轻者困笃，重者必死矣。（7）[原8]

〔提要〕论感受伤寒要遵循先表后里的治疗原则，并论述了误治后的变证。

〔讲解〕《伤寒论》一书，从病因来说，是侧重于风寒对于人体的侵袭，始在表，渐入里，逐次传变的六经证治。病在表，即当从太阳为开的气机趋向为治，误用攻下则为逆治，故或汗或下，以六经的生理、病理为其法度。明其理，明其法，则知《伤寒论》不单为风寒二邪而设。但风寒之邪侵袭人体，与人体正气相争，可有病邪性质的变化，比如寒邪化热、化燥或寒湿合化，等等，均可按其具体变化的病理、病性、病位而辨证论治。另外，除了风寒之外的其他外邪，如暑、热、燥、湿之邪伤人，及内伤杂病，均可按《伤寒论》的六经病理而分析治疗。所以，仲景说："虽未能尽愈诸病，庶可以见病知源。若能寻余所集，思过半矣。"

伤寒为病，就是感受风寒邪气为病。或中风或伤寒，一开始都是病邪在表，如果进一步入里，则病情加重，不易消除。有一些伤寒在表，邪气轻微，盖的被子厚一些，出点汗就好了，不在应该辨证用药治疗的范围之内。治疗伤寒病，应该先解表，表证解除之后，再行攻下。如果表证已解而里证不消，不是坚满燥实，体内仍有邪正相争所产生的寒热表现，病在三焦气分，则不可攻下，攻下则损伤正气，病必不除。如果表证已解而里证不消，为大满大实坚有燥屎，就可攻下，虽然经过四五日，仍可攻下，不会导致人体虚损。如果不应该攻下而攻下，攻下后里气虚损，外邪乘虚内入，导致太阳之气不能从开外达，少阳之气不能从枢运转，三焦气热不达，则协热下利、烦躁等诸多变证发生，不可胜数，轻者困笃，重者必死。

伤寒之病，逐日浅深，以施方治。今世人伤寒，或始不早治，或治不对病，或日数久淹，困乃告医。医人又不依次第而治之，则不中病。皆宜临时消息制方，无不效也。（8）[原2.7]

[提要] 论感受伤寒会逐渐传变加重，应及早治疗，遵循治疗规律，辨证论治。

[讲解] 伤寒传变不拘时日，一般规律为初始在太阳，正气不支，即可向里传变，或入阳明，或入少阳，或入三阴不等，必须针对病证以施方治。根据当时的具体情况，临时化裁制方，必须依其次第而治。病人又需早治，不应延误病情。总之，治疗要及时、对证方可有效。

中而即病者，名曰伤寒。不即病者，寒毒藏于肌肤，至春变为温病，至夏变为暑病。暑病者，热极重于温也。是以辛苦之人，春夏多温热病者，皆由冬时触寒所致，非时行之气也。（9）[原2.2]

[提要] 以发病季节的不同，区别伤寒、温病和暑病。

[讲解] 冬时感寒即病者，名曰伤寒，病在表者，当发汗解表为治。冬时感寒而不即病，寒毒藏于肌肤，至春变为温病，即按温病治，不可再当寒邪来治；至夏变为暑病，即按暑热病治，因为这是病邪病情已经转变了。伏寒至春夏成温热病，至春夏应发时即发，不一定要借助外邪来引动才能发病。辛苦之人，严冬也必须在外劳作，比常人更容易感受较强的寒邪，而且所感受的又非一日二日之寒，再有饮食不足、衣着不暖，寒邪深入，至春夏即多

温热病。但不论是伤寒或伏气所发温热病，都不是时行之气为病。

　　凡时行者，春时应暖而反大寒，夏时应热而反大凉，秋时应凉而反大热，冬时应寒而反大温，此非其时而有其气，是以一岁之中，长幼之病多相似者，此则时行之气也。（10）[原2.3]

　　[提要]论时行之气为病，是由于四时之气反常所致。得病后不论长幼，病情多相似。

　　[讲解]时行之气为病，以一岁之中，长幼之病多相似，即今之传染病。传染病由病毒、细菌侵入人体而致。但天地之气主于万物的生化，病毒、细菌也在其内。以四时正常气候，催生正常的万物，包括正常的菌群。四时不正之气，即催生反常的毒菌。病毒、细菌即为时行之气，由四时反常之气所化生。春应暖而反大寒，以春时所感的流行性感冒病毒，内核为致温致热之体，外被阴寒之表。人感之初始为寒，即而发热，为温热病。大凡时气之传染病，多为温热病。传染病又以冬春季多见，如流行性感冒、麻疹、流行性脑炎、流行性腮腺炎和其他呼吸道疾病等，而伤寒、斑疹伤寒、乙型脑炎、细菌性痢疾等多见于夏秋季，临床多见湿热病证，病菌即湿热之体，与季节紧密相关。

　　若更感异气[1]，变为他病者，当依后坏病证[2]而治之。若脉阴阳俱盛，重感于寒者，变成温疟。阳脉浮滑，阴脉濡弱者，更遇于风，变为风温。阳脉洪数，阴脉实大者，更遇温热，变为温毒，温毒为病最重也。阳脉濡弱，阴脉弦紧者，更遇温气，变为温疫。一本作疟。以此冬伤于寒，发为温病，脉之变证[3]，方治如说[4]。（11）[原6.3]

　　[注解]

　　[1]异气：指新感受的另一种致病邪气。

　　[2]坏病证：因误治而使病证恶化，成为坏病、坏证。

　　[3]脉之变证：指冬伤于寒，发为温病，根据人体体质不同，脉象也不同，其变证因而也不同。

　　[4]方治如说：辨证治疗、处方用药如《伤寒杂病论》所说。

［提要］论冬伤于寒至春夏变为多种温热病，当依脉证辨证治疗。

［讲解］异气，指变异的邪气，始虽为寒，入于人体即生变异。气的变异有迟速，冬伤于寒，至春发为温病，至夏发为暑热病，气的变异为缓。感邪数日即变异，入于人体变异迅速，发病后进展极快，变为他病，当依坏病证而治之。感邪后变异与否，又与人体阴阳气血的具体状况有关。脉阴阳俱盛，为气血俱热，重感于寒，寒热搏结，变为温疟。阳脉浮滑，阴脉濡弱，为气分蓄热，阴血亏虚，更遇于风，风热相合，变为风温。阳脉洪数，阴脉实大，气血壅盛，邪热搏结，蓄积已甚，更遇温热，热毒至极，变为温毒，温毒为病最重。阳脉濡弱，阴脉弦紧，阳气亏虚，阴寒内结，更遇温热邪气，邪毒直入三阴，而为温疫。古时大灾之后，饥寒之民易得温疫，为体虚者易感。凡传染之疫气，在体质强壮的人体内，由于正气可胜邪，则邪气不易感传，邪毒之力也可被人体正气消磨转弱，而在虚弱者体内，则邪毒易于感传，邪毒胜过人体正气，而毒力变强。

凡人有疾，不时即治，隐忍冀差[1]，以成痼疾。小儿女子，益以滋甚。时气不和，便当早言，寻其邪由，及在腠理，以时治之，罕有不愈者。患人忍之，数日乃说，邪气入藏，则难可制。此为家有患，备虑之要。凡作汤药，不可避晨夜，觉病须臾，即宜便治，不等早晚，则易愈矣。如或差迟，病即传变，虽欲除治，必难为力。服药不如方法，纵意违师[2]，不须治之。（12）［原7］

［注解］

[1] 隐忍冀差：得病后忍耐不说，寄希望于自行痊愈。

[2] 纵意违师：病人随自己的意愿，违背医生的遵嘱。

［提要］本条说明有病必须及早治疗的重要意义。

［讲解］治病效果的好坏，不仅与医者有关，更与病者有关。治疗疾病，更需病者积极合作，有病早治，不得耽误。凡是得病，当时不治，隐瞒忍受，寄希望于自行痊愈，以致成为痼疾。小儿女子体质弱，更容易拖延成为大病。如感时令邪气，身体稍有不适就当早说，医者察寻邪气缘由，邪气尚在腠理，

未及入深，就立即治疗，很少有不愈者。而患者忍耐数日方才说，邪气已深入到五脏，就很难制服。现今也常有人犯此类错误。

大凡用汤药，如夜间得病，不要等到天明才煎煮，应立即服汤药。刚刚发觉有病，立即就治，不要等待早上或晚上才去服药，病就容易痊愈。稍有拖延再治，病就会传变，虽然想根除，必然难以为力。病人服药不按照方法，随自己的意愿来，违背医生的遵嘱，就不需要再治了。

凡发汗温暖汤药，其方虽言日三服，若病剧不解，当促其间，可半日中尽三服。若与病相阻，即便有所觉。病重者，一日一夜当晬时[1]观之，如服一剂，病证犹在，故当复作本汤服之。至有不肯汗出，服三剂乃解。若汗不出者，死病也。（13）[原11]

〔注解〕[1] 晬（zuì）时：一日一夜，即 24 小时（古为 12 时辰）。

〔提要〕本条论汤药的服用方法。

〔讲解〕大凡用解表发汗的汤药，应该在汤药温暖不烫的时候服用，易于发散风寒邪气，使邪气外出。处方一剂一般都应该一日三服，如果病情较重，不易解除，应当再缩短用药时间，半日之内把三服汤药服完。假如药不对证，相互抵触，服汤药后就可有所察觉。病情严重的，一日一夜细心观察，如果一剂汤药三服都服完了，病证仍然存在，也没有传变，应当再用原来汤药，以发其汗；如果服汤药三剂病证仍不解，汗不出，为邪气大盛，汤药不能驱除邪气，就会病情加重，成为死证。

今人服汤药，不论病轻病重，一律一日两煎，分两次服用，甚不合仲景之法。还有用煎药机煎一次即得者，药的浓度不够，不仅不能治病，还浪费药材资源。如是这样，即使有再好的处方，医生的水平再高，也是白费力，这是关乎人命的大事，必须要注意。临床之中，小病小方，大病大方，病人服药一次量大不能承受，可多次分服，也有一日一夜服十余次者，可根据情况来定。至于服药三剂汗不出，也应根据具体情况来进一步分析治疗，不一定都是死证。

凡得时气病，至五六日而渴欲饮水，饮不能多，不当与也。何者？以腹中热尚少，不能消之，便更与人作病也。至七八日，大渴欲饮水者，犹当依证而与之。与之常令不足，勿极意也，言能饮一斗[1]，与五升。若饮而腹满，小便不利，若喘若哕，不可与之也。忽然大汗出，是为自愈也。（14）[原12]

[注解] [1]一斗：王莽时期和东汉，1斗约合今1981毫升。但《伤寒论》中的1斗要比1981毫升大很多。

[提要] 本条论治疗时气病，口渴欲饮水，当适可而止。

[讲解] 凡得时气病，总为外邪客体，不论是寒是热，必须要以人体正气抗邪，才能病愈。以血气荣卫来达邪于体外，津液在体内流通，才可有正气的运行。寒邪客表，使得津液运行不畅，多不渴。热邪客表，伤耗津液不甚，也为口渴不重。当邪热郁于上焦，才口渴较重。所以，时气在表的一般情况，至五六日之时，人体正气传经于少阴、厥阴之时，阳热之正气产生尚少，虽渴欲饮水，但饮不能多，多则阳虚水停，又可产生里证。至七八日，为正气传经一周，又传至太阳阳明之时，此时人体正气化生阳气较为旺盛，故可有大渴欲饮水，此时仍当根据病情而饮水，饮水不要足量，不能尽意狂饮。患者想饮一斗的，给与五升。这是由于水饮为阴物，必须靠人体的阳气来吸收、输布。而当外邪客表之时，正气以达表抗邪为重点，此时脾胃之气已相对虚弱，运化及输布水饮之力不足，多饮就会水停为患。如果病至七八日，忽然大汗出，为阳气通达，水气外散，邪气被驱除。这种大汗出，是自愈的表现。

凡得病，反能饮水，此为欲愈之病。其不晓病者，但闻病饮水自愈，小渴者乃强与饮之，因成其祸，不可复数也。（15）[原13]

[提要] 本条进一步说明，饮水不可过量，强饮反生他变。

[讲解] 凡得病反能饮水，为脾胃阳气已旺，阳气输布水津于周身，阴阳谐调而周身正气恢复，故为欲愈。但仍不能强饮、多饮再伤阳气，以免水停为患。有的人听闻得病后多饮水病就自愈了，口稍渴就大量饮水，导致病情加重，这种情况很多见。

凡得病，厥[1]脉动数，服汤药更迟，脉浮大减小，初躁后静，此皆愈证也。（16）[原14]

〔注解〕[1] 厥：其。

〔提要〕本条说明服药后，病情得到有效控制而疾病将愈的脉证前后不同表现。

〔讲解〕人体之血气荣卫，本于天地阴阳之合气，故无病之人，脉气流畅，阴阳平和，脉无过大过小之偏颇。但邪加于正，阳热盛则动数，风热盛则浮大，邪去则脉平复。邪伤正则躁，邪去则静，故为愈证。

凡伤于寒，则为病热，热虽甚不死。若两感于寒而病者，必死。（17）[原4]

〔提要〕论《素问·热论》中的两感伤寒，病情危重，而不同于一般伤寒。

〔讲解〕伤于寒，则为病热，除皮肤闭而为热外，更在于《素问·热论》所论述的是以寒为初始的诱因，感邪之后即化热的温热病，已非狭义的伤寒。而且，温热病传变快，发展快，病轻者，仅在表，虽发热较甚，但不死，正气抗邪外出，即可痊愈。人体正气虚，或温热毒甚，邪气不但客表，且直入于里，使表里两经俱病，而为两感病。由于人体正气虚极，邪气又大盛，故多不免于死。

尺寸俱浮者，太阳受病也，当一二日发。以其脉上连风府，故头项痛，腰脊强[1]。

尺寸俱长者，阳明受病也，当二三日发。以其脉夹鼻络于目，故身热，目痛，鼻干，不得卧。

尺寸俱弦者，少阳受病也，当三四日发。以其脉循胁络于耳，故胸胁痛而耳聋。此三经皆受病，未入于府者，可汗而已[2]。

尺寸俱沉细者，太阴受病也，当四五日发。以其脉布胃中，络于嗌，故腹满而嗌干。

尺寸俱沉者，少阴受病也，当五六日发。以其脉贯肾络于肺，系舌本，故口燥舌干而渴。

尺寸俱微缓者，厥阴受病也，当六七日发。以其脉循阴器，络于肝，故

烦满[3]而囊缩。此三经皆受病，已入于府，可下而已。（18）[原5]

　　[注解]

　　[1] 强（jiāng）：拘紧、不柔和。

　　[2] 已：指病愈。

　　[3] 烦满：即烦闷，胸中气闷。满，通懑。凡《伤寒论》原文中"胸满""胁下满""喘满"之"满"，皆同此义。

　　[提要] 本于《素问·热论》论温热病的六经传变规律。

　　[讲解]《热论》的传经为一日邪传太阳，二日邪传阳明，三日邪传少阳，四日邪传太阴，五日邪传少阴，六日邪传厥阴。但在《伤寒例》中热病传变规律为：一二日邪传太阳，二三日邪传阳明，三四日邪传少阳等等。所以，《伤寒例》中的热病传变规律本于《热论》，又稍有不同。

　　《热论》之传经，更与《伤寒论》的病邪传变规律大为不同。《伤寒论》病在太阳即在表，传阳明与否，看症状，而不按固定的日期，只要太阳证未罢，病邪就始终在太阳，如果邪传阳明，就易内入阳明之腑；邪传入三阴，即入于脏。《热论》则不然，前三日太阳、阳明、少阳依次相传，但始终在经，而不入于腑。所以为"此三经皆受病，未入于府者，可汗而已"，即传入阳明经，也只在经络，而不入于阳明之腑。邪传三阴，不入于脏，仅入于腑，所以为"此三经皆受病，已入于府，可下而已"。总之，病在三阳均在经表，病在三阴为在里在腑，其邪传，也仅本于经络而传。这种认识即为《内经》的邪气客体首在皮肤，其次在经络，其次在六腑，其次在五脏的古人认识。《伤寒论》则根据临床，修改并完善了六经传经的认识。本于《热论》的传经是一种叠加法，第一二日邪在太阳，有头项痛、腰脊强；第二三日邪在阳明，是在头项痛、腰脊强的基础上，又有了身热、目疼、鼻干、不得卧；第三四日邪在少阳，在太阳、阳明经症状的基础上，又有了胸胁痛、耳聋。所以，为"此三经皆受病，未入于府者，可汗而已"。邪传入阴经，更是腹部症状的叠加。第四五日太阴受病，腹满而嗌干；第五六日少阴受病，口燥舌干而渴；第六七日厥阴受病，烦满而囊缩，为"此三经皆受病，已入于府，可下而已"。

由于《素问·热论》是感邪后形成热性病的认识，而热病传变速度快，两感病也多见，与一般伤寒病不同，在《伤寒例》中，列入《热论》的内容，反而能够标示温热病的发病及传变与一般伤寒不同，也可对温热病的证治有所借鉴。

但是，《伤寒论》中的理论以及对于外感病的认识是与《素问·热论》有很大不同的，那么，我们如何来理解出现在《伤寒例》中的这些本于《素问·热论》的条文呢？答案是：这些条文仍然应该是张仲景亲自撰写的，只是这些条文是仲景早期的本于《素问·热论》的认识，而不是仲景晚期的更为成熟的认识。因为这些认识与《伤寒论》中的理论及疾病的认识是有很大不同的。

若两感于寒者，一日太阳受之，即与少阴俱病，则头痛、口干、烦满而渴；二日阳明受之，即与太阴俱病，则腹满、身热、不欲食、谵之廉切，又女监切。下同。语；三日少阳受之，即与厥阴俱病，则耳聋、囊缩而厥，水浆不入，不知人者，六日死。若三阴三阳、五藏六府皆受病，则荣卫不行，藏府不通，则死矣。（19）[原 6.1]

[提要] 本于《素问·热论》论两感病的证候及其不良的预后。

[讲解]《热论》中不为两感于寒者，为太阳、阳明、少阳、太阴、少阴、厥阴的顺序单传，推测其理为，阳经以腑为根本，腑为抗病的血气之源，邪正相争于经表，以腑为正气的根据地来抗邪，故邪仅在经表，而不入于腑。当邪传于阴经时，阴经以脏为根据地，输布血气以抗邪，故邪入于腑，而不入于脏。此为《灵枢·邪气脏腑病形》所云："中阳则溜于经，中阴则溜于腑。"

当两感于邪时，表里两经俱病，正气已衰，则邪气直入于脏腑，故三阴三阳、五脏六腑皆受病，导致荣卫不行，脏腑不通，则为死证。此处两感于寒之证，是邪传入里的温热病重证，故伤阴耗气急速，而多为不治之证。

两感于寒，一日太阳与少阴俱病，头痛、口干、烦满而渴；二日阳明与太阴俱病，腹满、身热、不欲食、谵语；三日少阳与厥阴俱病，耳聋、囊缩而厥，水浆不入，不知人，在第六日死。因为三阴三阳、五脏六腑皆受病，荣卫不行，脏腑不通，则为死证。

其不两感于寒，更不传经[1]，不加异气者，至七日太阳病衰，头痛少愈也；八日阳明病衰，身热少歇也；九日少阳病衰，耳聋微闻也；十日太阴病衰，腹减如故，则思饮食；十一日少阴病衰，渴止，舌干，已而嚏也；十二日厥阴病衰，囊纵[2]，少腹微下，大气皆去，病人精神爽慧也。若过十三日以上不间，寸尺陷者，大危。（20）[原6.2]

〔注解〕

[1] 传经：这里指邪气传经，病证从这一经的证候，转变为另一经的证候。

[2] 囊纵：指阴囊由缩入状态趋于松弛和缓的状态。

〔提要〕本于《素问·热论》说明温热病六经病解的一般规律，及其证候的演变情况。

〔讲解〕《热论》传经为叠加法，病去又为叠减法，七日太阳病衰，去了头痛，八日阳明病衰，去了身热……至十二日则病邪皆去，故言"大气皆去，病人精神爽慧也"。由于《热论》的传经病情逐步加重，及传经病情逐步痊愈，都是很机械的，往往与临床相矛盾，所以，《伤寒论》在传经的认识上，没有墨守这种方法，而是有了更符合临床的深刻认识。温热病即使没有出现两感病的重症，但邪正相持，时日过长，正气大虚而内颓，不能有力从开宣发布散抗邪驱邪，脉见寸尺俱陷，必为大危。

凡两感病俱作，治有先后，发表攻里，本自不同。而执迷用意者，乃云神丹[1]甘遂[2]合而饮之，且解其表，又除其里，言巧似是，其理实违。夫智者之举错也，常审以慎；愚者之动作也，必果而速。安危之变，岂可诡哉！世上之士，但务彼翕习之荣，而莫见此倾危之败，惟明者居然能护其本，近取诸身，夫何远之有焉？（21）[原10]

〔注解〕

[1] 神丹：为一种古时发汗用的丸剂。神丹，在《外台秘要》中有关于神

丹的方剂，可作参考。原注云，即崔氏六味丸，用人参、乌头、半夏、茯苓、朱砂、附子，蜜丸，姜汤下。

[2] 甘遂：为一种古时攻下用的散剂。甘遂，在《外台秘要》中有关于甘遂的方剂，可作参考。原注云，水导散也，用甘遂、白芷，捣筛，水服。

〔提要〕本条指出庸医误治的不良后果。

〔讲解〕温热病的两感病，是重证，更是难治之证。但仍需根据不同的情况，或先解表，或先攻里，积极救治。温热病的两感病，本不易救治，若遇庸医用神丹以及甘遂汗下并施，以为既解其表，又攻其里，实则使正气大败，病必不治。所以，千万不可轻信庸医的花言巧语。

夫阳盛阴虚，汗之则死，下之则愈；阳虚阴盛，汗之则愈，下之则死。夫如是，则神丹安可以误发，甘遂何可以妄攻？虚盛之治，相背千里，吉凶之机，应若影响，岂容易哉！况桂枝下咽，阳盛即毙；承气入胃，阴盛以亡。死生之要，在乎须臾，视身之尽，不暇[1]计日。此阴阳虚实之交错，其候至微，发汗吐下之相反，其祸至速。而医术浅狭，懵然[2]不知病源，为治乃误，使病者殒没，自谓其分，至令冤魂塞于冥路，死尸盈于旷野，仁者鉴此，岂不痛欤。（22）[原9]

〔注解〕

[1] 不暇：不容有空闲时间。

[2] 懵（měng）然：糊里糊涂。

〔提要〕论温热病与伤寒治法不同，当辨别不同病证，防止误判，审慎治疗。

〔讲解〕阳盛阴虚，指里阳偏盛，阴液偏虚，为热结于里，耗伤津液，阳明腑实，故汗之则死，下之则愈。阳虚阴盛，指阴寒盛于肌表，伤耗在表的阳气，这里的阳虚不是指里阳虚，也不是表阳极虚，乃相对而言，故汗之则愈，下之则死。神丹，为古时的发汗药，如果用之得当，确为良药，但用之不当，又会致人死命，故不可误用。甘遂，指古时以甘遂为主的攻逐方剂，用之对证则立有奇效，如不对证，决不可妄攻。不分表里虚实而乱治，则相背千里，吉凶立见。医生掌握着病人的生杀大权，方药一下，效应则如影随形，如雷随电闪。医理深奥细微，临证更是极为复杂，不是一件容易的事。所以，要深究医理，刻苦临床。以临床而言，越是危重的病人，用药稍有不慎，即可要人性命。故桂枝下咽，阳盛即毙；承气入胃，阴盛以亡。其死亡的发生，仅仅是一会儿工夫，容不得去计算病人还能存活几天。临床之中，阴阳虚实相互交错，证候复杂至微，医生稍有判断失误，发汗吐下用之相反，大祸立即来临。医生医术浅狭，糊里糊涂根本不知发病的根源，误治使病人死亡，反而认为病情本该如此，病人就应该是这种结果。由于病人为非正常死亡，是被医生误治而冤死的，所以成为了"冤魂"。有仁爱之心的人，见于此，一定会深感悲痛的。

脉盛身寒，得之伤寒；脉虚身热，得之伤暑。（23）[原17上]

[提要]论伤寒与伤暑的辨别。

[讲解]《素问·刺志论》说："气盛身寒，得之伤寒；气虚身热，得之伤暑。"此节为转引《素问》中对于热病的认识。伤于寒，阳气鼓张之欲达邪于外，寒邪凝敛而使周表脉络不通，正邪相争，气液不泄，故脉盛大而紧且身寒；伤于暑，邪热伤气耗液，则脉虚而身热。

凡治温病，可刺五十九穴。又身之穴三百六十有五，其三十穴灸之有害，七十九穴刺之为灾，并中髓也。（24）[原15]

[提要]本条本于《素问·热论》论述温热病的针刺治疗。更有些穴位禁针禁灸。

[讲解]在《灵枢》与《素问》中都有治热病，针刺五十九穴的记载，主要是针刺来消退邪热。两者所记载的穴位有些不一致。《内经》五十九穴退温热之邪，应为当时的临床经验总结。

针刺退热确有良效，我曾得一方治小儿高热惊抽，自大椎穴始向下，隔一穴刺一穴，刺至穴与脐平止，均以毫针刺入穴二三分，刺后即出，不留针。可加用双侧肝俞、胆俞，用之多效。我曾治发热达40℃以上的抽搐患儿，一夜针三次热退而愈。我后来又将这种方法改为自大椎穴向下，每一椎间隙都针刺，刺至与脐平，小儿高热 40℃以上，很快就可热退汗出。

人身中的有些穴位，禁针或禁灸，用穴时必须多加小心，以免病上加病、乱上加乱，致人伤残。

脉阴阳俱盛，大汗出不解者死。脉阴阳俱虚，热不止者死。脉至乍数乍疏者死。脉至如转索，其日死。谵言妄语，身微热，脉浮大，手足温者生；逆冷，脉沉细者，不过一日死矣。此以前是伤寒热病证候也。（25）[原 17 下]

[提要] 再论温热病危重时的各种脉证表现。

[讲解] 邪实于内，五脏元真之气不守于内，脉乍数乍疏，邪气迫之则脉数，邪缓则气不续而疏，正气让位，由邪为主导，故死。脉至如转索，元真之气不藏于内，鼓涌于外，又无胃气、荣卫之气以缓之、护之、养之，则脉如转索、屋漏、雀啄不等，故为死证。谵言妄语，多为阳热亢盛所致，见身微热，脉浮大，手足温者，是邪热已不太重，故为生；谵言妄语，见脉沉细，手足逆冷，为阳热病发展到最后阶段，不仅阴液消尽，阳气亦亡，故言不过一日死。凡此绝症、绝脉，病情极为危重，然未必不可救治，临床中很多西医虽言不能救治者，及古人所说的五脏绝症、绝脉，临证也多需积极救治，或多可生还。

脉四损，三日死。平人四息，病人脉一至，名曰四损。

脉五损，一日死。平人五息，病人脉一至，名曰五损。

脉六损，一时死。平人六息，病人脉一至，名曰六损。（26）[原 16]

[提要] 论温热病危重时的几种损脉的表现。

[讲解] 热病损人五脏之气，五脏之气绝，则为损脉。《难经·十四难》曰："何谓损？一呼一至曰离经，二呼一至曰夺精，三呼一至曰死，四呼一至曰命绝，此损之脉也。"

今搜采仲景旧论，录其证候诊脉声色对病真方有神验者，拟防世急也。（27）[原 2.8]

[讲解] 此为仲景之后的人加入的一段话，容易让人产生误解，误认为《伤寒论》不是仲景亲自著作，而是经过后人整理的。

这一条很明显是仲景之后的人所加入的。所以，可以认为经过条文编次后的《伤寒例》的第 17 至 26 条应是后人（应为仲景的弟子）将仲景早期所写的关于温热病的论述加进来，形成了这些关于温热病的内容，而导致了又与《伤寒论》中其他章节六经病证的辨证思维很不一致的情况发生。

辨痉湿暍脉证第四

伤寒所致太阳病，痉[1]、湿、暍[2]此三种，宜应别论，以为与伤寒相似，故此见之。（1）[原 1]

[注解]

[1]痉：原作痓，痓为误。痉，风强病，即口噤、颈项强急、角弓反张之病。

[2]暍（yē）：中暑、伤暑。

[提要]说明设立此章的原因。

[讲解]痉、湿、暍三种病证，虽与伤寒、中风所致之太阳病相似，但更与太阳病的一般证候有所不同。如果从广义伤寒的角度来看，痉、湿、暍也是伤寒的病种，病的初期也是病在太阳。将痉、湿、暍与伤寒所致太阳病分别出来，在此处略做论述，是因为《伤寒论》主要论述的是以风寒为邪气及其传变所引起的复杂多变的各种病证。

太阳病，发热无汗，反恶寒者，名曰刚痉。（2）[原 2]

[提要]论刚痉的证候。

[讲解]太阳病，若感受寒邪过于深重，发热无汗，反恶寒，经气闭郁不发，出现口噤、颈项强急、角弓反张等，而为痉病，这种痉病叫作刚痉。

太阳病，发热汗出，而不恶寒，《病源》云恶寒。名曰柔痉。（3）[原 3]

[提要]论柔痉的证候。

[讲解]太阳病，发热汗出，为风阳之邪入于肌腠，非寒邪侵袭，故不恶寒，以风邪入扰，荣气外泄而筋肉拘急，而成口噤、颈项强、背反张等，故亦可成痉病。因发热汗出，而不恶寒，叫作柔痉。

太阳病，发热，脉沉而细者，名曰痉。（4）[原4]

[提要] 论阴血亏虚而外有表邪的痉病脉证。

[讲解] 太阳病，为感受风寒，如为病邪在表。脉应为浮，但不见浮，反见沉而细，可知经气闭郁不出，脉细为阴血亏虚，见发热，知非少阴寒证。所以，本条的痉病，有两方面的原因，一为外邪深重，二为阴血内亏，经气逆闭而又有血虚筋急，为难治之证。

太阳病，发汗太多，因致痉。（5）[原5]

[提要] 论发汗过多，筋脉失养而致痉。

[讲解] 太阳病，发汗太多，伤阴液，伤阴血，津液或阴血伤则气燥于内，不能外达，逆乱而致筋肉拘急、口噤、颈项强、背反张，而为痉病。

病身热足寒，颈项强急，恶寒，时头热面赤，目脉赤，独头面摇，卒口噤，背反张者，痉病也。（6）[原6]

[提要] 论痉病的主要证候。

[讲解] 痉病，病名，是以筋肉拘急、颈项强急、口噤不开、角弓反张为主要临床表现的病证。但引起痉病的原因很多，感受寒湿过甚可以致痉，火热、燥热可以致痉，亡血、亡津液也可致痉。所以，不能以病因为病名，只能以症状为病名。病人身热足寒，恶寒，时头热面赤，目赤，为经气不通于下，也不通于外，故闭郁于内而冲逆于上，形成独头面摇、卒口噤、背反张的痉病。痉病为筋的病变，太阳主筋，太阳经脉之气不外达，逆于里，由于经气逆乱，形成肝风而逆上，一身之筋俱为拘急。痉病与太阳经气闭郁不通有紧密联系，故应与太阳病相鉴别。

湿家之为病，一身尽疼，发热，身色如似熏黄。（7）[原7.2]

[提要] 论湿邪客于周身的主要证候。

[讲解] 湿邪盛则郁闭气机，气火不发而发热，经气不达而一身尽疼，经气不达则风木之气郁而不出，闷郁于内，使肝胆之气不易流畅，脾土之湿浊壅溢周身而身色如熏黄，熏黄乃湿气沉滞之故。湿家，指素体为湿浊壅郁之人，非太阳受风、受寒的一时为病，虽病亦涉太阳经气不畅，但必须要与

太阳病相鉴别。

湿家病，身上疼痛，发热，面黄而喘，头痛鼻塞而烦，其脉大，自能饮食，腹中和无病，病在头中寒湿，故鼻塞。内[1]药鼻中则愈。（8）[原10]

[注解]　[1]内（nà）：同纳，加入、纳入。

[提要]　论寒湿侧重在体表及头面的脉证及治疗方法。

[讲解]　寒湿中于头面，也客于体表，则头痛、鼻塞、身上疼痛。太阳经气不达，即发热，湿郁而面黄，太阳之气不畅于上焦则喘而且烦，太阳经气被郁，但又欲冲击寒湿之邪而使之去除，故脉大。病不在脾胃，故自能饮食，腹中和无病。纳药鼻中，一说为纳瓜蒂散于鼻内，取下黄水而病愈；一说为用辛香开发之药纳于鼻内，宣泄头中之寒湿而愈。

湿家，其人但头汗出，背强，欲得被覆向火。若下之早则哕，胸满，小便不利，舌上如胎者，以丹田有热，胸中有寒，渴欲得水而不能饮，口燥烦也。（9）[原7.3]

[提要]　论湿邪郁于表，经气不达，又误用攻下所造成的变证。

[讲解]　此条之湿家，为素感寒湿之人，寒湿壅郁，太阳经气不达于外，则背强。里气不达于外，闭郁而逆于上则但头汗出。周身被寒湿所困，经气不达则欲得被覆向火。寒湿盛则脾虚，不可下，必待寒湿除，转为燥热内盛才可用攻下，而不致伤及脾气。如果认为头汗出为内热就采用攻下，攻下太早则脾气伤，水湿更加不行而呃逆、胸满、小便不利。脾气虚而不能上布，津液在胸中不布则胸上为寒湿所聚，表现为舌上有白滑苔，下焦丹田之热不能蒸动水津而使之通达于上焦，反郁于下而为热、为渴。虽渴而欲得饮水但不能饮，水津不达，周身少水之渗灌又为口燥而烦。

病者一身尽疼，发热日晡所[1]剧者，此名风湿。此病伤于汗出当风，或久伤取冷所致也。（10）[原11]

[注解]　[1]日晡（bū）所：申时前后，即下午三时至五时。所，的时候。

[提要]　论风湿的证候及成因。

[讲解]　汗当风，如何能成风湿，原因在于汗出之时，血气泌津化汗，

肌表之毛窍开，汗出于表，但肌腠之间亦有水津充斥欲外达而为汗，此时受强风所袭，风即入于肌腠，滞郁肌腠之间的水津而为湿，风气逆窜，合于湿而为风湿。或久伤取冷，寒湿在体，人体正气之阳热被抑，其动能闭于肌腠，亦可化为风动之力，合于湿气而为风湿。故风湿壅遏肌表腠理之经气，而为一身尽疼，经气郁即发热，日晡之时，经气闭郁更甚，故为日晡所剧。

太阳病，关节疼痛而烦，脉沉而细一作缓。者，此名湿痹。一云中湿。湿痹之候，其人小便不利，大便反快，但当利其小便。（11）[原 7.1]

[提要] 论里湿偏重而成湿痹的脉证，以及利小便的治疗原则。

[讲解] 湿为阴邪，其性黏滞沉重，湿邪内渗而痹结于关节，名曰湿痹。湿邪痹阻，关节中的经气不能畅发，气血凝滞而关节疼痛，而且因疼而烦，脉沉而细。脉细并非气血虚弱，而是由于湿邪痹阻所致。湿痹者，如果又见湿滞于内，则三焦之气不达，水湿不行而小便不利，气蒙湿困，脾气壅郁不能正常散发水谷精微，则水湿易于停滞于胃肠而成大便溏软但却便时容易。当利其小便以除里湿。

问曰：风湿相搏，一身尽疼痛，法当汗出而解。值天阴雨不止，医云此可发汗，汗之病不愈者，何也？答曰：发其汗，汗大出者，但风气去，湿气在，是故不愈也。若治风湿者，发其汗，但微微似欲出汗者，风湿俱去也。（12）[原 9]

[提要] 论风湿病使用汗法治疗时，宜微微取汗。更应注意天气阴晴对治疗的影响。

[讲解] 天阴雨之时，在天的湿气重，人体从呼吸道及皮肤所受的湿气也多，而且湿郁正气，气行较常时缓慢，内湿也易随之生成。风湿相搏于肌表，一身尽疼痛，应发其汗使风湿俱去，故不可大发其汗，大发其汗，汗大出，则药力瞬间通达，流失于体外，这样所形成的是开散经气的闭郁，形成的是散风气、通阳气的力量。故而风气出，但湿气不去。湿气在肌腠，黏滞而不易去，故发其汗，要徐徐缓缓，使药力能缓缓成流动之势，流动肌腠之湿气，湿随药力而化成流动的水津，成微汗而排出体表，故发其汗，微微似

欲出汗者，风湿俱去而病愈。

湿家下之，额上汗出，微喘，小便利 [1] 一云不利。者死。若下利不止者亦死。（13）[原8]

〔注解〕[1] 小便利：应为小便不利。小便利为误。

〔提要〕论湿病误下后所造成的死证。

〔讲解〕湿家经攻下之后，额上汗出，微喘，为肾气亡散而浮越，肾气虚而气化不行则小便不利，故为死证。如为下利不止，为下后脾肾之气衰败，也为死证。

太阳中热者，暍是也。其人汗出恶寒，身热而渴也。（14）[原12]

〔提要〕论暑热侵袭太阳的证候。

〔讲解〕暍，即暑。暑热之邪中于太阳，为太阳中热，暑热伤津耗气，汗出毛窍空疏则恶寒，邪热内加则身热，暑热伤津为重，故渴。此不同于太阳伤寒、中风之证，应鉴别之。

太阳中暍者，身热疼重，而脉微弱，此以夏月伤冷水，水行皮中所致也。（15）[原13]

〔提要〕论太阳暑热与水湿相合的脉证。

〔讲解〕太阳中暍，即暑热之邪伤人，本为热盛之身，但又以井泉等冷水饮用或灌洗，都可造成暑热与水湿相合，皮毛闭塞，水湿浸渍经络，内热不得宣泄，而为身热疼重，暑热本伤气，水湿更伤阳气，故脉微弱，所以为夏月伤冷水，水行皮中所致。今人多饮冰冷之物，寒水入内，即可引起胃肠寒湿，但也可由胃肠吸收后，水湿行达于周身肌肉，而成湿邪凝郁。《金匮要略》以一物瓜蒂汤，去周身四肢之水，水去则暑热易于开散。

太阳中暍者，发热恶寒，身重而疼痛，其脉弦细芤迟，小便已，洒洒然 [1] 毛耸，手足逆冷，小有劳，身即热，口开，前板齿燥。若发汗则恶寒甚，加温针 [2] 则发热甚，数下之则淋甚。（16）[原14]

〔注解〕

[1] 洒（xiǎn）洒然：自觉身寒冷如冷水淋身状。

[2] 温针：针刺入人体后再加温。

〔提要〕论太阳暑热兼有寒湿，伤及气阴的脉证及治疗禁忌。

〔讲解〕暑热之邪，伤之重者，不仅伤津，且亦耗气，由于热盛伤津耗气，毛窍大开，邪热盛而发热，邪热鼓之泄之，应该脉虚大。但此证为发热恶寒，身重而疼痛，脉弦细芤迟，为暑热兼有寒湿，人体气阴已虚。小便已，太阳膀胱经气随小便之意而下行，经表之气内向而不易外达，使在表的阳气更虚，故洒洒然如冷水淋身而汗毛耸立。阳气不能温于四末则手足逆冷。且阴虚就易生内热，故小有劳，身即发热。内热盛则常欲口开，津液伤则前板齿干燥。如果发汗则阳气更伤而恶寒甚。加温针则阴更伤而发热更重。屡次攻下则阴伤热结于下而淋甚。淋，为小便闭涩、淋痛不止，甚则尿血，而为血淋。

辨太阳病脉证并治上第五

太阳之为病，脉浮，头项强痛而恶寒。（1）[原1]

〔提要〕论太阳病的提纲证，即太阳感邪后经气反应的基本脉证。

〔讲解〕太阳病，如果从经络的角度来说，是以足太阳膀胱经为主经，手太阳小肠经为辅经的病变。从生理上来讲，由于太阳经气为开，太阳的本寒之气从肾与膀胱向上，通过来自少阴的中见之气即热气而使本寒之气热化，升腾上达于肺，又经过肺气的宣发布散而达于周身体表，补充了太阳标气，这样，人体的太阳标气就是水气充足的阳热之气，从脾胃吸收后所化生的水津充足的阳热之气即卫气，相合于太阳标气，为太阳标气的重要组成。另外，太阴为开，又与太阳为开紧密配合，由太阴为开所化生的营气，布达于周身体表，也被太阳这个功能单位所统领，在周身的体表经络形成了营卫相随，营卫相互谐和的运行状态。

外邪客表，太阳经气从开而升腾布达于体表来抗邪，则"脉浮"；邪客太阳，以足太阳膀胱经为主经的经络不畅则"头项强痛"。太阳经气广布体表，体表是个大而广的范围；头项部相对于体表来说是局部，是足太阳经脉经过的部位。所以，太阳经气有"精专者"，循太阳经络运行；又有太阳从开的经气为"流溢之气"，而广布于体表。通体体表的太阳经气与局部太阳经脉的经气两者在气化上紧密联系。"恶寒"是太阳受邪后，引起了太阳正气即本寒之气对于邪气的反应。感受邪气后，太阳本寒之气被调动，通过中见之气即来自少阴的热气，使寒水之气蒸腾上达，布散于体表来抗邪。恶寒与脉浮，两者由于太阳气化而紧密联系。

在太阳病提纲证中，没有指明邪气是风，还是寒，所以邪气是泛指的。这里的恶寒，是侧重在太阳本寒之气对于泛指的邪气的反应，表现出了太阳经气反应时的本质现象。

本条的认识关键在对于"恶寒"的认识上，感受泛指的邪气（不论是风或寒，并不专指寒邪），通常都会引起"恶寒"。"恶寒"首先是太阳感邪后，位于体表的太阳本寒的反应，而体表太阳本寒的根本却在下焦的寒水之气，体表的太阳本寒之气产生了"恶寒"的反应，就会引发下焦寒水之气的进一步气化，导致太阳所中见的少阴热气温煦蒸腾布散水寒之气而形成太阳为开的经气反应。这里涉及到太阳在里之气的一系列反应。太阳气化，最终形成太阳标阳之气，太阳标阳之气为水气之中含有大量的阳热之气，以太阳从开的方式而蒸腾上达于体表，这叫作水中生阳。

[医论] 张斌：六经均各有一二条纲领性原文列于卷首，作为分经识病的提纲。因此，"脉浮，头项强痛，而恶寒"，即太阳病的基本脉证，特别脉浮和恶寒是太阳病初起的必备脉证。凡见此脉证，即为太阳病；或一提太阳病，即当想到这些脉证。《伤寒论》的六经分病辨证，就是以各经的提纲脉证为标准的。太阳病提纲证中的脉浮，表示病位在表，正气外应，即太阳气化的抗邪反应；头项强痛，是邪在太阳，经气为郁；而恶寒，又是太阳受邪，其本气的反应。因恶寒是太阳病的本质，所以就表现为内在的自觉症状。（《伤寒理法析·中编·太阳病篇》）

太阳病，发热汗出恶风脉缓者，名为中风。（2）[原2]

[提要] 本条是在太阳病提纲证的基础上，进一步论述感受风邪而病为

太阳中风的脉证特点。

〔讲解〕风为阳邪，风邪袭入肌表，其性流窜，使卫气逆乱于肌腠，产生"发热"，卫气逆乱而内扰荣气，不仅失去卫外功能，还使荣气不固，水津外泄于体表，产生"汗出"。周身汗出，则见风即恶而"恶风"。恶风，俗称怕风，特点是有风即恶，无风则安，也伴有轻度的恶寒。这是在上条恶寒的太阳本气反应的基础上，由于风邪的性质，而增加了恶风的情况。太阳中风证的"脉缓"为浮缓，表现出了风性疏泄，荣气泄越，皮肤毛窍疏泄的情况。由于风邪宣泄通体毛窍，又侵袭至通体的肌腠之中。风邪入中肌腠，所以不叫伤风，而名为中风。

恶寒与恶风仍有些差别。恶寒，不论体表受不受风吹袭都恶寒；恶风，为有风吹袭时而恶寒。

〔医论〕张斌：太阳中风的病机是：风为阳邪，其性疏泄，伤于太阳，必助卫阳而使强，泄荣阴而使弱，因此太阳从开太过，病即发热，且肌腠疏松而有汗出；卫强则恶寒轻，但肌疏则有风必畏，更因汗出而脉管舒张，所以就应见浮缓的脉象。总起来讲，均不外卫强荣弱。(《伤寒理法析·中编·太阳病篇》)

太阳病，或已发热，或未发热，必恶寒，体痛呕逆，脉阴阳俱紧者，名为伤寒。(3)[原3]

〔提要〕本条是在首条太阳病提纲证的基础上，进一步论述感受寒邪而病为太阳伤寒的脉证特点。

〔讲解〕寒邪凝滞、收敛，伤人阳气，凝滞局部血气，而为阴邪。寒邪客表，如果能立即引起太阳气化，产生较为充足的标阳之气与位于体表的寒邪相争，就会"已发热"，如果寒气较重，太阳气化尚未产生充足的标阳之气，就不能立即发热而为"未发热"。因此有人发热早，有人发热晚，一般来说，早晚要发热。但也有身体虚的人始终不发热。又如首条太阳病提纲证所述，太阳感邪后即有太阳本寒之气的反应而有恶寒，而太阳伤寒的邪气又是寒邪，寒邪加于太阳寒水之经，必然是恶寒较重，而为"必恶寒"。寒邪外束，使卫气闭郁，荣气凝敛，就会有"体痛"。寒邪闭郁在表，较为严重的，使太阳正气不易从开布散于表，上焦之气不畅，引起胃气上逆而见"呕逆"。虽见呕逆，但不是寒邪直入于里，不是表里同病，此时的寒邪仍只在表。寒邪凝敛，荣卫之气闭郁，周身无汗，则脉道拘紧，表现为尺寸脉均见浮紧。"脉阴阳俱紧"的"阴阳"，是指尺脉、寸脉而言。

〔医论〕张斌：太阳伤寒的病机是寒为阴邪，其性凝敛，伤于太阳，必遇卫阳而使闭，敛荣阴而使郁，因此就使太阳从开不及，轻则或已发热，重则或未发热；且肌腠紧密而无汗出，遂见恶寒体痛明显；并因寒邪由表内逆，胸阳受阻，上焦宣肃不利，必引起胃气（上脘之气）反逆而见呕逆；更由于无汗体痛而脉管拘急，所以就脉阴（尺）阳（寸）俱见浮紧。总起来讲，均不外卫闭荣郁。（《伤寒理法析·中编·太阳病篇》）

太阳病，发热而渴，不恶寒者，为温病。若发汗已，身灼热者，名风温。风温为病，脉阴阳俱浮，自汗出，身重，多眠睡，鼻息必鼾，语言难出。若被下者，小便不利，直视失溲。若被火者，微发黄色，剧则如惊痫，时瘛疭[1]。若火熏之，一逆尚引日，再逆促命期。（4）[原6]

〔注解〕[1] 瘛疭（chì zòng）：抽搐。

〔提要〕本条是在首条太阳病提纲证的基础上，进一步论述感受温邪而病为太阳温病的病证特点，以及温病屡经误治而病情加重的情况。

〔讲解〕《伤寒例》说："其冬有非节之暖者，名为冬温。冬温之毒与伤寒大异，冬温复有先后，更相重沓，亦有轻重，为治不同，证如后章。从立春节后，其中无暴大寒，又不冰雪，而有人壮热为病者，此属春时阳气发于冬时伏寒，变为温病。"可见温病的种类是很多的。但总体上来说，温为阳邪，易伤津液，温邪伤及太阳本寒之气，不易出现恶寒的反应，故为"不恶寒"。温邪伤津化燥，太阳本寒之气伤损，更使温热邪气增重，故为"发热而渴"。温邪初病太阳，为太阳温病。太阳伤寒可辛温发汗，但太阳温病当辛凉解表，而不能用辛温发汗之法。如果辛温发汗，则形成内风与温邪相合，风助温热流窜，伤耗津液，热势增高，出现身热如烧灼的表现，叫作"风温"。"风温"

邪气主要壅热在上焦，表现为寸关尺脉俱浮；邪热伤津耗气，则自汗出，身重；热郁于上，热盛神昏，则多眠睡；肺气为热所郁，不得宣畅，则鼻息必鼾，语言难出。此时已转为阳明经气为病，当以白虎汤或白虎加人参汤加减治疗。不能用攻下之法。

风温为病，再误用攻下，必致邪热逆入下焦，不仅下焦的太阳本寒之气受损，更使肝肾阴液大伤，膀胱气化不行则小便不利，肝肾阴液大伤则目睛直视，肾失制约则小便失溲。

如果误用火攻，火与温相合，如果伤的程度轻者，为邪热伤耗荣气，伤耗阴血，阴血荣气被伤，则身发黄色。如果伤的程度重者，心肾阴液大伤，火热不出，则神志不宁而如惊痫；热烁厥阴，阴血伤而肝风动则时常手足抽搐。如果再用火熏蒸，必致阴血津液涸竭而阳气孤绝。所以，一次逆治，病人尚可多活几日，再度逆治，死亡即至。

太阳病，欲解时，从巳至未上[1]。（5）[原9]

〔注解〕[1] 从巳至未上：从上午9时至下午3时以前。上，以前。

〔提要〕论太阳标阳之气的旺时为巳、午、未三时，此时为太阳病欲解时。

〔讲解〕六经的标本中气均本于天时，这个天时，有一日的周期，也有一年的周期。从一日的六经病欲解时来说，是本于一日的周期，一日之内，六经气化有各自的旺时，在不同的时辰而有不同的在天的标本阴阳之气会通于人体的不同经络及体内。以太阳为开，在巳、午、未三时，为中午前后，此时天阳最盛，天阳可助太阳气化，而此三时，太阳标阳化生也最为旺盛。患太阳病，当此太阳标阳之气旺盛之时，容易驱邪外出而病解。

〔医论〕张斌：太阳病，不但有自愈的日数，在一日之内，还有病解的时辰，我们称为"旺时"，即太阳正气最旺、抗邪力量最强的时间。六经皆有，不独太阳为然。太阳气旺欲解，是在巳、午、未三个时辰，基本相当于上午九点到下午三点之间，此时正在日中前后，自然界阳气最旺，可助太阳气旺，而其病得解。太阳为三阳，是与自然界的阳气最盛相合之理。因此，

太阳病至七日而欲自愈，亦必愈于巳、午、未三时之间，此即现代所谓生物钟之意。(《伤寒理法析·中编·太阳病篇》)

病人身大热，反欲得衣者，热在皮肤，寒在骨髓[1]也。身大寒，反不欲近衣者，寒在皮肤，热在骨髓也。(6)[原11]

[注解] [1] 热在皮肤，寒在骨髓：皮肤在表为太阳所统，骨髓在里为少阴所主。表里寒热之辨，是论少阴与太阳的关系，以少阴为本，太阳为标。

[提要] 本条以皮肤与骨髓的标本关系来论述少阴为太阳之本。

[讲解] 本条论太阳与少阴的关系。太阳主表主皮肤，而少阴心肾在里，肾主骨髓。少阴在里，为太阳的根本，故以皮肤为标，骨髓为本。

如果病人身大热，反而自觉寒冷，想穿衣服，所产生的大热，有时也可高达 39～40℃ (假热并非无热)，其热也只是浮越在肌肤的太阳虚浮的标阳，而真正在骨髓之中的，却是少阴内在的阴寒。所以，不能把在表的浮越之热，看成是真的内有大热。

病人身大寒，反而不想穿衣服，是邪热内郁于骨髓，又因邪热内逆，太阳之气不发，表气不达，阳热不通于表，而为身大寒。大寒确实在表，不能认为假寒就是表无寒，表寒也是客观现象，只是不能当成真的内有大寒。

总之，以表为标，以骨髓为本；以太阳为标，以少阴为本。太阳与少阴为表里的关系，由于有此生理上的紧密的关系，因此才会有热在皮肤、寒在骨髓；或寒在皮肤、热在骨髓的病理性联系。

[医论] 张志聪：皮肤者，太阳表气之所主也，骨髓者，少阴里气之所主也。身大热而反欲近衣，太阳标阳外呈而少阴之阴寒方盛于内，故反欲近衣也。大寒而反不欲近衣，太阳本寒外呈而少阴之火热方盛于里，故反不欲近衣也。(《伤寒论集注·卷第一》)

病有发热恶寒者，发于阳也。无热恶寒者，发于阴也。发于阳，七日愈[1]。发于阴，六日愈[2]。以阳数七、阴数六故也[3]。(7)[原7]

[注解]

[1] 发于阳，七日愈：病邪在表，正气传经，七日复至太阳，正气盛而驱

邪外出，故七日愈。

[2] 发于阴，六日愈：未感表邪，但人体里阳自弱而无热，仅有恶寒，经六日正气旺而自愈，不必驱邪外出，故不需七日。

[3] 阳数七、阴数六故也：应是后人所加入的解释为何"发于阳，七日愈。发于阴，六日愈"的文字。

〔提要〕通过病有发于阳、发于阴的区别，来论述太阳有标气为病及本气气化偏虚的不同。

〔讲解〕病发热恶寒，为外邪客表，太阳标阳之气化生旺盛，与邪相争则发热恶寒，本气不虚，病不在里，本气得中见之气而化生标阳，正邪相争又在体表，故为病发于阳。以正气传经六日在厥阴，而七日复至太阳，太阳标阳之气旺盛，驱邪外出，故为发于阳者，七日愈。而无热恶寒者，发于阴也，为病发在本气上，太阳自身本气的气化之力不足，关键在于所中见的少阴热气乏力，缺少温化寒水之力，不能有旺盛的标阳产生。或虽然有轻微外邪，但关键不在外邪上。由于太阳自身本寒不化，阳热偏少，就要无热恶寒。也就是说，太阳没有较为充足的中见之气（热气），使得水气、阴气相对偏盛而散漫于太阳之里，为无热恶寒，为病发于阴。发于阴者，以人体六经正气经六日周流，里气即可恢复，太阳所中见的少阴热气一旺，太阳本寒得以充足气化，无热恶寒自愈，而此时或有相合于太阳的轻微邪气即被阳化阴消，不需至七日再化生太阳标阳抗邪外出，故为六日愈。

在《辨太阳病脉证并治下》还有病发于阳而反下之成结胸，发于阴而反下之成痞证的论述，当结合起来认识。所以，如果认为病发于阳，为病在太阳，当然不错；如果认为病发于阴，就是病在少阴，却是不对的。病发于少阴，病情严重，却六日愈，病发于太阳，病情较轻，却要七日愈，当然是不对的。所以，这里的病发于阳、病发于阴，仍然要从太阳功能单位的标本中气的相互关系上去理解。太阳的本气内弱，关联于少阴，但又不直接就是少阴病。

〔医论〕郑寿全：此言病发于阳，指太阳也；太阳底面，即是少阴，病发于阴，指少阴也。若专指太阳营卫之阴阳，则为太阳风、寒两伤病情不符。余每临症，常见独恶寒身痛而不发热者，每以桂枝汤重加附子，屡屡获效，以此推之，则病发于阴，确有实据。至所言六日、七日者，是论阴阳之度数说法也。（《伤寒恒论·卷之一》）

伤寒一日，太阳受之，脉若静者，为不传。颇欲吐，若躁烦，脉数急者，为传也。（8）[原4]

[提要]论病在太阳，如果里气虚弱，致太阳无力抗邪，邪气就会内传。

[讲解]伤寒一日的伤寒，应该是包括伤寒、中风在内的广义伤寒。太阳病第一天，如果见到伤寒脉浮紧或中风脉浮缓，脉不数不急，为相对安静之脉。里气不虚，太阳抗邪力强，病就不会传变。如果出现胃气逆乱而呕吐较为严重，或肾气虚而躁动不安，心气虚而心烦，少阴里虚，以致太阳正气不支，脉既数又急，病就要向里传变。本条特突出"颇欲吐"及"躁烦"，说明胃气或心肾之气内弱，导致病传之理。

这里所说的"传"与"不传"，是指邪气传经，而不是指六经正气以一日太阳、二日阳明、三日少阳、四日太阴、五日少阴、六日厥阴来相传的正气传经。比如邪在太阳，虽经七八日或十余日，只要脉象相对平和安静，又没有其他经的证形出现，就不是邪气传于他经。如果见到脉见躁动、数急，症见躁烦或欲吐，出现了传经的脉证才能断定为邪气传与他经。

[医论]陈修园：人之言伤寒者，动曰传经，其所以然之理难言也。有正传，有邪传，有阴阳表里之气相传，有六经连贯之气相传。请以阴阳表里之气相传者言之：伤寒一日，太阳之气受之，然太阳与少阴相表里，脉若安静而不数急者，为止在太阳，而不传于少阴也。颇欲吐者，即少阴欲吐不吐之见证，若兼见足少阴之躁，手少阴之烦，诊其脉数急而不安静者，乃病太阳之气，中见少阴之化，为传也。伤寒如此，中风亦然。（《伤寒论浅注·卷一·辨太阳病脉证篇》）

郑寿全：按伤寒本旨，以一日太阳，二日阳明，三日少阳，四日太阴，五日少阴，六日厥阴，此就六经流行之气机而言也。至于邪入太阳，虽七八日，十余日，只要脉静而不动，别无他经证形足征，便不传经。若脉见动，心烦欲吐，此为传也。学者临证，务要有别经证形可验，脉象之动静足征，则得传与不传之实也。(《伤寒恒论·卷之二》)

伤寒二三日，阳明少阳证不见者，为不传也。(9)[原5]

〔提要〕论病邪传经要以临床见证为准，不可拘泥于日数。

〔讲解〕伤寒一词，仍是统指伤寒、中风等证，在第二三日，是正气传经于阳明少阳之时。如果没有见到阳明、少阳证的，为邪气没有从太阳传入阳明、少阳，邪气仍在太阳，故为不传。这也是反复说明病邪传经与否要以临床的实际脉证为准，不可拘泥于日数。由于在《素问·热论》里有一日太阳、二日阳明、三日少阳的病邪传变，而这种传变规律，是比较机械的，与临床实际情况不太相符。所以，仲景在此提出了与《素问·热论》不同的观点，告诫后人不要以时日去死板地推算邪气传与某经，而要以脉证来客观地观察病情传变。

〔医论〕张锡驹：伤寒二三日，当阳明少阳主气之期，若阳明少阳证不见者，为气之相传，而病不与气俱传也。可见伤寒不拘时日，总以见证为主，若不见症，即阳明少阳主气之期，亦不得为传也，他经亦然。(《伤寒论直解·卷二》)

太阳中风，阳浮而阴弱[1]，阳浮者，热自发，阴弱者，汗自出，啬啬恶寒，淅淅恶风[2]，翕翕[3]发热，鼻鸣干呕者，**桂枝汤**主之。(10)[原12]

桂枝三两，去皮[4]　芍药三两　甘草二两，炙　生姜三两，切　大枣十二枚，擘[5]

上五味，㕮咀[6]三味，以水七升，微火煮取三升，去滓，适寒温，服一升。服已须臾，啜[7]热稀粥一升余，以助药力。温覆令一时许，遍身漐漐[8]微似有汗者益佳，不可令如水流漓，病必不除。若一服汗出病差，停后服，不必尽剂。若不汗，更服依前法。又不汗，后服小促其间。半日许，令三服尽。若病重者，一日一夜服，周时[9]观之。服一剂尽，病证犹在者，更作服。若汗不出，乃服至二三剂。禁生冷、黏滑、肉面、五辛[10]、酒酪、臭恶等物。

〔注解〕

[1] 阳浮而阴弱：既指病理又指脉象。单从脉象而言，阳浮为寸脉浮；阴弱为尺脉弱。从病理而论，阳浮而阴弱，指卫气强而荣气弱。

[2] 啬（sè）啬恶寒，淅（xī）淅恶风：身冷恶风寒之状。啬啬，身冷畏缩状；淅淅，风吹振振寒栗状。

[3] 翕（xī）翕：徐徐发热轻浅状。

[4] 去皮：古时桂枝用粗枝，兼桂枝、肉桂之性。去皮，应为去外面的粗皮。

[5] 擘（bāi）：同掰。把大枣掰开。

[6] 㕮咀（fǔ jǔ）：原指用口将药物咬碎，以便煎服，后用其他工具切片、捣碎或锉末，但仍用此名。

[7] 啜：饮、喝。

[8] 漐（zhí）漐：汗出的样子。

[9] 周时：即晬时，满十二时辰。

[10] 五辛：五种辛味蔬菜。此泛指有辛辣刺激味的蔬菜、食品。

〔提要〕论桂枝汤治疗太阳中风证的脉证及证治机理。

〔讲解〕风邪透过皮肤，侵入到肌腠，卫气应在表温护体表，风邪扰乱了卫气运行，卫气不是外泄于表，而是随风气向里逆乱在肌腠，卫气不在表不能护外，在表的卫气反而乏力，表即不固，而且啬啬恶寒、淅淅恶风。卫气合于风邪逆乱在肌腠，即为卫强，卫强即发热，更以强卫内扰荣气，荣气被风阳所扰则不守，故为汗出。桂枝汤所以为解肌者，即病位的重点在肌腠，充荣达卫，使逆入肌腠的风邪、卫气出于肌腠，风邪去，卫气复归其表位。太阳中风，脉阳浮而阴弱，以太阳标阳之气即卫气逆乱，荣气受扰，汗出而升散于表，下焦水津也从开而补充于上，脉即寸浮而尺弱。水津外散于表，应升达于鼻者即不足，鼻干失润，气道不畅，则鼻鸣。胃中水液随从太阴太阳为开而助化于体表，又受此从开的气机影响，则胃气逆而干呕。虽干呕，而风邪仍在表，未入于里。

由于荣气产生于太阴，太阴为开，其气化的方向为由脾达心，布散荣气于周身；卫气产生于太阳，太阳为开，其气化的方向为由肾达肺，布散卫气于体表，因此称为心荣肺卫。而荣卫二气在体表又统之于太阳。风邪侵袭太阳，造成荣卫不和，荣气外泄，必须要基于太阴来化生荣气，并使之布达于太阳。太阳与太阴均为开，在生理及病理上常相互联系，相互为用。

桂枝汤方中生姜辛微温，其温通之性较强，用以温通、布化水谷，和畅胃气；大枣甘平，作用为健脾益气增液。大枣与生姜合用可使脾胃之气旺盛，来化生更多的水谷精微，起到充荣达卫的作用。桂枝既有温通的作用又有补益的作用。桂枝不仅味辛，而且味甘，辛甘温而用以通心阳，又可以温通之性驱散肌腠之间风邪、卫气的壅逆；芍药用白芍，苦酸微寒，为阴柔之药，为益阴和血止痛的流通血气之药，桂枝与芍药合用，以桂枝的辛温升达作用而统芍药的益阴和血作用，来流畅、布达荣卫之气。炙甘草甘温，可扶助五脏六腑的内力，而能作用于筋骨、肌肉，在对于五脏六腑的作用中，又重在补益与调养、调和脾胃，炙甘草又有缓和其他药物的偏性，使一些不同的药物，起到协同作用，将此称之为调和诸药。所以，炙甘草可以助桂枝通阳，助芍药益阴，调和脾胃，调和诸药。另外，在《伤寒论》中，治疗上焦或中焦病证的方剂中，多用甘草，更是因为甘草有缓其方剂的药力，减弱其药力下行的作用，转而使药力从开布达上行。总之，桂枝汤是以太阴为基础，助化于太阳肌表的治法。总结桂枝汤方义为：从太阴助化于太阳，充荣达卫，温通经脉，祛风解表。

服桂枝汤后，要喝热稀粥，增加水津，以充汗源，以热稀粥助桂枝等药物之力，祛除窜入肌腠的风气于体外，使荣卫之气旺盛，卫气不再逆乱于肌腠之间，卫气能正常运行于体表而使体表功能恢复。这时，需要盖衣被，使体表温暖，有利于荣卫之气畅达于周身表位，此时周身要有汗出，以汗出潮润，微似有汗为最佳，这是荣卫充盈于表，风邪去除的最佳状态。如果汗出太多如流水，是津液更复散失于体表，在表的荣卫之气仍然不足，病必不除。如果服药后邪去正复，就不必再服药。如果服药后不出汗，再依前法服药。

再不出汗，就要缩短服药时间，12 小时内服完三服（一剂药煎取三升，分为三服），如果病情严重的，可昼夜服药，24 小时观察病情。服一剂后，病证仍然存在，可再服药，服药后不出汗，可以服二三剂药。因为生冷、黏滑、肉面、五辛、酒酪、臭恶等物影响或损伤脾胃功能，或影响药物疗效，所以都不能应用。

上述机理看似简单，实际上很复杂。关键在于风邪侵袭后，风邪究竟在何位置，卫气又在何位置。如果将其解释为风邪在表，风邪鼓动卫气从表泄越，毛窍开，卫气不能卫外，荣气也随之泄越而汗出，这种解释看似正确，实则有误。卫气散越应为虚，荣气随之外泄也为虚，应是荣卫俱虚，不应是卫强荣弱。

桂枝汤在临床中作用面很广，大凡病在太阳、太阴，不论表或里，凡欲扶助太阳气化之力而抗邪的，凡欲调和荣卫、充养血气的，凡欲温通畅达胸中之气的，凡欲温养脾胃，扶助太阴或畅达太阴气液的，均可用桂枝汤加减来治疗。这些在《伤寒论》中都有加减变化的方剂。

又按：古今计量不同，东汉时的一两约合现今 14 克，如桂枝汤中的桂枝为 3 两，约合今之 40 克左右。但《伤寒论》的方剂只煎一次，又多分作 3 次服完。而现今均一剂药煎煮两次，一般分早晚两次或三次服完。更因为古今人们在生活条件、劳动强度、气候环境等方面的差异很大，身体素质及耐药力都会不同。所以，现代用药，如果桂枝汤中的桂枝用 40 克，药量就太大了，现今用药一般用原方的三分之一左右，用水量相应也会减少。这样，如为桂枝一两，现今应按 4.6 克用药，桂枝三两，按 14 克用药。

《伤寒论》中的水一升约合现今 350 毫升。以七升水，微火煮取三升，即 2450 毫升煮取 1050 毫升，分三次服用，每次 350 毫升。

桂枝汤的现今用量：桂枝 14 克，白芍 14 克，炙甘草 9 克，生姜 14 克，大枣 15 克。一般用法为水煎两次，分三次于一天内服完。

［医论］许叔微：仲景桂枝汤加减法，凡十有九证，但云芍药。《圣惠方》皆用赤芍药，孙尚药方皆用白芍药。《圣惠》乃太宗朝命王怀隐等编集，

孙兆为累朝医师，不应如此背戾。然赤白补泻，极有利害。……仲景以桂枝发其邪，以芍药助其弱，故知用白芍药也。荣即弱而不受病，乃以赤芍药泻之，决非仲景意。至于小建中，为尺迟血弱而设也，举此皆用白芍药，而仲景亦止称芍药，可以类推矣。(《新编张仲景注解伤寒发微论·卷上》)

太阳病，头痛，发热，汗出，恶风，桂枝汤主之。(11)[原13]

〔提要〕论述桂枝汤治疗的太阳中风证的基本症状。

〔讲解〕由于风邪伤人肌腠，出现头痛、发热、汗出、恶风四证，关键在于有汗出，故为太阳中风证。头痛为风邪上逆而壅郁于头部所致。

太阳病头痛至七日以上自愈者，以行其经尽[1]故也。若欲作再经[2]者，针足阳明，使经不传则愈。(12)[原8]

〔注解〕

[1]行其经尽：正气传经以六日为一周，七日复至太阳，故七日以上为行其经尽。

[2]欲作再经：欲再传经一周。

〔提要〕论太阳病头痛未经治疗，至七日以上自愈为正气传经所致，以及欲作再经而停止正气再传经的方法。

〔讲解〕太阳病头痛，如果如上条所说症状要用桂枝汤治疗。但也有未经过治疗，到第七天以上头痛等症自愈的，这是因为人体正气有主动的抵抗邪气的作用。这七天里，邪气一直在表，并未入里，未传入他经。"行其经尽"是指邪客于表，引起了正气传经。正气每日传一经，即一日太阳，二日阳明，三日少阳，四日太阴，五日少阴，六日厥阴，至六日，六经周遍，至七日，正气复传太阳，太阳气旺，病即自愈。正是由于正气传经使太阳之气得到其他各经资助，故而气旺。然而，在七日以上的时候，有时头痛已微乎其微，病基本上接近痊愈，却可能引起正气再度传经。这时，针足阳明，疏散传经之气，使阳明经气畅达，就不致再传经少阳。

人体感受外邪，有个自愈的周期，轻者三四日，重者六七日，多数病者自愈。现今轻微的外感一般不经过六七日的周期，三四天就好了，主要是现今保暖条件较古代大为改善，病邪一般较轻。而古时外感风寒，不仅风寒极重极强，而且人体饥寒，居家御寒条件又差，病虽然在太阳，但邪气很重，需要六七天才能自愈。

［医论］张斌：从"伤寒一日，太阳受之"之后，其气因受邪伤而逆转，日过一经，至六日，六经周遍，至七日来复于太阳，因而可得自愈，即"发于阳者七日愈"的"阳数七"之理……所谓"行其经尽"，即六经周遍之意。因此，"若欲作再经"，即欲再过一个六经周期，就须"针足阳明"，使经气不再逆转而传，即可全愈。(《伤寒理法析·中编·太阳病篇》)

太阳病，初服桂枝汤，反烦不解者，先刺风池风府，却与桂枝汤则愈。(13)[原24]

［提要］由于经络不畅而导致桂枝汤药力不能外达，太阳病不解时，应先刺风池风府，再用桂枝汤来治疗。

［讲解］太阳病初服桂枝汤，反而见心烦不解，是在表的风邪较盛，服桂枝汤后不易由内外出于表，反而引起心烦，但关键不在肺胃之气不畅，关键在于外邪壅郁经气不达。在这种情况下当刺风池以疏通少阳经气，刺风府以疏通督脉经气，由于经络气化与三焦气化紧密联系，刺风池、风府使经气畅达，则外邪所造成的经气不畅，进一步导致的胸中之气不畅而心烦就可使之畅达，然后再用桂枝汤来治疗，药力即可顺利从胸中达表，表证得解而愈。本条提示了经络气化与三焦气化的紧密联系。本条未列出风邪在项背的症状，机理与桂枝加葛根汤证有所不同。

［医论］张锡驹：此言太阳之病涉于肌腠而复干于经脉也。病在肌腠，宜服桂枝汤，若初服之而反烦不解者，此由肌腠而干于经脉，宜先刺风池风府以泻经中之邪，却后与桂枝汤以解肌则愈。(《伤寒论直解·卷二》)

高学山：风池、风府，经穴中之最能藏风而得名者。此平日素有风气，伏于此穴，及外感风寒，相与固结，桂枝能解肌肉之邪，而不能搜剔穴中之隐蔽，且诸凡击而不胜，俱能使其势益张，故反烦也。刺二穴者，捣其宿病之巢穴，使之散于经络，然后可以奏解肌之绩耳。却与桂枝汤者，言脉症既

对，不得为病情所眩惑而思变计也。（《伤寒尚论辨似·太阳经》）

太阳病，项背强几几[1]，反汗出恶风者，**桂枝加葛根汤**主之。（14）[原14]

葛根四两　麻黄三两，去节　芍药二两　生姜三两，切　甘草二两，炙　大枣十二枚，擘　桂枝二两，去皮

上七味，以水一斗，先煮麻黄葛根，减二升，去上沫，内诸药，煮取三升，去滓，温服一升。覆取微似汗，不须啜粥，余如桂枝法将息及禁忌。臣亿等谨按：仲景本论，太阳中风自汗用桂枝，伤寒无汗用麻黄。今证云汗出恶风而方中有麻黄，恐非本意也。第三卷有葛根汤证云，无汗恶风，正与此方同，是合用麻黄也。此云桂枝加葛根汤，恐是桂枝中但加葛根耳。

〔注解〕[1] 几（jǐn）几：形容项背拘紧强固不柔和之状。

〔提要〕论桂枝加葛根汤证，也为太阳中风证的基本证型。

〔讲解〕汗出恶风，又有项背强几几，在太阳中风证的基础上，又有太阳经脉为风邪所客而流行不畅，形成项背部紧曲不利、强直拘急之证。由于经络气化与三焦气化紧密联系，太阳经脉不畅，可影响太阳经气从上焦布散于体表，因此，用桂枝汤解除汗出恶风等症，并加葛根流通太阳经脉，使经脉流畅，才能更好地发挥桂枝汤的作用，充荣达卫于肌表。葛根甘平，能作用于脾胃，起阴气，使脾胃中水谷精气能升达而流通、导向于太阳经脉，并畅达太阳经脉。

桂枝加葛根汤，应为桂枝汤加葛根，而原文中所载方剂为葛根汤，葛根汤中有麻黄，此处用麻黄，显然是不合适的，所以方剂有误，宋代林亿所言极是。

桂枝加葛根汤方的现今用量：桂枝 14 克，白芍 14 克，炙甘草 9 克，生姜 14 克，大枣 15 克，葛根 9 克。

〔医论〕张斌：桂枝加葛根汤，主治汗出表虚基础上所产生的项背强几几，即太阳中风邪入经俞之证。为调和荣卫、解肌发汗、疏通经俞而驱散风邪之剂。本方以葛根为主，以桂枝汤为辅。葛根辛甘平，本入阳明，阳明又统主经脉，且因其藤蔓之性，可下引肠胃之津，上济三阳之脉，所谓鼓舞胃气上行，以濡养经脉空窍，而得解表散邪。因此，邪入经俞的项背强几几，

主要得由葛根解除。再加桂枝汤的调和荣卫、解肌发汗，太阳中风本病，亦得随之而解。由此可见，葛根入于桂枝汤中，功效相得益彰，有桂枝汤无葛根，其项背强几几必不得解，有葛根而无桂枝汤，其太阳中风的原发之证，亦不得除。（《伤寒理法析·下编·方药解析》）

太阳病，下之后，其气上冲者，可与桂枝汤，方用前法。若不上冲者，不得与之。（15）[原15]

[提要] 论太阳病当顺应太阳为开的气机方向来治疗。

[讲解] 太阳病，本当顺应太阳为开的气机方向来治疗，用下法，却成了从阖的治疗，为方向性的错误，属于误治。但是，用下法后，太阳经气仍能从上焦升达布散于表，脉象仍浮，就是脉气有向上冲之象，则邪气仍在体表，并未因下而逆入于里，这就是"其气上冲"，可用桂枝汤来治疗。如果脉不浮，就是其气不上冲，太阳经气不能从开布化，脉或弦或沉紧或沉微等，邪已随攻下而逆入于里，就不能再用桂枝汤了。此条的其气上冲，不是三焦之内的邪气、逆气上冲，而是指太阳正气上冲。

[医论] 郑寿全：按应外解之病，而误下之，脉浮邪仍在表者，俱可以桂枝汤，若因下而病现上冲，此间须宜详察。盖以为上冲者，病邪欲外，故仍以桂枝汤，不冲者，邪不外出，故不可与。谓上冲而脉浮可与桂枝汤，上冲而脉不浮不可与。然上冲之候，多因误下伤及胸中之阳，不能镇纳下焦浊阴之气，以致上冲者极多，法宜收纳温固，又非桂枝所能也，学者务于病情、脉息、声音、动静、有神、无神处求之，则得其要矣。（《伤寒恒论·卷之一》）

太阳病，下之后，脉促胸满者，**桂枝去芍药汤**主之。促一作纵。（16）[原21]

桂枝三两，去皮　甘草二两，炙　生姜三两，切　大枣十二枚，擘

上四味，以水七升，煮取三升，去滓，温服一升。本云桂枝汤，今去芍药，将息如前法。

[提要] 论太阳病下后使太阳之气不畅于胸中，但仍可用桂枝去芍药汤来治疗。

　　[讲解]本条也是太阳病下之后，但下后脉促，促脉为脉来数，时一止复来，虽有胸满，为太阳之气由于攻下而受到影响，逆于胸中，有些不畅，但不为大逆。为了加强桂枝汤的升达布散之力，去掉阴柔的芍药，使胸中之气易于畅达于外，则胸满消失，表证也随之解除。

　　桂枝去芍药汤现今用量：桂枝 14 克，炙甘草 9 克，生姜 14 克，大枣 15克。

　　[医论]陈修园：太阳之气，由胸而出入，若太阳病，误下之后，阳衰不能出入于外内，以致外内之气，不相交接，其脉数中一止，其名为促，气滞于胸而满者，桂枝去芍药汤主之。盖桂枝汤为太阳神方，调和其气使出入于外内，又恐芍药之苦寒以缓其出入之势。（《伤寒论浅注·卷一·辨太阳病脉证篇》）

　　若微寒[1]者，**桂枝去芍药加附子汤**主之。（17）[原22]

　　桂枝三两，去皮　甘草二两，炙　生姜三两，切　大枣十二枚，擘　附子一枚，炮，去皮，破八片

　　上五味，以水七升，煮取三升，去滓，温服一升。本云桂枝汤，今去芍药，加附子。将息如前法。

　　[注解][1]微寒：微恶寒。

　　[提要]本条在上条的基础上，表阳也虚逆而微恶寒，用桂枝去芍药加附子汤治疗。

　　[讲解]如果在上条的基础上，又有微恶寒，为表阳因下而虚逆，里阳虽然不致太虚但也会受到些影响，又要在桂枝去芍药汤的基础上，加炮附子温阳散寒，扶助太阳为开的气化能力，即扶助里阳来通达及旺盛在表的阳气。

　　桂枝去芍药加附子汤现今用量：桂枝 14 克，炙甘草 9 克，生姜 14 克，大枣 15 克，炮附子 14 克。

　　[医论]陈修园：若脉不见促而见微，身复恶寒者，为阳虚已极，桂枝去芍药方中加附子汤主之。恐姜桂之力微，必助之附子而后可。（《伤寒论浅注·卷一·辨太阳病脉证篇》）

太阳病，发汗，遂漏[1]不止，其人恶风，小便难，四肢微急，难以屈伸者，**桂枝加附子汤**主之。（18）[原20]

桂枝三两，去皮　芍药三两　甘草三两，炙　生姜三两，切　大枣十二枚，擘　附子一枚，炮，去皮，破八片

上六味，以水七升，煮取三升，去滓，温服一升。本云桂枝汤，今加附子。将息如前法。

〔注解〕[1]漏：汗出淋漓不止。

〔提要〕论太阳病发汗后，表虚漏汗的桂枝加附子汤证治。

〔讲解〕太阳病，发汗后，汗出淋漓不止，恶风仍重，为表阳已伤；汗泄于表，津液不足于里，则小便难，即小便量少而不利；四肢得不到充足的阳气来温煦，也得不到充足的津液来濡养，则四肢稍有拘急，难以屈伸。此证仍是侧重在体表的阳气、津液损伤，所以用桂枝加附子汤。本方用桂枝汤来温充在表的荣卫之气；这里仍然用的是炮附子，炮附子与生附子在《伤寒论》中功用不同，炮附子比生附子力量缓和，用炮附子温经助阳，固表止汗。所以，桂枝加附子汤针对太阳中风表虚证而漏汗不止或发汗太过而漏汗不止，应为脉浮而虚或浮而虚数、浮而散等。此证不应见到四肢厥逆、脉沉微等。用炮附子不是为了回阳救逆，本条的病证与四逆汤证是有区别的。

桂枝加附子汤现今用量：桂枝14克，白芍14克，炙甘草9克，生姜14克，大枣15克，炮附子14克。

〔医论〕张斌：本方针对太阳中风表虚漏汗不止或误汗遂漏不止而设。所谓漏汗，即汗出过多而如水淋漓且不能自止。而且肢体拘急，恶风并不减轻，反见小便次量皆少而有不利之感。脉当浮虚或兼散，是在表的气液俱脱，表阳大伤，惟未及于里，未至于亡阳。因此用桂枝汤调和荣卫以复表气，加附子固护表阳以止漏汗，其病当愈。桂枝汤本治太阳中风表虚有汗，必藉附子之力而治漏汗。随桂枝汤以温阳复表，固脱敛汗，方收全功。附子炮用，取其力缓而温护，若为亡阳大证，必生用而回阳救逆，不可不知。（《伤寒理法析·下编·方药解析》）

风家[1]，表解而不了了者，十二日愈。（19）[原10]

〔注解〕[1]风家：常病、久病的人称之为家。风家，指久病中风汗出的人。

〔提要〕常感风邪后表证解除而荣卫不充，经十二日正复则愈。

〔讲解〕时常感受风邪而表气不固的患者，虽然表证已解，外邪已去，但由于气液耗散、荣卫不充，而周身不爽。经过十二天，六经正气两度传经，才可使荣卫之气较为充盛，周身不清爽之感消失而愈。但究竟是偏于津液伤耗，还是气液都有伤耗？要根据临床所见来定。是否十二日是按十二地支之数来周流阴阳呢？但《伤寒论》中没有十二经日传一经的说法，所以，十二日仍应解释为六经正气两度传经。

〔医论〕高学山：凡家字，俱指宿病而言，与后衄家、淋家、亡血家同。风家表解不了了，喻氏为阳气扰攘，未得遂宁，程氏为余邪不无散漫，皆是梦中说梦。盖了了者，心中之神明也，而所以了了之源，则以胃中水谷之精华，化为营阴，以上供其滋润，犹之灯火之所以清亮者，油之为用也。故经曰：心统营血。风家汗疏而营血伤，今又因汗以解表，而胃中之津液，一时不能输用，故神明时露燥涩之象耳。试观阳明汗出胃燥，便致谵语，谵语者，不了了之甚也。夫阳气可以骤还，而阴津不能即复，至十二日，则地支之数已周，而饮食之滋生，水谷之浸润，渐能灌溉，故愈也。（《伤寒尚论辨似·太阳经上篇》）

喘家，作桂枝汤，加厚朴杏子佳。（20）[原18]

〔提要〕素有喘疾又感太阳中风证，用桂枝汤应加厚朴杏子畅达肺胃之气。

〔讲解〕平素患有喘疾的病人，总处于肺气壅郁，胃气不降的状态。如果再患有太阳中风证，也不可只以桂枝汤治疗。这是由于桂枝汤是以太阴为开而助化于太阳的方剂，由于脾胃之气的舒畅布达，及肺气的宣畅，才可使太阴、太阳之气从开布达于表。服桂枝汤后，其药力要由胃肠再经脾肺之气而转布外达，所以，喘家肺气不布，脾气不行，桂枝汤就不易外布于表，不仅太阳中风证不能解除，而且药力极易留中不散，又会有添病之虑。所以加用厚朴杏子，来畅达肺胃之气，才能使桂枝汤顺利地由内达外，不会使旧的喘疾影响到新感表证的治疗。

现今用桂枝汤加厚朴杏子，一般在桂枝汤中加入厚朴9克，杏子9克为宜。

〔医论〕张志聪：夫喘家肺气之不利，由于脾气之不输，故桂枝汤必加厚朴以舒脾气，杏子以利肺气乃佳，不宜但用桂枝以解肌也。（《伤寒论集注·卷第一》）

陈修园：桂枝本为解肌，若喘则为邪拒于表，表气不通而作，宜麻黄而不宜桂枝矣。然亦有桂枝证悉具，惟喘之一证不同，当知是平日素有喘之人，名曰喘家，喘虽愈，而得病又作。审系桂枝证，亦不可专用桂枝汤，宜加厚朴，从脾而输其气，杏子从肺以利其气佳。（《伤寒论浅注·卷一·辨太阳病脉证篇》）

凡服桂枝汤吐者，其后必吐脓血也。（21）[原19]

〔提要〕论桂枝汤不可用于肺胃有湿热或阳热、痰热内盛的患者。

〔讲解〕肺胃有湿热或阳热，以及痰热内盛的患者，因桂枝汤中有辛温的桂枝、生姜，又有甘壅的大枣、甘草，阴柔的芍药，用之则易使热壅于内，易使湿热、痰热、阳热加重，易致胃气上逆而呕吐。且药力留蓄，逆结于里，则腐肉为脓血，可致胃肠痈疡或肺部炎症而咳吐脓血等。临床中，外感后致肺气不宣，有气热内郁者，用桂枝汤或其他温热甘壅之药，都可使肺热增重。所以，用桂枝汤要看药力能否顺利地从胸中升达而出于表，如果考虑可能会使桂枝汤药力壅逆、阻滞于体内，就要根据情况改换方剂或加减应用桂枝汤为佳。

〔医论〕方有执：胃家湿热本甚者，复得桂枝之大热，则两热相搏于中宫，搏则必伤，甘又令人中满，壅气而上溢，所以胃不司纳，反上涌而逆出也。然胃属土，土者金之母，肺属金，金者土之子，母病固传子，胃家湿热甚，则必传之肺，肺受胃之湿热，与邪热搏郁而蒸，久热为火，肺为金，脓

血者，金逢火化也。(《伤寒论条辨·卷之一》)

若酒客病，不可与桂枝汤，得之则呕，以酒客不喜甘故也。(22)[原17]

[提要] 论经常饮酒的人，胃气壅满，不可用桂枝汤。

[讲解] 临床所见，嗜酒的人，有因饮酒而伤及卫气，汗出脉缓而胃中尚有湿热的，也有为胃中寒湿的，也有卫气未伤而胃中湿热壅盛的。虽然见证不一，但用桂枝汤则呕，为胃肠中湿浊壅蓄，再加以甘壅之药则胃气壅逆而不受。如果不是酒客，但胃肠湿热壅盛，也不可用桂枝汤。如果有的人虽然平时也喝点酒，而体内湿浊不盛，则可酌情用桂枝汤。

[医论] 陈修园：桂枝本为解肌，以汗自出为据，然亦有不可固执者。若酒客病，湿热蕴于内，其无病时，热气熏蒸，固多汗出，及其病也，脉缓汗出可知矣。然其病却不在肌腠之内，故不可与桂枝汤。若误与之，得此汤以助湿热，且甘能壅满，则为呕。盖以酒客喜苦，而不喜甘故也。推之不必酒客，凡素患湿热之病者，皆可作酒客观也。(《伤寒论浅注·卷一·辨太阳病脉证篇》)

太阳病三日，已发汗，若吐，若下，若温针，仍不解者，此为坏病，桂枝不中与之也。观其脉证，知犯何逆，随证治之。桂枝本为解肌，若其人脉浮紧，发热汗不出者，不可与之也。常须识[1]此，勿令误也。(23)[原16]

[注解] [1]识(zhì)：记住、牢记。

[提要] 论桂枝汤的禁忌证。

[讲解] 太阳病，经过三天，按正气传经的天数来说，一日太阳、二日阳明、三日少阳，为三阳传经已尽，又经过发汗、或涌吐、或攻下、或温针，仍然病证不解，太阳之气已伤，病易恶化，传入他经，而为治坏之证，已经不是桂枝汤证了，不可再用桂枝汤治疗。必须观察脉证，知犯何逆，即伤及何处，邪气逆于何处，随证辨治。

伤寒表实，脉浮紧，发热汗不出，不可用桂枝汤来治疗。桂枝汤发汗力弱，为微汗解肌腠之邪的方剂，如果伤寒表实证用了桂枝汤，不仅外邪不散，更易使气液壅郁于内，汗不出而烦闷。伤寒在表，汗不出则荣卫之气闭郁不通，邪气不仅在皮毛肤表，肌腠骨节之气血均可受邪气的影响而不能通畅，产生身痛、腰痛、骨节疼痛等症。伤寒表实证不是轻浅之证，用桂枝汤治疗，往往会使病情加重。

[医论] 陈修园：太阳病三日，已三阳为尽，发汗则肌表之寒自解，若吐则中膈之邪当解，若下则肠胃之邪当解，若温针则经脉之邪当解，当解而仍不解者，此为医者误治坏病，坏病不关肌腠，故桂枝汤不中与也。观其脉证，知犯何逆，或随其发汗之逆，或随其吐下温针之逆，分各证而救治之可也。（《伤寒论浅注·卷一·辨太阳病脉证篇》）

太阳病，发热恶寒，热多寒少。脉微弱者，此无阳也，不可发汗。宜**桂枝二越婢一汤**。（24）[原27]

桂枝去皮　芍药　麻黄　甘草各十八铢，炙　大枣四枚，擘　生姜一两二铢，切　石膏二十四铢，碎，绵裹

上七味，以水五升，煮麻黄一二沸，去上沫，内诸药，煮取二升，去滓，温服一升。本云：当裁为越婢汤、桂枝汤，合之饮一升。今合为一方，桂枝汤二分，越婢汤一分。臣亿等谨按：桂枝汤方，桂枝、芍药、生姜各三两，甘草二两，大枣十二枚。越婢汤方，麻黄二两，生姜三两，甘草二两，石膏半斤，大枣十五枚。今以算法约之，桂枝汤取四分之一，即得桂枝、芍药、生姜各十八铢，甘草十二铢，大枣三枚。越婢汤取八分之一，即得麻黄十八铢，生姜九铢，甘草六铢，石膏二十四铢，大枣一枚八分之七，弃之。二汤所取相合，即共得桂枝、芍药、甘草、麻黄各十八铢，生姜一两三铢，石膏二十四铢，大枣四枚，合方。旧云：桂枝三，今取四分之一，即当云桂枝二也。越婢汤方，见仲景杂方中，《外台秘要》一云起脾汤。

[提要] 论桂枝二越婢一汤证治。

[讲解] 太阳病，发热恶寒，热多寒少，为表寒闭郁，寒邪化热，热郁上焦，宜用桂枝二越婢一汤治疗。如果病人脉微弱，阳气虚微，不可再发汗，桂枝二越婢一汤即不可用。

桂枝二越婢一汤为桂枝汤取原方的四分之一量，越婢汤取原方的八分之一量，相合而成。起解表发汗、通荣达卫，清泄郁热的作用。由于外邪已不重，此方也是发汗轻剂。

越婢汤方为麻黄二两，生姜三两，炙甘草二两，石膏半斤，大枣十五枚。

为扶助脾胃之气，来发散风热、风水（在《金匮要略》中用越婢汤治疗风水）的方剂。

现今的桂枝汤用量：桂枝 14 克，白芍 14 克，炙甘草 9 克，生姜 14 克，大枣 15 克。越婢汤的用量：麻黄 9 克，生姜 14 克，炙甘草 9 克，石膏 30 克，大枣 15 克。

桂枝二越婢一汤现今用量：桂枝 3 克，白芍 3 克，麻黄 3 克，炙甘草 3 克，大枣 6 克，生姜 6 克，石膏 4 克。可见麻黄的用量不是按照越婢汤原方的八分之一，而是加大了一些的。

〔医论〕张斌：（本条）看来有省文，以方测证，必其病热化较甚，可有口渴心烦、体温升高，所以用桂枝二越婢一汤，在调和荣卫的基础上，重点宣散其肌表邪热，不同于以上纯用温散之法者。脉微为阳虚，脉弱为阳伤，惟见脉微弱，仲景说此无阳也，是统指气液大亏，亦荣卫内败，所以就不可发汗而用此方。（《伤寒理法析·中编·太阳病篇》）

太阳病，得之八九日，如疟状，发热恶寒，热多寒少，其人不呕，清便[1]欲自可，一日二三度发。脉微缓者，为欲愈也。脉微而恶寒者，此阴阳俱虚，不可更发汗，更下，更吐也。面色反有热色者，未欲解也，以其不能得小汗出，身必痒，宜**桂枝麻黄各半汤**。（25）[原23]

桂枝一两十六铢，去皮　芍药　生姜切　甘草炙　麻黄各一两，去节大枣四枚，擘　杏仁二十四枚，汤浸，去皮尖及两人者

上七味，以水五升，先煮麻黄一二沸，去上沫，内诸药，煮取一升八合，去滓，温服六合。本云桂枝汤三合，麻黄汤三合，并为六合，顿服。将息如上法。臣亿等谨按：桂枝汤方，桂枝、芍药、生姜各三两，甘草二两，大枣十二枚。麻黄汤方，麻黄三两，桂枝二两，甘草一两，杏仁七十个。今以算法约之，二汤各取三分之一，即得桂枝一两十六铢，芍药、生姜、甘草各一两，大枣四枚，杏仁二十三个零三分枚之一，收之得二十四个，合方。详此方乃三分之一，非各半也，宜云合半汤。

〔注解〕[1]清便：清同"圊"，清便即圊便，解大便之意。

〔提要〕论桂枝麻黄各半汤证治。

〔讲解〕初得病为太阳伤寒证，八九日之时，六经正气传经，再传于阳

明、少阳，则病情的发展变化可较多，病如疟状，发热恶寒，热多寒少，其人不呕，清便欲自可，一日发热恶寒二三次。可有以下几种情况：

脉稍微弱，却和缓的，可知邪仍在表，但邪气衰而正气盛，病即欲愈。

如果脉微而恶寒，邪虽不太盛而正气已衰，阴阳俱虚，则不可再行发汗、或吐、或下。

如果面色反而有热色，为寒邪虽弱但已热化而仍郁于表，正亦稍弱，抗邪欲出而不出，气滞于表则身必痒，仍为邪郁太阳正气，不得汗出，就宜用桂枝麻黄各半汤。此汤是桂枝汤与麻黄汤各取三分之一合方而成，仍以桂枝汤充荣达卫，扶助在表的津气，麻黄汤解表发汗。但方小量轻，为发汗及调和荣卫并用的轻剂，解表而不伤正。

现今的桂枝麻黄各半汤用量：桂枝 7 克，白芍 4 克，生姜 4 克，麻黄 4 克，大枣 6 克，杏仁 4 克。

[医论] 张斌：太阳病已八九日，至再经之阳明、少阳主气之期，如邪传阳明，则可见大便不利而小便色黄；邪传少阳，则可见喜呕。但现在却是"其人不呕，清便欲自可"，却有"如疟状，发热恶寒，热多寒少"的"一日二三度发"之证，知此尚属太阳为病。因为发热恶寒是太阳病的主证之一。而热多寒少，是邪气已微。惟此热多寒少并非经常，只一日二三度发作，更可见正气亦虚，只多在早上阳升，正气欲出，中午阳旺，正气转盛，日晡阳降，邪气欲入之际，引起正邪相争，有如疟状。据此则又可知，荣弱多病从热化，卫闭即不得汗散，所以也是热多寒少之理。此证尚有如下几种转归：一种是脉微见缓象的，则正虽虚而邪已解，故为欲愈。另一种是脉微而恶寒甚的，仲景已说此为阴阳俱虚，即荣卫气血皆伤，而正虚邪逆较重，故不可再施以汗、吐、下的单纯祛邪之治了。否则，即易导致阳亡阴竭。而最多见的一种是，面色反有热色的发红，这是病不欲解，因为卫分犹闭，所以不能得小汗出，仍热壅于上之故，且气行皮下而其身必痒。对此，就宜用桂枝麻黄各半汤，一以和荣，一以开卫，小其剂量，使微汗出而愈。(《伤寒理法析·中编·太阳病篇》)

服桂枝汤，大汗出，脉洪大者，与桂枝汤如前法。若形似疟，一日再发者，汗出必解，宜**桂枝二麻黄一汤**。（26）[原25]

桂枝一两十七铢，去皮　芍药一两六铢　麻黄十六铢，去节　生姜一两六铢，切　杏仁十六个，去皮尖　甘草一两二铢，炙　大枣五枚，擘

上七味，以水五升，先煮麻黄一二沸，去上沫，内诸药，煮取二升，去滓，温服一升，日再服。本云桂枝汤二分，麻黄汤一分，合为二升，分再服。今合为一方，将息如前法。臣亿等谨按：桂枝汤方，桂枝、芍药、生姜各三两，甘草二两，大枣十二枚。麻黄汤方，麻黄三两，桂枝二两，甘草一两，杏仁七十个。今以算法约之，桂枝汤取十二分之五，即得桂枝、芍药、生姜各一两六铢，甘草二十铢，大枣五枚；麻黄汤取九分之二，即得麻黄十六铢，桂枝十分铢之二，收之得十一铢，甘草五铢三分铢之一，收之得六铢，杏仁十五个九分枚之四，收之得十六个。二汤所取相合，即共得桂枝一两十七铢，麻黄十六铢，生姜、芍药各一两六铢，甘草一两二铢，大枣五枚，杏仁十六个，合方。

[提要]论桂枝二麻黄一汤证治。

[讲解]服桂枝汤，大汗出，脉洪大，为汗不得法，津气散越于表，邪反不去，当再用桂枝汤治疗，以体表微似有汗，邪去而荣卫充盈则愈。如果服桂枝汤后，汗出多而邪气复郁，正邪相争而正气弱，邪气亦微，形似疟而一日再发，则以桂枝二麻黄一汤，以充荣达卫为主，发汗散邪为次来治之。此方也是发汗轻剂。

现今的桂枝二麻黄一汤用量：桂枝8克，白芍6克，麻黄3克，生姜6克，杏仁3克，甘草4克，大枣6克。

[医论]章楠：凡服表药，只宜微微汗出，周身发透，则邪去正和，倘服药不如法而大汗，其津气奔越，邪反遗留。脉洪大者，气浮而邪未净也，故与桂枝汤调营卫，必如前啜稀粥之法而服，自可愈。若形如疟，寒热往来，一日再发者，兼有寒邪闭于营中，更须汗出而解，宜用桂枝汤二分调营卫，麻黄汤一分解风寒则愈。（《伤寒论本旨·卷二》）

服桂枝汤，大汗出后，大烦渴不解，脉洪大者，**白虎加人参汤**主之。（27）[原26]

知母六两　石膏一斤，碎，绵裹　甘草炙，二两　粳米六合　人参三两

上五味，以水一斗，煮米熟汤成，去滓，温服一升，日三服。

〔提要〕论服桂枝汤后，病情转变为白虎加人参汤证的证治。

〔讲解〕服桂枝汤，大汗出后，脉洪大，且心烦口渴严重，饮水不解其渴，病的性质已不在太阳经，而在阳明经了。前人把白虎加人参汤证与白虎汤证称之为阳明经证，从气化之理来说，阳明经的本气为燥，燥气应从阖而下达于胃肠，燥气更助化于太阴，燥以行湿，使太阴津液从开而布散于周身。故大汗出后，津气伤，燥热内聚于肺胃，即为阳明经气之病。所以，本条为病从太阳转为阳明之证。本证为邪在中上二焦，属于肺胃燥热，津伤气耗。故以白虎加人参汤清中上焦燥热，并益气生津。方中以石膏知母清肺胃燥热，以炙甘草、粳米和中益胃，人参益气生津，使燥热去而津气复，大烦渴、脉洪大等症自除。东汉时期所用的人参，就是党参。

现今的白虎加人参汤用量：知母 27 克，石膏 72 克，甘草 9 克，粳米 40 克，党参 14 克。

〔医论〕张锡驹：此言太阳之气由肌腠而通于阳明也。服桂枝汤当微似有汗者佳，今大汗出亡其阳明之津液也。胃络上通于心，故大烦，阳明之上燥气主之，故大渴。烦渴不解、脉洪大者，阳气盛也，故宜白虎加人参汤主之。（《伤寒论直解·卷二》）

服桂枝汤，或下之，仍头项强痛，翕翕发热，无汗，心下满微痛，小便不利者，**桂枝去桂加茯苓白术汤**主之。（28）〔原 28〕

芍药三两　甘草二两，炙　生姜切　白术　茯苓各三两　大枣十二枚，擘

上六味，以水八升，煮取三升，去滓，温服一升，小便利则愈。本云桂枝汤，今去桂枝加茯苓白术。

〔提要〕论服桂枝汤或攻下后，病情转变为桂枝去桂加茯苓白术汤证的证治。

〔讲解〕服桂枝汤，或攻下，仍见头项强痛，翕翕发热，无汗，确为太阳在表的经气不畅，但关键原因是有心下满微痛，小便不利。从气化的角度讲，太阳、太阴均为开，共同布散水津，使之升达外出，如为太阴气化失常，

即可病及太阳。脾虚水停，致心下满微痛，而小便不利，此为中焦水停，使下焦膀胱气化不利。必须要消除心下停水，并旺盛脾气，使之能正常运转水津，当以桂枝去桂加茯苓白术汤治疗。桂枝汤去桂枝加茯苓白术后，方剂的作用方向从表转为从里，芍药不与桂枝合用，则入里而行阴气，与茯苓、白术合用，形成了健脾利水、行阴气、利小便的功效。更用生姜、大枣、炙甘草健脾强胃，以助茯苓、白术之力，使中焦无水气停滞，也使得下焦水气得去，则太阴气化旺盛，太阳之气由下焦升达外出的气化也恢复正常，水津由里达表再无滞碍，水津布于表，则头项强痛、翕翕发热、无汗等症自除。所以，服此汤后，小便利则愈。由此可见，太阳气化必须由下焦经由中焦而达于上焦，中焦水停可致太阳气化不利，太阳表气不能畅达。

现今的桂枝去桂加茯苓白术汤用量：白芍 14 克，炙甘草 9 克，生姜 14 克，茯苓 14 克，白术 14 克，大枣 15 克。

［医论］刘渡舟：本条开首即言"服桂枝汤，或下之"，可知前医认为"头项强痛，翕翕发热"为桂枝汤可汗证，而或以"心下满，微痛"为可下证。然汗下后，前述诸证仍在，并未取效，其故为何？乃因他们不知"小便不利"是辨证的关键所在。小便不利为气化不利、水邪内停的反映。太阳之气的气化作用与水液代谢的关系很密切，水邪内留，必然影响太阳腑气不利，气化失司，而使小便不利。若水邪郁遏太阳经中之阳气，可见经脉不利的头项强痛和翕翕发热之证，似表证而实非表证。若水邪凝结，影响里气不和，可见心下满、微痛之证，似里实而实非里实。故汗下两法均非所宜。用桂枝汤去桂枝加茯苓、白术，健脾利尿以祛水邪，使太阳经腑之气不郁，则本证可愈。（《伤寒论诠解·各论·辨太阳病上》）

张斌：此条服桂枝汤或下之后，仍头项强痛，翕翕发热，可见表犹未解，但不恶风寒，则知此证重点，已有转移。无汗，知其气不达表；心下满微痛，是邪滞于里；而又见小便不利，可见在里是停水之证。水停心下，或因素日脾虚湿盛，所以服桂枝汤反使液聚不行；或因误下伤脾，中气不运，亦使水气不转。当以桂枝去桂加茯苓白术汤，重点健脾利水，以治中焦，且太

阴亦为开，故脾健水行则气可达表而其表亦解。(《伤寒理法析·中编·太阳病篇》)

伤寒，脉浮，自汗出，小便数，心烦，微恶寒，脚挛急，反与桂枝欲攻其表，此误也。得之便厥，咽中干，烦躁，吐逆者，作**甘草干姜汤**与之，以复其阳。若厥愈足温者，更作**芍药甘草汤**与之，其脚即伸。若胃气不和，谵语[1]者，少与**调胃承气汤**。若重发汗，复加烧针者，**四逆汤**主之。(29)[原29]

甘草干姜汤方

甘草四两，炙　干姜二两

上二味，以水三升，煮取一升五合，去滓，分温再服。

芍药甘草汤方

白芍药　甘草各四两，炙

上二味，以水三升，煮取一升五合，去滓，分温再服。

调胃承气汤方

大黄四两，去皮，清酒[2]洗　甘草二两，炙　芒消半升

上三味，以水三升，煮取一升，去滓，内芒消，更上火微煮令沸，少少温服之。

四逆汤方

甘草二两，炙　干姜一两半　附子一枚，生用，去皮破八片

上三味，以水三升，煮取一升二合，去滓，分温再服。强人可大附子一枚、干姜三两。

[注解]

[1] 谵语：神昏妄语。

[2] 清酒：陈米酒。古时用米久酿而成。

[提要]论阳气津液俱伤而类似桂枝汤的病证，误用桂枝汤后可发生的几种变证及治法。

[讲解]伤寒、脉浮、自汗出、微恶寒，有似桂枝汤证，但又有小便数、心烦、脚挛急，即不为桂枝汤证，应为表阳与津液俱浮散，水津亏于里。反而误用桂枝汤，更加发越阳气与阴液，使气液散亡于表，故为"攻其表"。病情加重，出现手足厥冷、咽中干、烦躁、吐逆等症。这是攻表后，太阳太阴

之阳气与阴液大泄于外，使脾胃阳气随之散越，气机逆乱，手足厥冷而且吐逆，里阴不足则咽中干，阴虚更兼阳虚气逆则心火虚浮于上而烦躁。首先以甘草干姜汤辛甘温热恢复脾胃阳气，则手足厥冷转为手足温和。再以芍药甘草汤酸甘化阴，充益脾阴，则脚挛急可除。如果服药后又出现胃中阴伤热化，热扰于心而谵语，当少少用调胃承气汤泻其燥热，调和胃气则燥热去而谵语止。如果一再用汗法攻表，又加烧针迫汗，使少阴阳气散亡于外，要用四逆汤回阳救逆为治。

本条出现四个方剂，其中甘草干姜汤与芍药甘草汤为温脾阳及补脾阴之方，药物简单而且作用明确。调胃承气汤则侧重于治疗中焦燥热实邪之轻证，方以大黄用清酒洗，以加强大黄的行散之力，大黄苦寒泄热通便，开滞破结，芒硝咸寒软坚，润燥化积，炙甘草和中缓中，不欲使药力快速下行，而为治疗燥热邪实在中者，故称"调胃"。用调胃承气汤少少温服之，消除了胃中燥热即可，以防过量伤正。四逆汤为回阳救逆，扶正固脱之方。以生附子辛热力宏，直复肾阳，驱散阴寒邪气，以流通阴液，配以干姜辛甘热而温助脾胃的阳气，佐以炙甘草扶正和中，且甘草量较大，以缓和附姜之峻急，而成温脾养肾，扶正固脱的温益补养之力。

现今的甘草干姜汤用量：炙甘草 18 克，干姜 9 克。

芍药甘草汤用量：芍药 18 克，炙甘草 18 克。

调胃承气汤用量：大黄 18 克，炙甘草 9 克，芒硝 20 克。调胃承气汤在此为少少温服之，服用量小。

四逆汤用量：炙甘草 9 克，干姜 7 克，生附子 14 克。

[医论] 成无己：脉浮，自汗出，小便数而恶寒者，阳气不足也。心烦，脚挛急者，阴气不足也。阴阳血气俱虚，则不可发汗，若与桂枝汤攻表，则又损阳气，故为误也。得之便厥，咽中干，烦躁吐逆者，先作甘草干姜汤，复其阳气，得厥愈足温，乃与芍药甘草汤，益其阴血，则脚胫得伸。阴阳虽复，其有胃燥、谵语，少与调胃承气汤微溏，以和其胃。重发汗为亡阳，加烧针则损阴。《内经》曰：荣气微者，加烧针则血不流行。重发汗，复烧针，

是阴阳之气大虚，四逆汤以复阴阳之气。(《注解伤寒论·卷二》)

　　说明：宋本《辨太阳病脉证并治上》第 30 条："问曰：证象阳旦，按法治之而增剧，厥逆、咽中干、两胫拘急而谵语。师曰：言夜半手足当温，两脚当伸。后如师言，何以知此？答曰：寸口脉浮而大，浮为风，大为虚，风则生微热，虚则两胫挛。病形象桂枝，因加附子参其间，增桂令汗出，附子温经，亡阳故也。厥逆、咽中干、烦躁，阳明内结，谵语烦乱。更饮甘草干姜汤，夜半阳气还，两足当热。胫尚微拘急，重与芍药甘草汤，尔乃胫伸。以承气汤微溏，则止其谵语，故知病可愈。"此条应为后人加入，论述零乱。故删。

卷第三

辨太阳病脉证并治中第六

太阳病，项背强几几，无汗恶风，**葛根汤**主之。（30）[原31]

葛根四两 麻黄三两，去节 桂枝二两，去皮 生姜三两，切 甘草二两，炙 芍药二两 大枣十二枚，擘

上七味，以水一斗，先煮麻黄、葛根，减二升，去白沫，内诸药，煮取三升，去滓，温服一升，覆取微似汗。余如桂枝法将息及禁忌，诸汤皆仿此。

［提要］论太阳伤寒又有太阳经脉流行不畅的葛根汤证治。

［讲解］项背强几几，为邪客太阳经脉，经脉流行不畅。无汗恶风，为表被寒闭，但表又怕风来袭，得风则冷甚，无风则轻。虽风寒外闭，而体表及经脉之气也不充盈，项背强几几，也与经气不充有关。葛根汤以桂枝汤为基础，加麻黄、葛根而成。以桂枝汤充荣达卫，麻黄发汗解表，葛根升助津液、流畅太阳经脉。葛根汤既可充养体表津气，又有较强的发汗解表作用，为治疗外感风寒的常用方剂。

葛根汤现今用量：葛根18克，麻黄14克，桂枝9克，生姜14克，炙甘草9克，芍药9克，大枣15克。

［医论］张锡驹：此病太阳之表而涉于经输也……邪拒于表，表气实故无汗，邪入于经，经气虚故恶风，葛根汤主之。葛根宣通经输以治内，麻黄开发毛窍以达外，桂枝和解肌腠以调中，内而经输，外而毛窍，中而肌腠，无所留滞，病自愈矣。（《伤寒论直解·卷二》）

太阳与阳明合病[1]者，必自下利，葛根汤主之。（31）[原32]

〔注解〕[1] 合病：两经或三经同病，但有一经为主，他经为次。

〔提要〕论太阳与阳明合病而自下利的葛根汤证治。

〔讲解〕所谓合病，为二经或三经的病证相合在一起，但以一经为重点，他经为次。太阳与阳明合病，为太阳感邪后，经气不畅，又使阳明经气逆乱，从阖下行太过而为自下利。自下利即指阳明经气自乱，而不是邪气直入阳明本腑。用葛根汤治疗此合病之证，是因为此汤有较强的升达脾胃之气，引领水津由肠胃而上布于体表的作用，在纠正阳明经气逆乱的同时，又使太阳经气得助，从开来解表散邪。

〔医论〕章楠：风性阳，性疏泄，扰于阳明，而肠胃水谷之气下注，则必自利，与肠风飧泄，及春伤风，夏飧泄者，同属一理，故亦主以葛根汤，升阳散风寒。使水谷之气化汗而邪随汗解，其下利自止。(《伤寒论本旨·卷四》)

太阳与阳明合病，不下利，但呕者，**葛根加半夏汤**主之。（32）[原33]

葛根四两　麻黄三两，去节　甘草二两，炙　芍药二两　桂枝二两，去皮　生姜二两，切　半夏半升，洗　大枣十二枚，擘

上八味，以水一斗，先煮葛根、麻黄，减二升，去白沫，内诸药，煮取三升，去滓，温服一升。覆取微似汗。

〔提要〕论太阳与阳明合病的葛根加半夏汤证治。

〔讲解〕本条不下利，但呕，机理却同前，也为太阳与阳明合病，由于太阳经气不畅而影响阳明经气，但阳明经气不是从阖太过而自下利，反而从阖不及，上逆而呕，所以用葛根加半夏汤治之。以半夏降逆止呕，葛根汤升津达液，发汗解表来祛除外邪。

葛根加半夏汤现今用量：葛根18克，麻黄14克，炙甘草9克，芍药9克，桂枝9克，生姜14克，半夏14克，大枣15克。

〔医论〕刘渡舟：太阳与阳明合病，表邪不解，两经的阳气抗邪于表，不能内顾于里，造成里气不和，升降失常。有时可见下利，有时可见呕吐，有时吐利并见。呕吐是胃气不降之证，由于发生于太阳、阳明表邪不解以致

里气不和、升降失常，故其治疗仍当解两经之表，故用葛根汤加半夏和胃降逆以止呕吐。在临床上，表气不和影响里气不和的情况很多见，如桂枝汤证中有干呕，麻黄汤证中有呕逆等皆是。有的人，一感外邪则见吐利不止，现称之为"胃肠型感冒"。此类病在治疗上应以解外为首要。外邪得解，里气自和。升降复常，吐利亦当自止。（《伤寒论诠解·各论·辨太阳病中》）

太阳病，外证未解，脉浮弱者，当以汗解，宜**桂枝汤**。（33）[原42]

桂枝去皮　芍药　姜各三两，切　甘草二两，炙　大枣十二枚，擘

上五味，以水七升，煮取三升，去滓，温服一升。须臾，啜热稀粥一升，助药力，取微汗。

〔提要〕论太阳表实，表证未解，又见津气不足，应以桂枝汤来治疗。

〔讲解〕在《辨太阳病脉证并治上》用桂枝汤是治疗太阳中风证。而在《辨太阳病脉证并治中》的本条用桂枝汤，就不是治疗太阳中风证了。太阳病，表证未解，如果没有见到汗出，就不是太阳表虚证，而是太阳表实证。按理说太阳表实证是不应该用桂枝汤来治疗的，但又见脉浮弱，是津气不足较为明显，当发汗解表为治，但又不可用葛根汤、麻黄汤等发汗解表再伤津气。斟酌来斟酌去，还是宜用桂枝汤充荣达卫，既发汗又充养津液。宜桂枝汤的宜字，为酌情用之之意。

〔医论〕章楠：外证如头痛、发热、恶寒等未解也。脉不浮缓而浮弱，气血虚也。桂枝汤为调营卫，营卫调，则汗出邪解，故虽虚，亦宜用之。……曰宜者，酌宜而用，如一服病退，即止后服也。（《伤寒论本旨·卷二》）

太阳病，外证未解，不可下也，下之为逆，欲解外者，宜桂枝汤。（34）[原44]

〔提要〕论太阳表证未解，又有里证时，不可先攻下，宜先用桂枝汤解表。

〔讲解〕太阳病，表证未解，又有里证，不可攻下，攻下为逆，此时应先解表，然后再攻里。但已有里证，必为津伤燥化，虽先解表，也不可用麻黄汤等峻发其汗，再伤津液，而应以桂枝汤小发汗充津液为治，方不致使里

证加重。此处说"欲解外者，宜桂枝汤"，而不是如上条"当以汗解，宜桂枝汤"。可见此条之太阳病，应该不仅是指太阳表实证，也包括了太阳表虚证。

〔医论〕张斌：此条属有表复有里的证候，在治疗原则上，当先解表而后攻里，所以说"外证未解，不可下也，下之为逆"，要想解外，就须发汗，看来此证必原为表虚或表实已汗，才致伤津内实，所以宜桂枝汤解肌散邪。表解后乃可攻里。(《伤寒理法析·中编·太阳病篇》)

太阳病，先发汗不解，而复下之，脉浮者不愈。浮为在外，而反下之，故令不愈。今脉浮，故在外，当须解外则愈，宜桂枝汤。(35)[原45]

〔提要〕论太阳病汗下后脉象仍浮，未成坏病，仍当以桂枝汤解表。

〔讲解〕太阳病，先发汗不解，应再发汗为治。而反用下法治疗，则与太阳从开的经气趋向相背，下后仍见脉浮的，为太阳经气仍可从开来抗邪，病情未因攻下而逆乱，未成坏病，仍当解表。又因汗下后津气不足，就应以桂枝汤小发汗、充津液为治。

〔医论〕胡嗣超：汗后、下后症不解者，宜桂枝矣，即汗下后。表脉犹在者，仍宜主之也。如病在太阳，先汗后下，治不为逆，可以愈乎？而犹未也，愈不愈之辨在乎脉，病已去，脉必不浮，今脉浮知未离表也。则前此之发汗为不及，后下为误治，故令不愈。夫从前之汗下无论矣，但据现在可也。现在之症无论矣，但辨其脉可也，今脉尚浮，则虽一误再误，而表脉不改者，仍主以解外之桂枝，谁曰不宜。(《伤寒杂病论·卷之四·太阳上》)

太阳病，发热汗出者，此为荣弱卫强，故使汗出，欲救邪风者，宜桂枝汤。(36)[原95]

〔提要〕论太阳病由于荣弱卫强而发热汗出者，宜用桂枝汤治疗。

〔讲解〕汗液本于荣气不守于内，外出体表所形成。皮肤的固密，又以卫气而能温固。大凡太阳病，发热汗出，是风邪、风热等合于卫气，使卫气强而发热，扰其荣气，荣气不守则汗出外泄而荣气弱。宜用桂枝汤，使风气去，荣气充和，卫气顺畅，则病可愈。此条又重新论述桂枝汤治疗太阳中风证的机理，就是要告诉人们，桂枝汤的适应证较多，当全面考虑。除了太阳表实证，又见脉浮弱，津气不足而当发汗者，要用桂枝汤外，因太阳表证未解，先攻下后，或发汗后又攻下，表证仍未解除而宜用桂枝汤外，治疗荣弱卫强的太阳表虚证，更是其基本适应证。

〔医论〕陈修园：太阳之为病，无不发热，而汗之自出者，当求之荣卫。盖人身之汗，主之者脉中之荣，固之者脉外之卫，此为荣气被卫气之所并而弱，卫气受邪风之所客而强，弱是汗不能主，强是汗不能固，邪风为害，故使汗出，欲救邪风者，宜桂枝汤调和荣卫之气。(《伤寒论浅注·卷二·辨太阳病脉证篇》)

病人藏无他病，时发热自汗出而不愈者，此卫气不和也，先其时发汗则愈，宜桂枝汤。(37)[原54]

〔提要〕本条论卫气蓄积后时而内扰荣分，时发热自汗出而不愈，当用桂枝汤开泄卫气则病愈。

〔讲解〕病人脏无病，说明里气和；时发热自汗出而不愈者，指平时不是常有发热汗出，但为时有发热自汗出，这种情况也不是阳热蓄积于内，如果有阳热在内，就会经常发热汗出。本条只是卫气自身不畅达，在一定时间内，蓄郁后增强并逆扰荣分，发热而自汗出，一待自汗出，则卫气得到泄除。再过一段时候，又有卫气蓄郁，所以为时发热自汗出。当先其发热自汗出之时，服桂枝汤开泄卫气的蓄郁，使之畅达而恢复荣卫谐调则病愈。本条也是桂枝汤的一种适应证。

〔医论〕陈修园：病人藏府无他病，惟有定时发热，因有定时自汗出，每热则汗出，与无热而常自汗出者不同。而推其所以不愈者，即《内经》所谓阴虚者阳必凑之，故少气时热而汗出，此卫气因阳热之凑而不和也。治者先于其未发热之时发其汗，欲从汗以泄其阳热，并以啜粥，遵《内经》精胜而邪却之旨则愈，宜桂枝汤主之。(《伤寒论浅注·卷二·辨太阳病脉证篇》)

病常自汗出者，此为荣气和，荣气和者，外不谐，以卫气不共荣气谐和故尔。以荣行脉中，卫行脉外，复发其汗，荣卫和则愈，宜桂枝汤。(38)[原53]

［提要］论病常自汗出，为卫气外散，致荣气不守，宜用桂枝汤。

［讲解］病常自汗出，则不是太阳中风证。荣气和，指荣气本身无病，但卫气散乱，不能温固其表，而使荣气不守。以荣行脉中，卫行脉外，应使两者相谐相调，卫气不再外散。故宜用桂枝汤发汗，使津气充盛于表，卫气复常，能与荣气谐和，则表气固而病愈。本条也是桂枝汤的一种适应证。

临床中常见到自汗出，如果是其他原因引起而不是荣卫不和所致，则不可应用桂枝汤。

［医论］张锡驹：卫气者，所以肥腠理司开阖，卫外而为固也，今不能卫外，故常自汗出，此为荣气和而卫不和也。卫为阳，荣为阴，阴阳贵乎和合，今荣自和而卫气不与之和谐，故荣自行于脉中，卫自行于脉外，两不相合，如夫妇之不调也，宜桂枝汤发其汗，调和荣卫之气则愈。(《伤寒论直解·卷二》)

伤寒发汗已解，半日许复烦，脉浮数者，可更发汗，宜桂枝汤。(39) [原57]

［提要］论伤寒发汗后复烦，余邪余热未尽，脉浮数，宜用桂枝汤治疗。

［讲解］伤寒发汗后，津气外泄，半日许复烦，为余邪余热未尽，有津伤热化之象，但脉不浮紧而是浮数，为热仍在表而不在里，烦的产生主要为津液不充，余热不达。不宜用麻黄汤峻汗，宜用桂枝汤散其在表邪热，充其津液。本条也是桂枝汤的适应证之一。

［医论］张斌：原为伤寒，但已经发汗，病解又烦，可知治未彻底，即有邪扰复发之象；再加其脉浮数，不但病仍在表，且有津伤热化之势。表热宜散，惟已发汗而成表虚，所以当以桂枝汤解表。(《伤寒理法析·中编·太阳病篇》)

伤寒，不大便六七日，头痛有热者，与承气汤。其小便清者，一云大便青。知不在里，仍在表也，当须发汗。若头痛者，必衄，宜桂枝汤。(40) [原56]

［提要］论伤寒，不大便而头痛有热，邪仍在表而不在里，宜用桂枝汤解表。

［讲解］伤寒，不大便六七日，头痛有热，如为阳明里热，就应该用承

气汤来治疗。如果虽然不大便六七日，但非邪入于阳明，邪仍在表，就不可用承气汤。这时应观察病人小便的情况来加以分析，病人小便清利而不黄赤的，为邪热不在里，仍在表，仍应解表发汗为治。又由于虽表闭无汗，但病已热化，且多日不大便，津气有所亏损，不可用麻黄汤，而应该用桂枝汤。如果用桂枝汤后，仍头痛，为风热上郁于窍络不解，必致衄血而所郁风热才得以消除。本条也是桂枝汤的适应证之一。

〔医论〕胡嗣超：不特中风之汗出宜桂枝，即伤寒头痛未衄者，亦宜之。如伤寒不大便六七日，里热也，头痛，表热也，表里之热，何以辨，辨以小便可也。小便短赤而见头痛，是里热上攻，不大便为热结，宜承气以和之。小便清利而见头痛，为表盛在经，不大便为虚秘，宜桂枝以解之。倘服汤后仍头痛不止者，风热尚盛，势必迫血逆出上窍而为衄，衄则热随血出而解矣，所谓略脉而从症者又一也。宜桂枝汤句，当在若头痛句上，汉文多此法。（《伤寒杂病论·卷之四·太阳上》）

伤寒表不解，心下有水气，干呕，发热而欬，或渴，或利，或噎，或小便不利、少腹满，或喘者，**小青龙汤**主之。（41）[原40]

麻黄去节　芍药　细辛　干姜　甘草炙　桂枝各三两，去皮　五味子半升　半夏半升，洗

上八味，以水一斗，先煮麻黄，减二升，去上沫，内诸药，煮取三升，去滓，温服一升。若渴，去半夏，加栝楼根三两。若微利，去麻黄，加荛花，如一鸡子，熬令赤色。若噎者，去麻黄，加附子一枚，炮。若小便不利、少腹满者，去麻黄，加茯苓四两。若喘，去麻黄，加杏仁半升，去皮尖。且荛花不治利，麻黄主喘，今此语反之，疑非仲景意。臣亿等谨按：小青龙汤，大要治水。又按：《本草》荛花下十二水。若水去，利则止也。又按：《千金》形肿者，应内麻黄。乃内杏仁者，以麻黄发其阳故也。以此证之，岂非仲景意也。

〔提要〕论伤寒表不解，又因肺寒不能布化水气，水停心下的小青龙汤主证及兼证、治法。

〔讲解〕太阳伤寒，也有很多种类，此证为太阳伤寒证的一种。伤寒表证不解，心下有水气，此水气不是脾胃虚所致，而是寒邪客表，肺中有寒邪，

使水气不能布化，停滞于心下。寒闭加水气不化，则太阳之气郁而不发，肺气不畅，发热而咳，表闭加肺气不畅，使里气不和则干呕。当以小青龙汤发汗以解表寒，温肺以除肺寒，化水气为治。小青龙汤为表里双解之剂，以桂枝芍药通荣达卫，麻黄解表散寒以发其汗。但水饮在内，一味解表，药力必随麻桂而侧重于外达，故用干姜细辛之时，必佐以五味子，方能使药力在内，温化水寒之气，又以半夏开散心下结气，炙甘草调和诸药，使之协同作用，故能两解表里之邪。小青龙汤治疗表里同病，但里证侧重在肺，太阳之气的布散又重在肺气的畅达，所以，小青龙汤方证是太阳病中很重要的治肺更治表的思维方式的体现。

小青龙汤的加减法："若渴，去半夏，加栝楼根三两"，为水气停于心下，但又使津液不行于上，而为渴，去辛燥的半夏，加瓜蒌根生津润燥；"若微利，去麻黄，加荛花"，为水饮较重，并蓄积于胃肠而微利，所以去麻黄来减弱辛散走表之力，加荛花来泻除胃肠水饮；"若噎者，去麻黄，加附子一枚，炮"为寒气较重，格拒于上，则噎而食不下入，所以要加炮附子开散寒邪；"若小便不利、少腹满者，去麻黄，加茯苓"，为下焦水气蓄结，所以要去走表的麻黄，加茯苓来利水；"若喘，去麻黄，加杏仁"，为水气冲逆于肺，肺气不降而作喘，所以要去麻黄，加杏仁来肃降肺气。总之，小青龙汤证兼表里，其加减法为权衡其兼证的表里轻重而灵活应用。

小青龙汤现今用量：麻黄 14 克，芍药 14 克，细辛 14 克，干姜 14 克，炙甘草 14 克，桂枝 14 克，五味子 14 克，半夏 14 克。

小青龙汤的加减法：若渴，去半夏，加瓜蒌根 14 克；若微利，去麻黄，加荛花 8 克，熬令赤色；若噎者，去麻黄，加炮附子 14 克；若小便不利、少腹满者，去麻黄，加茯苓 18 克；若喘，去麻黄，加杏仁 14 克。

[医论] 陈修园：伤寒表之寒邪不解，而动里之水气，遂觉心下有水气。盖太阳主寒水之气，运行于皮肤，出入于心胸，今不能运行出入，以致寒水之气汜溢而无所底止。水停于胃则干呕；水气与寒邪留恋而不解故发热；肺主皮毛，水气合之，则发热而咳。是发热而咳，为心下有水气之阴证。然水

性之变动不居，不得不于未然之时，先作或然之想。或水畜而正津不行，则为渴；或水渍入肠间，则为利；或逆之于上，则为噎；或留而不行，则为小便不利，少腹满；或如麻黄证之喘，而兼证处显出水证，则为水气之喘者。以上诸证不必悉具，但见一二证即是也，以小青龙汤主之。（《伤寒论浅注·卷一·辨太阳病脉证篇》）

伤寒，心下有水气，欬而微喘，发热不渴。服汤已渴者，此寒去欲解也。小青龙汤主之。（42）[原41]

〔提要〕论肺寒而致心下有水气，不论表解与否，即可用小青龙汤主治。

〔讲解〕上条为伤寒表不解，心下有水气，本条未言表解与否，只说伤寒，心下有水气，又按仲景条文，不可能两条重复表里不解一证，故此条为不论表解与否，但寒邪入里，形成心下有水气，阻遏太阳之气成咳而微喘，发热不渴，即可用小青龙汤宣畅肺气，化解在里的寒邪水气。上条仅有咳一证，而本条不仅有咳，还有微喘，可见肺气闭郁较重，小青龙汤中仍用麻黄，更是重在宣畅肺气，达邪外出。

〔医论〕陈修园：且夫寒水之气，太阳所专司，运行于肤表，出入于胸膈，有气而无形。苟人伤于寒，则不能运行出入，停于心下，病无形之寒水，化而为有形之水气。水寒伤肺而气上逆，则为欬而微喘。病在太阳之标，则现出标阳而发热。然水寒已甚，标阳不能胜之，虽发热而仍不渴。审证既确，而以小青龙汤与服。（《伤寒论浅注·卷一·辨太阳病脉证篇》）

太阳中风，脉浮紧，发热恶寒，身疼痛，不汗出而烦躁者，**大青龙汤**主之。若脉微弱，汗出恶风者，不可服之。服之则厥逆，筋惕肉瞤[1]，此为逆也。大青龙汤方。（43）[原38]

麻黄六两，去节　桂枝二两，去皮　甘草二两，炙　杏仁四十枚，去皮尖　生姜三两，切　大枣十枚，擘　石膏如鸡子大，碎

上七味，以水九升，先煮麻黄，减二升，去上沫，内诸药，煮取三升，去滓，温服一升，取微似汗。汗出多者，温粉[2]粉之。一服汗者，停后服。若复服，汗多亡阳，遂—作逆。虚，恶风，烦躁，不得眠也。

〔注解〕

[1] 筋惕肉瞤：即不时出现猛然间的筋脉惕动、肌肉抽动。

[2] 温粉：炒温的米粉。

〔提要〕本条论太阳中风，风气强劲，荣卫之气反而闭郁不开的大青龙汤证治。

〔讲解〕太阳中风，风邪不是像中风表虚证那样扰于肌腠而使卫气逆乱、汗出荣泄。而是风邪强盛，内逆更深，逆于荣分使腠理之气反而闭郁不开，太阳正气欲从胸中外出，但郁而不达，形成热郁于内，心肾之气不畅而烦躁。正邪相争表闭不开，故脉浮紧、发热恶寒、身疼痛且不汗出。由于邪气闭郁深重，就要用大青龙汤来治疗。此证虽说是太阳中风，实则是表气闭塞非常严重的病证。

大青龙汤为发汗重剂，在麻黄汤的基础上，重用麻黄，又加姜枣健脾强胃，资助气液，加强太阳为开的发汗解表之力。石膏清泄里热，清泄郁于胸中的阳热之气。如果用药后汗出多，就要用温粉扑撒体表来止汗。如果一服汗出，即停用后服，如果再服，会造成汗多亡阳，气液大伤而恶风，心肾之气外散而烦躁、不得眠等症。

大青龙汤的现今用量：麻黄 26 克，桂枝 9 克，炙甘草 9 克，杏仁 8 克，生姜 14 克，大枣 12 克，石膏 20 克。

〔医论〕张斌：虽为太阳中风，却外见伤寒表证，而内有烦躁不安，是典型的表实阳郁之象。因风阳外闭，从荣（阴）内逆，邪正异性，相争剧烈，太阳标本两气皆困，故外见表实无汗，内见阳郁化热，除中风而现伤寒证型外，热扰心胸，内干少阴，因而又见烦躁不安。当以大青龙汤，外开表实而发汗，内解阳郁而清热，随汗透邪外出，是为大法。但必须注意，如见脉象微弱，汗出恶风，则是表里两虚，阴阳俱伤，即不可与服。不然，必因攻表清里，而出现厥逆、筋惕肉瞤，气液将脱、阴阳两伤、三阴内败。而为大逆。（《伤寒理法析·中编·太阳病篇》）

伤寒，脉浮缓，身不疼，但重，乍有轻时，无少阴证者，大青龙汤发之。

（44）[原39]

〔提要〕论太阳伤寒，但寒邪深重而应用大青龙汤的证治。

〔讲解〕寒邪在太阳之表，应见脉浮紧、身疼痛等症。此条却为伤寒而脉浮缓，身不疼，但重，可知为寒邪太深重，伤及太阳在表的经气太重，太阳表气竟未能与邪激烈相争而出现脉浮紧，发热，反为脉浮缓，身体沉重而不疼，此证自然是无汗，而非有汗，邪气又未直入于里，故非少阴证，寒邪太重而伤阳，故里阳内郁所形成的烦躁不如上条明显。然少阴未伤，则太阳里气所伤不重，在经气当旺之时，也会有时身体沉重转轻而乍有轻时，这就需要大青龙汤来发散深重的寒邪，使表气畅达，汗出而愈。

〔医论〕张斌：虽伤寒，除外证发热恶寒，不汗出外，为脉浮缓，身不疼，但重，乍有轻时，又不像伤寒；而内证当亦有烦躁，只是省文笔法，不多重复。阴寒之邪，亦从荣阴内逆，寒闭即当表实无汗，但邪正同性，相争不烈，故反见脉浮缓，身不疼，阳气不出则但重，惟病在太阳而非少阴，其阳虽郁而尚时欲出，故乍有轻时；但亦因阳郁化热，内扰心胸，干于少阴，而见烦躁。因此，只要脉浮发热，不见少阴之证者，即可与大青龙汤，由里出表，透达其邪，所以称为"大青龙汤发之"，即发越其寒闭热郁之气的意思。（《伤寒理法析·中编·太阳病篇》）

太阳病，头痛发热，身疼腰痛，骨节疼痛，恶风，无汗而喘者，**麻黄汤**主之。（45）[原35]

麻黄三两，去节　桂枝二两，去皮　甘草一两，炙　杏仁七十个，去皮尖

上四味，以水九升，先煮麻黄，减二升，去上沫，内诸药，煮取二升半，去滓，温服八合。覆取微似汗，不须啜粥，余如桂枝法将息。

〔提要〕论太阳伤寒的基本症状，即麻黄汤证的基本证型。

〔讲解〕太阳经气由下焦的肾与膀胱，上行达肺，由肺再宣发布散于体表。寒邪侵袭太阳，闭郁通体在表的荣卫之气，寒兼风邪，风寒合邪，即会恶风，寒邪重而风气逆，周身寒凝而痛，也可兼有窜痛。表闭则无汗，阳气郁则发热，肺气不宣则喘。麻黄汤为侧重于肺，使太阳之气从开以布散的发

汗解表之剂。此证为太阳经气郁而为实，太阳的本气不虚，故不用去治下焦、中焦，不必用治疗下焦的真武汤等方剂，直接宣畅上焦即可。方以辛苦温的麻黄为主药，宣畅肺气、疏通腠理、透达毛窍、通达荣卫、发汗散寒。辅以桂枝通达心阳，直助太阳所中见的上焦少阴热气，温通经脉，由荣达卫，助麻黄加强发表散寒之力。麻黄汤之所以发汗力强，主要是因麻黄得桂枝之助，加强了通达透发之力，使荣卫腠理皆大通畅。但麻黄必须去节，否则发汗不易透彻。佐以杏仁宣肃、通利肺气，肺气不逆乱则喘平咳止，肺气通行畅达，太阳经气才能从开而外达于表。再以炙甘草的甘缓调和，使各药药力协和而共同发挥作用。

大凡感受寒邪严重者，就可出现身体疼痛等麻黄汤证。仲景所处的时代为东汉末年，人民饥寒，苦于战乱，没有饱暖的生活条件，冬季严寒，实为大敌，伤寒为极重之证，治疗不及时，就会病情加重，甚至死亡。现今在冬季，尤其是北方地区，感受较重的伤寒而发热恶寒，无汗，头痛，身体肌肉及骨节疼痛者也常可见到，即可用麻黄汤治疗。

麻黄汤的现今用量：麻黄 14 克，桂枝 9 克，炙甘草 4 克，杏仁 12 克。

［医论］张志聪：此论寒伤太阳通体之表气，而为麻黄汤证。太阳病头痛者，病太阳之气在上也。发热者，感太阳之标阳而为热也。太阳之气为寒邪所伤，故身痛腰痛。经云，节之交，三百六十五会，神气之所游行出入。寒伤神气故骨节疼痛，肌表不和故恶风，寒邪凝敛于皮毛故无汗，表气不通故喘，宜麻黄汤通达阳气，以散表邪。（《伤寒论集注·卷第一》）

张斌：麻黄汤……用于太阳伤寒表实证头痛，发热，身体疼痛，恶风寒，无汗，脉浮紧或但浮。针对表实，亦从太阳之开，疏通荣卫，开腠发汗，重点是透邪散寒、驱邪外出。亦兼治表实致喘及致衄等。本方以麻黄为主，麻黄辛微苦温，有直达卫阳、宣肺气、透皮毛、疏通腠理、发汗散寒之功，但必须去节，否则即发汗不透，后同。辅以桂枝，性味相从，更能温通经脉，由荣达卫，以助麻黄发表散邪。佐以杏仁，利气降逆，宣肃并行，适可顺麻桂之势运气达表以驱邪，且可平喘止咳。使以甘草，一以扶正守中，一以和合诸药。药虽四味，但对太阳伤寒表实之治，却丝丝入扣，不遗毫发。煎服法中有"先煮麻黄减二升"一语，是去其悍性，更要去上沫，是因古之麻黄，不先以水泡制，此则为去其毒性。毒去悍缓，药力和平，乃可服用。服后不须啜粥，其一是因伤寒表实，气液未损，不需扶正；其二是因麻黄汤纯为汗剂，发汗力强，啜粥反恐汗出过多之故。……麻黄汤所以发汗力强，主要是因麻黄得桂枝之助，荣卫腠理皆大通畅之故。(《伤寒理法析·中编·太阳病篇》)

伤寒，脉浮紧，不发汗，因致衄者，麻黄汤主之。(46)[原55]

〔提要〕论伤寒表实，不发汗而致衄血，仍以麻黄汤主治。

〔讲解〕寒邪闭郁重，太阳经气不畅则脉浮紧，又没有及时发汗来开散寒邪，寒闭热郁，邪热逆，而里实不能入，欲入之邪热与欲出之正气冲逆在经络，造成热伤血络而衄血，虽衄而经络不畅，表气不畅，衄而点滴不通，故仍是邪郁为甚，仍当以麻黄汤治之。

〔医论〕张璐：衄家不可发汗，亡血家不可发汗，以久衄亡血已多，故不可发汗，复夺其血也。此因当汗不汗，热毒蕴结而成衄，故宜发其汗，则热得汗而衄自止矣。(《伤寒缵论·卷上·太阳上编》)

王丙：凡杂病鼻衄责其里热，伤寒鼻衄责其表热。表邪出于经则衄，为热解，表邪入于经则衄，为热郁，其血必不成流，脉虽衄后，仍浮紧也。与麻黄汤，所谓夺汗者无血也。(《伤寒论注·卷一》)

太阳病，脉浮紧，无汗，发热，身疼痛，八九日不解，表证仍在，此当发其汗。服药已，微除，其人发烦目瞑，剧者必衄，衄乃解。所以然者，阳气重故也。麻黄汤主之。(47)[原46]

〔提要〕论伤寒多日，寒邪化热，服麻黄汤后，表气虽稍通，但又有郁热形成衄血而病解的情况。

〔讲解〕太阳病，脉浮紧，无汗，发热，身疼痛，为麻黄汤证无疑。虽经过八九日，但表证仍在，仍当以麻黄汤来发汗。此条无恶寒或恶风之证，病至八九日，为正气传经一周以上，复传于阳明、少阳，此时比太阳初得病时，阳气增加了很多。虽寒邪减少，但原为寒邪较重而闭郁体内经气也深重，现寒邪虽日久，却已化为郁热而不发。服麻黄汤后，病证略有减轻，为在表卫分的邪气已解，但又出现发烦，头目昏蒙不欲睁眼，为在荣分的阳热之气得麻黄汤的辛温鼓动而上浮所致，如果病情不重，过几天会自然消退。严重的就会出现鼻衄，热气随鼻衄而去除。引起鼻衄的原因为阳气郁积太重，而太阳正气强而不虚，阳郁之气又不可能内入于阴血之深处使病加重，不可能转变为热伤阴血之证。但壅逆于上的荣分郁热，不易化汗而外散，必为麻黄汤所鼓动，从鼻窍等血络形成衄血而去除。

〔医论〕尤在泾：脉浮紧，无汗发热，身疼痛，太阳麻黄证也，至八九日之久而不解，表证仍在者，仍宜以麻黄汤发之，所谓治伤寒不可拘于日数，但见表证脉浮者，虽数日犹宜汗之是也。乃服药已，病虽微除，而其人发烦目瞑者，卫中之邪得解，而营中之热未除也。剧者血为热搏，势必成衄，衄则营中之热亦除，而病乃解。所以然者，阳气太重，营卫俱实，故须汗血并出，而后邪气乃解耳。阳气，阳中之邪气也。郭白云云：麻黄汤主之五字，当在此当发其汗下。是。（《伤寒贯珠集·卷一·太阳篇上》）

太阳病，脉浮紧，发热，身无汗，自衄者愈。（48）[原47]

〔提要〕论太阳病，外邪化热，形成衄血而自愈的情况。

〔讲解〕太阳被邪所郁，但表邪化热，热郁之气没有从表解除，身无汗，郁热反而形成衄血而解除，则营卫随之通达，衄血时，营卫之气通达，表亦通达，故为自衄者愈。

〔医论〕黄元御：发热无汗而脉浮紧，是宜麻黄发汗，以泄卫郁，若失服麻黄，皮毛束闭，卫郁莫泄，蓄极思通，势必逆冲鼻窍，而为衄证。自衄，则卫泄而病愈矣。（《伤寒悬解·卷三·太阳经上篇》）

太阳病，十日以去，脉浮细而嗜卧者，外已解也。设胸满胁痛者，与**小柴胡汤**。脉但浮者，与麻黄汤。（49）[原37]

小柴胡汤方

柴胡半斤　黄芩　人参　甘草炙　生姜各三两，切　大枣十二枚，擘半夏半升，洗上七味，以水一斗二升，煮取六升，去滓，再煎取三升，温服一升，日三服。

〔提要〕论太阳病经十日以上，可有几种不同转归。或病愈，或转为少阳病，或仍为太阳表证未解。

〔讲解〕太阳病经十日以上，为正气传经一周后，复传太阴少阴之期。此时可有几种转归：如见脉浮细而嗜卧，为外邪已去，正气不再与邪相争，正气因抗邪而虚，此时就要修整，再以合成代谢来补充正气的消耗，故有嗜卧的表现。如果得病十日以上，出现胸满胁痛，为邪入少阳，应以小柴胡汤治疗。如果得病十日以上，只有脉浮，无他病证的，仍为太阳表证未解，如果为一般轻证，早应病愈，十日以上不解，为邪气较重，应以麻黄汤治之。

小柴胡汤现今用量：柴胡 36 克，黄芩 14 克，党参 14 克，炙甘草 14 克，生姜 14 克，大枣 15 克，半夏 14 克。

〔医论〕张斌：太阳伤寒十日已去，其证可能有所变化。如见脉浮细而嗜卧者，是外证已解而邪去正虚，所以能气平安卧。但如更见胸满胁痛，则又是邪离太阳之表而入半表半里的少阳之部，其浮细之脉，当为弦细。否则，若证候未变，而但见浮脉，不见紧象，只能说明病仍在表，惟邪气已轻，与正相争不够剧烈。治之之法，因其表实，仍当开腠发汗，所以应与麻黄汤。（《伤寒理法析·中编·太阳病篇》）

太阳与阳明合病，喘而胸满者，不可下，宜麻黄汤。（50）[原36]

〔提要〕论太阳与阳明合病，喘而胸满的麻黄汤证治。

〔讲解〕太阳经气通过肺而布散于体表，阳明的本气是由肺从阖下达于胃肠。太阳经气闭郁于表，经气不畅，即可壅郁于肺而作喘，严重时又会影响到阳明之气的从阖下行，产生胸满，此证可致阳明腑气不畅。此合病的关键仍为太阳经气不能从开布散，所以不可用攻下法来逆治，仍当以麻黄汤发汗解表，使太阳之气宣畅，则阳明之气自然可得通畅。本条说明太阳为开的经气不利可影响到阳明，使阳明为阖的经气不能顺畅下达。

〔医论〕张锡驹：此节合病乃二阳之气内而不外也，故用中空外达之麻黄，俾二阳之气从内而外。太阳之气从胸而出，阳明亦主膺胸，喘而胸满者，二阳之气不能外达于皮毛也。气机欲外出而不得，故作喘。不可下之纵其内陷，宜麻黄汤令其外出。(《伤寒论直解·卷二》)

脉浮者，病在表，可发汗，宜麻黄汤。法用桂枝汤。(51)[原51]

〔提要〕论邪气在表而脉浮，津气未伤，宜用麻黄汤发汗。

〔讲解〕病在太阳而脉浮，为太阳正气从开而抗邪，病又未经汗下等误治，津气未伤，脉浮而不紧，寒虽不甚，但邪仍闭郁在表，故宜用麻黄汤治疗。

〔医论〕胡嗣超：凡用汤液，只要脉症辨得真，分得清，其间固不可忽略，而亦不可拘泥也，如麻黄汤本为伤寒脉浮紧而设，假如其人病症与伤寒悉合，纵或浮脉单见而不兼紧，诸症已的，脉可从略，麻黄发汗，是为合法。(《伤寒杂病论·卷之四·太阳上》)

脉浮而数者，可发汗，宜麻黄汤。(52)[原52]

〔提要〕论病在太阳而脉浮数，阳气郁于体表，宜用麻黄汤发汗。

〔讲解〕脉浮而数，为太阳阳气抗邪，郁于表而化热，未经汗下，可用麻黄汤发汗解表，随汗而热郁得散。

〔医论〕张斌：脉浮数，主要是因表实外闭、阳盛化热之故。但热在表，仍当散之，所谓"体若燔炭，汗出而散"，亦即"火郁发之"之理，所以亦宜与麻黄汤。(《伤寒理法析·中编·太阳病篇》)

脉浮数者，法当汗出而愈。若下之，身重心悸者，不可发汗，当自汗出乃解。所以然者，尺中脉微，此里虚，须表里实，津液自和，便自汗出愈。(53)[原49]

〔提要〕论表证脉浮数，误下后伤里，身重心悸，不可再发汗。

〔讲解〕本条也是脉浮数，如果发汗则表热得散而病愈，反而误下伤里，使阳气不足，津液偏亏，出现身重心悸，里虚而太阳之气已无力从开升达外出，则不可发汗。这是由于尺中脉微，并非邪入于里，更非少阴病证，为下后里气不足，津气偏少，必须使表里津气充实，津液自和，就会自汗出而病愈。

从本条起论不可发汗之证，此为不可发汗的首条，以下顺序相连。

[医论] 张志聪：此论下焦之津血虚者，不可更发其汗也。脉浮数者，乃太阳标阳为病，法当汗出而愈，若下之身重心悸者，津气虚而身重，血气弱而心悸也，故不可发汗，当自汗出乃解。所以然者，津血生于下焦，里气主之，尺中脉微，此里虚矣，须俟其表里实，津液自和，便汗出愈，而不可更发其汗也。(《伤寒论集注·卷第一》)

脉浮紧者，法当身疼痛，宜以汗解之。假令尺中迟者，不可发汗。何以知然？以荣气不足，血少故也。(54) [原50]

[提要] 论病在太阳，但尺脉迟，不可发汗。

[讲解] 尺中脉迟，与脉浮紧并见，虽邪正相争于表，但里气已不足，尺脉沉而滞涩不畅，为阴阳气血虚弱，不能布达于表，不可发汗，治当温阳益阴，使阳气充，阴血足，而表里自和，方可达邪而愈。发汗则阴阳之气亡散，使邪气直入于里，形成少阴重证。

[医论] 张斌：脉浮紧，身疼痛，为伤寒表实之证。于理此亦当发汗解表，尺中脉迟是滞涩不行之象，非指一息三至之寒，所以仲景说以荣气不足，血少故也，亦即阴虚之意。荣血内亏，化生气液的物质基础受损，当然不可发汗。(《伤寒理法析·中编·太阳病篇》)

咽喉干燥者，不可发汗。(55) [原83]

[提要] 论阴血津液亏虚或火热伤津等而致咽喉干燥，不可发汗。

[讲解] 阴血津液亏虚于内，不能上济于咽喉，就会咽喉干燥。或上焦火热灼津伤液，也会咽喉干燥。都不可发汗。也有下寒太甚，水寒结踞在下，而心火不得下通而咽干口渴，用真武汤水寒去而水津通达于上，反而不再口渴者，如此更不可发汗。

[医论] 张斌：咽喉干燥者，是少阴阴液亏虚之象，手少阴心脉夹咽，足少阴肾脉循喉咙，阴液亏虚，必不能循经上济。汗之则阴液将竭。(《伤寒理法析·中编·太阳病篇》)

衄家不可发汗，汗出必额上陷脉[1]急紧，直视，不能眴[2]，音唤，又胡绢切，下同。一作瞬。不得眠。（56）[原86]

[注解]

[1] 额上陷脉：额部外侧太阳穴处动脉。

[2] 眴（shùn）：同瞬，指眨眼。

[提要]衄家阴血亏虚，不可发汗。

[讲解]经常鼻衄的人，阴亏火旺，不可发汗，发汗则额旁太阳穴处动脉跳动急而紧，直视不能眨眼，不能睡眠。此为发汗后虚热上攻，津液阴血枯涸，不能濡润所致。

[医论]张璐：久惯衄家，清阳之气素伤，更发其汗，以虚其虚，则两额之动脉必陷，故眦急不能卒视，不得眠。盖目与额皆阳明部分也。（《伤寒缵论·卷上·太阳上编》）

疮家虽身疼痛，不可发汗，汗出则痉。（57）[原85]

[提要]久患疮疡者，气血伤耗，不可发汗。

[讲解]久患疮疡之人，多为毒热伤及气血，致气血两伤、荣卫空虚，虽有身疼痛等外感证候，不可发汗。发汗则津气枯涸，毒热内攻，热极风动，成身体拘紧挛急、抽搐之证，叫作痉病。

[医论]钱潢：疮家，非谓疥癣之疾也。盖指大脓大血，痈疽溃疡，杨梅结毒，臁疮痘疹，马刀侠瘿之属也。身疼痛，伤寒之表证也。言疮家气虚血少，营卫衰薄，虽或有伤寒身体疼痛等表证，亦慎不可轻发其汗。若误发其汗，则变逆而为痉也。（《伤寒溯源集·卷之二·太阳中篇》）

淋家不可发汗，发汗必便血。（58）[原84]

[提要]论淋家邪热伤耗阴液于内，不可发汗。

[讲解]淋家，为素有淋疾的人，膀胱热结而小便淋沥不通，邪热伤阴于内，不可发汗，发汗则津液更加伤耗，火热失去津液流通布散，必内迫血络，成尿血之证。

[医论]张斌：淋家，是素有淋疾的人。素有淋疾，则膀胱与肾两皆受

病，一方面表现为火炎于内，另一方面表现为阴虚于下，所以不可发汗。发汗更使液枯火盛，小便涩滞不出，伤于血络，就必尿血。(《伤寒理法析·中编·太阳病篇》)

亡血家不可发汗，发汗则寒栗而振[1]。(59)[原87]

[注解] [1]寒栗而振：恶寒、心中冷而战抖。

[提要] 亡血家阴血亏虚，不能涵阳，不可发汗。

[讲解] 亡血家，指各种原因造成经常出血或成为大出血的，多有贫血。人体阴阳二气，必须相互谐和，阴血常亡失于外，阳气不能含存于阴血之中，故阳气也随之虚散，再发其汗，阳气必亡，阴阳血气亡失，则寒栗而振。

[医论] 张斌：不论外伤或吐、便、崩、漏，造成大出血的，均可称为亡血家，包括贫血较重的病人。这种病人，不仅阴血亏虚，其阳气亦必亡脱，所以更不能发汗。发汗必使气液大伤，特别阴不承阳，血不养气，阳气外亡，则见寒栗颤抖。(《伤寒理法析·中编·太阳病篇》)

汗家重发汗，必恍惚心乱，小便已阴疼[1]，**与禹余粮丸**。方本阙。(60)[原88]
(韩世明补方)

太一禹余粮五两　人参五两　芍药六两　五味子四两

上四味，捣筛，蜜和为丸，如鸡子黄许大。以白饮和服一丸，日三服。

[注解] [1]阴疼：尿道疼痛。

[提要] 论汗家重发汗，致气阴两伤，心失所养，宜用禹余粮丸。

[讲解] 经常出汗的人，阴液伤，气也伤。再发其汗，气阴俱散失于外，不能主持于内，心失气阴之养，心神无所主持，故恍惚心乱。气阴升散于外，不能下潜于内，膀胱失津液之养，尿道干涩，则小便已阴疼。用禹余粮丸治之。世传《伤寒论》各版本均缺失禹余粮丸方。今重补禹余粮丸方。

禹余粮丸有益气养阴、敛汗固脱之效。方中以人参、芍药补益气阴，五味子益气敛阴，禹余粮敛阴止汗、重涩固脱、安神定志。使气阴得复、汗止神固，而恍惚心乱、小便已阴疼等症自除。

禹余粮丸方现今用量：禹余粮23克，党参23克，芍药27克，五味子

18克。蜜丸9克，每次1丸，日三服。

［医论］张斌：素有自汗疾患的称为汗家。若重发汗，必使心液大亏，不能涵养心神，就要恍惚不安，心乱不宁；且肾阴亦伤，膀胱水竭，所以小便已阴疼，是尿道干涩抽搐的反映。（《伤寒理法析·中编·太阳病篇》）

未持脉时，病人手叉自冒心，师因教试令欬，而不欬者，此必两耳聋无闻也。所以然者，以重发汗，虚，故如此。（61）［原75上］

［提要］论重发汗后气阴两虚，致心悸动不安、耳聋等症。

［讲解］此证也为重发汗，气阴散失于外，虚而不养于内，故为心下悸，病人用手按护异常跳动的心。又因气虚而致虚气鼓浮于上，则两耳无所闻。此证也可以考虑用禹余粮丸益气养阴、敛汗固脱为治。成无己认为此证为发汗多，亡散胸中阳气所致。

［医论］成无己：发汗多亡阳，胸中阳气不足者，病人手叉自冒心。师见外证知阳气不足也。又试令咳而不即咳者，耳聋也，知阳气虚明矣。耳聋者，阳气虚，精气不得上通于耳故也。（《注解伤寒论·卷三》）

发汗过多，其人叉手自冒心，心下悸，欲得按者，**桂枝甘草汤**主之。（62）［原64］

桂枝四两，去皮　甘草二两，炙

上二味，以水三升，煮取一升，去滓，顿服。

［提要］论发汗过多，散亡心阳而心下悸，当以桂枝甘草汤旺盛心阳。

［讲解］此条仍为叉手自冒心，但又侧重于发汗过多，使心阳散亡，故以桂枝甘草汤温养心之阳气，化解寒气。而不用禹余粮丸益气养阴为治。发汗过多，有偏于伤阳者，有偏于伤阴者，也有气阴两伤者，临床见证不一。

桂枝甘草汤，以桂枝助旺心阳，佐以炙甘草甘缓留中，以缓和桂枝辛温通达之性，来旺盛及充养心阳，消缓动悸、化解寒气的冲逆。

本证为侧重于上焦心阳虚衰，而不是下焦肾阳虚衰，所以，只用桂枝，而不用附子。仲景治病，有其轻重缓急，不是见到阳虚，不分轻重，就用附子。一般来讲，如果不涉下焦相火衰、阴寒盛或肾阳虚，一般不用附子等辛热之药来温肾阳，因为肾阳为人身阳气的根本，肾主封藏，藏精气于下，肾阳不虚而用附子，就会扰动肾阳，导致肾精不藏，在不知不觉之中，动摇生命之本。《内经》言"冬不藏精，春必病温"，可举一反三来认识之。所以，不可见到阳虚，不分轻重，提前介入，径用大量附子。

桂枝甘草汤的现今用量：桂枝14克，炙甘草9克。

［医论］成无己：发汗过多亡阳也。阳受气于胸中，胸中阳气不足，故病叉手自冒心，虚而欲得按也。心下悸欲得按者，与桂枝甘草汤，以调不足之气。(《注解伤寒论·卷三》)

发汗后，腹胀满者，**厚朴生姜半夏甘草人参汤**主之。（63）[原 66]

厚朴半斤，炙，去皮　生姜半斤，切　半夏半升，洗　甘草二两　人参一两

上五味，以水一斗，煮取三升，去滓，温服一升，日三服。

［提要］论发汗后脾气虚散，胃肠气机下行不畅而腹胀满，当以厚朴生姜半夏甘草人参汤主治。

［讲解］发汗使太阳太阴之气从开太过而外泄，脾气因此有些虚散，而且使阳明胃腑从阖下行之机受抑，故为腹胀满。当以厚朴生姜半夏甘草人参汤主治。本方是脾胃并治，但以治胃为主。厚朴苦温，消胀除满；生姜辛温，散饮和胃；半夏辛温，降逆开胃化痰；厚朴、生姜、半夏三药合用，更有使胃肠之气顺畅下行的作用；人参、甘草补益脾胃之虚。

厚朴生姜半夏甘草人参汤的现今用量：厚朴36克，生姜36克，半夏14克，炙甘草9克，党参6克。

［医论］章楠：气虚多痰之人，发汗后阳气外越，浊阴内壅不行而腹胀满，故以姜半之辛温，佐厚朴之苦降，通阳泄浊，甘草和中，人参补气，则浊降清升，其病自愈。若因胀满，妄用攻泻，即变坏病矣。(《伤寒论本旨·卷五》)

发汗后，其人脐下悸者，欲作奔豚[1]，**茯苓桂枝甘草大枣汤**主之。（64）[原 65]

茯苓半斤　桂枝四两，去皮　甘草二两，炙　大枣十五枚，擘

上四味，以甘烂水一斗，先煮茯苓，减二升，内诸药，煮取三升，去滓，温服一升，日三服。

作甘烂水法：取水二斗，置大盆内，以杓扬之，水上有珠子五六千颗相逐，取用之。

[注解][1]奔豚：病证名。以豚即猪的奔跑来形容气从少腹上冲胸，发作则憋闷欲死，痛苦异常的证候。

[提要]论发汗后，心脾阳气虚散而不能下交于肾，水气不化而脐下悸动，欲作奔豚，当以茯苓桂枝甘草大枣汤主治。

[讲解]发汗后，悸动在脐下，为水气下聚，有欲作奔豚而上冲心胸之状，但尚未发作。此证由发汗散失心阳脾气，使心脾之阳气内空，升散多而潜降少，心阳不能下交于肾，下焦水气不得温化，欲成上冲心胸之势。当以茯苓桂枝甘草大枣汤助旺心阳，补益脾胃，利水防冲为治。此汤重用茯苓以淡渗利水，桂枝甘草温阳益气以温化水气，大枣健脾以运化水湿，使心阳旺，脾气健，中上二焦不空虚，可防水气上冲，又助下焦水气温化。方以甘烂水煎药，甘烂水又名劳水，扬之增加动性，使之流行畅达，而不助阴寒水邪，是其本意。

茯苓桂枝甘草大枣汤的现今用量：茯苓 30 克，桂枝 18 克，甘草 9 克，大枣 18 克。

[医论]张斌：此证悸动在于脐下，且有上冲心胸，令人不得息的趋势，所以称为"欲作奔豚"。奔豚之作，是肾阳内歉，水寒之气忽聚而上冲之证。然亦属心阳外散，不能下入肾中，以温助肾阳、镇冲降逆之故。就当以茯苓桂枝甘草大枣汤主之，助心阳、益脾胃、养心气、伐肾邪，其病当愈。(《伤寒理法析·中编·太阳病篇》)

发汗后，身疼痛，脉沉迟者，**桂枝加芍药生姜各一两人参三两新加汤主之**。(65)[原62]

桂枝三两，去皮　芍药四两　甘草二两，炙　人参三两　大枣十二枚，

擘　生姜四两

上六味，以水一斗二升，煮取三升，去滓，温服一升。本云桂枝汤，今加芍药、生姜、人参。

[提要]论发汗后表邪未尽而荣卫之气已虚，身疼痛，脉沉迟，当以桂枝加芍药生姜各一两人参三两新加汤主治。

[讲解]发汗后，身疼痛，可有两种解释，一为发汗后，表邪仍在，故身疼痛；二为发汗后，表邪已去，身疼痛是因荣卫之气虚弱不能充养于身所致。此证有脉沉迟，容易认为是虚而致身疼痛。但再看方药应用，仍以桂枝汤加药，芍药仅加一两，而生姜也加一两，仍不是纯补荣卫血气之虚，而是补中有散，补其汗后之虚，而散其未尽之邪，所以，此方是以桂枝汤为基础，加芍药益荣气，加人参益气补虚，加生姜以温通散邪。

桂枝加芍药生姜各一两人参三两新加汤的现今用量：桂枝 14 克，芍药 18 克，炙甘草 9 克，党参 14 克，大枣 15 克，生姜 18 克。

[医论]成无己：汗后，身疼痛，邪气未尽也。脉沉迟，荣血不足也。经曰：其脉沉者，荣气微也。又曰：迟者，荣气不足，血少故也。与桂枝汤以解未尽之邪，加芍药、生姜、人参，以益不足之血。（《注解伤寒论·卷之三》）

下之后，复发汗，昼日烦躁不得眠，夜而安静，不呕，不渴，无表证，脉沉微，身无大热者，**干姜附子汤**主之。（66）[原 61]

干姜一两　附子一枚，生用，去皮，切八片

上二味，以水三升，煮取一升，去滓，顿服。

[提要]论下后复汗，脾肾阳气虚而逆乱，形成昼日烦躁不得眠，脉沉微之证，当以干姜附子汤急回脾肾阳气为治。

[讲解]汗下失序，虽邪气已微，但脾肾阳气内弱，心阳尚可，随昼日天气主升之机，脾肾之虚阳上逆于心胸而烦躁不得眠。入夜则气从降，脾肾阳气虽虚，但不致上逆，尚可安定于中下焦，所以夜而安静。不呕不渴，无邪气内逆，又无太阳表证，身无大热，也非阳气外越的亡阳证，而脉沉微，

脾肾阳气因汗下骤虚暂虚,虽未亡阳,但却有亡阳之虑,故必须以干姜附子汤回阳为治。此汤仅二味,以干姜温中阳,附子温肾阳,干姜的用量比四逆汤要小,所以是以温肾阳为重点,又不如四逆汤中有甘草和中,缓其药力,但汤成顿服,故温复阳气之力较大,使肾脾阳旺,则无亡阳之虑。

干姜附子汤的现今用量:干姜 5 克,生附子 14 克。

[医论]张斌:下之后,是里气已伤;复发汗,则表气亦伤。随之出现昼日烦躁不得眠,当知人之阳气,是昼日出表用事,今若因汗下倒置,已伤内外之阳而阳气衰虚,则其出表用事,必扰动不宁,所以就见烦躁;至夜则阳入于里,得以平复,故而安静。但究竟其邪何在,不呕不渴,是病不在少阳、阳明;无表证,更不在太阳。然脉沉微,则知其阳虚在三阴;而身无大热,尚有小热,可见既非纯阴无阳,邪盛内逆,又非阴盛格阳,虚阳外越,所以当为其邪亦微。邪微正虚,看似平淡,究恐正气不复,终至阳亡,因此,又必以干姜附子汤,急回下焦生阳,上济胸表之阳。使君相火旺,表里气复,其病自解,烦躁自平。(《伤寒理法析·中编·太阳病篇》)

下之后,复发汗,必振寒,脉微细,所以然者,以内外俱虚故也。(67)[原60]

[提要]论下后复汗,表里阴阳俱虚而致身振寒,脉微细。

[讲解]先下后汗,是下法与汗法先后倒置,对人体伤害更大。下先伤里之阳气津液,再汗更发越阳气津液,脉微细,微为阳气虚,细为阴液少,身振寒而脉微细,为表里阴阳俱虚。当看其虚的具体程度以及侧重在何脏,以温阳益气养阴为治。

[医论]尤在泾:脉微为阳气虚,细为阴气少,既下复汗,身振寒而脉微细者,阴阳并伤,而内外俱虚也,是必以甘温之剂和之养之为当矣。(《伤寒贯珠集·卷二·太阳篇下》)

发汗,若下之,病仍不解,烦躁者,**茯苓四逆汤**主之。(68)[原69]

茯苓四两　人参一两　附子一枚,生用,去皮,破八片　甘草二两,炙
干姜一两半

上五味，以水五升，煮取三升，去滓，温服七合，日二服。

〔提要〕论发汗或攻下后，少阴阳虚，阴寒水气内扰而烦躁，当以茯苓四逆汤利水消阴、回阳益气。

〔讲解〕太阳本寒，根源在下焦的肾与膀胱，必得所中见的少阴热气而经气升达于上焦，再经过肺气的宣发布散而通达于周身体表，化生并补充太阳标气。所以，茯苓四逆汤、真武汤之类为治疗太阳的根本之方（茯苓四逆汤为侧重于治疗少阴的方剂）。而桂枝汤、麻黄汤为太阳表位之方，为标方而非本方。但桂枝汤作用机理较为复杂，既治太阴又治太阳，加减变化多而作用甚为广泛。总之，太阳气化，为从下焦直贯上焦的三焦贯通之理，或治上而达表，或治下而温通其里，依临床见证而定。当病情不涉及下焦阳虚时，不需要温助下焦阳气，直接用宣畅肺气的麻黄汤以及充营达卫的桂枝汤等治太阳经表为病的方法。

发汗或攻下后，邪气入里，阳气又虚，阴寒水气逆扰其心肾之阳而发烦躁，故当以消除阴寒水气及恢复已虚的阳气两者并重，茯苓四逆汤以茯苓利水消阴，四逆汤回阳，人参益气补虚。方药煎成后不是顿服，故消阴回阳之力缓和持久。

茯苓四逆汤的现今用量：茯苓 18 克，党参 5 克，生附子 14 克，炙甘草 9 克，干姜 7 克。

〔医论〕张斌：发汗或攻下，病仍不解，而烦躁发生，不分昼夜，可见是邪盛正伤，阴气内逆之象。阴气内逆，必阳气孤危，下伐命火，上扰君火，故烦躁大作，不分昼夜，甚至入夜更甚，绝不同于上证。所以当用茯苓四逆汤、养心气、伐阴邪、回命火、助心阳，则其病可愈。（《伤寒理法析·中编·太阳病篇》）

发汗，病不解，反恶寒者，虚故也，**芍药甘草附子汤**主之。（69）[原68]

芍药　甘草各三两，炙　附子一枚，炮，去皮，破八片

上三味，以水五升，煮取一升五合，去滓，分温三服。疑非仲景方。

〔提要〕论发汗后荣卫俱虚而反恶寒，当以芍药甘草附子汤主治。

〔讲解〕发汗后，有偏于伤里者，也有偏于伤表者。此证为偏于伤表，汗出多而使荣气泄，卫气亦散，即恶寒重，故用芍药甘草附子汤即可。此汤以芍药甘草充养荣气，炮附子温固卫气，即温固太阳在表的标阳之气。使荣气充，卫气盛，表寒去，则恶寒当解。

芍药甘草附子汤的现今用量：芍药14克，炙甘草14克，炮附子14克。

〔医论〕成无己：今发汗病且不解，又反恶寒者，荣卫俱虚也。汗出则荣虚，恶寒则卫虚，与芍药甘草附子汤，以补荣卫。（《注解伤寒论·卷三》）

发汗后，恶寒者，虚故也。不恶寒，但热者，实也，当和胃气，**与调胃承气汤**。《玉函》云：与小承气汤。（70）[原70]

芒消半升　甘草二两，炙　大黄四两，去皮，清酒洗

上三味，以水三升，煮取一升，去滓，内芒消，更煮两沸，顿服。

〔提要〕论发汗后伤阴热化、燥热内结阳明而不恶寒、但热，当以调胃承气汤治疗。

〔讲解〕发汗后，可形成虚证，也可形成实证。不恶寒，但热，是汗后伤阴热化，燥热内结阳明，可用调胃承气汤清泻燥热，调和胃气，泻除阳明燥热而愈。此方以大黄苦寒泄热去实；芒硝咸寒润燥软坚通便；甘草甘缓，缓下燥热，适用于燥热结于胃肠，但燥热实邪不太重者。本方"顿服"，而不是少量多次服用，所以不是逐渐消除胃肠燥热，而是取迅速清泻阳明燥热，有防其燥热内蓄转增之意。

调胃承气汤的现今用量：芒硝20克，炙甘草9克，大黄18克。

〔医论〕陈修园：此一节总结上文数节之意，言虚证固多，而实证亦复不少，而又提出胃气二字，补出调胃承气汤一方，其旨微矣！（《伤寒论浅注·卷二·辨太阳病脉证篇》）

太阳病，下之微喘者，表未解故也，**桂枝加厚朴杏子汤**主之。（71）[原43]

桂枝三两，去皮　甘草二两，炙　生姜三两，切　芍药三两　大枣十二枚，擘　厚朴二两，炙，去皮　杏仁五十枚，去皮尖

上七味，以水七升，微火煮取三升，去滓，温服一升，覆取微似汗。

〔提要〕论太阳病下后微喘而表未解，当以桂枝加厚朴杏子汤畅达肺胃之气，使桂枝汤解表的作用能顺利发挥。

〔讲解〕太阳病，下后微喘，不是表邪内迫于肺，而是下后导致肺胃气郁而不畅。由于太阳为开，通过肺之宣发畅达，太阳经气才能出表，因此，肺气郁而不畅，就会影响太阳经气从开外出的解表之力，而胃气不畅，又要影响太阴从开的气化之力，所以用桂枝汤加厚朴杏仁，来畅达肺胃之气，肺胃之气畅达，则用桂枝汤才能更好地布散津气达于体表，驱邪外出。这样，厚朴杏仁不仅治喘，更是为了畅达肺胃之气，协助桂枝汤解表。

桂枝加厚朴杏子汤的现今用量：桂枝 14 克，炙甘草 9 克，生姜 14 克，芍药 14 克，大枣 15 克，厚朴 9 克，杏仁 9 克。

〔医论〕陈蔚：太阳表病未解而下之，气不因下而内陷，仍在于表，不能宣发而微喘，用桂枝汤从肌而托之于表，加厚朴以宽之，杏仁以降之，表解而喘平矣。（《长沙方歌括·卷二·太阳方》）

发汗后，不可更行桂枝汤，汗出而喘，无大热者，可与**麻黄杏仁甘草石膏汤**。（72）[原 63]

麻黄四两，去节　杏仁五十个，去皮尖　甘草二两，炙　石膏半斤，碎，绵裹

上四味，以水七升，煮麻黄，减二升，去上沫，内诸药，煮取二升，去滓，温服一升。本云黄耳杯。

〔提要〕论发汗后邪热乘肺，汗出而喘，无大热，当以麻黄杏仁甘草石膏汤主治。

〔讲解〕太阳为开，经气通过肺而布达于体表，所以，太阳经表与上焦关系紧密。发汗后，出现汗出而喘，无大热，是邪已热化，而且内逆于肺，此时邪不在表，而为邪热乘肺之证。不可再用桂枝汤，应以麻黄杏子甘草石膏汤宣利肺气，清热平喘为治。上焦如雾，邪在肺中，不同于中焦、下焦，仍宜通过宣畅肺气，使之畅达转而外出，这是因为上焦更近于表，故方中用

麻黄，不在解表，而在宣肺散邪，使之畅达而出表，杏仁利肺气，平喘逆，石膏虽质重，但却是入肺清热散热之品，又以甘草调和诸药，使药力合一，清泻宣散邪热由肺而出表。

麻黄杏仁甘草石膏汤的现今用量：麻黄18克，杏仁9克，炙甘草9克，石膏36克。

〔医论〕章楠：此言不可更行桂枝汤者，以汗出而身无大热，其表已解，余邪入里化热，壅闭肺气而喘，故用麻黄开肺窍，杏仁利肺气，石膏清热，甘草和中，载住石膏，勿使重而下走，以清上焦之热。（《伤寒论本旨·卷五》）

发汗后，饮水多必喘，以水灌之[1]亦喘。（73）[原75下]

〔注解〕[1] 以水灌之：以冷水洗浴。灌，洗浴。

〔提要〕论发汗后脾肺之气虚散，饮水多或冷水洗浴周身均可致喘。

〔讲解〕发汗后，津液外泄，阳气亦散，容易口渴。但发汗是使太阳太阴从开布散气液，发汗太过则更易导致肺气消散，脾胃之气虚弱，故饮水多则水饮内停，上逆于肺而作喘。如果用水灌洗周身，也可使肺气闭郁而喘。

〔医论〕章楠：上言（韩注：指五苓散证条所言）胃中干，烦躁欲饮水，少少与之，则愈，正如亢旱得微雨，则万物苏矣。若饮多而壅于胃口，肺气逆而必喘，或因烦躁，以水灌其身，闭遏肺气，亦必作喘也。（《伤寒论本旨·卷五》）

太阳病，桂枝证，医反下之，利遂不止，脉促者，表未解也。喘而汗出者，**葛根黄芩黄连汤**主之。促一作纵。（74）[原34]

葛根半斤　甘草二两，炙　黄芩三两　黄连三两

上四味，以水八升，先煮葛根，减二升，内诸药，煮取二升，去滓，分温再服。

〔提要〕论太阳病桂枝证，攻下后，太阴气液下走而下利不止，里热上逆则喘而汗出，但脉促而表未解，当以葛根黄芩黄连汤清热止利，升达太阴气液为治。

　　[讲解] 太阳与太阴均为开，邪在太阳之表，人体正气就会自行驱邪外出，而荣卫之气的布散，又是太阳与太阴的共同作用，缺一不可。太阳病，本为桂枝证，发热、汗出、恶风、脉浮缓，反而用下法，使太阴本欲从开布散的气液反而下走，成下利不止，但表证未解，脉促为经气仍在勉力从开布达，故此证关键在太阴之气不助太阳，太阴又有热郁于里，里热上逆则喘而汗出。虽喘而汗出，却非邪热闭肺，不可用麻黄杏子甘草石膏汤治肺，只应以葛根黄芩黄连汤治疗。本方以葛根升达太阴气液，以助太阳，葛根升脾胃之气，即可止泻，又以黄芩黄连清太阴的里热（即胃肠的里热），甘草调和诸药。共奏清热止利、升达太阴气液的功效。太阳得太阴之助，汗出而喘自解，经气布化，表证亦除。

　　葛根黄芩黄连汤的现今用量：葛根 36 克，炙甘草 9 克，黄芩 14 克，黄连 14 克。

　　[医论] 张斌：太阳病中风证，因风阳之邪与卫气相加，即荣弱卫强，病多热化。医反下之，下则伤阴，邪热内陷，即热迫津液下行而下利不止。此时如脉尚见促，说明其邪未完全入里，正气犹与邪相争于表里之间，欲驱邪仍从表出，惟因下伤，脉促不宁，所以说表未解也。如更见喘而汗出，又是邪热上逆于肺，外蒸于表，可见确是表里同病。其病机主要是伤阴热化，就当以葛根黄芩黄连汤，清热坚阴，厚肠止利，两解表里，驱邪外出。（《伤寒理法析·中编·太阳病篇》）

　　二阳并病[1]，太阳初得病时，发其汗，汗先出不彻，因转属阳明[2]，续自微汗出，不恶寒。若太阳病证不罢者，不可下，下之为逆，如此可小发汗。设面色缘缘正赤[3]者，阳气怫郁在表，当解之熏之。若发汗不彻，不足言，阳气怫郁不得越，当汗不汗，其人躁烦，不知痛处，乍在腹中，乍在四肢，按之不可得，其人短气，但坐以[4]汗出不彻故也，更发汗则愈。何以知汗出不彻？以脉涩故知也。（75）[原48]

　　[注解]

　　[1] 并病：指两经同病，而无主次之分，两经之病并为重要。

[2] 转属阳明：转归为阳明病。

[3] 缘缘正赤：满面通红状。

[4] 但坐以：只因为。

〔提要〕本条论二阳并病，如果太阳表证仍在，不可先攻下，当先发汗解表。

〔讲解〕并病不同于合病，合病为二经或三经的病证相合为一，但以一经为重点；并病则为二经的病证并列，此处的二阳并病即为太阳病证也有，阳明病证也有，二者并无主次之分。

由于太阳初得病时，本应通彻发汗的，但发汗不彻，产生蓄热内结于阳明，病已转归在阳明，继而见有微汗出，不恶寒。如果此时太阳表证仍在，这就是二阳并病。表里俱病，不可先用攻下之法来治，攻下为逆治，当先以小发汗来解除太阳表邪，不可再大发其汗，当表证解后再治阳明。还有一种情况，由于发汗不通彻，病未转属阳明，而是阳热壅郁在太阳表位不出，产生满面红赤，应该用较强的发汗法或外熏法开泄表气，使阳热泄越而愈。这种因发汗不彻，阳热郁遏的情况，应发汗而不发其汗，阳热闭郁不出，就会使里气随之不畅，出现躁烦，但不知痛处在哪，一会儿似在腹中，一会儿又似在四肢，按又按不到，病人三焦之气不畅则短气。这种情况像是二阳并病，而不是二阳并病，全应责之于汗出不彻，以汗出得彻，经气通达，表里闭郁之气自消。体察汗出不彻，又由于脉涩，即经气滞涩，气液不达，流行不畅。此处的脉涩不可认作津液亏。

〔医论〕张斌：二阳并病，即太阳阳明并病的简称。……是因太阳初得病时，发汗而其病未解（不彻），因转属阳明，遂见续自微汗出，不恶寒。此已是完全传经之证，非二阳并病。若太阳病证的恶寒无汗之状不罢者，既使有阳明腑实潮热谵语的表现，亦不可下，攻下就致逆，病情恶化。此时可小发其汗，先解太阳之邪，然后再治阳明。假设其面色缘缘正赤，是邪闭于表，阳气（表里之热）怫郁不得散越，这是因为当汗而不汗，宜药解或热熏为治。这种发汗不彻之证，还当见躁烦，是阳热闭郁，上下窜扰所致；不知痛处，乍在腹中，乍在四肢，按之不可得，是邪正两气表里（经腑）阻滞所致；其人短气，是太阳阳明经气开阖两滞，升降出入皆难，重者不能睡卧。这主要是因为汗出不彻之故，当更发汗则愈。还有一项辨证要领，就是其人脉涩，是因汗出不彻，阳气怫郁，气液不得畅行的基本表现，即可证明为二阳并病。（《伤寒理法析·中编·合病与并病篇》）

太阳病发汗，汗出不解，其人仍发热，心下悸，头眩，身瞤动[1]，振振欲擗—作僻。地[2]者，**真武汤**主之。（76）[原82]

茯苓　芍药　生姜各三两，切　白术二两　附子一枚，炮，去皮，破八片

上五味，以水八升，煮取三升，去滓，温服七合，日三服。

〔注解〕

[1] 身瞤动：身体筋肉跳动。

[2] 振振欲擗地：肢体振颤，站立不稳，欲仆倒于地。

〔提要〕论太阳病发汗，使太阳本寒缺少了中见之气的温化，水寒之气泛溢内外，当以真武汤温阳散寒利水为治。

〔讲解〕太阳中见少阴之热气，若发汗使少阴渗透至太阳的热气外散以致大伤，则太阳的本寒之气不得温化，形成水寒之气泛溢内外之势。此证由于发汗而汗出不解，仍发热，为太阳标阳虚张外泄；心胸阳气也随之外泄，水寒之气不得温化，上凌于心则心下悸；虚阳上扰清空则头眩；经脉失养，水寒泛溢，迫扰虚阳，则身瞤动，振振欲擗地。当以真武汤温阳散寒利水为治。此方用炮附子温助内外的阳气来散寒，化其水气，其意即助旺太阳所中见的少阴热气，来温化太阳寒水。此方用炮附子而不是用生附子，所以主要不是为了回阳救逆。茯苓、白术健脾利水，芍药流畅阴气以通行经脉，又有利小便之功，生姜温胃散寒化饮，助炮附子温阳散寒利水，则内外水寒之气得温、得化、得利而除。

真武汤虽方中温热药较多，但用后很多人大便反而变稀，为阴寒水气开散而被排出，如果体质肥胖且阴寒水气盛者，也可服用此方，但用药必须去

病即止，不可过服而伤阴耗液。

真武汤的现今用量：茯苓 14 克，芍药 14 克，生姜 14 克，白术 9 克，炮附子 14 克。

〔医论〕唐宗海：伤寒发热，是本身之卫阳与寒相争，故热，宜发其汗，使卫阳得出于外，而寒随之解矣。若卫阳已泄而汗出，寒仍不解，留于肌肉而发热，内动膀胱之水，上凌心为心下悸，水气挟肝脉上冒，为头眩。夫汗出之后，经脉已失其养，今其寒水之气，又复触发其筋脉，则身瞤动，振振欲擗地。总由阳气外泄，寒水暴发也。（《伤寒论浅注补正·卷一》）

张斌：此证是因胸脘之阳外越，火热之气大伤，致使下焦水寒之气上泛为病，称为阳虚水泛证。太阳病汗出不解，其人仍发热，是过汗而邪反不除，阳越于表。心下悸则是水寒上逆，心阳不降。头眩、身瞤动为虚阳窜扰清空经脉，失其镇降，亦如虚风内动之状。所以振振然颤抖而有站立不稳，意欲托抚，以防摔倒之态。总为汗伤胸脘之阳，而使水寒之气泛滥上逆为病。宜真武汤助脾温肾、镇水化寒为治。（《伤寒理法析·中编·太阳病篇》）

太阳病，小便利者，以饮水多，必心下悸。小便少者，必苦里急也。（77）〔原127〕

〔提要〕论太阳病，气化不利，可进一步形成水蓄中焦或水蓄膀胱之证。

〔讲解〕太阳为开的气化功能，与水气的布散关系紧密。太阳本寒，即寒水之气，经过中见之气的作用，从下焦的肾与膀胱，向上直达于肺，并再经肺气的宣发布散而达于外。当太阳气化不利，水气代谢异常时，就会出现下焦或中焦的水停等病变。太阳病，小便利，下焦不易有蓄水，饮水多，产生心下悸，是水停中焦，上凌于心；饮水多，见小便少，为水蓄膀胱，欲小便而不畅，膀胱有胀急之感。必须消除在里的水气蓄积，太阳之气才能由里通达于外，经表的气化才能旺盛。

〔医论〕黄宝臣：太阳病邪热入里当小便不利，今小便利者，以饮水多也。饮水多不能尽从下泄，势必停积于中焦，上凌于心而为心下悸。若小便少者，邪热已随经入府，饮水多则膀胱之气化不行，必水停下焦而苦里急也。

（《伤寒辨证集解·卷一·太阳中篇》）

太阳病，发汗后，大汗出，胃中干，烦躁不得眠，欲得饮水者，少少与饮之，令胃气和则愈。若脉浮，小便不利，微热消渴[1]者，五苓散主之。即猪苓散是。（78）[原71]

猪苓十八铢，去皮　泽泻一两六铢　白术十八铢　茯苓十八铢　桂枝半两，去皮

上五味，捣为散，以白饮[2]和服方寸匕[3]，日三服。多饮暖水，汗出愈。如法将息。

[注解]

[1] 消渴：指口渴而大量饮水，水入而不能上达，虽饮而不解渴。非内科杂病中的消渴病。

[2] 白饮：白米饮，即米汤。

[3] 方寸匕：为古量器。古之一寸，约合今 3.4 厘米。方寸匕为边长 3.4 厘米的正方形药匙。以抄散不落为度。

[提要] 论太阳病发汗后，虚燥之气浮越在上，脾气虚不能转输水饮上达，反而水饮下蓄，当以五苓散主治。

[讲解] 理解此条条文时，思维不可简单化，如果见到脉浮，就认为邪气在表，又见到小便不利，就认为邪气又入于里，这样理解是不对的。五苓散证很复杂，病证涉及太阳经气运行途径，从下焦、中焦、上焦至体表，水液的运行布散均发生了障碍。

太阳病，发汗以后，大汗出，在里的津液随太阳太阴从开而布散消耗于外，外泄太多，引起胃中津液干涸，津伤即燥化，虚热上扰即烦躁不得眠。此时虽口渴欲饮水，但因汗出，津气伤耗，脾胃之气也因大汗出而伤耗，就不可大量饮水，以防脾虚不化，水气内停。

如果发汗后，大汗出，出现脉浮、小便不利、微热、消渴，是因发汗后，津伤，而虚燥之气浮越在上焦及体表，虚热乏津之气产生了脉浮、微热，不应直凿地认为脉浮就是表邪所致。上焦虽燥渴欲饮水而解其渴，但大汗后脾气虚又不能转输，饮入之水经胃肠吸收后，不能由脾气布达于上焦及体表，

反会转而下蓄，如此则总想饮水但上焦燥渴不解，而为消渴。大汗后，膀胱气化之力也弱，加之太阳之气，从下至中至上至表，一气相贯，以上焦的太阳之气升之、浮之，就会使膀胱下行之力弱，导致水蓄膀胱而小便不利。此证病涉三焦，但关键在中焦与下焦。当用五苓散利下焦之蓄水，并健脾气以加强津液上行布散之力。

五苓散以猪苓泽泻通利下焦膀胱的蓄水，白术茯苓健脾利水，又加少量桂枝温通辛散，助白术茯苓以加强脾气上达布散水津的作用，使水津布于上焦及体表，则脉浮、微热、消渴自除。又以白饮即米汤濡养脾的虚燥之气，服后又要多饮暖水，使其随五苓散之药力布达于上焦及体表，故用五苓散后，为多饮暖水，汗出愈。所以，五苓散不是只治下焦，而是三焦并治。五苓散用散剂而不用汤剂，取徐徐消散，徐徐布达，药力持久，更好地消除水饮及上焦的虚燥之气。五苓散是临床中极常用的方剂，凡水蓄于内，而无阳气大虚或阴寒内盛者，均可以此方加减治疗。所以，此方也是治太阳本气为病，即水气不化的根本方剂之一。

五苓散的现今用量比例：猪苓 4 克，泽泻 6 克，白术 4 克，茯苓 4 克，桂枝 3 克。一方寸匕的散剂为 10 克。

［医论］张锡驹：太阳病发汗后，大汗出则阳明水谷之津竭矣，故胃中干也。胃无津液，故烦躁，胃不和，故不得眠。欲得饮水者，阳明燥热之气甚，欲得水寒以滋之也。然不可恣其所欲，宜少少与之，微和润其胃气则愈。浮则为表，若脉浮小便不利者，乃脾气不能转输而胃之津液不行也。微热者，热微在表也，消渴者，饮入而消，热甚于里也。以脉浮在表故微热，以脾不转输故小便不利而消渴，宜五苓散布散其水气。散者，取四散之意也。茯苓泽泻猪苓淡味而渗泄者也，白术助脾气以转输，桂枝从肌达表，外窍通而内窍利矣，故曰多饮暖水，汗出愈也。（《伤寒论直解·卷二》）

中风发热，六七日不解而烦，有表里证，渴欲饮水，水入则吐者，名曰水逆，五苓散主之。（79）［原74］

［提要］水气停蓄较重而为水逆，仍当以五苓散主治。

〔讲解〕此条为既有表证不解，又有水气停蓄较重，胃肠中水满而成水逆，但脾不转输水液，渴欲饮水而烦。为有表里证，仍以五苓散治之，里证去而表证亦解。五苓散可治下焦蓄水，也可治中下焦蓄水而为水逆者。

〔医论〕柯琴：表热不解，内复烦渴者，因于发汗过多。反不受水者，是其人心下有水气。因离中之真水不足，则膻中之火用不宣。邪气凝结于内，水饮拒绝于外，既不能外输于玄府，又不能上输于口舌，亦不能下输于膀胱，此水逆所由名也。势必藉四苓辈味之淡者，以渗泄其水。然水气或降，而烦渴未必除，表热未必散。故必藉桂枝之辛温，入心而化液，更仗暖水之多服，推陈而致新。斯水精四布而烦渴解，输精皮毛而汗自出，一汗而表里顿除。（《伤寒论注·卷二》）

发汗已，脉浮数，烦渴者，五苓散主之。（80）[原72]

〔提要〕论发汗后上焦津伤较重而脉浮数、烦渴，但病理仍同上条，仍应以五苓散主治。

〔讲解〕此条侧重于论上焦之证，脉浮数，烦渴，确为热重，有甚于上条。但烦渴也是脾气不能布散水津于上，中焦及下焦必有水停，仍当以五苓散布达水津于上，则烦渴自除。仲景深恐后人将五苓散理解为只治下焦蓄水，故又以此条论五苓散证治之理。

〔医论〕张斌：其病更见热化，所以脉象浮数，既渴且烦，当然小便亦为不利。仍宜五苓散主之，水去其热即解。（《伤寒理法析·中编·太阳病篇》）

伤寒，汗出而渴者，五苓散主之。不渴者，**茯苓甘草汤**主之。（81）[原73]

茯苓二两　桂枝二两，去皮　甘草一两，炙　生姜三两，切

上四味，以水四升，煮取二升，去滓，分温三服。

〔提要〕论五苓散证与茯苓甘草汤证的辨证要点；水寒停于中焦，汗出而不渴，当以茯苓甘草汤主治。

〔讲解〕汗出而渴，上焦缺少津气布达，虚热燥化，故以五苓散布散水津于上；汗出不渴者，阳气散越，水气不得温化，水寒停于中焦，故以茯苓

甘草汤温阳化饮为治。其方以茯苓利水，桂枝温通心阳，阳旺则寒去而水化，生姜温胃散寒化饮，甘草调和诸药。此为外寒入里，寒与水合于中焦的证治。

此方较真武汤，侧重于温化中焦寒饮。如见寒饮水气较重者，径用真武汤即可。临床尚可见阴寒水气下盛，上焦阳气不降反而上热汗出者，也与茯苓甘草汤的证治机理有别。另外，水寒中停，水气不易升达上布，反而会从膀胱下走而小便利，临床以有下焦膀胱气化不利即可小便不利，而无膀胱气化不利即为小便利，但不可因为小便利就断言中焦没有寒饮。正如有人夜尿频频，而不是小便不利，但用温阳利水剂后，寒饮得化，不再夜尿频频。

茯苓甘草汤的现今用量：茯苓9克，桂枝9克，炙甘草4克，生姜14克。

[医论] 郑寿全：按汗出而渴，是太阳寒水从毛窍而出，不能滋润肠胃，故见口渴，以五苓散主之，仍使太阳寒水之气，不从外出，而仍从内出，则汗渴便止。然有不渴者，是津液未大伤，胃中尚可支持，虽见汗出，以茯苓甘草汤主之，亦是化气行水之妙。此条据余所见，当时汗出而渴，小便不利者，以五苓散主之；汗出不渴，小便不利者，以茯苓甘草汤主之。加此四字，后学更易于明白了然。(《伤寒恒论·卷之二》)

刘渡舟：汗后胃阳被伤，胃失腐熟之权，以致水停中焦，则因其无关下焦气化，故口不渴而小便自利，治应以茯苓甘草汤温胃化饮，以安心下之悸。(《伤寒论诠解·各论·辨太阳病中》)

伤寒，若吐，若下后，心下逆满，气上冲胸，起则头眩，脉沉紧，发汗则动经[1]，身为振振摇者，**茯苓桂枝白术甘草汤**主之。(82) [原67]

茯苓四两　桂枝三两，去皮　白术　甘草各二两，炙

上四味，以水六升，煮取三升，去滓，分温三服。

[注解] [1] 动经：伤动经脉。

[提要] 论伤寒误治后，形成心阳脾气虚，水气上乘而见心下逆满、气上冲胸、起则头眩、脉沉紧等症，当以茯苓桂枝白术甘草汤主治。

[讲解] 伤寒，或吐，或下后，导致心胸阳气偏虚，脾气亦虚而不能运

化水湿，水湿停聚中焦，气机不畅，水气乘心胸阳气之虚而上逆，出现心下逆满、气上冲胸、站立时头眩等症，脉沉紧为水饮内结，气机不畅的表现。如果再经发汗，就会伤动经脉，产生身摇颤抖。要用茯苓桂枝白术甘草汤温阳健脾、运化水湿为治。茯苓桂枝白术甘草汤以茯苓白术健脾利水，桂枝温心阳以化气行水，甘草健脾和中，调和诸药。如此则心阳旺而心胸有所主持，水饮逆气不易上冲，心胸阳气又可下通，助脾胃以化气行水，脾气得健，心下水气得去，诸症自除。本方与茯苓甘草汤方又有所不同，茯苓甘草汤用生姜温胃散饮，本方以白术健脾运化水湿。此方在临床中甚为常用，凡心脏阳气不足，水寒凌心而悸动、胸闷、心疼头眩等，均可用之。

茯苓桂枝白术甘草汤的现今用量：茯苓18克，桂枝14克，白术9克，炙甘草9克。

〔医论〕尤在泾：此伤寒邪解而饮发之证，饮停于中则满，逆于上则气冲而头眩，入于经则身振振而动摇。《金匮》云：膈间支饮，其人喘满，心下痞坚，其脉沉紧。又云：心下有痰饮，胸胁支满，目眩。又云：其人振振身瞤动，必有伏饮是也。发汗则动经者，无邪可发，而反动其经气。（《伤寒贯珠集·卷一·太阳篇上》）

发汗后，水药不得入口为逆，若更发汗，必吐下不止。（83）[原76上]

〔提要〕论发汗后，更发汗，致脾胃之气大伤，必吐下不止。

〔讲解〕发汗后，脾胃之气伤损较重而逆乱，水药不得入口，如此则受纳与腐熟功能都发生障碍。如果再发汗，必脾胃阳气大伤，中气虚寒，不能运化，而阴浊逆气停蓄，上迫下犯，逆乱之极而成吐下不止。

〔医论〕陈修园：发大汗后，水药不得入口，以汗本阳明水谷之气而成，今以大汗伤之，则胃气大虚，不能司纳如此，此为治之之逆。若不知而更发其汗，则胃虚阳败，中气不守，上下俱脱，必令吐下不止。（《伤寒论浅注·卷二·辨太阳病脉证篇》）

病人有寒，复发汗，胃中冷，必吐蛔。—作逆。（84）[原89]

〔提要〕论病人平素有寒，发汗以致胃中更加寒冷，蛔虫上扰而吐蛔。

〔讲解〕胃气本应和降下行，病人胃中素有寒，阳气自少，温畅下行之机已经失常，再经发汗，使胃中阳气更伤，不仅不能温畅下行，更使胃气逆乱，阴寒结冷冲逆于上，蛔虫也乘机上扰，则吐蛔。

〔医论〕《医宗金鉴》：病患有寒，谓胃中寒也。复发汗，谓汗而复汗也。胃寒复汗，阳气愈微，胃中冷甚，蛔不能安，故必吐蛔也，宜理中汤送乌梅丸可也。(《订正仲景全书伤寒论注·辨阳明病脉证并治全篇》)

病人脉数，数为热，当消谷引食，而反吐者，此以发汗，令阳气微，膈气虚，脉乃数也。数为客热[1]，不能消谷，以胃中虚冷，故吐也。(85)[原122]

〔注解〕[1]客热：虚浮之热。

〔提要〕论发汗后形成阳气虚浮，胃中虚冷而脉数、呕吐的脉证。

〔讲解〕因发汗后致阳气虚浮于上，胸膈之间形成虚浮的客热，引起脉数，这种虚浮的热不是实热，如为实热就应易饥多食，然虚热反而呕吐、不能食，这是由于胃中虚冷，气逆不降，产生呕吐。凡临床上见病人不能食而呕吐，虽脉数，但证为虚寒，不可作为热证来治疗。曾见一患者，在冬季严寒时，脉迟缓，脉没有数象，但舌尖甚红，舌中下部白苔厚而滑，吐而不能食已经十多天，虚弱不起，先考虑是上热下寒，但以上热下寒治疗不愈，后纯用温热药则病愈，舌尖红也消除了，此舌尖虽然非常红也是上焦虚浮之热。

〔医论〕尤在泾：脉数为热，乃不能消谷而反吐者，浮热在上，而虚冷在下也。浮热不能消谷，为虚冷之气逼而上浮，如客之寄，不久即散，故曰客热。是虽脉数如热，而实为胃中虚冷，不可更以寒药益其疾也。(《伤寒贯珠集·卷一·太阳篇上》)

太阳病，当恶寒发热，今自汗出，反不恶寒发热，关上脉细数者，以医吐之过也。一二日吐之者，腹中饥，口不能食。三四日吐之者，不喜糜粥，欲食冷食，朝食暮吐，以医吐之所致也，此为小逆。(86)[原120]

〔提要〕论太阳病用吐法后，胃阴受损，胃气稍有逆乱的情况。

〔讲解〕吐法，是从上引而越之的治法。太阳为开，发汗解表是其基本治法，而吐法虽然也是一种升达的治法，但以吐痰涎、宿食等为主。太阳病，应当恶寒发热，但自汗出，反而不恶寒发热，是因吐后表邪已去，但吐后身体受到影响。关上脉细数，为吐后胃阴受损而脉细，虚气上逆而脉数，所以，从脉证可知是医生用吐法所致。得病一二日用吐法，产生了腹中饥，口不能食，是胃气有所损伤，但不严重。得病三四日时用吐法，此时正气传经于少阳太阴之时，体内已产生了一些阳热之气，并且因吐而阳热之气虚浮在上，就会不喜糜粥，欲食冷食，而且朝食暮吐。这是因医生用吐法所产生的错误，但不严重，所以称为小逆，经过数日后会自行恢复。

〔医论〕尤在泾：一二日胃气本和，吐之则胃空思食，故腹中饥，而胃气因吐而上逆，则又口不能食也。三四日，胃气生热，吐之则其热上动，故不喜糜粥，欲食冷食，而胃气自虚，不能消谷，则又朝食暮吐也。此非病邪应尔，以医吐之所致，曰小逆者，谓邪已去而胃未和，但和其胃，则病必自愈。（《伤寒贯珠集·卷二·太阳篇下》）

太阳病吐之，但太阳病当恶寒，今反不恶寒，不欲近衣，此为吐之内烦也。（87）〔原121〕

〔提要〕论太阳病误用吐法后，热郁心胸而内烦。

〔讲解〕吐后，可成脾胃虚逆之证，也可成热郁内烦之证。太阳病经吐法误治后，产生了不恶寒，烦热而不欲近衣，为吐后津伤，热郁心胸的内烦之证。

〔医论〕魏荔彤：不恶寒者，表解也，然不欲近衣，则表邪解而里邪作矣。其人必津液素虚，一吐之后，胸胃干燥，烦热内生，故热从中发，衣不可近。（《伤寒论本义·卷之一·太阳上篇》）

发汗吐下后，虚烦[1]不得眠，若剧者，必反覆颠倒[2]，音到，下同。心中懊恼[3]，上乌浩下奴冬切，下同。**栀子豉汤**主之。若少气[4]者，**栀子甘草豉汤**主之。若呕者，**栀子生姜豉汤**主之。（88）〔原76下〕

栀子豉汤方

栀子十四个，擘 香豉四合，绵裹

上二味，以水四升，先煮栀子，得二升半，内豉，煮取一升半，去滓，分为二服，温进一服。得吐者止后服。

栀子甘草豉汤方

栀子十四个，擘　甘草二两，炙　香豉四合，绵裹

上三味，以水四升，先煮栀子、甘草，取二升半，内豉，煮取一升半，去滓，分二服，温进一服。得吐者止后服。

栀子生姜豉汤方

栀子十四个，擘　生姜五两　香豉四合，绵裹

上三味，以水四升，先煮栀子、生姜，取二升半，内豉，煮取一升半，去滓，分二服，温进一服。得吐者止后服。

〔注解〕

[1] 虚烦：无形之热扰于胸膈为烦。

[2] 反覆颠倒：翻来覆去，辗转反侧，不能入睡。

[3] 心中懊憹：心中烦闷，扰攘不宁，难于名状。

[4] 少气：少气不足以息。

〔提要〕论误治后热郁心胸的栀子豉汤证。

〔讲解〕或发汗、或吐、或下后，都可造成气失和畅，热郁心胸。此热为经气自郁之热，而非邪气入里所结之实热，故既非阳明气热之白虎汤证，也非实热壅结于阳明本腑之承气汤证。热郁心胸而成虚烦不能睡眠，严重的就会翻来覆去不能睡，心中烦乱而有无可奈何之状，应以栀子豉汤清泄郁热为治。如果病者少气乏力，用栀子甘草豉汤清泄郁热、益气和中为治。如果病者兼有呕吐，用栀子生姜豉汤清泄郁热、和胃止呕为治。

栀子豉汤以栀子苦寒清心胸之热，香豉辛散而偏凉，开畅胸中气郁，如此则既散又清，经气畅，热气消，虚烦解。栀子甘草豉汤加甘草益气和中，以脾气伤则少气乏力，故以甘草益脾气之虚。栀子生姜豉汤加生姜和胃止呕，以胃气上逆而呕，若不降逆止呕，则心胸郁热更不易通畅泄除，生姜虽辛温，但用其降泄之，上热反易消除，相得益彰。

栀子豉汤为清宣之剂，而非涌吐之剂，服后并不致吐。人们以瓜蒂散中有香豉，误以为栀子豉汤也为涌吐之剂。试观栀子生姜豉汤，加生姜以止吐，

可知不是涌吐方，用栀子豉汤不是为了让病人吐。但有用后吐者，多为脾胃虚弱不能接受栀子豉汤的寒凉而吐，所以，服药后见到吐者，不可再服栀子豉汤。

栀子豉汤的现今用量：栀子 15 克，淡豆豉 28 克。

栀子甘草豉汤的现今用量：栀子 15 克，炙甘草 9 克，淡豆豉 28 克。

栀子生姜豉汤的现今用量：栀子 15 克，生姜 24 克，淡豆豉 28 克。

〔医论〕章楠：汗吐下后，而无有形实邪，但气火郁逆，虚烦懊恼，故以栀豉轻扬清心火，而涌散其邪，若中虚少气者，加甘草益气，呕者，加生姜以散逆也。（《伤寒论本旨·卷五》）

发汗，若下之，而烦热，胸中窒[1]者，栀子豉汤主之。（89）[原 77]

〔注解〕[1]胸中窒：胸中窒塞不通。

〔提要〕论误治后热郁心胸较重而胸中窒，仍以栀子豉汤主治。

〔讲解〕发汗或攻下，热郁心胸而烦热，郁结较重者即成胸中窒塞不畅，仍以栀子豉汤清泄郁热，宣畅气滞。

〔医论〕章楠：烦热胸中窒者，清浊混淆，气不得舒，故亦主以栀豉汤涌泄，所谓轻可去实也。（《伤寒论本旨·卷五》）

伤寒五六日，大下之后，身热不去，心中结痛[1]者，未欲解也，栀子豉汤主之。（90）[原 78]

〔注解〕[1]心中结痛：心胸窒闷不畅较甚而结滞疼痛。

〔提要〕论伤寒五六日，大下后，热郁心胸更重而心中结痛，仍当以栀子豉汤主治。

〔讲解〕伤寒五六日，为正气传经于少阴厥阴之时，少阴厥阴气旺而正阳所化之里热转盛，此时大下之后，外邪未除，而身热不去，却因下而使阴液下走，热结心中，结之较重，气机闭塞而为心中结痛，仍当以栀子豉汤清泄郁热、宣畅气结。上焦热郁开散，则里气方能达表，太阳气化得助，身热才能去除。

〔医论〕张志聪：此言外邪未尽而心中结痛者，栀子豉汤能解表里之余邪也。伤寒五六日，病当来复于太阳，大下之则虚其中而热留于内，是以心中结痛而身热不去，此未欲解也。宜栀子豉汤清表里之余热，从外内以分消。盖栀子苦能下泄，以清在内之结痛，香豉甘能发散启阴液为微汗，以散在外之身热。(《伤寒论集注·卷第一》)

邵仙根：心中结痛身热不去，其邪未尽入里，与结胸症之心痛而身不热者不同，用栀子豉汤散邪撤热，轻于小陷胸汤之荡实除热，是火郁发之之法也。(《伤寒指掌·卷二·救逆述古》)

伤寒下后，心烦腹满，卧起不安者，**栀子厚朴汤**主之。(91)[原79]

栀子十四个，擘　厚朴四两，炙，去皮　枳实四枚，水浸，炙令黄

上三味，以水三升半，煮取一升半，去滓，分二服，温进一服。得吐者止后服。

[提要]论伤寒下后，热郁心胸又兼胃肠之气不畅而心烦腹满，卧起不安，当以栀子厚朴汤主治。

[讲解]伤寒下后，致胃肠之气不畅，则腹满，热郁心胸则心烦，仍非邪热成实，乃经气自行不畅，热郁为烦为满。卧起不安，是因腹满则想卧，卧又加重心烦，起则心烦轻，但腹满又加重。用栀子厚朴汤清泄郁热，消胀除满为治。此方以栀子清泄热烦，去香豉之宣散，改用行气宽中下行的厚朴枳实，以厚朴苦温，行气消胀，枳实苦辛微寒，以泄降之力除满，使胀满不通得以去除。此为心腹并治之法。

栀子厚朴汤的现今用量：栀子15克，厚朴18克，枳实16克。

[医论]柯琴：心烦则难卧，腹满则难起。起卧不安，是心移热于胃，与反复颠倒之虚烦不同。栀子以治烦，枳朴以泄满，此两解心腹之妙剂也。热已入胃则不当吐，便未燥鞕则不可下，此为小承气汤之先着。(《伤寒论注·卷三》)

伤寒，医以丸药[1]大下之，身热不去，微烦者，**栀子干姜汤**主之。(92)[原80]

栀子十四个，擘　干姜二两

上二味，以水三升半，煮取一升半，去滓，分二服，温进一服。得吐者止后服。

〔注解〕[1]丸药：为当时使用的具有较强泻下作用的丸药。常见两种，以巴豆为主要成分的热性丸药，及以甘遂为主要成分的寒性丸药。

〔提要〕论伤寒以丸药大下后，胃肠阳气受损，心胸反而郁热为微烦的复杂病证，当以栀子干姜汤主治。

〔讲解〕伤寒，病在表，医以丸药大下之，丸药的药力专注在胃肠，使胃肠因寒泻而伤阳气，心胸中的阳气受丸药泻下之累，即不得气液之助，反而郁热为微烦，太阳正气不得心脾气液之助，虚孤于外与邪争，则身热不去，此证因下而内损，但邪仍在外，救里即可救外，以使里气复则太阳气旺，当以栀子干姜汤清上热，温中阳为治。本方以干姜温脾胃伤损之阳气，使脾胃之气复常，津气即可布达于上焦，栀子清泄上郁之热，则心阳复常，不会因热郁而逆乱，太阳经气得心脾气液之助，自可达表而驱邪，在表的身热不去也就解除了。如果服栀子干姜汤后吐者，为脾胃伤损严重，微烦、身热不去，又为阳气浮散外亡，必须止后服，用回阳救逆法治之。

栀子干姜汤的现今用量：栀子15克，干姜9克。

凡用栀子汤，病人旧微溏[1]者，不可与服之。（93）[原81]

〔注解〕[1]旧微溏：原本有大便偏稀。

〔提要〕论脾胃阳气不足而原有大便微溏者，不可用栀子汤。

〔讲解〕凡用栀子汤，有心烦热郁之证，即当用之，但病人原来就有大便微溏的，上热而下寒，脾胃阳气不足，上热即为虚浮之热，用栀子汤后，苦寒伤损脾胃加重，泻下不止，上热不能去，会使病证更加逆乱严重。如果病人不是旧微溏，而是原来就溏泻较重的，更不可用栀子汤。

〔医论〕张锡驹：病人旧微溏者，脾气素虚寒者也，虚寒之人，病则不能化热，必现虚寒之症，故不可与服之。（《伤寒论直解·卷二》）

太阳伤寒者，加温针[1]，必惊也。（94）[原119]

〔注解〕[1]温针：将针刺入穴位后，再用艾绒等加温。

［提要］论太阳伤寒误用温针后，火热内扰心神而惊悸之证。

［讲解］太阳伤寒，营卫之气被寒邪闭郁而不畅，用温针后，外邪没有解除，火气不是通达向外而解表出汗，反而内扰心神，至惊悸不安。

［医论］章楠：太阳伤寒，邪闭营卫，阳气已郁，用药发汗，则外解而阳伸，妄用温针，不能解表，反使火气入营，内扰于心，则必惊，甚则狂也。（《伤寒论本旨·卷五》）

烧针[1]令其汗，针处被寒，核起而赤者，必发奔豚。气从少腹上冲心者，灸其核上各一壮，**与桂枝加桂汤**，更加桂二两也。（95）[原117]

桂枝五两，去皮　芍药三两　生姜三两，切　甘草二两，炙　大枣十二枚，擘

上五味，以水七升，煮取三升，去滓，温服一升。本云桂枝汤，今加桂满五两。所以加桂者，以能泄奔豚气也。

［注解］[1]烧针：将针烧红刺入穴位。又称火针、燔针。烧针所用针较粗。

［提要］论烧针取汗，寒邪窜入针处，进一步引发奔豚的症状及治法。

［讲解］将针烧红刺入穴位取汗，针处破损，再受寒邪侵袭，寒邪从破损处，窜入肌腠血络。初始为局部破损处肌腠之血络因烧针而热胀，继之又被寒邪侵袭而血气凝敛，产生核起而赤的血气郁滞之象。失去了皮肤的屏障，寒邪直入血络后，进一步流窜凝敛周身血气，周身血络被寒邪闭郁，心脾阳气虚而不能通达周身血气，血气失温而闭郁，进一步引起气机逆乱，闭郁之气不得外通，就会上逆为乱，逆气从少腹上冲心，发为奔豚之证。应用艾灸其烧针后的赤核上各一壮，以解除局部的寒邪闭郁，使寒邪不再从破损处的局部而影响周身血气的运行。更以桂枝加桂汤来温通周身血气之行，使血气温运流畅，则气机随之畅达，奔豚逆气自然平降。

桂枝加桂汤证一般解释为劫汗内伤心阳，阳虚阴乘，水寒之气乘虚上冲，发为奔豚证，服桂枝加桂汤以温通心阳，平冲降逆。这种解释忽略了烧针后，针处局部受寒，与发生奔豚逆气的表里、内外之联系。

桂枝加桂汤是以桂枝汤原方加桂枝二两，加大温通心阳的作用，以辛温之性温通血气，更有生姜大枣健脾胃之气，芍药流通荣气，则血气荣卫得以温畅运行。桂枝加桂汤所加为桂枝，而非肉桂，作用机理在温通周身血气，血气温通则必然心阳会下通于肾，下焦的逆气就会消除。所以不是用汤去直接平降奔豚逆气。

桂枝加桂汤的现今用量：桂枝 22 克，芍药 14 克，生姜 14 克，炙甘草 9 克，大枣 15 克。

[医论] 王丙：烧针入穴，既开难闭，汗出后寒易袭之，凝于穴道，肉为之僵故核起，血为之郁故色赤。必发奔豚者，寒气从穴入则心愈衰，肾中之气必从少腹上而冲心也。灸之寒即出矣，以桂枝汤和之，《难经》所谓损其心者，谓其荣卫也。（《伤寒论注·卷一》）

火逆下之，因烧针烦躁者，**桂枝甘草龙骨牡蛎汤**主之。（96）[原118]

桂枝一两，去皮 甘草二两，炙 牡蛎二两，熬 龙骨二两

上四味，以水五升，煮取二升半，去滓，温服八合，日三服。

[提要] 论述因火逆等误治后，阳气虚浮不能下潜而烦躁，当以桂枝甘草龙骨牡蛎汤主治。

[讲解] 因火逆误治，又用下法，更因烧针而烦躁，心阳虚而浮越在上，不能下潜而交于阴。但曾用下法泻去水气，所以阴浊水气逆乱并不严重，脾胃却有所伤损，以桂枝甘草龙骨牡蛎汤温心阳并潜降阳气，使之下达则烦躁消除。其方桂枝用量少，甘草用量稍多，使阳气得温养而又不亢盛外达，更易随龙牡之镇降而下达。汤剂药量较轻，更有和调因下而受损的脾胃之气的含义。

桂枝甘草龙骨牡蛎汤的现今用量：桂枝 5 克，炙甘草 9 克，牡蛎 9 克，龙骨 9 克。

[医论] 陈修园：火逆之证，颇类胃家病象。医者误认里实证而下之，下之不愈，因复烧针，是下既夺其里阴，烧针复逼其虚阳，阴阳两相乖离而烦躁者，以桂枝甘草龙骨牡蛎汤主之。（《伤寒论浅注·卷二·辨太阳病脉

证篇》）

伤寒脉浮，医以火迫劫之[1]，亡阳，必惊狂，卧起不安者，**桂枝去芍药加蜀漆牡蛎龙骨救逆汤**主之。（97）[原112]

桂枝三两，去皮　甘草二两，炙　生姜三两，切　大枣十二枚，擘　牡蛎五两，熬　蜀漆三两，洗去腥　龙骨四两

上七味，以水一斗二升，先煮蜀漆，减二升，内诸药，煮取三升，去滓，温服一升。本云桂枝汤。今去芍药，加蜀漆、牡蛎、龙骨。

〔注解〕[1]以火迫劫之：指用烧针、温针、艾灸、熏、熨等火热治法劫迫发汗。

〔提要〕论伤寒误用火劫迫其汗，心阳脾气浮越，阴寒痰水乘虚上逆，症见惊狂、卧起不安，当以桂枝去芍药加蜀漆牡蛎龙骨救逆汤主治。

〔讲解〕本条反映了一种较为复杂的病理情况，以火劫迫其汗，心阳脾气浮越于外，由于阳气不能主持上焦，也不能下行温化中下焦的湿气水气，从气化的观点来说，火热劫迫了太阳所中见的上焦热气，即心阳之气（脾气也随之散越），而在下的太阴本湿之气不得温化，并随着虚阳浮越之势而上冲，形成了阴寒痰水等病理性的产物，乘阳气的虚越而向上冲逆。其惊狂、卧起不安等症的形成原因有二：一为亡阳，二为阴逆。首先由于亡阳，阴逆是随同亡阳而进一步产生的。在治疗上就要用桂枝去芍药加蜀漆牡蛎龙骨救逆汤温阳健脾、潜阳消阴。救逆汤之逆字很重要，心阳亡散为逆，又有浊阴上逆。故用桂枝汤要去掉阴柔的芍药，以桂枝甘草旺盛心阳，大枣健脾，用生姜却不是为了协同桂枝外出解表，而是在里的阴气痰水要以生姜温之散之，复以蜀漆涤痰泄浊开窍，龙骨牡蛎镇降已虚的心阳而使之潜敛，并镇降阴浊冲逆之气，使心脾阳气得旺，阴浊逆气平复，则神志不再被扰，惊狂、卧起不安等症自除。

桂枝去芍药加蜀漆牡蛎龙骨救逆汤的现今用量：桂枝14克，炙甘草9克，生姜14克，大枣15克，牡蛎22克，蜀漆14克，龙骨18克。

〔医论〕刘渡舟：伤寒脉浮，其病在表，当应发汗解表，而医生误用火

劫迫汗，汗出过多，导致了"亡阳"。亡，在这里当失去讲；阳，指心阳。亡阳实指心阳亡失。因心为阳脏而主神志，汗为心之液，阳为心之神，汗出过多，心阳随汗外泄，阳虚不能养神，则心神浮越不敛，故发生惊狂、起卧不安的症状。……桂枝去芍药加蜀漆龙骨牡蛎救逆汤，简称救逆汤。……本方去酸苦阴柔之芍药，则利于辛甘为阳，以急温心阳；用龙骨牡蛎以潜镇浮越之神气；对于用蜀漆之义，尚有不同认识，有的认为散火邪，有的认为祛痰水。从本证病机和药理作用分析，当以后者为妥。因本证缘由心阳虚损，阳虚不能布化津液，则易生痰水，从而形成"亡阳挟痰"的病变，即虚中挟实的证候。蜀漆乃常山之苗，味辛苦而性寒，功效与常山相若，它有较强的截疟、催吐祛痰作用。用于本方既能散火邪，又能涤痰开窍。据陈修园之见，方中龙、牡二药不仅镇惊安神，而且亦有化痰行水的作用，这种解释则使方义更臻完善。可见温复心阳、潜镇安神、消痰化水，是本方的功用所在。本方蜀漆现今常用量为 3～5 克，注意水炒先煎，以减少其对胃的刺激而消除涌吐等副作用，无蜀漆者也可用常山代替。(《伤寒论诠解·各论·辨太阳病中》)

太阳病中风，以火劫发汗，邪风被火热，血气流溢，失其常度，两阳 [1] 相熏灼，其身发黄。阳盛则欲衄，阴虚小便难，阴阳俱虚竭，身体则枯燥，但头汗出，剂颈而还 [2]，腹满微喘，口干咽烂，或不大便，久则谵语，甚者至哕，手足躁扰，捻衣摸床 [3]。小便利者，其人可治。（98）[原111]

〔注解〕

[1] 两阳：风热加火热。

[2] 剂颈而还：指（头汗出）至颈部，颈部以下无汗。剂通齐。

[3] 捻衣摸床：两手不自主地捻摸衣被、床边等。

〔提要〕论太阳中风，经火劫发汗后，风火合邪，形成血气伤损，伤阴竭液，肝风内动等种种情况。

〔讲解〕本条为误用火热劫迫发汗所造成的温热病。太阳病中风，经火劫发汗，则邪风被火热之气鼓动，逼迫血气，使灼热的血气流溢，失其行阴行阳的常度。风与火合为两阳，风火炽热，两相熏灼，血气受伤，则其身发黄。阳热盛则迫血于上而为欲衄，阴液虚则不足于下而为小便难。风与火都是邪气、热气，而不是人体正常的阳气，人体正常的阳气早被邪阳伤耗，所以风火能伤阴，也能伤耗阳气，这样就成了人体正常的阴阳俱虚竭，不能润泽皮肤毛发，不能濡养经脉血脉，身体则枯燥。火热主要是攻窜在体内，阴血津液伤耗，身体枯燥，则火热不能外达，火热不能从周身随津液化汗而出，所以会闭郁在内，攻冲于上，成为但头汗出，剂颈而还。火热劫耗津液，脾肺之气内滞，则腹满微喘。风火上攻，则口干咽烂。风火在内伤阴化燥，使阳明燥热亢盛，就会不大便；如果火热侧重在上焦，而阳明燥热不重，则暂时不会发生不大便。所以为或不大便。火热伤阴劫液，日久必会热扰心神，发生谵语。甚者火热伤胃，胃气败乱而呃逆。火热内扰神明，阴虚肝风内动，则手足躁扰，捻衣摸床。小便利者，阴液尚未完全消亡，所以其人可治。

本条为火热壅郁于内，形成热伤津液、热伤阴血、热动肝风等证。可仿温病中清热养阴、清营泻热、育阴息风等法治之。

〔医论〕张锡驹：此火攻之危症也。夫风为阳邪，太阳病中风，复以火劫发汗，则邪风被火热之气，逼其血气，流溢于外，而失其行阴行阳之常度矣。风火为两阳，风火炽盛，两相熏灼，故其身发黄。阳盛则迫血妄行于上而欲衄，阴虚则津液不足于下而小便难。夫所谓阳盛者，乃风火之阳，非阳气之阳也。风火伤阴，亦能伤阳，故阴阳俱虚竭也，虚则不能充肤泽毛，濡润经脉，故身体则枯燥。但头汗出，剂颈而还者，火热上攻而津液不能周遍也。夫身体既枯燥，安能有汗，所以剂颈而还。脾为津液之主，而肺为水之上源，火热劫其水津，脾肺不能转输，故腹满微喘也。因于风者，上先受之，风火上攻，故口干咽烂。或不大便，久则谵语者，风火之阳邪合并于阳明之燥气也。甚者至哕，火热入胃而胃气败逆也。四肢为诸阳之本，阳实于四肢，故不能自主而手足躁扰，捻衣摸床也。小便利者，阴液未尽消亡而三焦决渎之官尚不失其职也，故其人可治。（《伤寒论直解·卷三》）

太阳病，以火熏之，不得汗，其人必躁，到经不解，必清血[1]，名为火

邪。（99）[原114]

[注解] [1]清血：即圊血，便血。

[提要] 论太阳病误用火熏而便血的火逆证。

[讲解] 太阳病，以火熏蒸使之出汗，但不出汗，此为外闭内逆，邪闭于表太重，而气液不能畅达发越于表，故不出汗。气液本虚，火热内逆，下扰于肾，其人必躁。如果至第七日，正气传经一周而到经，病不解，此时阳热之气已化生较重，而阴伤火热不能泄越，就会下迫，从血络而出，形成便血。此为因火熏所致，名为火邪。

[医论] 陈修园：太阳病法在发汗，然太阳之汗从下焦血液而生，若以火熏之，则血液伤而不得汗，下焦血液生之于肾，肾伤其人必躁，如经气已周七日之数，复到于太阳之经而不汗解，其火邪下攻，则必清血。《内经》云：阴络伤则便血。此因火所致，名为火邪。（《伤寒论浅注·卷二·辨太阳病脉证篇》

微数之脉，慎不可灸，因火为邪，则为烦逆，追虚逐实[1]，血散脉中，火气虽微，内攻有力，焦骨伤筋，血难复也。（100）[原116上]

[注解] [1]追虚逐实：损其已虚之阴血，助长内盛之邪热。

[提要] 论微数之脉当禁灸。以及误灸后的危害。

[讲解] 微数之脉为虚热盛而阴血虚，切不可灸。如果误灸，火邪内攻则烦逆。阴血本来就虚，更加火邪追迫，使虚者更虚，原本就有热，更加火热迫散消烁阴血，以致血散脉中。艾灸之火虽微，但内攻却强实有力，筋骨无血来濡养，火热复熏灼筋骨，则焦骨伤筋。病至于此，血散则难以恢复。

[医论] 陈修园：微为虚之脉，数为热之脉，虚热盛则真阴虚，慎不可灸。若误灸之，因致火盛为邪，上攻则为烦逆。且阴本虚也，更追以火，使虚者愈虚，热本实也，更逐以火，使实者愈实。阴主荣血，而行于脉中，当追逐之余，无有可聚之势，以致血散脉中。彼艾火之气虽微，而内攻实为有力，焦骨伤筋，大为可畏。所以然者，筋骨藉血以濡养之，今血被火而散于脉中，血一散则难复也，终身为残废之人，谁识其然耶！（《伤寒论浅注·卷

二·辨太阳病脉证篇》）

脉浮，热甚，而反灸之，此为实，实以虚治，因火而动，必咽燥吐血。（101）[原115]

[提要] 论阳热内盛者，误灸后致咽燥吐血的变证。

[讲解] 阳热实于内，并鼓张于外，故为脉浮、热甚。误用灸治，火热内盛，攻冲于上，灼肺炙咽，伤津动血，则咽燥而咳血、吐血。本为阳多阴少，误灸更导致病情恶化。

[医论] 陈修园：脉浮热甚，阳气实也，不宜灸而反灸之，此为病证之实，反以陷下法灸之，是实以虚治。因火而动，必上攻于咽而咽燥，内动其血而唾血。盖火气通于心，经云：手少阴之脉，上膈夹咽是也。火气循经，上出于阳络，经云：阳络伤则血外溢是也。（《伤寒论浅注·卷二·辨太阳病脉证篇》）

脉浮，宜以汗解，用火灸之，邪无从出，因火而盛，病从腰以下，必重而痹[1]，名火逆也。欲自解者，必当先烦，烦乃有汗而解。何以知之？脉浮，故知汗出解。（102）[原116下]

[注解] [1]重而痹：沉重而麻痹不仁。

[提要] 论浮脉误灸后，津伤而火热上逆，气不下行，病从腰以下沉重麻痹的火逆证。以及自愈的机转。

[讲解] 脉浮为太阳表证，当以发汗解表为治，以太阳太阴之气协同，从开而汗出于表。反而用火灸之，内伤太阴津液，太阴不能相随于太阳之气从开外出，太阳力孤，则汗无从发，邪无从出。火热郁内不出，必向上冲逆，使气不下行，则从腰以下沉重而麻痹不仁，故为火逆。此时脉即由浮转为弦急。此证欲自解，必当先烦，烦的产生，是由于津气有所恢复，太阴之气可随太阳之气从上焦布散外出，心阳外布而稍有不畅，蓄势欲发而作烦，因为已有脉浮，故知经气欲从里达外，汗出而解。

[医论] 张锡驹曰：本论曰，脉浮者，病在表，可发汗，故宜以汗解。用火灸之，伤其阴血，无以作汗，故邪无从出，反因火势而加盛。火性炎上，

阳气俱从火而上腾，不复下行，故病从腰以下必重而痹也。经曰：真气不能
周命曰痹。此因火为逆，以致气不能周而为痹，非气之为逆，而火之为逆也。
欲自解者，欲自汗出而解也。在心为汗，心之血液欲化而为汗，必当先烦乃
能有汗而解也。何以知之？以脉浮气机仍欲外达，故知汗出而解也。（《伤寒
论直解·卷三》）

太阳病二日，反躁。凡熨[1]其背而大汗出，大热入胃，一作二日内烧瓦熨背，
大汗出，火气入胃。胃中水竭，躁烦，必发谵语。十余日振栗自下利者，此为欲解
也。故其汗从腰以下不得汗，欲小便不得，反呕，欲失溲，足下恶风，大便
鞕，小便当数，而反不数，及不多，大便已，头卓然[2]而痛，其人足心必
热，谷气下流故也。（103）[原110]

〔注解〕

[1] 熨：将药物、沙、盐等炒热或砖瓦等烧热，以布帛包裹，热熨身体一
些部位而祛寒镇痛的疗法。

[2] 卓然：突然。

〔提要〕论太阳病，病人肾阳稍虚、阴寒内扰而躁动，又熨背而大汗出，
致火热上逆，下焦阴寒水气不化的复杂变证。以及十余日后自愈的经过。

〔讲解〕太阳病二日，病人反而躁动不安，为肾气虚、阴寒下扰，病邪
已有传变的可能。此时却将瓦烧热而熨其背，致大汗出，津伤火化，大热直
入胃中，胃中津液干涸，火热伤耗心肾气液，心肾之气逆乱，既躁且烦，并
发生谵语。由于火热胁迫阳气上逆，使肾阳之气不守于下，下焦阴寒水气即
不得温化，至十余日后，阳气可温通并下行，病人寒战振栗，并自下利，水
寒之气被排除，故为欲解。原文"故其汗从腰以下不得汗……其人足心必热，
谷气下流故也"，为解释其病情经过，及十余日后病情欲解的病理过程。病人
阳气上逆，阴寒在下反不得温化，故其汗出在腰以上，腰以下无汗，气上逆
则呕，阳不温于下，下焦气化不利，故欲小便不得，不欲小便时反失溲，足
下恶风。如果是火热伤津，阳明燥热则大便硬，小便即应当数。但此证并非
阳明燥热，而是水寒下滞，气机失畅的大便硬，所以小便反而不数也不多。

当十余日阳气温通下行，阳气与下焦的阴寒水气相争则振栗，水气被驱除则自下利。大便后，头突然疼痛，为便时水谷阳热之气下行，奋力与邪相争，便后气已下行，不再与邪气相争，其气突然松缓，由于病经十余日，上焦热化较重，虚热之气滞于头中而痛。病人足心必热，为水谷之气挟热向下流行所致。所以病至十余日，阳气大通于下则其病欲解。

[医论] 张斌：太阳病二日，反躁，为太阳伤寒，下焦阴盛，合并表邪，肾阳受扰。因此以熨背火攻发汗之法，欲救其肾阳，但病本阳热在上，所以必因外热相加而大汗出。汗多津伤，火热内攻，必传里入胃，使胃中水竭而阳盛于上。因此，除躁而外，又必发烦，"阳烦阴躁"，于此可见。且胃热上扰，心神昏乱，所以发谵语。然此证究属胃热腑实于上，阴盛脏寒于下，所以至十余日少阴主气之期，肾中水寒之气必欲上济，乃与胃热相争，而津回液复，遂振栗自发下利，其病即欲自解。这是因为原来熨背发汗之时，汗出虽多，但从腰以下不得汗，且欲小便又不得，反而呕逆，又有遗尿感，两足下则怕冷恶风，此皆为阴盛于下，阳越于上，气化不行，水寒窜扰，上逆下迫，不得疏泄之故。故以大便鞕的胃热腑实而言，小便应当次量皆多，肠中水气才少，而今却次量皆少，因此才有这种变化转归。大便已毕，则又感头卓然而痛，足心发热，是因谷气下流，阳热下达，为头中空痛。(《伤寒理法析·中编·太阳病篇》)

形作伤寒，其脉不弦紧而弱。弱者必渴，被火必谵语。弱者发热脉浮，解之当汗出愈。(104)[原113]

[提要] 论虽有伤寒表证但津液内亏而脉弱，不可用火法治疗。当先使津液充足而转为脉浮发热，才可解表。

[讲解] 本证为开始就有津液内亏，所以有口渴、脉弱，虽外有发热、恶寒、无汗等伤寒表证，里津伤则经气无力从开解表，所以脉不弦紧而弱。用火法治之，火热入内，津伤化燥，热扰心神，则发谵语。此津液内亏之证，必须待其津气转而较为充足，转为发热脉浮，才可用桂枝汤之类解表发汗而愈。

[医论]陈修园：病形初作时绝似伤寒，见恶寒、体痛、无汗等症，其脉似当弦紧，今诊其脉不弦紧而弱，弱者阴不足，阳气陷于阴分，伤其津液，其人口必渴，若被火攻者，津液愈亡，致胃中燥热，必发谵语。然脉弱者，虽不可汗，而见证既有发热，再审其脉弱中见浮，不妨服桂枝汤啜热稀粥，从养阴法以解之，当汗出愈。(《伤寒论浅注·卷二·辨太阳病脉证篇》)

病发热头痛，脉反沉，若不差，身体疼痛，当救其里。**四逆汤方**。(105)[原92]

甘草二两，炙 干姜一两半 附子一枚，生用，去皮，破八片

上三味，以水三升，煮取一升二合，去滓，分温再服。强人可大附子一枚、干姜三两。

[提要]论少阴为太阳之本。病在太阳，但脉反沉，少阴本气已虚，当用四逆汤救其里。

[讲解]太阳为表，少阴为里，少阴为太阳的根本。病发热头痛，为病在太阳，但脉反沉，太阳之气就不可能从开外出于表，既使解表，也是徒虚其经气，故病不差。身体疼痛，为在表的经气为寒所侵，但少阴本热之气已虚于内，就应救其里，以四逆汤救治少阴本热之气，消除在里的阴寒。少阴之气得旺，太阳即可得助，外寒得以解除。

四逆汤的现今用量：炙甘草9克，干姜7克，生附子14克。身体强壮的人，生附了可用22克，干姜14克。

[医论]陈修园：太阳病，发热，头痛，病在表则脉宜浮，而反沉，此正气内虚也。若既汗之不差，其身体疼痛仍然不罢，须知其表热为外发之假阳，脉沉为内伏之里阴，当凭脉以救其里，宜四逆汤。(《伤寒论浅注·卷二·辨太阳病脉证篇》

伤寒，医下之，续得下利清谷[1]不止，身疼痛者，急当救里。后身疼痛，清便自调[2]者，急当救表。救里宜四逆汤，救表宜桂枝汤。(106)[原91]

[注解]

[1]下利清谷：下利清稀、完谷不化。清，清稀。

[2]清便自调：排便转为正常。清，同圊。

〔提要〕论表证误下，大伤里阳而下利清谷不止，虽有表证未除，但必先以四逆汤治里，然后才可用桂枝汤治表。

〔讲解〕伤寒，病在表，当从开为治，反从阖而攻下，大伤脾肾阳气，则下利清谷不止。虽仍有身疼痛等表证，但必先治里，才可治表。当以四逆汤回阳救逆，直助脾肾阳气，下利清谷转为大便正常后，太阴之气可从升而外助于太阳，仍有身疼痛等表证，再以桂枝汤解表。此证下利清谷虽然主要表现在太阴之气不能升达，但因下利较重，实则是太阴损及少阴，中下焦阳气并损，如果不紧急救治，会有亡阳的危险。

〔医论〕张志聪：伤寒医下之，则正气随之内陷矣，续得下利清谷不止者，土气虚也，身疼痛者，邪未解也。土虚则下焦之生阳不升，而外邪未解，故先宜四逆汤急救其里，启下焦之生阳，助中焦之土气。后清便自调而身仍疼痛者，里和而表未和，复宜桂枝汤急救其表，盖桂枝汤主宣发中焦之精气，充肤热肉，濡养筋骨，血气充溢而疼痛始解。从下焦而达于中焦，四逆汤也；从中焦而达于肌表，桂枝汤也。（《伤寒论集注·卷第二》）

太阳病，先下而不愈，因复发汗，以此表里俱虚，其人因致冒，冒家汗出自愈。所以然者，汗出表和故也。得表和[1]，然后复下之。（107）[原93]

〔注解〕[1]得表和：在中医科学院所藏的赵开美本中原文为"得里和"。"得里和"为误（在北京图书馆赵开美本，即台湾本中的原文为"里未和"）。今据宋本《伤寒论·卷十·辨发汗吐下后病脉证并治第二十二》同条中的"得表和"而改正。

〔提要〕论太阳病先下复汗，致津液伤、虚热扰而昏冒。当使津气转盛则汗出表和。再有里未和，当用下法治疗。

〔讲解〕太阳病，汗下失序，内外津液俱伤，津气不充则无力透达于表，气热虚张于上，成为头部昏冒迷蒙之状。当使体内津气转盛，津气布达于表，则汗出表和，虚郁在上的气热得津气之充，随汗而散去。表和之后，仍有里未和，然后再用下法治疗。

〔医论〕黄元御：太阳病，先下之而不愈，伤其阴液，因复发汗，伤其阳津，表阳里阴，以此俱虚，表阳虚则阴气外束，里阴虚则阳气内郁，阳气内郁而不外达，其人因昏冒。冒家汗出则自愈，所以然者，汗出则卫气外达，经脉和畅，阴退而阳宣也。表和之后，得里未和，然后下之。（《伤寒悬解·卷四·太阳经中篇》）

本发汗，而复[1]下之，此为逆也，若先发汗，治不为逆。本先下之，而反汗之，为逆。若先下之，治不为逆。（108）[原90]

[注解]　[1]复：同覆，反而。

[提要]　论病在太阳，先攻下为逆治，先发汗不为逆。如为阳明腑实，先发汗为逆治，先攻下不为逆。

[讲解]　病在太阳，宜从开用发汗解表法为治，如果反而攻下，即为从阖而治，不仅虚其里气，更易使表邪内逆，故为逆治，如先用发汗法则不为逆。

如为阳明腑实证，即当从阖用攻下法为治，反而用汗法，使水津再外泄于表，阳明之证必会加重，甚或不救。所以，以里证为急，当先治其里，攻下为顺治。

汗下的先后，要本于六经气化的生理，从具体的病证病理研究分析，不要理解为固定僵死的套路。

[医论]　黄元御：风寒外闭，宜辛温发散而不宜下；燥热内结，宜苦寒攻下而不宜汗。若表邪未解，里邪复盛，则宜先汗而后下；里邪急迫，表邪轻微，则宜先下而后汗，错则成逆矣。若治法得宜，先后不失，不为逆也。（《伤寒悬解·卷四·太阳经中篇》）

大下之后，复发汗，小便不利者，亡津液故也。勿治之，得小便利，必自愈。（109）[原59]

[提要]　论误治后津液伤而小便不利，得津液恢复，就可自愈。

[讲解]　人之经气为阴阳二气相合而成，津液为阴，阳气宜津液来含存运载，津液伤，则经气虚燥，不得流行布散，六经开阖枢之机失常，故病不能愈。必得体内津液充足，小便才可通利，太阳之气及他经之气均可旺盛而

病愈。

〔医论〕章楠：下多亡津液，汗多亡阳津，故小便不利，勿妄治之，以饮食调理，得津液生而小便利，必自愈也。（《伤寒论本旨·卷五》）

凡病，若发汗，若吐，若下，若亡血，亡津液，阴阳自和者，必自愈。（110）[原58]

〔提要〕论误治后有伤阴血津液者，但也有偏于伤及阳气者，如果阴血充足，津液恢复，阳气转而旺盛，阴阳自相和谐，则病自愈。

〔讲解〕凡病，泛指所有病证，误治后邪去而正伤，伤耗阴血及津液者，阴少则阴阳不能相和，必须设法使阴血充足，津液恢复，能与阳气相匹配，相和谐，即为阴阳自和。如果误治后偏于阳气损伤，要设法恢复阳气，能与阴液相匹配，相和谐，阴阳自和。六经的阴阳之物质基础得以旺盛而病愈。

〔医论〕柯琴：其人亡血亡津液，阴阳安能自和？欲其阴阳自和，必先调其阴阳之所自。阴自亡血，阳自亡津，益血生津，阴阳自和矣。要知不益津液，小便必不得利；不益血生津，阴阳必不自和。凡看仲景书，当于无方处索方，不治处求治，才知仲景无死方，仲景无死法。（《伤寒论注·卷二》）

章楠：发汗吐下，则必亡血亡津液，其治不如法，则正伤而余邪留滞，或偏于阳而为热，或偏于阴而为寒，随其寒热而调治之。若其阴阳之气自和，而无寒热之邪留结者，但静养自愈，不可乱治也。（《伤寒论本旨·卷五》）

伤寒五六日中风[1]，往来寒热[2]，胸胁苦满[3]，嘿嘿[4]不欲饮食，心烦喜呕，或胸中烦而不呕，或渴，或腹中痛，或胁下痞鞕，或心下悸、小便不利，或不渴、身有微热，或欬者，**小柴胡汤**主之。（111）[原96]

柴胡半斤　黄芩三两　人参三两　半夏半升，洗　甘草炙　生姜各三两，切　大枣十二枚，擘

上七味，以水一斗二升，煮取六升，去滓，再煎取三升，温服一升，日三服。若胸中烦而不呕者，去半夏、人参，加栝楼实一枚。若渴，去半夏，加人参，合前成四两半，栝楼根四两。若腹中痛者，去黄芩，加芍药三两。若胁下痞鞕，去大枣，加牡蛎四两。若心下悸、小便不利者，去黄芩，加茯苓四两。若不渴，外有微热者，去人参，加桂枝三两，温覆微汗愈。若欬者，

去人参、大枣、生姜，加五味子半升，干姜二两。

〔注解〕

[1] 伤寒五六日中风：即伤寒五六日之时，腠理已开泄，又中风。在卷七《辨可发汗病脉证并治》有一条原文为"中风，往来寒热，伤寒五六日以后，胸胁苦满，嘿嘿不欲饮食，烦心喜呕"，可为证。

[2] 往来寒热：热来寒往，寒来热往，恶寒与发热交替出现。

[3] 胸胁苦满：患者苦于胸胁满闷不畅。

[4] 嘿嘿：音义同默默。即情绪抑郁，欲独处，不欲再受烦扰。

〔提要〕论太阳伤寒因腠理开泄，风寒深入，转为少阳病。产生往来寒热、胸胁苦满，默默不欲饮食、心烦喜呕等症，当以小柴胡汤枢转少阳之气而愈。

〔讲解〕伤寒五六日，为正气传经于少阴厥阴之期，此时汗出而腠理开泄，再有中风，风寒入深，转为少阳病。产生往来寒热，胸胁苦满，默默不欲饮食，心烦喜呕等症。由于邪气进一步入深，正邪分争，邪气从腠理向内深入则恶寒，而少阳正气由里驱邪向外时，则发热，故为往来寒热。邪气侵袭少阳经脉，使胸胁之气郁闷失畅则胸胁苦满。少阳气机不畅则默默不欲饮食，气郁胸中，影响于心则烦，影响及胃则呕，故又见心烦喜呕。当以小柴胡汤扶助并枢转少阳之气，使少阳气机畅达而愈。

太阳为开，经气由内达表的关键在肺及项背。项背为太阳经脉通达于表的关键。而少阳为枢，经气通达于半表半里之间的关键在肝胆及两胁。两胁为少阳经脉通达半表半里的关键。这里体现了三焦之气开阖枢的经气布散，与经脉通行的紧密联系。

小柴胡汤以柴胡为主药，性味苦平能疏利肝胆之气，畅达少阳经气之郁结，使少阳经气从里而向表位透发。黄芩清降少阳上郁之火，半夏和胃降逆，使中焦之气平顺，黄芩与半夏同用则上焦与中焦壅逆之气得以平复。生姜和胃，大枣健脾，以扶助脾胃为化源。党参益气生津，甘草调和诸药，使诸药协力而为，少阳经气旺盛而畅达，气机即可从枢来布散津液及阳气而达到祛邪出表的效果。

如果病人胸中烦而不呕，是胃气不逆，但胸中火气郁结较重，去半夏党参，加瓜蒌实以开散胸中郁结。如果渴，是热灼津伤，去辛燥之半夏，加党参、瓜蒌根以益气生津。如果腹中痛，为肝阴不畅，肝气郁逆，克伐脾土，去苦寒的黄芩，以防血气更为不畅，加芍药以疏利郁逆的肝经血气，和络止痛。如果胁下痞硬，去甘壅的大枣，加咸寒的牡蛎软坚散结，助半夏以消水气互结、阴浊凝结不畅。如果心下悸、小便不利，是水饮上逆，去黄芩加茯苓以利水。如果不渴、身有微热，是津液未伤，而又有外邪在太阳，邪气郁结于少阳者也浅而不深，故去党参加桂枝以通阳散邪，使之外出，更取温覆微汗而愈。如果咳者，因寒而肺中血气不畅，去党参、大枣、生姜，以防肺气壅逆，加五味子、干姜，温肺散寒，温畅肺中气血以利肺气，止咳逆。

小柴胡汤的现今用量：柴胡 36 克，黄芩 14 克，党参 14 克，炙甘草 14 克，生姜 14 克，大枣 15 克，半夏 14 克。

如果胸中烦而不呕，去半夏、党参，加瓜蒌实 24 克。如果渴，去半夏，加党参，共 22 克，瓜蒌根 18 克。如果腹中痛者，去黄芩，加芍药 14 克。如果胁下痞硬，去大枣，加牡蛎 18 克。如果心下悸、小便不利，去黄芩，加茯苓 18 克。如果不渴，外有微热，去党参，加桂枝 14 克，温覆微汗愈。如果咳，去党参、大枣、生姜，加五味子 14 克，干姜 9 克。

[医论] 张斌：所谓伤寒五六日中风，犹言伤寒或中风为病已五六日。此时已届少厥二阴主气之期，若少阴不足，太阳之邪就有内传的可能；若厥阴气虚，少阳之经亦有受邪传入的机会。因此，如见往来寒热，胸胁苦满，嘿嘿不欲饮食，心烦喜呕，是太阳之邪，已入少阳。胸胁苦满与胁下鞕满，稍有不同，但其本则一，重点亦在胁下，当以小柴胡汤主之。或见胸中烦而不呕，是邪实而热盛于上；或渴，是津伤而热灼于中；或腹中痛，则是肝旺脾虚相克；或胁下痞鞕，又为肝胆之气郁结；或心下悸、小便不利，为三焦不和水气上泛凌心；或不渴，身有微热，是寒邪外束经脉；或咳，则又为邪逆而肺气不利。少阳主于半表半里，居于阴阳之界，因此，少阳有病，

胆与三焦之气不和，均可外干三阳、内涉三阴，而见复杂病情。(《伤寒理法析·中编·少阳病篇》)

血弱气尽，腠理开，邪气因入，与正气相搏，结于胁下。正邪分争，往来寒热，休作有时，嘿嘿不欲饮食，藏府相连[1]，其痛必下，邪高痛下[2]，故使呕也，一云藏府相连，其痛必下，胁膈中痛。小柴胡汤主之。服柴胡汤已，渴者属阳明，以法治之。(112)[原97]

〔注解〕

[1]藏府相连：指经络在外，与在里的脏腑相连。

[2]邪高痛下：邪在外在经络，而其伤痛可达于里、达于脏腑。

〔提要〕本条是对小柴胡汤证的病理阐述。

〔讲解〕血弱气尽，腠理开，邪气因入，指太阳表气开泄而汗出，又感邪气，乘人体正气之虚，由表深入于腠理，与少阳正气相搏，而少阳经络不畅，经气结于胁下，少阳经气与邪抗争，邪气由腠理而深入，则出现恶寒，正气由腠理达邪向外，则发热，所以叫正邪分争，形成了出表入里的拉锯战，而且，邪气与正气都疲惫之时，就无寒热往来，故而休作有时。正邪交争于腠理，而三焦在里之气，如脾胃、肝胆，并未有邪气直入，病在少阳的小柴胡汤证，邪气并未到达脏腑这样的深度，更不是在胆腑。但邪在腠理，又足以使少阳在三焦的里气郁而不畅，故为默默不欲饮食。脏腑相连，指腑为阳而主外，脏为阴而主内，故邪在少阳、在经、在外，就使得相连的里气不和。当以小柴胡汤和胃降逆，通畅三焦，枢转少阳之气，使之布化外转为治。如果服小柴胡汤后，出现口渴的，是在里有伤津热化，已转为燥热在内的阳明证了，当以阳明之法来治疗。

〔医论〕张斌：血弱气尽，腠理开，是正虚，邪气因入。以下所云，理甚明显。脏腑相连，其痛必下，邪高痛下，故使呕也，是指肝胆脾胃，皆互相关连，所以邪从胸中高位而入，其所伤痛者，必在下位的腹部，即引起胆胃肝脾不和，而出现呕逆。此痛字，不一定专指疼痛，而有伤损的含义。(《伤寒理法析·中编·少阳病篇》)

伤寒四五日，身热恶风，颈项强，胁下满，手足温而渴者，小柴胡汤主之。（113）[原99]

〔提要〕论太阳伤寒，转为病涉太阳、少阳、阳明、太阴之证，但重点在少阳，仍当以小柴胡汤畅达少阳之气为治。

〔讲解〕伤寒四五日，为正气传经于太阴少阴之期，身热恶风，颈项强为病在太阳；胁下满，为病在少阳；手足温而渴，却为太阴与阳明两相关联之证，手足温，为系在太阴，太阴之气不能畅发于外，则手足温而不热，阳气稍欠于外，但又不是太阴之虚，而是阳气郁内而不达，故又有渴，似为阳明里热，但究其原因，又非阳明里有邪热，而是少阳之气内郁较重，热合于阳明而渴，致使太阴之气也不畅于外则手足温。当以畅达少阳之气为重点，少阳之气畅达，则太阳少阳之郁得解，经气不再内郁，热与渴亦除。

〔医论〕陈修园：伤寒四五日，为阳虚入阴之期，身热恶风，颈项强，仍在太阳之分，而不入于里阴也。胁下满，得少阳之枢象也。手足温者，是系在太阴，今手足温而渴者，为不涉于太阴，而涉于阳明也。上言服柴胡汤已而渴者，当以阳明之法治之，此不因服柴胡汤而渴，仍宜从枢而治，以小柴胡汤主之。（《伤寒论浅注·卷二·辨太阳病脉证篇》）

伤寒中风，有柴胡证，但见一证便是，不必悉具。凡柴胡汤病证而下之，若柴胡证不罢者，复与柴胡汤，必蒸蒸而振[1]，却复发热汗出而解。（114）[原101]

〔注解〕[1] 蒸蒸而振：热不得畅而如蒸，且寒战。

〔提要〕论伤寒或中风，出现代表小柴胡汤证病理的一证即可，不必证型悉具。如为小柴胡汤病证而攻下，小柴胡汤证仍在，仍可用小柴胡汤治之。

〔讲解〕伤寒或中风，出现小柴胡汤证，有时见证较全，但有时不全能见到。只要出现能代表小柴胡汤证病理的一证即可，如往来寒热，或胸胁苦满，或胁下满，或心烦喜呕等经气郁结之证，又能排除里虚不能扶助少阳的情况，经分析后确为柴胡汤证，即可用小柴胡汤治之，而不必证型悉具。如为小柴胡汤病证而用攻下，但攻下并未导致邪气内陷，里气并未大伤，三阴仍可扶助少阳，而小柴胡汤病证仍在的，仍可以用小柴胡汤，服后药力扶助因攻下而受损的少阳正气，奋力抗邪，正邪交争，就会蒸蒸而气热烦闷，振寒战栗，然后发热汗出而病解。

[医论] 吕震名：伤寒中风，有柴胡证，但见一证即是，不必悉具，此非教人以辨证之可从略也。盖病入少阳，正当阴阳相持之会，此际不出于阳，即入于阴，故一见少阳证，即当用柴胡从少阳领出其邪，使不内入。须知辨证从宽处，正是其治病吃紧处。且少阳本传入之邪，多有或然或不然之证，又安能逐证一一见到也。(《伤寒寻源·下集》)

黄元御：柴胡证本不宜下，而误下之，柴胡证罢，此为坏病。若其证不罢，复与柴胡汤，必蒸蒸而振栗，却发热汗出而解。阳气欲发，为阴邪所束，郁勃鼓动，故振栗战摇，顷之透发肌表，则汗而解矣。(《伤寒悬解·卷九·少阳经下篇》)

伤寒八九日，下之，胸满烦惊，小便不利，谵语，一身尽重，不可转侧者，**柴胡加龙骨牡蛎汤**主之。(115) [原107]

柴胡四两　龙骨　黄芩　生姜切　铅丹　人参　桂枝去皮　茯苓各一两半　半夏二合半，洗　大黄二两　牡蛎一两半，熬　大枣六枚，擘

上十二味，以水八升，煮取四升，内大黄，切如碁子[1]，更煮一两沸，去滓，温服一升。本云柴胡汤，今加龙骨等。

[注解] [1] 碁子：即棋子，围棋子。

[提要] 论伤寒八九日攻下后，太阳少阳之气郁于内而不达于外，当以柴胡加龙骨牡蛎汤主治。

[讲解] 伤寒八九日，为正气传经一周，复至阳明少阳之期，此时体内阳热之气化生已较为旺盛，经攻下逆治之后，经气逆乱，太阳少阳之气均郁于内而不出。火热郁于胸中则胸满，少阳之气闭郁于内，则为火热上冲，三焦不通，既烦且惊，小便不利，并有谵语。太阳与少阳之气逆乱于里，不出于外，则一身尽重，不可转侧。但此证的关键仍在少阳火热闭郁及冲逆于内，故以柴胡加龙骨牡蛎汤治少阳的逆乱为主，治太阳的逆乱为次。其方有疏泄

少阳、通阳泄热、重镇安神的作用。少阳之气逆乱于内，故以小柴胡汤原方的半量去甘草，加大黄、茯苓、龙骨、牡蛎、铅丹，以少量多次服用的方法，降泄逆结及郁于胸中的阳热之气，少阳之气平降，才可从枢而畅达于外，又以桂枝通达太阳内郁之气而外出于表。此方虽镇降之药较多，但又不使之降泄太过，降泄太过则少阳之气更无力枢转于外，太阳之气也不能畅达于表。此证也涉及外邪的深入，外邪不仅在太阳，也深入到少阳，一身尽重，不可转侧，为太阳少阳的表气均滞。而三焦之内的病证，则侧重在攻下后，经气逆乱，火热内生，不得枢转畅达。柴胡加龙骨牡蛎汤中柴胡的用量较大，而其他的药用量较小，重点仍在枢转少阳以外达。

柴胡加龙骨牡蛎汤的现今用量：柴胡 18 克，龙骨 7 克，黄芩 7 克，生姜 7 克，铅丹 7 克，党参 7 克，桂枝 7 克，茯苓 7 克，半夏 8 克，大黄 9 克，牡蛎 7 克，大枣 8 克。铅丹现今禁用，应以代赭石等代替。

[医论] 张斌：伤寒八九日，又值阳明少阳主气之期，医者误下，必使阳明胃虚、少阳枢折，邪气因入。上焦气郁则胸满，胆火内扰则烦惊，水道不通则小便不利，胃实热壅则谵语，少阳的气机不转，少阴的神机不出，开阖皆滞，则一身尽重不可转侧。此为误下而致神气两逆之证，即以柴胡加龙骨牡蛎汤，枢转气机、泄热安神为治。（《伤寒理法析·中编·少阳病篇》）

得病六七日，脉迟浮弱，恶风寒，手足温。医二三下之，不能食，而胁下满痛，面目及身黄，颈项强，小便难者，与柴胡汤，后必下重。本渴饮水而呕者，柴胡汤不中与也，食谷者哕。（116）[98]

[提要] 论得病六七日，表里俱虚，又屡次攻下，更伤里气，邪滞三阳、太阴虚寒、开阖枢皆受困。忌用小柴胡汤。

[讲解] 少阳之气化功能，是以太阴、少阴、厥阴即三阴为少阳的内在根基而形成的。三阴之中若有一个虚弱，少阳就会虚而无力，再用柴胡汤反而会虚乏里气，导致病证加重。本条举太阴里虚为例，太阴虚则柴胡不可用，而少阴、厥阴虚，当然也不可用，举一反三即可。

得病六七日，是六经正气传经，复至太阳之期。脉迟，为里气虚寒；脉浮而弱，为表气也虚。恶风寒，是病在太阳；手足温，却是系在太阴。表病又有里虚。医生反而二三攻下，更伤其里气，使得邪气深入，导致脾胃伤损而不能食；胁下满痛，为邪气内陷，少阳枢机不利；面目及身黄，则是太阴所依据的脾胃伤而寒湿内蕴，使得胆汁失于疏泄。颈项强，则太阳余邪未尽，留滞在经脉；小便难者，更是由于脾虚失运、寒湿不化，津液不能转输运行。总体病情为邪滞三阳、内逆太阴、里气虚寒、开阖枢皆受困扰。用小柴胡汤枢转其气机由内达外，必然会因脾胃虚寒，寒湿内阻，使得少阳之气乏力而不能枢转外达，更加虚其里气，气机滞涩不行，产生后必下重。如果本渴饮水而又呕，更是原本就有水气不化、津液不能上达、水寒蓄于下，虚热浮于上，胃为水逆之象，不可用柴胡汤，否则必致胃气更虚、水寒下格、食谷者哕的胃气败乱之证。总之，由于太阴虚寒，不可用柴胡汤来治疗。

[医论] 张志聪：此即总论太阴阳明之气虚者，柴胡不中与也。盖中焦之气本于下焦所生，如土气虚败而与柴胡汤，则拔其根气而元神将惫矣。得病六七日，太阳之气当来复于肌表，脉迟里虚也，浮为气虚，弱为血弱，脉迟浮弱，里之气血虚也。恶风寒，表之气血虚也。手足温者，系在太阴也。太阴篇曰：伤寒脉浮而缓，手足自温者，系在太阴。后凡言手足温者，俱仿此也。医二三下之，则大伤其中土矣，不能食者，中焦之气虚也；胁下满痛者，生阳之气逆也；面目及身黄者，太阴湿土之虚黄也；颈项强者，太阳之气虚也；小便难者，脾不能转输其津液也。夫里气虚微，急当救里，与柴胡汤启其生气之根原，则地气虚陷而后必下重，太阴之土气将败矣。本渴饮水而呕者，阳明胃气虚也，入胃之水谷，亦藉下焦之生气以温蒸，故胃气虚者，柴胡不中与也。若再启其根原，则食谷不化而发呃逆，而阳明之土气将败矣。嗟！嗟！后人皆以小柴胡汤为伤寒和解之剂，不知柴胡、半夏启下焦之生阳，黄芩彻太阳之表热，生姜散阳明之胃气。元阳之气，发原在下，根气虚者，误用此汤，是犹揠苗助长，鲜不败矣。(《伤寒论集注·卷第二》)

张斌：得病六七日，是六经周遍，气还太阳之期。脉迟，是正气虚寒之象；脉浮而弱，则气阴两皆不足。恶风寒，是病在太阳；手足温，是系在太阴。此本表里同病而里虚为主。医又二三下之，更伤其中气而邪气深入，遂见不能食，是胃气已伤；胁下满痛，是邪陷少阳，胆气为郁；面目及身黄，则又是脾伤而寒湿中阻，胆失疏泄。颈项强，则太阳阳明之邪犹未尽解，仍留阻经脉；小便难者，更是脾虚失运，寒湿不化，三焦膀胱气化不行，津液不转所致。上述病情，为邪滞三阳、内逆太阴、里气虚寒、开阖皆困之证。与小柴胡汤欲枢转其气机而由里达表，却因里虚气泄而湿浊反留，滞涩不行，所以后必下重。如果本渴但饮水又呕的，则更是水不化气、气不生津、胃为水逆之象，这就更不当与柴胡汤，否则必胃气更虚、水寒下格、食谷者哕。总之，此因中气虚寒，而不当与柴胡汤。(《伤寒理法析·中编·少阳病篇》)

伤寒，阳脉涩，阴脉弦[1]，法当腹中急痛，先与**小建中汤**，不差者，小柴胡汤主之。(117) [原100]

小建中汤方

桂枝三两，去皮　甘草二两，炙　大枣十二枚，擘　芍药六两　生姜三两，切　胶饴一升

上六味，以水七升，煮取三升，去滓，内饴，更上微火消解，温服一升，日三服。呕家不可用建中汤，以甜故也。

[注解] [1] 阳脉涩，阴脉弦：寸脉涩，尺脉弦。

[提要] 论伤寒见阳脉涩、阴脉弦、腹中急痛，为太阴虚弱，少阳之邪下乘。当先以小建中汤治疗。再有少阳之邪不解，可用小柴胡汤治疗。

[讲解] 伤寒见阳脉涩、阴脉弦。为太阴虚而气血不充，有邪气乘其虚而客之，导致腹中急痛。以寸脉涩而知太阴血气不能上达而充养周身，尺脉弦而知少阳之邪乘其脾土。当先以小建中汤温阳健脾、养阴益气、和中止痛，待脾胃之气恢复，气阴充足后，再有少阳之邪不解，脉仍见弦，可用小柴胡汤来治。

小建中汤是以桂枝汤倍加芍药再加饴糖而成。芍药加倍则阴柔之力增强，牵制了桂枝汤升阳达卫的作用，使桂枝的温通之力不会外达于表，转而成为作用于太阴，温通流畅内在阴血津液的功用。再加饴糖，甘缓和中养脾胃，更使整个方子的作用和缓，汤药入胃后，延长了吸收布散的作用时间，使之

徐徐释放，以图徐缓作用于里而不达于外，就成了助太阴的建中作用。

小建中汤的现今用量：桂枝 14 克，炙甘草 9 克，大枣 15 克，芍药 27 克，生姜 14 克，饴糖 50 克。

［医论］章楠：寸部浮部为阳，尺部沉部为阴，阳脉涩者，气虚而滞也，阴脉弦者，血虚而寒也，故当腹中急痛。先与小建中辛甘助阳，酸甘和阴，以通血脉。若不差者，其弦脉为少阳之邪，故与小柴胡升发少阳，且以人参可助气，余皆调和阴阳之药也。（《伤寒论本旨·卷四》）

伤寒二三日，心中悸而烦者，小建中汤主之。（118）[原 102]

［提要］论伤寒二三日，心中悸而烦，为心阴心气失养，与少阳之火上郁的心烦不同，当以小建中汤主治。

［讲解］伤寒二三日，为正气传经于阳明少阳之期，此时有心中悸而烦出现，容易误认为是小柴胡汤证。心中悸而烦，是心阴心气失养的虚悸虚烦，与少阳火郁的心烦不同，当以小建中汤益气养阴、健脾和中，使太阴气旺，则可上养于心，心中悸而烦自除。此证类似小柴胡汤证，需要在临床中加以鉴别。

［医论］《医宗金鉴》：伤寒二三日，未经汗下，即心悸而烦，必其人中气素虚，虽有表证，亦不可汗之。盖心悸阳已微，心烦阴已弱，故以小建中汤先建其中，兼调荣卫也。（《订正仲景全书伤寒论注·辨太阳病脉证并治中篇》）

伤寒，腹满谵语，寸口脉浮而紧[1]，此肝乘脾也，名曰纵[2]，刺期门。（119）[原 108]

［注解］

[1] 脉浮而紧：指弦脉。《平脉法》云："脉浮而紧者，名曰弦也。"

[2] 纵：五行顺次相克者，为纵。《平脉法》云："水行乘火，金行乘木，名曰纵。"

［提要］论邪热入肝，肝木克伐脾土，当刺期门直泄闭郁的邪热，其病当愈。

[讲解]此证为邪气直入于肝，邪气所入所结，力专而猛，使肝之气血不泻，克伐脾土则腹满，少阳、少阴的经气均趋向于肝，肝者，枢转少阳，并枢转少阴之血气。少阳之本火、少阴之本热均不得枢转而出，火热内逆而大盛，则成谵语。即当刺肝经之募穴期门，直泄肝脏所闭郁的邪热，使肝经血气通畅，其病当愈。

《伤寒论》论六经为病，为何又有五行相克的病证？这是由于五脏之气发动，所产生的流行于周身的具有开阖枢动向的流通状态的经气，就是六经经气，为无形之气。病初为伤寒，但很快形成邪热而内结于肝，并克伐脾土。病由无形之气，转而为病在有形之脏，所以才有五脏相乘的论述。

[医论]张锡驹：此二节论病在有形之藏而不在无形之气也。在无形之气则曰太阴厥阴，在有形之藏则曰肝曰脾曰肺。脾主腹，伤寒腹满者，病在脾也。胃气不和则谵语，脾与胃藏府相连，故亦谵语。脉浮而紧名曰弦也，以脾土之病而反见肝木之脉，此脾土虚而肝木乘其所胜也，名曰纵。谓纵势而往，无所顾虑也。宜刺肝之期门以制其放纵之势。（《伤寒论直解·卷三》）

伤寒发热，啬啬恶寒，大渴欲饮水，其腹必满。自汗出，小便利，其病欲解，此肝乘肺也，名曰横[1]，刺期门。（120）[原109]

[注解][1]横：五行逆其顺序而反侮者，为横。《平脉法》云："火行乘水，木行乘金，名曰横。"

[提要]论邪热入肝，肝木上乘肺金，当刺期门直泄邪热，则病愈。

[讲解]伤寒，发热，啬啬恶寒，似为太阳病，却非太阳病。由于邪气直入于肝，肝气暴逆，上乘肺金，肺气逆乱则不能宣发布散，太阳经气不能由肺而布散，故体表无汗，而且啬啬恶寒。经气从开不能，从枢也不能，热发于里，则发热。邪热同逆乱之郁热冲逆在上，灼伤津液，则大渴欲饮水，但三焦之气不通，肺失肃降，饮入之水不得排泄，小便不利，水蓄于内则腹必满。仍当针刺期门，直泄肝脏闭结的邪热之气，使肺不再被肝邪所害，肺气通畅，则太阳之气可布达于表，为自汗出。三焦之气通则小便利，其病欲解。

〔医论〕黄元御：肺统卫气而性收敛，肝司营血而性疏泄。发热恶寒，大渴腹满，是金气闭敛而木不能泄也。汗出便利，是木性发泄而金不能收也，营泄而卫宣，故其病欲解。（《伤寒悬解·卷二·脉法下篇》）

伤寒十三日不解，胸胁满而呕，日晡所发潮热[1]，已而微利，此本柴胡证，下之以不得利，今反利者，知医以丸药下之，此非其治也。潮热者实也，先宜服小柴胡汤以解外，后以**柴胡加芒消汤**主之。（121）[原104]

柴胡二两十六铢　黄芩一两　人参一两　甘草一两，炙　生姜一两，切
半夏二十铢。本云五枚，洗　大枣四枚，擘　芒消二两

上八味，以水四升，煮取二升，去滓，内芒消，更煮微沸，分温再服，不解更作。臣亿等谨按：《金匮玉函》方中无芒消，别一方云，以水七升，下芒消二合，大黄四两，桑螵蛸五枚，煮取一升半，服五合，微下即愈。本云，柴胡再服，以解其外，余二升，加芒消、大黄、桑螵蛸也。

〔注解〕[1]潮热：发热如潮水之至，定时增高，过时而退。

〔提要〕论伤寒十三日，用丸药攻下，形成少阳合并阳明局部燥热之证。先以小柴胡汤解外，然后再用柴胡加芒硝汤治疗。

〔讲解〕伤寒十三日，以正气传经两周，复至太阳，但出现胸胁满而呕，为外邪入于少阳，又有日晡时发潮热，潮热已而微利。应为少阳合并阳明之证。此证原为柴胡汤证，如用汤药攻下，则少阳火热内攻，津伤而阳明燥热内结，攻下后不应再有下利。反而下利，是医生用丸药攻下，为治疗失误。丸药下后，伤里而使阳明热结，局部燥热，但少阳之邪仍在外。先应服小柴胡汤以解外，然后再用柴胡加芒硝汤治疗，柴胡加芒硝汤仅用小柴胡汤原方的三分之一量来继续畅达少阳，以防少阳之气随下而逆入，发生变证，更用芒硝消除胃肠燥热。本证虽因误下后有下利、日晡潮热，但非阳明之大实大热，所以不用大黄、枳实强力攻下。

柴胡加芒硝汤的现今用量：柴胡12克，黄芩4克，人参4克，炙甘草4克，生姜4克，半夏4克，大枣5克，芒硝9克。

〔医论〕韩祗和：凡投下药者，本因胃中有邪热之气，故投大黄芒硝之类以消阳气。今之医者，绝不解古人下伤寒之法，多投以丸药。丸药多用巴豆、水银、腻粉、粉霜、砒霜、甘遂、石脑油之类，皆是热药。但能逐其胃

中浊恶，即愈增其邪热矣。今用丸药下伤寒病者，欲去胃中积聚，胃气既虚，即邪热在内，又与热相逢，及吐纳暑热之气，足以助阳为毒，后成坏病也。（《伤寒微旨论·卷上·可下篇》）

张斌：伤寒十三日，已气行两经（两个周期），病仍不解，可见病不在表。胸胁满而呕，是病在少阳经；日晡所发潮热，为阳明腑实。本来潮热应见便秘，今见下利，则属热结旁流。而此热结旁流的形成，必为医生误下所致。若少阳腑实而以大柴胡汤下之，可邪去正安，今反下利，必是医者用丸药攻下，因丸缓留中，其性多温，当见津液续脱而实热反盛，所以更见潮热。潮热为阳明腑实，本当攻下，惟又有胸胁苦满之少阳病而禁下，则先煎服小柴胡汤，解少阳经气之邪，然后以柴胡加芒硝汤，再兼下阳明腑实，其病当愈。此证之所以不用大柴胡汤，主要因病非少阳腑实之故。于此亦可见少阳兼病阳明腑实和少阳腑气壅实之别，不可混淆。（《伤寒理法析·中编·少阳病篇》）

太阳病，过经[1]十余日，反二三下之，后四五日，柴胡证仍在者，先与小柴胡。呕不止，心下急，一云呕止小安。郁郁微烦者，为未解也，与**大柴胡汤**，下之则愈。（122）[原103]

柴胡半斤　黄芩三两　芍药三两　半夏半升，洗　生姜五两，切　枳实四枚，炙　大枣十二枚，擘　大黄二两

上八味，以水一斗二升，煮取六升，去滓，内大黄，再煎取三升，温服一升，日三服。一方加大黄二两。若不加，恐不为大柴胡汤。

〔注解〕[1]过经：邪离本经，传入他经，名曰过经。

〔提要〕论太阳病反复攻下后，邪传少阳，少阳表里均不解，先用小柴胡汤，解少阳经表，再以大柴胡汤攻下少阳胆腑之邪。

〔讲解〕病在少阳，可有小柴胡汤证，也可有大柴胡汤证，即少阳也有腑证。小柴胡汤所治，为邪在腠理及胁下，邪气并未深入于少阳之腑及三焦之里。小柴胡汤证的心烦喜呕等，为其经气自郁于里，而邪不在里。但大柴胡汤证则不同，为邪气已深入于少阳之腑。少阳为枢，其本火之气，通过中见之气的作用，上下合力，通过肝胆的枢转之力而畅达于表里。故邪入少阳

之腑，则三焦之气内乱较小柴胡汤要严重。

原为太阳病，但邪气已经离开太阳，传入少阳。病情经过十余日，医生反而二三次攻下，下后四五日，柴胡证仍然存在的，先用小柴胡汤，以解少阳经表之邪。但病经反复攻下，更有邪气入于少阳之腑，肝胆之气不得枢转则内急而犯胃（木郁不达则克土），故有呕不止、心下急；三焦的火气内郁，水热不得通达，而郁郁微烦，则以大柴胡汤攻下胆腑之邪。大柴胡汤是小柴胡汤去人参甘草，增加了大黄、枳实、芍药，重用生姜，用以疏利三焦、枢转少阳、畅达肝胆、通行血气、降泻热结、气结、水结。

大柴胡汤的现今用量：柴胡36克，黄芩14克，芍药14克，半夏14克，生姜22克，枳实16克，大枣15克，大黄9克。

[医论] 张斌：少阳之腑，为胆与三焦。少阳病而腑气壅实，胆失疏泄、三焦不通，以致水饮与邪热郁结不解，皆当用大柴胡汤施治。……太阳病，过经十余日，根据下文所云，即过经于少阳。本来少阳病汗吐下皆禁，医反二三下之，必使少阳枢折，邪逆不出。到后四五日，气转太阳之时，柴胡证仍在的，先与小柴胡汤，欲枢转其邪从表而去。服后呕不止，是胆邪犯胃；心下急，是三焦气逆；郁郁微烦，为水热互结。水热结于膈下，实由胆与三焦为邪所郁。当以大柴胡汤，以疏通胆与三焦之气、泻下水热结聚之邪。（《伤寒理法析·中编·少阳病篇》）

太阳病，过经十余日，心下温温[1]欲吐，而胸中痛，大便反溏，腹微满，郁郁微烦。先此时自极吐下者，与调胃承气汤。若不尔者，不可与。但欲呕，胸中痛，微溏者，此非柴胡汤证，以呕故知极吐下也。调胃承气汤。（123）[原123]

[注解] [1]温温：为心下蕴热烦满不适之状。

[提要] 论太阳病经吐下后，邪热迫入阳明胃腑，当以调胃承气汤主治。

[讲解] 此条也有郁郁微烦，似为大柴胡汤证，但却不是。太阳病，过经十余日，阳热产生已重，而邪热已入于里，入里的原因为自极吐下，用了较猛烈的吐下药，使邪热乘机逆入阳明胃腑，则腹微满、心下温温欲吐，而

三焦之气随阳明腑气内郁，也会郁而不达，故有胸中痛、郁郁微烦，三焦气液不能泄越，随吐下之逆而迫于胃肠，则大便反溏，大便虽溏，但不是脾虚，故当以调胃承气汤泻其燥热，和其胃气。阳明得治，中焦和则三焦上下可通畅调和，气机自达。如果不是用了较猛烈的吐下药，而是未经治疗就有了大便溏，腹微满，郁郁微烦等症，应为太阴寒湿内郁，不可用承气汤。

〔医论〕黄元御：太阳病，过经十余日，应不在少阳，其心中温温欲吐，而胸中痛，大便反溏，腹微满，郁郁微烦，又似少阳柴胡证。岂有少阳证如此之日久者！若先此时自已曾极吐下者，则是少阳之传阳明，少阳之经证微在，阳明之府证已成，可与调胃承气汤，无事柴胡也。以少阳之传阳明，经迫府郁，必见吐下……此已吐下在先，仅存欲吐便溏，只是少阳余波，故不用柴胡而用承气。若非由自极吐而下得者，便是太阴证，不可与承气也。（《伤寒悬解·卷八·少阳经上篇》）

伤寒十三日，过经谵语者，以有热也，当以汤下之。若小便利者，大便当鞕，而反下利，脉调和者，知医以丸药下之，非其治也。若自下利者，脉当微厥，今反和者，此为内实也，调胃承气汤主之。（124）〔原105〕

〔提要〕论伤寒用丸药攻下，致胃肠局部燥热，当以调胃承气汤治之。

〔讲解〕伤寒十三日，过经谵语，说明转为阳明病，就应以汤药攻下其腑实热结为治。但病者虽有谵语，大便不硬，反而下利，脉象较为和缓，并不十分沉实有力。这是由于医生用丸药攻下，但丸缓留中，形成了胃肠的局部燥热，而全身整体气机并未因丸药攻下而逆乱，故总体上脉却调和。此证的下利，又确实为内有燥热，而非脉微弱手足厥冷的虚寒下利，故当以调胃承气汤消除胃肠的局部燥热，如果用大小承气汤大攻大泻，则会重剂伤正。

〔医论〕陈修园：伤寒十三日，再经已周，而又来复于太阳，不解则病气已过于阳明胃府，名曰过经。过经谵语者，以胃府有热也，当以汤药下之。若小便利者，津液偏渗，大便当鞕，今不鞕而反下利，诊其脉不与证相背，亦姑谓之调和者，知医不以汤药下之而以丸药下之，病仍不去，非其治也。若胃气虚寒而自下利者，脉当微而手足亦厥，必不可下，今脉与阳明胃府证不相背，即可反谓之和者，以丸缓留中，留而不去，此为内实也，以调胃承气汤主之，去其留中之秽，以留其胃气。(《伤寒论浅注·卷二·辨太阳病脉证篇》)

太阳病未解，脉阴阳俱停[1]，一作微。必先振栗汗出而解。但阳脉微[2]一作尺脉实。者，先汗出而解，但阴脉微[3]者，下之而解。若欲下之，宜调胃承气汤。一云用大柴胡汤。(125)[原94]

〔注解〕

[1] 脉阴阳俱停：尺寸脉均隐伏而诊察不到。

[2] 阳脉微：寸脉微见搏动。

[3] 阴脉微：尺脉微见搏动。

〔提要〕论太阳病未解，正邪交争太甚，致脉阴阳俱停而振栗汗出，透邪外出的情况。以及从脉象上判断病从汗解，或从下解。

〔讲解〕太阳病未解，正邪交争太甚，致脉阴阳俱停，阴阳仍指尺寸而言，正郁邪闭，脉气不通，则形成脉停而不见，正气郁极而通，则先振栗，然后汗出而解，此时脉必转为阴阳俱现，鼓之而出。如果脉阴阳俱停之后，又但见阳脉微者，为只有寸脉微见搏动，关尺无脉，仍为邪正交争在太阳，但正气不能达邪于外，必借药力扶助，如用桂枝汤等，先行汗出而解。但阴脉微者，为只有尺脉微见搏动，寸关无脉，知其邪热在里，但虑其正虚，只能以调胃承气汤下其燥热，和其胃气。

〔医论〕章楠：此条言脉阴阳俱停者，自成无己解作浮沉尺寸俱停匀，于是诸家相仍，谓阴阳之气无偏胜，而脉停匀，故得振栗栗汗出而解。阳脉微者，阳分之邪衰微，故先汗出而解，阴脉微者，阴分之邪衰微，故下之而解，所谓攻其坚而不入，攻其瑕而立破，因其势衰而趋之也。此说甚似有理，而实则非全。何也？如果阴阳之脉俱停匀，按提纲所云，寸关尺大小浮沉迟数同等，此脉阴阳为和平，虽剧当愈，则又何必振栗栗而后汗出始解乎！脉既阴阳停匀，何又言但阳脉微，但阴脉微，岂非上下文自相矛盾乎！若云脉微为邪衰微，已自可愈，又何待下之而后解乎！且论中表里之界甚严，凡表里之邪相等者，必先解表，若先攻里，则表邪内陷，成结胸等危证也，今既云阴脉微为里邪衰微，何反下之，伤其元气，使表分余邪内陷乎！岂有是理哉！由是言之，不但错解义理，而反迷误后学也。盖此条当分三节读之。标太阳病者，统风寒营卫而言也。脉阴阳俱停者，浮沉尺寸按之俱无也。所以不言无者，谓由风寒久持，营卫俱闭，脉路不通，停止不来，并非脉绝，故曰阴阳俱停也。邪闭而至脉停，其阴阳之气郁极矣，郁极将通，必然之势，其欲通之际，邪正相争，又必然之理，故曰必先振栗栗汗出而解，此第一节，总明其脉证也。下又分解阴阳二端，以明其变。盖郁极将通，必有先兆，仍当验之于脉，邪闭则脉停，邪动则脉现，若但浮部阳分之脉微现者，知其邪从表出，必先汗出而解，此不须用药也。若但沉部阴分之脉微现者，知其邪从里走，邪走于里，其人振栗，必不能从汗而解，若不急急与之出路，即有厥逆神昏之变，危在顷刻矣，故必下之，从胃导邪而出。然邪初入于里，未曾结实，只可轻法微下，故宜调胃承气汤。虽曰下之，实为和之也，倘重剂攻之，则反伤而变他证矣。辨析论治，精微如是，安可错解乎！（《伤寒论本旨·卷二》）

太阳病不解，热结膀胱[1]，其人如狂[2]，血自下，下者愈。其外不解者，尚未可攻，当先解其外，外解已，但少腹急结[3]者，乃可攻之，**宜桃核承气汤**。后云解外宜桂枝汤。（126）［原106］

桃仁五十个，去皮尖　大黄四两　桂枝二两，去皮　甘草二两，炙　芒消二两

上五味，以水七升，煮取二升半，去滓，内芒消，更上火，微沸下火，先食温服五合，日三服。当微利。

［注解］

[1] 热结膀胱：里热结于下焦膀胱，而非外邪入于膀胱。

[2] 如狂：似狂而非狂，较发狂为轻。

[3] 少腹急结：小腹结滞拘急。少腹，指小腹。

［提要］论太阳病不解，又有热结膀胱。当先解其表，表解后再用桃核承气汤攻里。

　　〔讲解〕本条热结膀胱证，邪热究竟从何而来？如果是外邪随经逆入膀胱小肠，则表邪已转为内邪，表证已去除。原文中再谈其外不解者，尚未可攻，当先解其外，就没有了意义。所以，此热结膀胱证，不是外邪随经逆入于里，而应是内生的邪热不解，逆结在膀胱小肠，这样就形成了表里同病。表里同病，一般的原则为先解表，后攻里。但这也不是机械的、绝对的。应看其在里的病变是否严重影响了太阳为开的解表功能。此证热结膀胱，邪热在下焦，又深入血分，气分不畅却不太重，中上焦的气化正常，总体上太阳经气仍可以中见的少阴之气来助化外出，就当先解其表，后攻其里。如果不先解表，反而先攻下则表邪必乘虚内入，成为更复杂的坏证。其人如狂，小腹结滞拘急，热重而瘀血相对较轻，实为下焦有热蓄结不散，逆迫于膀胱血分，所以要以桃核承气汤来治疗。方中以调胃承气汤减芒硝之量，泻热通结，桃核、桂枝开通血气闭结，使血热开散，转从气分而出，并仍转从肠道泻下而去，故服药后当微利而愈。临床中有很多下焦的病证，可通过肠道这个出路来治疗，泻除病气瘀积。

　　桃核承气汤的现今用量：桃仁 16 克，大黄 18 克，桂枝 9 克，炙甘草 9 克，芒硝 9 克。

　　〔医论〕张斌：太阳腑病蓄血证，主要在小肠膀胱之部的循环障碍，非在腑腔管道之中。因此，不影响分泌渗泄的气化功能，而为小便自利，是其特点。……热结膀胱，当然是血为热瘀的蓄血。其主证就是其人如狂，少腹急结。此为病变初起，热重瘀轻之证。其所以如狂，是因血瘀下焦，使肾志不能上交心神。神主动而志主静，心主血复为热扰有动无静，则神气必乱，故如狂。其少腹急结，乃拘急硬结之感，为血瘀下焦、循环障碍的特征。治之之法，外不解，就当先解其外，然后施以桃核承气汤，重在泻热而兼活血，其病可愈。血自下者，热随血出，或服桃核承气汤而下血者，均当得愈。但临床服此汤，很少见有下血者，可见此方是泻热为主而兼活血，热解则血不为结，循环通畅，其病即愈。(《伤寒理法析·中编·太阳病篇》)

　　太阳病六七日，表证仍在，脉微而沉，反不结胸，其人发狂者，以热在下焦，少腹当鞕满，小便自利者，下血乃愈。所以然者，以太阳随经，瘀热在里[1]故也，**抵当汤**主之。（127）[原 124]

水蛭熬　虻虫各三十个，去翅足，熬　桃仁二十个，去皮尖　大黄三两，酒洗

上四味，以水五升，煮取三升，去滓，温服一升，不下更服。

[注解]　[1]太阳随经，瘀热在里：太阳在表的邪热随经络而内入，邪热郁积在里。

[提要]　论太阳病六七日，热随太阳经脉内逆，瘀热于下焦血分，形为少腹硬满，脉微而沉，发狂，小便自利等症。当以抵当汤主治。

[讲解]　太阳病六七日，正气所化生之热已重，外邪仍在表，故表证仍在。但太阳之热随太阳经脉内逆，而不是逆结在上焦，所以不是形成结胸。太阳之热反而内逆于下焦，热瘀于下焦血分，成为少腹硬满，脉不能浮之而出，故微而沉。此处之微，并非虚证的微弱之脉，而为沉而滞涩，显出微象。经气内逆，热又重，则发狂。热迫血分，气分却通畅，则小便自利。当以抵当汤逐瘀破血、峻下瘀热。此汤与桃核承气汤不同，桃核承气汤是开泻血中结热，转从气分、从肠道而去；抵当汤却是以强力逐瘀破血，下血而愈。方中水蛭、虻虫为峻猛的散血逐瘀破结之品，桃仁行血活血，以化瘀为用，更以大黄泻热逐瘀，导泻血中之热，故可直泻其瘀热。瘀热泻除后，血分得畅而病愈。但表证仍在，何以不先解表，因脉微而沉，经气逆行，下焦瘀热已严重影响了太阳之气由下焦而升布于上的气化功能，所以，必须先用抵当汤来治疗，里解才经气可外达。

抵当汤的现今用量：水蛭14克，虻虫14克，桃仁7克，大黄14克。

[医论]　郑寿全：按此条所现，实属瘀热在腑，理应以行血之品，从腑分以逐之，方于经旨不错，此以抵当汤治之，较前颇重一格，取一派食血之品以治，俾瘀血去而腑分清，其病自愈。此方可为女科干血痨对症之方也。但此方施于果系腑分有瘀血则宜，蓄血则谬；干血则宜，血枯则谬。总在医家细心求之，否则万不可轻试也。（《伤寒恒论·卷之一》）

张斌:（本条）是瘀热俱重之证,亦表证仍在。但脉微而沉,微则正气虚,沉则邪气入里。反不结胸,则知不在上焦。又见其人发狂,病理同前所述且更重,则知热在下焦,因此,少腹当鞕满。结合发狂,可见为瘀热并重。邪不在气分,气化功能尚好,所以小便自利,而不同于蓄水。用药攻下其瘀血,病才可愈,因此,无血自下或服桃核承气汤而得全愈的可能性,须以抵当汤主之,峻下其瘀热。里解则气可外达,其表亦解。(《伤寒理法析·中编·太阳病篇》)

太阳病,身黄[1],脉沉结,少腹鞕,小便不利者,为无血也。小便自利,其人如狂者,血证谛[2]也,抵当汤主之。(128)[原125]

〔注解〕

[1]身黄:因邪热内逆,经气逆而不发,使周身荣气也因热郁而发黄。

[2]血证谛:血证可确定。谛。确定。

〔提要〕论太阳病,邪热瘀结于下焦血分,但又有身黄,为邪热内瘀致周身血气不发,仍以抵当汤主治。

〔讲解〕上条为有太阳表证未解,但太阳经络之气血却向里向内逆结,而成瘀热内结下焦血分,故需先治其里,使太阳之经络得通,在外的表证才能得解。本条太阳病,脉沉结,少腹硬,小便自利,其人如狂,为邪热瘀结于下焦血分,身黄乃邪热内瘀更使周身血气不发,热不得出。仍当以抵当汤下其瘀血及热结,周身瘀热才可开通,身黄得去。

〔医论〕柯琴:太阳病发黄与狂,有气血之分。小便不利而发黄者,病在气分,麻黄连翘赤小豆汤症也。若小便自利而发狂者,病在血分,抵当汤症也。湿热留于皮肤而发黄,卫气不行之故也;燥血结于膀胱而发黄,营气不敷之故也。……水结血结,俱是膀胱病,故皆少腹鞕满。小便不利是水结,小便自利是血结。(《伤寒论注·卷二》)

张斌:（本条）是瘀重热轻之证。观其身黄,是循环障碍,复为热蒸而荣气外溢于肌肤之故。脉沉结,则知其瘀即较沉微为重。少腹鞕而不满,可见其热更深入血分。而无表证,小便自利,其人如狂,所以说血证谛也。因此,

当以抵当汤重点下其瘀血而兼泻热为治。(《伤寒理法析·中编·太阳病篇》)

伤寒有热，少腹满，应小便不利，今反利者，为有血也，当下之，不可余药[1]，宜**抵当丸**。(129)[原 126]

水蛭二十个，熬　虻虫二十个，去翅足，熬　桃仁二十五个，去皮尖

大黄三两

上四味，捣分四丸，以水一升，煮一丸，取七合服之，晬时当下血，若不下者，更服。

〔注解〕[1]不可余药：不可用抵当汤或其他方药。

〔提要〕本条论伤寒，外有热，又见少腹满，小便反利，热瘀下焦，只可用抵当丸缓攻下焦瘀热。

〔讲解〕伤寒有热，为仍有表热，少腹满，小便反利，为热瘀下焦，只可用抵当丸缓攻，以防病情加重。不可用抵当汤及其他方药。此为外有热，病邪未完全入里，而又先攻其瘀热之法。抵当丸所用药物与抵当汤相同，但水蛭、虻虫用量小一些，全方分为四丸，每次取一丸水煮后服之，药力较为和缓，作用持久，服后一昼夜，便下瘀血而愈。

抵当丸的现今用量：水蛭 14 克，虻虫 10 克，桃仁 14 克，大黄 14 克。捣为 4 丸，每次用 1 丸，为 13 克。

〔医论〕张斌：(本条)是瘀热俱轻的类型。外有发热，即病未完全入里；少腹满而不鞭，即血为热结不重。所以在治疗上，就不可大剂用药，而只以抵当丸，轻泄其血热，并散其血结即可。(《伤寒理法析·中编·太阳病篇》)

卷第四

辨太阳病脉证并治下第七

问曰：病有结胸[1]，有藏结[2]，其状何如？答曰：按之痛，寸脉浮，关脉沉，名曰结胸也。（130）[原128]

〔注解〕

[1] 结胸：证候名，为有形的实邪，如水热、痰热等结于胸胁，以胸脘部疼痛为主证的病证。

[2] 藏结：证候名，脏气虚弱，阴寒凝结的病证，其证与结胸相似，但病变性质不同。

〔提要〕论有结胸与脏结两种证候。并论述结胸的主要脉证。

〔讲解〕在《辨太阳病脉证并治下》所列的病证，如结胸、痞证、脏结等，都是侧重于体腔之内，为上中下二焦的病证。这是由于太阳虽主表，但太阳正气却是从下焦，直贯中上焦而布达于表的，因此，太阳病，邪气从表内逆，即可逆入胸膈而为结胸；或误治伤里而为痞证等，这样，才会有仲景在《辨太阳病脉证并治下》来论述此类病证。

结胸与脏结两者不同，结胸病是邪气内逆，结实于胸膈，形成了胸中或胁下等处按之疼痛。寸脉浮，关脉沉，这种脉象的产生是由于阳热之邪逆入于里，与在里本来处于布达升发状态的太阳太阴水热之气逆结，使中焦闭结不通，则关脉沉，而阳热之邪却居于胸中，故为病理状态的寸脉浮，这与太阳正气从开而脉浮是不同的，应加以区别。

〔医论〕高学山：结胸之按则痛者，邪与饮搏，而为积聚之应，故脉见

寸浮关沉。浮为胸分之阳虚，而邪横上焦，沉为胃分之阳虚，而饮伏中焦也。（《伤寒尚论辨似·太阳经》）

何谓藏结？答曰：如结胸状，饮食如故，时时下利，寸脉浮，关脉小细沉紧，名曰藏结，舌上白胎滑者，难治。（131）[原129]

〔提要〕论脏结的病理及脉证表现。

〔讲解〕脏结是阴寒邪气凝结在脏，也有局部气血不通，按之疼痛之证，故如结胸状。六腑三焦无病，饮食可以受纳，而饮食如故；但脏气凝结，水谷之气不能吸收、转运，不能升达布散于周身，则时时下利；寸脉浮，是上焦心肺之气虚浮；关脉小细沉紧，为中焦的肝脾阳气极微复被阴寒之气凝结，气血凝滞不通。舌上见有白苔水滑，为阴寒水气大盛，体内阳气极微，故为难治之证。

〔医论〕章楠：误下而表邪内陷，成结胸，故按之痛，寸脉浮，关脉沉，其邪犹在经府之间也。藏结者，邪与痰血瘀结在藏，亦如结胸状而按之痛，其府无邪，故饮食如故也。肾为胃关，脾主运化，藏伤而输化失度，关闸不守，则时时下利。关脉小细沉紧，中焦绝无阳和之气，舌上白胎滑者，阳败而阴浊之邪凝结，故为难治也。（《伤寒论本旨·卷五》）

病发于阳而反下之，热入因作结胸。病发于阴而反下之，一作汗出。因作痞[1]也。所以成结胸者，以下之太早故也。（132）[原131上]

〔注解〕[1]痞：证候名，又称痞证，以心下痞闷，满而不痛，按之柔软为常见症状，也有按之痞硬，但并无痛感者。

〔提要〕论结胸与痞证的成因。

〔讲解〕上两条论述了结胸与脏结。本条接着再论述结胸与痞证的不同成因。病发于阳而反下之，是指病在表，而且在表的阳热之气很旺盛，又未泄越而出，经攻下后，正气不出，外邪及阳热从表内逆于胸膈、胁下而为结胸。病发于阴，是指病也在太阳，但关键是在太阳的里气不和或失畅，或虽仍可有风或寒在表，而里气不充实，一经攻下，里气先虚结于内，但外邪并未逆入，这样就成为痞证。结胸之所以因下之太早而形成，是因为阳热壅郁于表，在未经攻下之前，或可随汗而除，或可转为阳明里热，这样都不会成为结胸。

[医论]秦之桢：病发于阳而反下之，热入因作结胸；病发于阴而反下之，因作痞满，此千古疑句也。观仲景以大小陷胸汤重方治结胸，以诸泻心汤轻方治痞满，则知发于阳，发于阴，乃言病之轻重。……余细玩之，亦不拘太阳一经以致病。下文云：伤寒五六日，呕而发热，柴胡症具，而以他药下之，若心下满而鞕痛者，此为结胸也，大陷胸汤主之。若但满而不痛者，此为痞，柴胡不中与也，宜泻心汤。可见少阳经误下，亦有结胸痞满之症。又以心下鞕痛者为结胸，以心下但满而不痛者为痞满。可见结胸痞满但以痛不痛分别病之轻重命名。总之，三阳表邪未解而重，下早而变心下鞕痛，名曰结胸；三阴表邪未解而轻，下早变心下但满不痛，名曰痞满。(《伤寒大白·卷三·结胸》)

结胸者，项亦强，如柔痉[1]状，下之则和，宜**大陷胸丸**。(133)[原131下]

大黄半斤　葶苈子半升，熬　芒消半升　杏仁半升，去皮尖，熬黑

上四味，捣筛二味，内杏仁、芒消，合研如脂，和散，取如弹丸一枚，别捣甘遂末一钱匕，白蜜二合，水二升，煮取一升，温顿服之，一宿乃下，如不下，更服，取下为效。禁如药法。

[注解][1]柔痉：即痉病而有汗出者。

[提要]论结胸，同时又有项亦强，如柔痉状，当以大陷胸丸为治。

[讲解]结胸者，项亦强，如柔痉状，为结胸于上焦高位，使得太阳经气不和，项亦强，如柔痉状而汗出。如果用大陷胸汤峻攻，则恐药力迅猛而难达高位，所以只以大陷胸丸缓缓攻逐水热之结。此方用药虽峻猛，但用量较少，其药与甘遂及白蜜同煮，则成峻药缓攻，药物入胃后，缓慢吸收，缓缓作用于上焦高位。用药后经一夜而水热之结开散，经泻下而病去。如果不效，再服，以泻下为病去。此方以大黄、芒硝泄热开结，葶苈子、杏仁泻肺导滞，利肺气、行水气，以甘遂攻逐水饮、破其郁结，峻药缓用，使结胸去，而项强、自汗出等症自除。

　　大陷胸丸的现今用量：大黄 36 克，葶苈子 14 克，芒硝 20 克，杏仁 16 克。上四味，捣筛二味，纳杏仁、芒硝，合研如脂，和散，取如弹丸一枚即 12 克，别捣甘遂末一钱匕应为 1.6 克，白蜜二合应为 22 克。

　　[医论]《医宗金鉴》：结胸从胸上，满鞕项强，如柔痉状，则其热甚于上者，治上宜缓攻之，以大陷胸丸直攻胸肺之邪。煮服倍蜜，峻治缓行，下而和之，以其病势缓急之形既殊，汤丸之制亦异也。故知此项强乃结胸之项强，下之则和，非柔痉之项强也。（《订正仲景全书伤寒论注·辨太阳病脉证并治上编》）

　　太阳病，脉浮而动[1]数，浮则为风，数则为热，动则为痛，数则为虚，头痛发热，微盗汗出，而反恶寒者，表未解也。医反下之，动数变迟，膈内拒痛，一云头痛即眩。胃中空虚，客气[2]动膈，短气躁烦，心中懊恼，阳气内陷，心下因鞕，则为结胸，**大陷胸汤**主之。若不结胸，但头汗出，余处无汗，剂颈而还，小便不利，身必发黄。大陷胸汤。（134）[原 134]

　　大黄六两，去皮　芒消一升　甘遂一钱匕

　　上三味，以水六升，先煮大黄取二升，去滓，内芒消，煮一两沸，内甘遂末，温服一升，得快利，止后服。

　　[注解]

　　[1]动：脉象。其形圆滑如豆，数而有力。

　　[2]客气：指胃中虚滞之逆气。

　　[提要]论误下后邪热内陷，可形成结胸证，也可形成身黄证。并论述了大陷胸汤所治疗的典型的结胸证。

　　[讲解]本条较详细地论述了大结胸证的成因。太阳病，脉浮而动数，为风阳鼓张，邪从热化之象，如此则有津伤汗出，头痛发热。表因汗泄而虚，又易再被风寒所侵，故太阳之气虽浮燥，但表寒复在而反恶寒，应先解表。医生反而用下法，则阳热之气乘机内陷于胸膈，心下坚实硬满，成为结胸证。原本浮而动数的脉象变成迟滞不利，邪热与胸膈中气液相搏结而不通，成为水热互结。邪实于胸膈，胃中因下而空虚，虚逆之气冲逆而扰动其膈，胸中气塞不畅则短气，邪热结于胸膈，本会产生心烦，又因肾水不能上济于心，

心火不能下交于肾，则更为躁动而烦热，心中懊恼，当以大陷胸汤泻热逐水破结为治。大陷胸汤以甘遂泻热逐饮，泻逐胸膈间积水，大黄泻热荡实，芒硝软坚破结，三药合用，共奏泻热逐水破结之功。以胸胁中水热互结没有分流转输之路，不可吐而越之，发汗则徒伤经气，水热结实于胸胁，不能从汗而去，又不能如脾虚水停用白术茯苓来转输布达，故只可用攻逐水饮之法。

如果误下后，没有转变为结胸，而是阳热之气弥漫于三焦，与水饮湿浊相合，形成湿热郁蒸，且湿性黏滞使三焦之气不能畅达于外，使太阳太阴从开的布散之力不行而周身无汗；壅遏经气不能下达而小便不利；湿热闭郁为甚，其气不发，就会向上熏灼于头面而成但头汗出，齐颈而还；湿热熏蒸，不得泄越，就会身必发黄。

大陷胸汤的现今用量：大黄27克，芒硝28克，甘遂1.6克。

〔医论〕张锡驹：此论中风因下而成结胸也。风性浮越，故浮则为风；风为阳邪，故数则为热；阴阳相搏，故动则为痛；邪盛则正虚，故数则为虚；病太阳之高表，则头痛；得标阳之热化，则发热。微盗汗出者，邪伤阴分也；恶寒者，邪伤表阳也。邪及于阴则不复在表，今微盗汗出而反恶寒者，此表未解也。医反下之，表邪乘虚内入，故动数之脉变迟。邪气内入，膈气拒之，邪正相持，故拒痛也；邪气入，正气虚，故胃中空虚；客气者，外入之邪气也；膈之上为心肺，膈之下为肝肾，呼出心与肺，吸入肾与肝，客气动膈，则呼吸之气不相接续，故短气；上下水火之气不交，故躁烦；心中懊恼者，躁烦之极也；阳气内陷者，太阳之气随邪而内陷也。内陷于心则心下因鞕，此为结胸，故用大黄、芒硝、甘遂大苦盐寒之剂直达胸所，一鼓而下。若不结胸而陷于太阴湿土之分，则湿热相并，上蒸于头，故但头汗出；津液不能旁达，故余处无汗，剂颈而还；水道不行，则湿热内郁，必外熏于皮肤，故小便不利，身必发黄也。（《伤寒论直解·卷三》）

伤寒六七日，结胸热实，脉沉而紧，心下痛，按之石鞕者，大陷胸汤主之。（135）[原135]

〔提要〕本条论伤寒六七日，未经攻下，邪热内逆，与水饮结实于心下的结胸重证，仍当以大陷胸汤主治。

〔讲解〕伤寒表实无汗，水津没有泄越，六七日之时，阳热之气产生旺盛，没有经过攻下，在外的邪热自行内逆，与水饮结实于心下而为心下痛之结胸证。此证水热结实甚重，故按之如石一般坚硬，脉沉而紧也为水热闭结，气机不能通达的重证表现，故当以大陷胸汤泻热逐水破结为治。

〔医论〕陈修园：结胸亦有不因下而成者，伤寒六日为一经已周，至七日，又当来复于太阳。不从表解，而结于胸，则伤寒之邪郁而为热实，其证重矣。又诊其脉沉而且紧，沉为在里，紧则为痛为实，今心下痛，按之如石之鞕者，非他药所可攻，必以大陷胸汤主之。(《伤寒论浅注·卷三·辨太阳病脉证篇》)

伤寒十余日，热结在里，复往来寒热者，**与大柴胡汤**。但结胸，无大热者，此为水结在胸胁也，但头微汗出者，大陷胸汤主之。(136) [原136]

大柴胡汤方

柴胡半斤　黄芩三两　芍药三两　半夏半升，洗　生姜五两，切　枳实四枚，炙　大枣十二枚，擘　大黄二两

上八味，以水一斗二升，煮取六升，去滓，内大黄，再煎取三升，温服一升，日三服。一方加大黄二两，若不加，恐不名大柴胡汤。

〔提要〕论伤寒十余日，热结少阳之里，又有往来寒热，当以大柴胡汤为治。如果只是结胸，但水热结于胸与胁，仍当以大陷胸汤主治。

〔讲解〕伤寒十余日，热结在里，热化明显，没有明显的汗出热泄。这时又有往来寒热，是邪热内逆，少阳胆腑为热所结，使少阳经气不能从枢外达，又有正邪相争于腠理，故往来寒热，当以大柴胡汤泻除少阳里结之热，并枢转少阳之气而外达，兼解少阳经表之邪。

伤寒十余日，热结在里，邪热内逆，更会形成结胸证，不仅胸中，胁部也硬满疼痛，胸胁之中的水热之气不能散发，同太阳少阳之气共结实于胸胁，阳热不能通达于周身，故身无大热，而且周身无汗。阳热迫郁于内，只有头微有汗出，此证实为结胸重证，为结胸兼胁部亦为水热互结，以大陷胸汤泻热逐水破结为治，胁部水热也随之泻除。

大柴胡汤的现今用量：柴胡 36 克，黄芩 14 克，芍药 14 克，半夏 14 克，生姜 22 克，枳实 16 克，大枣 15 克，大黄 9 克。

[医论] 章楠：十余日，邪热结于里，复往来寒热者，犹兼少阳表证也，故与大柴胡汤，解少阳之邪而通里结。若但结胸而无寒热，则不涉少阳之经，但头汗出而身无汗，故知其三焦水道不通，邪热与水结于胸胁。主以大陷胸汤，中有甘遂，可逐水也。若非水邪而阳明实热，其身必有汗也。（《伤寒论本旨·卷五》）

唐宗海：热结在里，则似结胸矣，使不往来寒热，而但见烦痛大热等证，便当用大陷胸汤。今复有往来寒热，则热邪虽入结于胸中，而正气尚欲达于身外也，宜用大柴胡汤，有大黄以夺其结热，有柴胡汤以达其正气，为表里两解之法。若但结胸，无往来寒热之证，且无陷胸等烦躁之大热证者，此为水结在胸胁间，非热结也。使纯是水，则火不上蒸，无头汗矣，便不得用大陷胸矣。乃虽无大热，而尚有热，虽火不结，而尚能上蒸为头汗出，则不但水结，尚兼火证矣，故宜以陷胸汤，夺去其水，兼泻其火。（《伤寒论浅注补正·卷一》）

太阳病，重发汗而复下之，不大便五六日，舌上燥而渴，日晡所小有潮热，一云日晡所发，心胸大烦。从心下至少腹鞕满而痛，不可近者，大陷胸汤主之。（137）[原 137]

[提要] 论结胸合并阳明腑实之证，虽两证相合，仍只以大陷胸汤治之。

[讲解] 此为误治后，结胸合并阳明腑实之证，病证从心下至少腹，结胸于心下，为水热互结。而少腹又为阳明燥热腑实所据，故而可见不大便五六日，舌上燥而渴，日晡所小有潮热。虽两证相合，却只以大陷胸汤治之，不仅结胸证可去，又由于方中有大黄、芒硝，阳明燥热亦除，故为一方两治。此证所兼的阳明证主要因发汗攻下误治伤津液，燥热内结所致，日晡所小有潮热，但潮热不重。

[医论] 张璐：不大便燥渴，日晡潮热，少腹鞕满，证与阳明颇同，但小有潮热，则不似阳明之大热；从心下至少腹，手不可近，则阳明又不似此

大痛，因是辨其为太阳结胸兼阳明内实也。缘误汗误下，重伤津液，不大便而燥渴潮热，更加痰饮内结，必用陷胸汤，由胸胁以及胃肠，始得荡涤无余，若但下肠胃结热，反遗膈上痰饮，则非法矣。（《伤寒缵论·卷下·结胸》）

小结胸病，正在心下，按之则痛，脉浮滑者，**小陷胸汤**主之。（138）[原138]

黄连一两　半夏半升，洗　栝楼实大者一枚

上三味，以水六升，先煮栝楼，取三升，去滓；内诸药，煮取二升，去滓，分温三服。

[提要]论小结胸病，水湿痰热积于心下，以小陷胸汤主治。

[讲解]小结胸病的成因与大结胸证有所不同。大结胸证为太阳经气内逆于胸膈，水热互结，病情较重，小结胸病则太阳经气并未逆入于里，只是水湿痰热积郁在心下，而脉浮滑，并非沉紧，对于气机的阻滞不如大结胸证严重；按之则痛，比不用按压即疼痛要轻，所以疼痛也不如大结胸证严重，当以小陷胸汤消除水湿痰热为治。此方以瓜蒌实为主，以其苦寒润利，可开胸散结、行痰湿、除热结；更以黄连清热，半夏涤痰饮、散结气。三药合用，开散小结胸，而不致大泻下，以防伤及正气。

小陷胸汤现今用量：黄连5克，半夏14克，瓜蒌实30克。

[医论]方有执：正在心下，言不似大结胸之高而在上也；按之则痛，言比不按亦痛则较轻也。浮则浅于沉，滑则缓于紧，此结胸之所以有大小之分也。黄连苦寒，以泄热也；半夏辛温，以散结也。栝实苦而润，苦以益苦，则致热于易泄为可知；润以济辛，则散结于无难开可必，所谓有兼人之勇而居上功者，惟此物为然也。（《伤寒论条辨·卷之二》）

病在阳，应以汗解之，反以冷水潠[1]之，若灌之，其热被劫不得去，弥更益烦[2]，肉上粟起，意欲饮水，反不渴者，服**文蛤散**。若不差者，与**五苓散**。寒实结胸，无热证者，与三物小陷胸汤，**白散**亦可服。一云与三物小白散。（139）[原141]

文蛤散方

文蛤五两

上一味为散，以沸汤和一方寸匕服，汤用五合。

五苓散方

猪苓十八铢，去黑皮　白术十八铢　泽泻一两六铢　茯苓十八铢　桂枝半两，去皮

上五味为散，更于臼中治之，白饮和方寸匕服之，日三服。多饮暖水，汗出愈。

白散方

桔梗三分　巴豆一分，去皮心，熬黑，研如脂　贝母三分

上三味为散，内巴豆，更于臼中杵之，以白饮和服，强人半钱匕，羸者减之。病在膈上必吐，在膈下必利，不利，进热粥一杯，利过不止，进冷粥一杯。身热，皮粟不解，欲引衣自覆，若以水漠之、洗之，益令热却不得出，当汗而不汗则烦。假令汗出已，腹中痛与芍药三两如上法。

〔注解〕

[1] 漠（xùn）：同噀，用口含水喷出。此处指用口含水喷洒病人以退热。

[2] 弥更益烦：更加越发烦热。

〔提要〕论水寒郁热的症状及治法；论寒实结胸证的治疗。

〔讲解〕凡表不解，阳热已化生而不得泄越者，应以汗解之，如果用冷水喷淋或灌洗，反而水寒闭郁里热，病人更加烦热，皮肤寒栗粟起，想饮水，但不渴，当服文蛤散。文蛤散仅文蛤一味，味咸性寒，能清热化饮、消烦散结，制为散服，则内郁之热可除。如果病不愈，当以五苓散利水兼温通布散津液为治，水气得去，燥热烦渴亦解。

如为寒实结胸，无热证者，如果是寒郁阳热于里，而外无热证，可用三物小陷胸汤，即上条小陷胸汤。

如果是寒痰水饮结实，可用白散峻开寒结，逐水涤痰为治。白散方以巴豆为主药，以其大辛大热之性，峻开寒结冷积、逐水泻实、破散闭结，贝母利气散结化痰，桔梗开提肺气、散结去痰开闭，三药合用，则寒实去、水邪散，胸中闭郁之气得以通畅。此方服后病在膈上易致吐，在膈下易致下利，随吐下而病去。用白散易伤胃气，故用"白饮"即米汤和服。如果服药后不

下利，可服热粥加强泻下作用，如果服药后下利不止，当饮冷粥以止利。

文蛤散的现今用量：文蛤60克为散，以沸汤和一方寸匕即10克服用。

五苓散的现今用量：猪苓4克，泽泻6克，白术4克，茯苓4克，桂枝3克。一方寸匕的散剂即10克。

白散的现今用量：桔梗6克，巴豆2克，贝母6克。上三味为散，以白饮和服，强壮的人服半钱匕即0.8克，羸弱的人减量。

〔医论〕汪琥：病在阳者，为邪热在表也，法当以汗解之，医反以冷水潠之，潠者，口含水喷也。若灌之，灌，浇也。灌则更甚于潠矣。表热被水止劫，则不得去。不得去者，阳邪无出路也。邪无从出，其烦热必更甚于未用水之前矣。弥更益者，犹言甚之极也。水寒之气客于皮肤则汗孔闭，故肉上起粒如粟也。意欲饮水不渴者，邪热虽甚，反为水寒所制也。意欲饮水者，先与文蛤散，以解其弥甚之烦热。若不差者，水寒与热相搏，下传太阳之府，与五苓散内以消之，外以散之，乃表里两解之法也。其不下传与府者，必上结于胸，为寒实结胸。以水体本寒，故曰寒也。究竟水寒之气与邪热相搏而结实于胸，非真寒结胸中也。无热证者，成注云在外无热，言其热悉收敛于里也，故与黄连半夏瓜蒌实三物小陷胸汤以泄热散结。白散亦可服者，此言热结甚用小陷胸汤，如热不甚而结饮多，即可用白散之辛温以开其结下其水也。(《伤寒论辨证广注·卷五》)

结胸证，其脉浮大者，不可下，下之则死。(140)[原132]

〔提要〕论结胸证，脉浮大，为邪结胸中，正气虚浮外越，不可攻下，下之则死。

〔讲解〕结胸证为寸脉浮，关脉沉，阳热邪气据于胸中，寸脉必浮弦或浮滑而不外散。今脉浮大则不仅寸脉，关脉等均浮大，为邪结于胸中，正气反而虚浮外越，不可攻下，攻下则里气下泄，上焦心肺之气本已外越，下焦之气又下泻而脱，上越下脱，病人即死。

〔医论〕张锡驹：结胸症寸脉当浮，关脉当沉，今浮而大者，浮为在外，大为正虚，邪结于中而正气反虚浮于外，下之则里气一泄，正气无所依归，

外离内脱，涣散而死矣。(《伤寒论直解·卷三》)

结胸证悉具，烦躁者亦死。(141) [原 133]

〔提要〕论结胸证悉具，邪气重，正气不能通达，心肾之气孤亡则烦躁，为死证。

〔讲解〕结胸为邪气逆入胸膈，正气也随邪逆入而不出，如果结胸证悉具，邪气入结甚重，胸膈之气全不能通，正气即不能通行而亡散，心气孤亡则烦，肾气孤亡则躁，为邪盛而脏气孤亡的死证。所谓孤亡，即邪气结据太重，正气全然不通，上孤下绝，不能运行则死。

〔医论〕成无己：结胸证悉具，邪结已深也。烦躁者，正气散乱也。邪气胜正，病者必死。(《注解伤寒论·卷二·陷胸汤证》)

太阳病二三日，不能卧，但欲起，心下必结，脉微弱者，此本有寒分也。反下之，若利止，必作结胸。未止者，四日复下之，此作协热利也。(142) [原 139]

〔提要〕论太阳病，心下有水气停结，攻下后，形成结胸，或形成协热下利。

〔讲解〕太阳病二三日，不能卧，但欲起，心下必结，为正气传经于阳明少阳之期，表证尚未解，心下又有水气停结，"此本有寒分也"，即指有水气停结。"脉微弱者"，不是指正气虚，而是水气停结心下，太阳正气内结，显得脉有些微弱，而不能充分表现出抗御外邪时的脉浮紧之象来。此时攻下，太阳在表之邪热内逆于里，而心下水气并未随下而去除，故下利止，水热相结，则为结胸。如果下后利未止，则心下水气随下而去，脾胃之气本已虚惫，至四日，太阳传经之时，再下之，不仅太阴气虚而不能从开，太阳在表的阳热也随攻下而逆入于里，并随下利而阳热协同下走，成为协热下利。

〔医论〕刘渡舟：太阳病仅二三日，出现不能卧，但欲起的证候，可知其人"心下必结"。因心下邪气结滞者，往往卧则气痞益甚，而起立活动则稍有缓解。本病一是有太阳未解之表证；二是有邪结心下之里证。此时察之于脉，已由太阳表证本来的浮紧之脉而微微变弱，即"紧"象已减，显示寒邪有化热入里之趋势。其"心下必结"之里证，是因为"此本有寒分也"。寒分，指水饮之邪。可见其人既外有表邪欲化热，又内有水饮之宿疾。治当解表化饮为宜，而反误用泻下之法，则引邪入里，其病情发展可能有两种转归：或是邪结于上；或是邪注于下。若邪结于上，下利自止，太阳邪热因误下而内陷，与水饮凝结，故"必作结胸"；若邪热下注，则病至四日，仍见下利不止，这种协同表邪而下利的，则叫作"协热利"。(《伤寒论诠解·各论·辨太阳病下》)

太阳病下之，其脉促，一作纵。不结胸者，此为欲解也。脉浮者，必结胸。脉紧者，必咽痛。脉弦者，必两胁拘急。脉细数者，头痛未止。脉沉紧者，必欲呕。脉沉滑者，协热利。脉浮滑者，必下血。（143）[原 140]

[提要] 论太阳病下后，经气内郁于三焦的各种变证。

[讲解] 本条所论的脉证都是太阳病下后，经气内郁于三焦的各种变证，只因在《辨太阳病脉证并治下》，故不言而喻，为下后转为里气不畅的各种脉证。下后脉促而不结胸者，为表证欲解。如为脉浮的，是阳热搏结于胸膈，而为寸脉浮、关脉沉的结胸证。脉紧的，为下后阳热之气闭结于咽部，则为咽痛。脉弦的，为下后少阳之气内结，不能畅达，则两胁拘急。脉细数的，为下后阴液伤而风阳热化，郁而不发，向上攻窜于头部而疼痛不止。脉沉紧的，为阴寒内乘，胃气不和，则欲呕吐。脉沉滑的，为阳热入里，迫于肠中而为协热下利。脉浮滑的，指脉浮盛而滑，为邪热壅蓄于内，易迫入血分而为下血之证。

[医论] 周扬俊：太阳病下之，误下也，误下而其邪或入里，或上逆，或下泄，或传半表半里，或犯胃而伤气，或入阴而伤血，俱未可定，总无欲解之理。然不结胸而欲解者何也？以其脉促也。促脉而何以不成结胸？则邪热不至内结，故即下而在外之邪不入，则知所存者已可勃勃从表出矣，故曰此为欲解也。且曰欲解，则有俟轻表之意原在，非竟解之谓。若脉浮，则外邪正盛，安可下乎？势必乘虚内结矣。至下多亡阴，因见紧脉阴寒之象，知太阳与少阴为表里，致邪袭少阴，因而咽痛者有之。或风木失荣，脉因见弦，

而胁际拘急者有之。若细数之脉见，则热邪未散，头痛未有止期。设脉沉紧，则已显里寒，中气大伤，势必作呕。沉滑则邪实于内，自为热利；浮滑则阳邪既炽，而内邪复实，不至于下血不已耳。乃一误下也，因其人正气之强弱，藏府之虚实，遂致种种变证，各因其脉而可以预必也。谁谓太阳可以不行表解而竟行攻下耶！（《伤寒论三注·卷一》）

妇人伤寒，发热，经水适来，昼日明了，暮则谵语，如见鬼状者，此为热入血室[1]，无犯胃气及上二焦[2]，必自愈。（144）[原145]

〔注解〕

[1] 血室：指少阴血分。

[2] 上二焦：即上中二焦。

〔提要〕论热入少阴血室之轻证，只要不伤及胃气及中上二焦，就会自愈。

〔讲解〕血室，指三焦之内的少阴血分。妇人伤寒发热，当比中风汗出的津气外泄，损伤津气要少。随月经之来，阳热内逆，入于少阴血室。但只是在日暮时热入血室，扰乱心神，谵语，如见鬼状，白天则没有这种情况。这是由于日暮后，人体阳气不升，血气从降，阴气盛，周身之气不发，故而邪热内逆。白天阳气升达，里气易于外出，故无谵语、如见鬼状之证。说明热入血室，仍可转出，只要不伤及胃气及中上二焦，人体正气必越来越旺，自会将邪热完全转出，而自愈。

〔医论〕卢之颐：伤寒发热，其表未除，里亦无恙，而经水适来，热入乘之，逢其盛矣。昼日明了，暮而谵妄，如见鬼状者，此阴不胜其阳，未至脉流薄疾，而重并暴脱也。毋妄投陨泄，以犯胃气及上中二焦，俟其经隧自整，勿药有喜也。（《仲景伤寒论疏钞金锌·卷七·太阳》）

妇人中风，七八日续得寒热，发作有时，经水适断者，此为热入血室，其血必结，故使如疟状，发作有时，**小柴胡汤**主之。（145）[原144]

柴胡半斤　黄芩三两　人参三两　半夏半升，洗　甘草三两　生姜三两，切　大枣十二枚，擘上七味，以水一斗二升，煮取六升，去滓，再煎取三升，温服一升，日三服。

[提要] 论妇人中风七八日，热入少阴血室而寒热如疟状，当以小柴胡汤主治。

[讲解] 妇人中风，有发热、汗出等症，至七八日时，又有寒热发作有时，为病情转变，在得病的过程中已来月经，阳热邪气随月经来潮而乘虚内入少阳，迫郁少阴而成为热入少阴血室，其血必为邪热所结，此时月经即断。但此证之热入血室，比上条要严重一些。"续得寒热，发作有时"，即往来寒热，究其原因，为少阴之血结不甚。少阴为枢，少阳亦为枢，邪气先入少阳，内迫少阴而为病，以小柴胡汤疏泄少阳之气，使少阴内郁之邪热转从少阳而出，其证即愈。这里显示了少阳与少阴同为枢，两者相互为用，得病时又可相互影响。

小柴胡汤的现今用量：柴胡 36 克，黄芩 14 克，党参 14 克，炙甘草 14 克，生姜 14 克，大枣 15 克，半夏 14 克。

[医论] 周扬俊：续得寒热至中风八九日，此邪已传少阳经，而经水适断。此经不应断而断，明系与邪合归血室，则其血因热而断，亦因热而结矣。热与血结，邪不得去，遂令寒热发作，有如疟状，故当用柴胡汤提出其邪，庶和解于表里之间也。或以小柴胡气分药也，何由入于阴分而出其邪耶？盖血系冲脉，系于肝也，而少阳属胆，胆亦附肝，柴胡能解肝胆之邪，岂独不解冲脉之邪耶？（《伤寒论三注·卷五》）

吕震名：妇人热入血室，是热邪已乘虚陷入阴分，何以主小柴胡汤少阳之药？按三阴三阳，少阳为从阳入阴之枢纽，阳经热邪，已越少阳而陷入阴分，亟当从阴分领出其邪，使还从少阳而出也。（《伤寒寻源·下集》）

妇人中风，发热恶寒，经水适来，得之七八日，热除而脉迟身凉，胸胁下满，如结胸状，谵语者，此为热入血室也，当刺期门[1]，随其实而取之。（146）[原 143]

[注解] [1] 期门：肝经的期门穴。

〔提要〕论妇人中风七八日，经水适来，热入少阴血分的症状及刺法。

〔讲解〕"妇人中风，发热恶寒，此时经水适来，得之七八日"，为六经经气行经一周，复至太阳阳明之时，外邪多已从阳化热，但又因经血下行，太阳经气不出于表，反而随血气下行而内逆，邪热从外而内逆于三焦之中的少阴血分。少阴为枢，主血气之枢转，邪热内逆，则血气结而不得枢转，故热除而脉迟身凉，胸胁下满如结胸状，此非结胸之水热互结，而是热入血室。少阴血气郁结，火热内逆，心火不发则谵语。当刺肝经之募穴期门，以疏泄少阴血气之结，使热从中出，得以泄越，则少阴枢机畅达，所以称为随其实而取之。此为热入血室之重证。

此处所言的血室不是讲胞宫，因为病证是胸胁下满，如结胸状。如果血室是胞宫，病位应该在下腹部，不应该是胸胁下满，如结胸状。当然，少阴血分已被邪热壅结，则必会导致月经终止。但不可因为月经终止，而认为热入血室就是热入胞宫。而在《金匮要略·妇人杂病脉证并治》中的"妇人少腹满，如敦状；小便微难而不渴，生后者，此为水与血俱结在血室也；大黄甘遂汤主之"，这里的血室，确实是指胞宫。所以，分不同的情况，血室所指不同。

〔医论〕方有执：血室，荣血停留之所，经脉集会之处，即冲脉，所谓血海是也。其脉起于气街，并少阴之经夹脐上行，至胸中而散，故热入而病作，其证则如是也。期门……肝之募也，肝纳血，故刺期门，所以泻血分之实热也。(《伤寒论条辨·卷之一》)

王丙：血室即胞中，冲任脉起于此，冲为血海，诸经朝会，男子则运而行之，女子则停而止之，男既运行，故无积而不满，女既停止，则有积而能满。满者，以时而溢，象月盈则亏也。期门为肝募，《图经》云：凡发热无汗，刺之能使汗出者也。言妇人得中风病，在经水适来时，至七八日热除宜愈。而见脉迟，则热邪必在肝藏，肝脉之上贯膈胁者必壅而不通，故有如结胸状。谵语者，血之热也，刺期门则血热得泄而汗自解矣。(《伤寒论注·卷二》)

太阳与少阳并病，头项强痛，或眩冒，时如结胸，心下痞鞭者，当刺大椎第一间[1]、肺俞[2]、肝俞[3]，慎不可发汗。发汗则谵语，脉弦。五日谵语不止，当刺期门。（147）[原142]

〔注解〕

[1]大椎第一间：即督脉的大椎穴。

[2]肺俞：膀胱经的肺俞穴。

[3]肝俞：膀胱经的肝俞穴。

〔提要〕论太阳与少阳并病，宜用刺法，禁用汤剂发汗。发汗后火热内郁而谵语不止，当刺期门，开泄少阴血气中的火热。

〔讲解〕太阳与少阳并病，头项强痛为太阳经气不畅，或眩冒为少阳经气壅郁。两经之气均郁于胸中不出，则又时如结胸，心下痞硬，为胸膈之气不畅为甚。当刺督脉的大椎穴，助太阳经脉的疏通；刺肺俞，宣畅肺气，以助太阳从开的气化；刺肝俞以畅达少阳之气。这是由于太阳为开，其经气的趋向为从下焦的肾与膀胱，向上趋向于肺，故刺肺俞，宣畅肺气，以助太阳从开的气化；又由于少阳为枢，经气的趋向为从心包及下焦的相火趋向于肝，经肝气肝风的作用使少阳本火枢转流畅于表里之间，故刺肝俞以开畅少阳之气。刺肺俞、肝俞，一为助太阳气化，一为助少阳气化，针刺的机理同一。此证不可发汗，发汗徒虚津液，而经气闭郁不解，火热更重，热郁于心肝而谵语、脉弦。至五日传经于少阴之时，火热必会内结于少阴，而谵语不止。以少阴为枢，心肾之阳热，均趋向于肝，得到肝气的疏通，而为少阴阴血之枢机，故而当刺肝经的期门穴，来泄少阴血气中的火热之邪。此条所示针刺之法，刺肝俞是在背部，为阳位，为了使少阳之气通达；如果是火热内结于少阴，则是刺位于腹部的期门穴，为阴位，刺之可泄除少阴血气闭结。所以又有阴阳腹背针刺的不同，这些都是与气化理论紧密联系的。

〔医论〕成无己：太阳之脉，络头下项。头项强痛者，太阳表病也。少阳之脉，循胸络胁，如结胸心下痞鞭者，少阳里病也。太阳少阳相并为病，不纯在表，故头项不但强痛而或眩冒，亦未全入里，故时如结胸，心下痞鞭，此邪在半表半里之间也。刺大椎第一间、肺俞，以泻太阳之邪；刺肝俞，以泻少阳之邪。邪在表，则可发汗；邪在半表半里，则不可发汗。发汗则亡津液，损动胃气。少阳之邪，因干于胃，土为木刑，必发谵语。脉弦，至五六日传经尽，邪热去而谵语当止；若复不止，为少阳邪热甚也，刺期门，以泻肝胆之气。（《注解伤寒论·卷四》）

太阳少阳并病，心下鞭，颈项强而眩者，当刺大椎、肺俞、肝俞，慎勿下之。（148）[原171]

[提要]论太阳少阳并病，太阳少阳经气俱不利，宜用刺法，禁用攻下。

[讲解]太阳少阳并病，颈项强为太阳经脉不畅，心下硬而眩为少阳经气不能枢转而出，内聚于心下，较胸胁苦满更甚，为三焦里气不畅为甚，因此不能用小柴胡汤来枢转开泄，而当刺督脉的大椎穴，助太阳经脉的疏通；刺肺俞，来宣畅肺气，加强太阳从开的气化；刺肝俞以畅达少阳之气。如此则三焦闭郁之气得开，太阳少阳闭郁之气得畅。慎勿用攻下使太阳少阳之气更加逆乱，导致病情加重。

[医论]成无己：心下痞鞭而眩者，少阳也；颈项强者，太阳也。刺大椎、肺俞，以泻太阳之邪，以太阳脉下项侠脊故尔；肝俞以泻少阳之邪，以胆为肝之府故尔。太阳为在表，少阳为在里，即是半表半里证。……此云慎勿下之，攻少阳之邪，太阳之邪乘虚入里，必作结胸。经曰：太阳少阳并病，而反下之，成结胸。（《注解伤寒论·卷四》）

太阳少阳并病，而反下之，成结胸，心下鞭，下利不止，水浆不下，其人心烦。（149）[原150]

[提要]论太阳少阳并病，误下形成结胸危证。

[讲解]太阳少阳并病，指太阳少阳之病并存。太阳从开与少阳从枢俱为不利，反而下之，太阳之邪逆入而为结胸，证见心下硬。此证本来就有少阳枢机不利，下后，少阳之气更随脾胃之虚而内陷，且又有结胸的闭结之气在上阻截，气液不能升发，则更为下利不止，胃气虚而上焦中焦逆结，则水浆不下，心阳孤郁，无气液之助，则心烦。此实为误治后的危重难治之证。

[医论] 章楠：太阳少阳并病，当刺肺俞肝俞，断不可发汗下之。若反下之，则太阳之邪内陷于胸，而成结胸，则心下鞕。少阳之邪内陷太阴而下利不止；阴阳格拒，水浆不下，邪热闭结，其人心烦。为难治之坏病也。（《伤寒论本旨·卷五》）

伤寒六七日，发热，微恶寒，支节^[1]烦疼，微呕，心下支结^[2]，外证未去者，**柴胡桂枝汤**主之。（150）[原146]

桂枝去皮　黄芩一两半　人参一两半　甘草一两，炙　半夏二合半，洗　芍药一两半　大枣六枚，擘　生姜一两半，切　柴胡四两

上九味，以水七升，煮取三升，去滓，温服一升。本云人参汤，作如桂枝法，加半夏、柴胡、黄芩，复如柴胡法。今用人参作半剂。

[注解]

[1] 支节：四肢关节。

[2] 心下支结：心下支撑闷结。

[提要] 论伤寒六七日，太阳与少阳经气同病的柴胡桂枝汤证治。

[讲解] 伤寒六七日，为正气传经一周，由阴出阳之期。发热、微恶寒，为病在太阳，然外寒已不重，少阳之气也被邪郁而不畅，则微呕，心下有物支撑，结滞不畅，但比心下硬满、痞硬要轻得多。太阳少阳之气不畅，热郁而支节烦疼，而非邪气深重直入于关节，当以柴胡桂枝汤疏泄少阳，兼解太阳之表为治。柴胡桂枝汤是小柴胡汤、桂枝汤各用半量相合之复方，以小柴胡汤疏泄少阳之结，使经气外达，出于太阳；桂枝汤充荣达卫、解表散邪。

柴胡桂枝汤的现今用量：桂枝6克，黄芩6克，党参6克，炙甘草4克，半夏8克，芍药6克，大枣7克，生姜6克，柴胡18克。

[医论] 唐宗海：发热恶寒，四肢骨节疼痛，即桂枝证也，呕而心下支结，即心下满，是柴胡证也。外证未去句，以明柴胡证是病将入内，而桂枝证尚在，不得单用柴胡汤，宜合桂枝汤治之，义极显明。（《伤寒论浅注补正·卷一》）

伤寒五六日，已发汗而复下之，胸胁满微结，小便不利，渴而不呕，但头汗出，往来寒热，心烦者，此为未解也，**柴胡桂枝干姜汤**主之。（151）[原

147]

　　柴胡半斤　桂枝三两，去皮　干姜二两　栝楼根四两　黄芩三两　牡蛎二两，熬　甘草二两，炙

　　上七味，以水一斗二升，煮取六升，去滓，再煎取三升。温服一升，日三服。初服微烦，复服汗出便愈。

　　〔提要〕论伤寒五六日，汗下后，邪入少阳，上焦热郁津伤，又有下寒，当以柴胡桂枝干姜汤主治。

　　〔讲解〕伤寒五六日之时，经发汗而泄里津，复因攻下而伤里阳，外邪逆入少阳而往来寒热，五六日所化生之阳热又壅郁于上焦。胸胁满为少阳经气结滞不畅，微结者，不如结胸重，但较胸胁满又重一些。上焦热郁津伤，则渴、心烦；热郁不发，逆于上则但头汗出；上热不能下通，气化不利，又因攻下而下寒，则小便不利；但无较多的水蓄于中焦，水不犯胃则不呕。此为邪在少阳之表，三焦之内则为上热下寒，当以柴胡桂枝干姜汤清上温下，畅达少阳太阳之气，祛邪外出而愈。柴胡桂枝干姜汤以黄芩、瓜蒌根清上郁之火热，生津止渴；牡蛎、干姜散结气、温下寒，下寒得到温化，则太阴之气可布散上达，使得太阳经气由下至上的气化得以旺盛；桂枝通心阳、行荣卫，畅达太阳之气从胸中出表；柴胡畅达少阳之气，而达邪于外；甘草调和诸药。如此则三焦之气和畅，经气从少阳而出于太阳。本方初服时三焦之内的火热欲开而不开，津气欲布而未布，故见微烦，再服则三焦之气畅达于外，汗出邪去而病愈。

　　柴胡桂枝干姜汤的现今用量：柴胡 36 克，桂枝 14 克，干姜 9 克，瓜蒌根 18 克，黄芩 14 克，牡蛎 9 克，炙甘草 9 克。

　　〔医论〕张斌：伤寒五六日，是少厥二阴主气之期，已发汗而复下之不解，是少厥二阴里虚。少阴虚，则太阳邪传，厥阴虚，则转属少阳。胸胁满，是气滞少阳；微结是水停膈间。气水两滞，水道不通，气化不行，则小便不利。水不化气，气不生津，上焦失润，则口渴；不在胃中，故不呕。气水两滞，汗液不能周布，上焦热蒸，则但头汗出；表里两逆，邪正相争于肌腠之间，即往来寒热；少阳火郁不发，上扰心包，就要心烦。这是太阳之邪未解，

因汗下里虚，邪传少阳所发生的变证。宜柴胡桂枝干姜汤，枢转气机，从少阳以达太阳，化饮生津，由上焦而通下焦，其病当愈。(《伤寒理法析·中编·少阳病篇》)

伤寒五六日，头汗出，微恶寒，手足冷，心下满，口不欲食，大便鞕，脉细者，此为阳微结[1]，必有表，复有里也。脉沉，亦在里也，汗出为阳微，假令纯阴结[2]，不得复有外证，悉入在里。此为半在里，半在外也，脉虽沉紧，不得为少阴病。所以然者，阴不得有汗，今头汗出，故知非少阴也，可与小柴胡汤。设不了了者，得屎而解。(152)[原148]

[注解]

[1] 阳微结：大便虽硬，但阳热不重。

[2] 纯阴结：纯为阴寒邪气内结的大便硬。

[提要] 论伤寒五六日，表证仍在，又有阳微结，可与小柴胡汤。用药后，如果仍有热结阳明，可再行攻下。

[讲解] 伤寒五六日，为正气传经于少阴厥阴之期，正气弱，则此时邪易内逆。微恶寒，为表证仍在；但心下满，口不欲食，大便硬，为阳气又内结于里，阳气不是很重，所以是阳微结；在表的经气内逆，则手足冷；在里的阳热上蒸则头汗出；经脉之气不畅，则脉沉细。此证为阳微结，是由于先有表证，乃表气内逆，又使阳热之气郁于里而病及阳明。脉沉，也为在里。汗出为阳气在里但已不盛。如果是纯阴结，不应再有表证，而应全为里证。此为既有太阳之表，又有阳明之里的半在里、半在外之证。脉虽沉紧而细，但不是少阴病，少阴阴寒不应有头汗出。现在有头汗出，可知不是少阴病。可与小柴胡汤畅达少阳经气，使内郁的阳气随少阳经气畅达于外，则在里的阳微结即随着少阳经气的枢转而去除，表逆之邪当然也就去除了。如果用药后，仍有在里的阳热结于阳明不去，可用汤药泻下阳明热结而愈。本条是用小柴胡汤治疗阳微结病证。

[医论] 张斌：此条为辨别阳微结和纯阴结而设。阳微，是阳气衰少；纯阴，则阳气全无。所以此条亦是少阳和少阴两枢不转而内结的证治。此所

谓表，固然指太阳，里固然指阳明，但表里不解的根源，却在于枢机不转，少阳阳微。因此称为阳微结。辨别的要点，主要在头部有无汗出。伤寒五六日，当为少阴厥阴主气之期。若此二阴之气不足，即少阴的枢转无力，厥阴的从化不前，必致太阳的表气不足，少阳的枢机不转，因而头汗出，微恶寒，手足冷，心下满，口不欲食，大便鞕，是腑实内结。但脉细，则既非太阳之浮，亦非阳明之大，而是少阳之弦而不足，枢转无力，所以称为阳微结。此证必然有太阳之表，又有阳明之里。如果脉沉，亦更当有里证。由于但头汗出，全身无汗，则知既非阳盛，又非无阳，所以为阳微。纯阴结，不会有头汗出的外证，是全入在里为阴。此证重在少阳，所以说半在里半在外也。虽然脉见沉紧，亦不当认为是少阴病的纯阴结，因为阴证不得有汗，今有头汗出，知不是少阴病。病变重点尚在于少阳的枢机不利，上焦不通，津液不下，故与小柴胡汤，以枢转少阳之气，其阳得转，胃气因和，身濈然汗出而解。如果还不够彻底，即可与大柴胡或小承气汤，得便通而愈。(《伤寒理法析·中编·少阳病篇》)

伤寒五六日，呕而发热者，柴胡汤证具，而以他药下之，柴胡证仍在者，复与柴胡汤。此虽已下之，不为逆，必蒸蒸而振，却发热汗出而解。若心下满而鞕痛者，此为结胸也，大陷胸汤主之。但满而不痛者，此为痞，柴胡不中与之，宜**半夏泻心汤**。(153)[原149]

半夏半升，洗　黄芩　干姜　人参　甘草炙。各三两　黄连一两　大枣十二枚，擘

上七味，以水一斗，煮取六升，去滓，再煎取三升，温服一升，日三服。须大陷胸汤者，方用前法。一方用半夏一升。

[提要] 论小柴胡汤证经攻下后，出现几种不同转归：一为柴胡汤证仍在，可再用小柴胡汤；一为形成结胸，用大陷胸汤；一为形成痞证，用半夏泻心汤。

[讲解] 伤寒五六日，出现呕而发热的小柴胡汤证，医生没有用小柴胡汤治疗，反而攻下，因为少阳为枢，本应从枢治疗的病证，反而从阖来攻下，必然伤其里气，使病情变重。这时可以出现几种不同的病情变化：

一种情况为，如果病人正气较旺，少阳枢机并没有因攻下受到大的影响，则小柴胡汤证仍然存在，在这种情况下，再用小柴胡汤，就会发生"蒸蒸而振，却发热汗出而解"的情况。这是由于攻下后虽然病证未变，但正气仍有所损伤，用药后鼓动少阳已虚的经气，奋力抗邪外出，病人蒸蒸发热而又寒战战栗，为少阳经气受抑，积蓄不畅但又奋力抗邪的反应，最终形成了发热汗出，外邪被驱除的效果。

另一种情况为，攻下后出现了心下满而硬痛，则转为结胸证，由于伤寒五六日，阳热已经产生较多，少阳之气正在全力抗邪外出，经攻下后，邪热内逆较为严重，而形成结胸，要用大陷胸汤治疗。可见，结胸证有因为太阳病而转成的，也有从少阳病转成的。

还有另一种情况为，小柴胡汤证误用攻下而形成痞证。此为下后里气逆乱，脾气虚而不升，胃气逆而不降，即不升也不降，脾胃之气均痞结于心下不能开通，故为心下满而不痛。心下痞结，上焦已化生之正热郁于内而不得下达，又因攻下后下寒，水谷不得温化，临床又多见泄泻。故又为上热下寒的寒热错杂之痞。那么，外邪为什么没有因为攻下而内逆呢？为什么没有变成结胸呢？应该是由于当时没有较多的阳热化生于表与外邪抗争，所以，也就没有较多的阳热随攻下而逆入，攻下后只是形成里气逆乱，形成了上热下寒的寒热错杂之痞，其上热侧重在胸中正热的内郁，而不是从外逆入于里的阳热。这也就是"病发于阳而反下之，热入因作结胸；病发于阴而反下之，因作痞"的道理。当以半夏泻心汤分消寒热、和胃散痞来治疗此寒热错杂之痞。此汤以半夏为主，和中降逆、消痞散结，开通中焦失畅的气机；辅以黄芩黄连之苦寒，以清郁于胸膈之热；以干姜配半夏，辛温助阳以散下寒；佐以党参、甘草、大枣之甘温，以补脾胃之虚，使脾胃之气旺盛，升者可升，降者可降，以恢复脾胃的升降功能，则其痞自除。

半夏泻心汤的现今用量：半夏15克，黄芩14克，干姜14克，党参14克，炙甘草14克，黄连4克，大枣15克。

[医论] 刘渡舟：本条论述误下少阳之后，所出现的三种不同情况的证

治。伤寒五六日，出现呕而发热的少阳证，医者不用小柴胡汤和解，反以他药泻下，此犯少阳之禁，实属误治。若其人正气旺盛，证情不因误下而发生变化，柴胡证仍在者，可复与小柴胡汤。此虽经误下而病未逆变，故云"不为逆"。但正气必竟有所耗伤，难于胜邪，服汤后因得药力相助，正复而驱邪，故发生"战汗"作解的现象，这是一种情况。若误下后，其人证见心下满痛，按之石鞭，是为结胸证。此因少阳邪热内陷入里与水饮互结而致。与前言误下太阳而成结胸，起因虽有所不同，但见证并无差异，故仍当用大陷胸汤泄热逐水破结。这是第二种情况。第三种情况即误下后，其人证见心下满而不痛，是为痞证。痞之成因，是误下少阳之后，脾胃之气受伤所致。因脾主升、胃主降，脾胃受伤则升降失常，气机受阻不利，故发生心下痞塞不通之感，再者，本病来自于误下少阳，少阳喜呕，多是胃有痰饮而气逆，故本证亦多是气机痞塞而挟痰，故又称之为"痰气痞"。(《伤寒论诠解·各论·辨太阳病下》)

伤寒，汗出解之后，胃中不和，心下痞鞭，干噫食臭[1]，胁下有水气，腹中雷鸣[2]，下利者，**生姜泻心汤**主之。(154) [原157]

生姜四两，切　甘草三两，炙　人参三两　干姜一两　黄芩三两　半夏半升，洗　黄连一两　大枣十二枚，擘

上八味，以水一斗，煮取六升，去滓，再煎取三升，温服一升，日三服。附子泻心汤，本云加附子，半夏泻心汤、甘草泻心汤，同体别名耳。生姜泻心汤，本云理中人参黄芩汤，去桂枝、术，加黄连，并泻肝法。

〔注解〕

[1] 干噫食臭：嗳气而有食腐气味。

[2] 腹中雷鸣：肠中雷鸣作响，即肠鸣音亢进。

〔提要〕论伤寒汗出表解后，形成痞证兼水饮不化，当以生姜泻心汤主治。

〔讲解〕太阳伤寒发汗，表证已解。太阳之气虽已得到和畅，但汗出之后，太阴已经内弱，形成太阴之气内结，位于胸中的阳气虚孤而郁于上，脾胃之气因发散而偏虚，胃气虚而上逆，不得下行，使食入之物不得消化，成

为水食停积，并且嗳气有食腐气味。胃气逆则火郁在上，不交于下，而太阴的水湿之气不能布散于周身，即形成了水饮不得温化运行而为胁下有水气，聚于肠间攻窜则为腹中雷鸣作响，产生下利。这是寒热交杂之痞，但因胃气上逆而气机痞结较重成为心下痞而硬满，但按之不痛，当以生姜泻心汤和胃降逆、分消寒热、消水散痞为治。生姜泻心汤是在半夏泻心汤的基础上，减轻干姜用量而重用生姜，更突出了和胃降逆、合半夏以通畅胃气，消散水食停饮的作用，由于脾胃之气因发散而虚，所以方中也必须要用党参、甘草、大枣来补脾胃之虚。

上条的半夏泻心汤证当然也涉及太阴之气不能升达布散到周身，但因先用过攻下，使太阴水湿之气因攻下而从肠道下走，所以，水饮停结没有生姜泻心汤重。

生姜泻心汤的现今用量：生姜 18 克，炙甘草 14 克，党参 14 克，干姜 4 克，黄芩 14 克，半夏 15 克，黄连 4 克，大枣 15 克。

[医论] 刘渡舟："伤寒"在此指太阳病，包括中风和伤寒。发汗本为正治之法，但如汗不得法，表证虽可解除，脾胃之气却受损伤；或因其人素体脾胃气弱，汗出后部分邪气内陷，影响里气不和，以致造成升降失常，气机痞塞，寒热错杂，而使"胃中不和，心下痞鞭"。一般地说，心下痞当按之软而不痛，此言心下痞硬，是指其人自觉心下痞塞，按之则仅有紧张感，但多无疼痛等证，更不是按之石硬，故仍与结胸证有本质区别。胃主受纳、腐熟，脾主消化运输，脾胃气伤，不能腐熟运化水谷，饮食不消而作腐，胃气不降而上逆，故见"干噫食臭"。干者无物也；噫者嗳气也；食臭即饮食未消化的气味。脾胃运化腐熟功能失常，则生水湿痰饮，水走肠间而下注，故见"腹中雷鸣、下利"；"胁下有水气"，指胁下亦有水。由此可知本证的心下痞，为脾胃不和，兼夹水饮，故称"水气痞"或"饮气痞"。除上述见证外，尚可兼见下肢浮肿、胁下作疼、小便不利等证。当治以生姜泻心汤和胃降逆，消水散饮。生姜泻心汤即半夏泻心汤加生姜并减少干姜的用量而成，其组方原则与半夏泻心汤基本相同，均属辛开苦降甘调之法。但二方同中有异，异在半

夏泻心汤治痞夹痰气；而生姜泻心汤治痞夹水气。由于生姜泻心汤的治疗重点在于胃中不和，胁下有水气，故重用生姜之辛，使其健胃消水散饮。（《伤寒论诠解·各论·辨太阳病下》）

伤寒中风，医反下之，其人下利日数十行，谷不化，腹中雷鸣，心下痞鞭而满，干呕，心烦不得安，医见心下痞，谓病不尽，复下之，其痞益甚，此非结热，但以胃中虚，客气上逆，故使鞭也，**甘草泻心汤**主之。（155）[原158]

甘草四两，炙　黄芩三两　干姜三两　半夏半升，洗　大枣十二枚，擘　黄连一两

上六味，以水一斗，煮取六升，去滓，再煎取三升，温服一升，日三服。

臣亿等谨按：上生姜泻心汤法，本云理中人参黄芩汤，今详泻心以疗痞。痞气因发阴而生，是半夏、生姜、甘草泻心三方，皆本于理中也，其方必各有人参。今甘草泻心中无者，脱落之也。又按《千金》并《外台秘要》治伤寒匿食，用此方皆有人参，知脱落无疑。

[提要] 论伤寒中风反复下后，脾胃虚甚而心下痞硬，当以甘草泻心汤主治。

[讲解] 此证虽见心下痞硬而满，重点却为反复下后脾胃虚甚，胃气虚而虚气上逆，结于心下为痞亦甚，故"客气上逆"一语，是指虚性逆气，而非外邪逆入在里，若为外邪入里，即成结热为实，故言"此非结热"。中焦逆结，上热不降，则干呕、心烦不得安，当然，也应有所化生的胸中之热，因攻下而郁于心胸的原因。下后脾气虚而且下寒，则下利为甚。当以甘草泻心汤益气和中，分消寒热，散痞止利为治。甘草泻心汤中的药物同半夏泻心汤，只是增加了甘草的用量，以甘草为主药，实脾益胃，缓急和中，而半夏泻心汤分消寒热，和胃散痞的作用，此方中也同时具有。甘草泻心汤证因反复用下法而形成，所以水饮停结也没有生姜泻心汤重。

甘草泻心汤的现今用量：炙甘草18克，黄芩14克，干姜14克，半夏15克，大枣15克，黄连4克，党参14克。

[医论] 张斌:（本条）是胃虚特甚之证。伤寒或中风已经误下，脾胃大伤，所以下利日数十行，谷不化，腹中雷鸣，并见心下痞鞭而满，干呕心烦

不得安，脾气不升、胃气不降、表邪内逆、扰攘上下。医见心下痞，又误认为虽下而病不尽，再次给予攻下，则其痞更重。胃虚特甚，邪由上逆，正气不得升降运行。所以与甘草泻心汤，仍依半夏泻心汤法，在分消寒热的基础上，重点益气填中，以消其痞鞕而止其呕、烦、下利。此证之烦、呕为热，下利为寒。（《伤寒理法析·中编·太阳病篇》）

伤寒服汤药，下利不止，心下痞鞕。服泻心汤已，复以他药下之，利不止，医以理中与之，利益甚。理中者，理中焦，此利在下焦，赤石脂禹余粮汤主之。复不止者，当利其小便。**赤石脂禹余粮汤**。（156）[原159]

赤石脂一斤，碎　太一禹余粮一斤，碎

上二味，以水六升，煮取二升，去滓，分温三服。

［提要］论伤寒服汤药，下利不止，心下痞硬，为利在下焦，当用赤石脂禹余粮汤，或利小便来治疗。

［讲解］伤寒服汤药，产生下利不止，心下痞硬。这里所说的"汤药"，不一定就是攻下药，但汤药产生的作用却是伤了里气，形成了下利不止，心下痞硬。有心下痞，用泻心汤来治疗应该是合理的。但用泻心汤后，又用攻下使下焦滑而不固，水谷入胃至肠即出，不能吸收，故脾胃失气液之助，虚而不运，虚结于心下而痞硬。必须涩肠止滑以固其脱。滑脱者，水气不得被吸收，原因在于肠间水滑，水气在肠之黏膜，黏膜因水而肿胀，已失去吸收功能。以涩固脱，涩剂去肠黏膜中的水气，肠黏膜恢复吸收功能即不再下利。如果用赤石脂禹余粮汤后，下利仍不止，为水气太重，偏渗于肠道，当再以利小便之法，使水气转从小便去则愈。赤石脂禹余粮汤中的赤石脂甘涩温、禹余粮甘涩平，都具有涩肠固脱止利的功效，因涩药使下焦不再水滑，涩可去湿去浊，肠道水气减少，则吸收恢复，水谷入肠后不再迅走，能停留在肠中，缓缓下行而被吸收输布，其病即愈。此证为下焦不固，如果医生认为是脾气虚寒，用理中丸温中散寒、补虚止利，则下利更重，这是因为用药后水谷的运化增强，水谷下行至肠道通行畅达，而下焦的肠道却滑脱不禁、无力约束。所以为利在下焦，而不在中焦，必须用固涩下焦之法来治疗。

赤石脂禹余粮汤的现今用量：赤石脂 70 克，太一禹余粮 70 克。

〔医论〕成无己：伤寒服汤药下后，利不止，而心下痞鞭者，气虚而客气上逆也，与泻心汤攻之则痞已。医复以他药下之，又虚其里，致利不止也。理中丸，脾胃虚寒下利者，服之愈。此以下焦虚，故与之其利益甚。《圣济经》曰：滑则气脱，欲其收也。如开肠洞泄、便溺遗失，涩剂所以收之。此利由下焦不约，与赤石脂禹余粮汤以涩洞泄。下焦主分清浊，下利者，水谷不分也。若服涩剂而利不止，当利小便，以分其气。(《注解伤寒论·卷四》)

本以下之，故心下痞，与泻心汤。痞不解，其人渴而口燥烦，小便不利者，五苓散主之。一方云，忍之一日乃愈。(157)[原 156]

〔提要〕论由于蓄水而见痞证，当以五苓散主治。

〔讲解〕由于太阳病误下，形成心下痞，服泻心汤后，痞证不解，当再分析病情，找出是何种原因致痞。举例而言，证见心下痞服泻心汤不解，又有渴而口燥烦，小便不利，应为水气停蓄、津液不能上升布散则渴而口燥烦，水蓄下焦、膀胱气化不利则小便不利，水气不能升降而致心下痞。这种水蓄为痞之证，当以五苓散化气行水为治。

〔医论〕张锡驹：本以下之故心下痞，与泻心汤痞当解。若不解者，中土虚也。虚则津液不能上升而布散，故其人渴而口燥烦，不能下行而通调水道，故小便不利，宜用五苓散助脾土以转输。火上水下而土居其中，火欲下交，水欲上济，必由于中土，故中土和而上下始交。欲交水火者，求之中土可矣，此东垣《脾胃论》之所以作也。(《伤寒论直解·卷三》)

伤寒发汗，若吐若下，解后，心下痞鞭，噫气不除者，**旋复代赭汤**主之。(158)[原 161]

旋复花三两　人参二两　生姜五两　代赭一两　甘草三两，炙　半夏半升，洗　大枣十二枚，擘

上七味，以水一斗，煮取六升，去滓，再煎取三升，温服一升，日三服。

〔提要〕论伤寒经误治后，表证已解，但胃虚气逆，停痰留饮作痞，当以旋覆代赭汤主治。

　　[讲解] 伤寒发汗，或吐或下后，表证已解，就不会再有外邪逆入的情况发生。心下痞硬，嗳气不除，为误治后胃气受损，胃虚气逆，而胃虚气逆又使停痰留饮结痞不化，所以心下痞硬较心下痞要重一些。当以旋覆代赭汤和胃降逆，益气消痞为治，此汤以旋覆花苦辛咸微温，降气软坚散结、化饮消痰；代赭质重，降逆止嗳；生姜、半夏温胃化饮、散结气而消痞；人参、甘草、大枣甘温，补脾胃之虚。

　　旋覆代赭汤的现今用量：旋覆花 14 克，党参 9 克，生姜 22 克，代赭 5 克，炙甘草 14 克，半夏 14 克，大枣 15 克。

　　[医论]《医宗金鉴》：伤寒发汗，若吐若下，解后，设表里俱清，自然胃和思食而愈。今邪虽解，而心下痞鞕，胃虚结也；噫气不除，胃气逆也。然治痞之法，无出诸泻心汤。故于生姜泻心汤方中，去芩、连、干姜，以病解无寒热之邪也。佐旋覆代赭石者，所以补虚宣气，涤饮镇逆也。（《订正仲景全书伤寒论注·辨太阳病脉证并治中篇》）

　　太阳病，外证未除，而数下之，遂协热而利[1]，利下不止，心下痞鞕，表里不解者，**桂枝人参汤**主之。（159）[原 163]

　　桂枝四两，别切　甘草四两，炙　白术三两　人参三两　干姜三两

　　上五味，以水九升，先煮四味，取五升，内桂，更煮取三升，去滓，温服一升，日再，夜一服。

　　[注解] [1]协热而利：体内阳热随下利而走。

　　[提要] 论表证攻下后，协热下利，但表邪不去，脾胃之气虚滞而心下痞硬，当以桂枝人参汤主治。

　　[讲解] 太阳病，表证未解，反而数次攻下，虚弱了太阳经气，由于攻下而有一些经气内逆，部分太阳阳热随下利而下走，这也叫作协热而利。这样就使太阳抗邪之力不足，表邪不去。脾胃之气虚滞于心下而痞硬，津气不升，转而下利不止，此证当以桂枝人参汤温中益气、升阳止利为治。此汤是以理中汤加桂枝四两、甘草一两而成，以治里为重点，表里同治。本方以干姜温中散寒；白术健脾止利；党参补脾益气生津；增加甘草用量，以充实中

焦、健脾益气，又可协同桂枝温复心阳；方中桂枝量大，一方面可温复心阳，一方面又以其辛散温通的升达之性，帅领心脾阳气，升达气液，逆流挽舟，使太阳太阴之气从胸中升达外出，则里证愈而表证亦除。桂枝在方中为后下，是为了防止过分煎煮减弱其升达布散之力。本条的关键是如何理解表里不解及协热而利二语。

桂枝人参汤的现今用量：桂枝 18 克，炙甘草 18 克，白术 14 克，党参 14 克，干姜 14 克。

〔医论〕黄元御：太阳病，外证不解而数下之，外热不退而内寒亦增，遂协和外热而为下利，利而不止。清阳既陷，则浊阴上逆，填于胃口，而心下痞鞭。缘中气虚败，不能分理阴阳，升降倒行，清浊易位，是里证不解，而外热不退，是表证亦不解。表里不解，当内外兼医，桂枝人参汤，桂枝通经而解表热，参术姜甘温补中气，以转升降之机也。（《伤寒悬解·卷五·太阳经下篇》）

陈修园：下后表证未解而作痞，不无里寒内热之分。试言其里寒，太阳病，不用桂枝汤解肌，外证未除，医者鲁莽，而数下之，致虚胃气，虚极则寒。中气无权，既不能推托邪热以解肌，遂协同邪热而下利。利下不止，胃阳愈虚，而阴霾之气，愈逆于上，弥漫不开，故心下痞鞭。此为表里不解者，以桂枝人参汤主之。（《伤寒论浅注·卷三·辨太阳病脉证篇》）

伤寒发热，汗出不解，心中痞鞭，呕吐而下利者，大柴胡汤主之。（160）［原 165］

〔提要〕论伤寒转为里热证，心中痞硬，呕吐而下利的大柴胡汤证治。

〔讲解〕伤寒发热，汗出不解，病已不在表，而是转为里证，发热仍存在，但已成为里热，心中痞硬，呕吐而下利，为邪热结于膈间，所以不是心下痞硬。三焦气机不畅，则呕吐而下利。病位在心中，即上脘、膈间，虽不是在胁下，但也涉及少阳里气不和，胆与三焦之腑不通。没有日晡潮热，所以不是阳明腑实证。当以大柴胡汤泻其少阳之腑的热结，使三焦之气通畅运行。大柴胡汤为疏利少阳、通达三焦、通降胆腑、降泄热结之方。

大柴胡汤通达三焦的作用，是侧重于中下焦，而影响涉及上焦气化，凡中下焦不通畅，而影响及上焦的热结之证，可考虑用大柴胡汤，用药后，上焦不畅也多可消除。

〔医论〕张斌：伤寒发热，固为阳证，但汗出不解，则知不在太阳；心中痞鞕，又呕吐而下利，更知不在阳明，是邪实少阳之腑，热结膈间，三焦不通，水走肠胃，胆气复逆之故。因此虽吐泻，但病属热实，仍当与大柴胡汤，疏泄攻下并用，其病当愈。(《伤寒理法析·中编·少阳病篇》)

脉浮而紧，而复下之，紧反入里，则作痞，按之自濡[1]，但气痞耳。（161）[原151]

〔注解〕[1] 濡：软。

〔提要〕论下后里气虚寒而成气痞。

〔讲解〕脉浮而紧，为寒邪在表，下后紧反入里，即脉浮而紧转变为沉紧，此非外在的寒邪内入，而是下后里气虚而且寒，虚寒之气自结，按之自软，仅仅是虚寒之气痞结而已。此证兼有表寒未解，只因误下里虚，虚气结而成气痞。

〔医论〕钱潢：夫脉浮而紧，浮为在表，紧则为寒，乃头痛发热，身疼腰痛，恶风无汗，寒邪在表之脉，麻黄汤证也。而复下之者，言不以汗解而反误下之也。紧反入里者，言前所见紧脉之寒邪，因误下之虚，陷入于里而作心下痞满之症也。按之自濡，言证虽痞满，以手按之，则软而不鞕也，此不过因表邪未解，误下里虚，无形之邪气，陷入于里而成痞耳。(《伤寒溯源集·卷之三·结胸心下痞》)

心下痞，按之濡，其脉关上浮者，**大黄黄连泻心汤**[1]主之。（162）[原154]

大黄二两　黄连一两

上二味，以麻沸汤[2]二升，渍[3]之须臾，绞去滓，分温再服。臣亿等看详：大黄黄连泻心汤，诸本皆二味。又后附子泻心汤，用大黄、黄连、黄芩、附子。恐是前方中亦有黄芩，后但加附子也。故后云附子泻心汤，本云加附子也。

〔注解〕

[1] 大黄黄连泻心汤：此汤只有大黄、黄连两味药。无黄芩。

[2] 麻沸汤：即滚开的开水（沸水）。

[3] 渍（zì）：浸泡。

〔提要〕论气痞有属于热痞者，当以大黄黄连泻心汤主治。

〔讲解〕气痞按之软，不仅有虚寒之气痞，也可见热痞。心下痞，按之软，但其脉为关上浮，而不是沉紧，为气热结于心下为痞。此种热痞为无形之气，当以大黄黄连泻心汤泻热消痞为治。本方以大黄黄连二药用滚开的开水浸泡三四分钟，绞取其汁，饮用。取其药的气味轻薄而不凝重下走，因此不是为了泻下里实，方以大黄泻热，黄连清热，使气热清泄即可。

大黄黄连泻心汤的现今用量：大黄 9 克，黄连 5 克。

〔医论〕张斌：（本条）的心下痞，按之濡而不痛，当为气痞。其脉关上浮，浮为阳主热，但不同于洪大，所以又为虚性的气热壅郁之象，即为热痞。此热痞即因太阳标阳不出，少阴本热内伏，因下而与邪相搏，逆于心下胃口而成，所以脉浮即见于关上。治之之法，当以大黄黄连泻心汤泻热消痞。（《伤寒理法析·中编·太阳病篇》）

心下痞，而复恶寒汗出者，**附子泻心汤**主之。（163）[原 155]

大黄二两　黄连一两　黄芩一两　附子一枚，炮，去皮，破，别煮取汁

上四味，切三味，以麻沸汤二升渍之，须臾，绞去滓，内附子汁，分温再服。

〔提要〕论热痞兼表阳虚，当以附子泻心汤主治。

〔讲解〕本条为热痞兼表阳虚之证，病证较为复杂。既为热痞，为何又有表阳虚？心下痞为上焦、中焦的气热痞结于心下，此气热的来源在于心脾阳气郁不散，郁于里而不达于外，故外在的阳气反虚，郁里越重则表阳虚越重，阳气不能助化于外，即外见恶寒汗出，当以附子泻心汤泻热消痞、扶阳固表为治。凡热痞兼表阳虚者，其热痞结于里必重，故此汤消痞不仅用大黄黄连，又有黄芩。更以炮附子别煮取汁，温助下焦阳气以外达于太阳之表，

如此复杂之证可愈。

附子泻心汤的现今用量：大黄9克，黄连5克，黄芩5克，附子14克。

[医论]张斌：其痞仍为热痞，但又恶寒汗出，脉不见寸浮，可知此恶寒汗出并非表邪未解，只因表阳不足、表气失固所致，即为热痞兼表阳虚证。宜用附子泻心汤，于泻热消痞的同时，兼扶阳固表。（《伤寒理法析·中编·太阳病篇》）

伤寒大下后，复发汗，心下痞，恶寒者，表未解也。不可攻痞，当先解表，表解乃可攻痞。解表宜桂枝汤，攻痞宜大黄黄连泻心汤。（164）[原164]

[提要]论伤寒误治后成心下痞，但表未解，应先解表，再攻痞。

[讲解]伤寒经大下后，又发汗，心下痞，但还有恶寒，如果再兼有汗出，就成了心下痞兼有表阳虚之证。但没有汗出，可知恶寒仍是表未解。痞证又兼表证，应先解表，表证解后，再攻痞。由于经过攻下、发汗后，表气偏虚，解表就应考虑用桂枝汤，而不应该用麻黄汤。表解后再治疗痞证，如果是热痞，就要用大黄黄连泻心汤。

[医论]吴人驹：大下后复发汗，则阳虚而恶寒，胸中之大气不能运化，而为之痞。若此者，岂可攻痞，务必令阳气得复，表解乃可攻痞。解表宜桂枝，攻痞宜大黄者，乃约略之辞，非直以此为用也。（《医宗承启·卷三》）

太阳中风，下利呕逆，表解者，乃可攻之。其人漐漐汗出，发作有时，头痛，心下痞鞕满，引胁下痛，干呕短气，汗出不恶寒者，此表解里未和也，**十枣汤**主之。（165）[原152]

芫花熬　甘遂　大戟

上三味等分，各别捣为散，以水一升半，先煮大枣肥者十枚，取八合，去滓，内药末，强人服一钱匕，羸人服半钱，温服之，平旦服。若下少，病不除者，明日更服，加半钱。得快下利后，糜粥自养。

[提要]论太阳中风，又有水饮结拒而下利呕逆、心下痞硬满，表证解除后，可用十枣汤攻逐水饮。

[讲解]太阳中风，又有下利呕逆，下利呕逆为水饮较重，停结不化，

使胃肠气机逆乱所致。水饮结拒，当攻逐水饮，但表不解，不可攻逐。"其人漐漐汗出，发作有时，头痛，心下痞鞭满，引胁下痛，干呕短气，汗出不恶寒"，说明由于水饮的结拒，使人体阳热之气受郁，不得畅发，出现了不断出汗、发作有时、头痛等症，人体正气并没有大的损伤。汗出不恶寒，又为表证已解。"心下痞鞭满，引胁下痛"，为水饮结拒，使少阳之气不畅则引胁下痛，而水饮结拒的关键部位为心下，所以是心下痞硬满。这样就使脾气不升而下利，胃气不降而干呕，短气的发生是由于水饮结拒致气机不畅，肺气壅逆。由于水饮结聚甚重，当以十枣汤攻下结拒之水饮为治。

芫花、甘遂、大戟三味药，都是逐水之力较强的药物，别捣为散，而不是将三药直接煮汤，则效力较强而持久。方中芫花辛苦温，长于逐胸中之水；甘遂苦寒，长于破逐腹腔脏腑之水，从肠道而去，其泻下力最强；大戟苦辛寒，又长于逐十二经之水。三味逐水药共同配合，则相得益彰。为了不使其伤损脾胃，更为了使药力缓和持久，不至于立即达于下焦，则用大枣作汤，用枣汤送服药末。以大枣的甘温补脾胃，护正气，又以大枣的甘缓作用，缓和三药之力，以免伤正；三药的药力缓和而持久，能更好地消除水饮结拒之患。

十枣汤的现今用量：芫花、甘遂、大戟三味药等分，分别捣为散，以水一升半，先煮大枣肥者十枚应为22克，取八合，去滓，内药末，强人服一钱匕为1.4克，羸人服半钱为0.7克。

[医论]张斌：其下利呕逆，是饮邪攻冲于胃肠上下。若有表证，必待表解乃可攻下饮邪。这是原则提法。这种证候当见漐漐然汗出较多，是饮邪逼阳外越；发作有时，多见于中午太阳气旺上升从开之时；头痛，是阳为阴格于上；心下痞鞭满，是邪气痞结于中；引胁下痛，是此证之本，为水饮停蓄于胁内，与痞气相引；干呕短气，则为水饮滞膈，下迫于胃、上逆于肺所致。汗出而不恶寒，知此已表解而里犹未和，当用十枣汤攻下其悬饮。即使饮邪入于肠胃而下利呕逆并见者，亦当以此汤施治。(《伤寒理法析·中编·太阳病篇》)

又曰：方中芫花、甘遂、大戟三药，皆逐水峻剂，而且性味皆苦寒有毒，惟其效能各有偏重。……据临床经验，本方可治疗一切慢性痰饮蓄积怪病，作为较长时间连续服用的方剂，亦有益而无害。(《伤寒理法析·下编·方药解析》)

病如桂枝证，头不痛，项不强，寸脉微浮[1]，胸中痞鞭，气上冲喉咽，不得息[2]者，此为胸有寒[3]也。当吐之，宜**瓜蒂散**。（166）[原166]

瓜蒂一分，熬黄　赤小豆一分

上二味，各别捣筛，为散已，合治之，取一钱匕，以香豉一合，用热汤七合，煮作稀糜，去滓，取汁和散，温顿服之。不吐者，少少加，得快吐乃止。诸亡血虚家，不可与瓜蒂散。

〔注解〕

[1] 寸脉微浮：寸脉稍微见浮象。

[2] 不得息：呼吸不利。

[3] 胸有寒：寒，指病邪。即痰实、宿食等结滞于胸中。

〔提要〕论痰实或宿食壅塞于胸膈而胸中痞硬，当以瓜蒂散为治。

〔讲解〕病如桂枝证，为有汗出、恶风、发热之症。但头不痛、项不强，非风邪在表。胸中痞硬，为痰实或宿食壅塞于胸膈。又由于荣卫二气都要通过胸中而布达于外，如果痰实等凝滞于胸膈，荣卫在胸中就要闭郁不畅，形成逆气上冲咽喉，肺气也因之壅逆，不能宣肃，故不得息。在表的荣卫之气不得胸中荣卫之气的接济，故其气虚而且浮，则寸脉微浮，所以病如桂枝证。由于痰实在胸中，治疗当其高者因而越之，应以瓜蒂散涌吐痰实、宿食为治。

瓜蒂散方中瓜蒂，性味苦寒有毒，为涌吐峻药；赤小豆甘酸微寒，利水除湿消肿。更以豆豉煮汁，豆豉味辛苦，能升能散，其性轻清宣泄，有上升外达之力，用来协助散剂的涌吐之力。三味相合，可使胸中痰实吐之而出。但亡血及气虚等素体虚弱的人，不可用瓜蒂散，因为用于虚弱之人，必会更加伤耗气血。

瓜蒂散的现今用量：瓜蒂、赤小豆等份，二味，各别捣筛为散，合匀，取一钱匕即 1.4 克，以香豉 6 克，用热水七合即 250 毫升，煮作稀糜，去滓，取汁和散，温，顿服。

[医论]张斌：病如桂枝证的太阳中风，有轻度发热而汗出恶风，但头不痛、项不强，这是因为胸有痰涎，心荣肺卫两滞，升降出入受限，影响其表气之故。所以寸脉微浮，是病在胸中；胸中痞鞕，即痰气郁结；气上冲喉咽不得息，是心阳不降，痰气上逆，肺失宣肃；总起来为胸有寒证。"寒"即寒邪逆于胸中，与水饮相搏，郁而不出，化为痰热之意。因此痰热结于气管食道之部，其高者因而越之，所以用瓜蒂散，快吐其痰。(《伤寒理法析·中编·太阳病篇》)

伤寒吐下后，发汗，虚烦，脉甚微，八九日心下痞鞕，胁下痛，气上冲咽喉，眩冒，经脉动惕者，久而成痿。（167）[原 160]

[提要]论伤寒误治后，致表里俱伤，津气俱损，而成心下痞硬等症。

[讲解]伤寒吐下后，伤其里，又复发汗再伤其表，以致表里俱伤，津气俱损，故脉甚微。津伤虚热反郁，则有虚烦。八九日为正气传经于阳明少阳之期，阳明之气内结，胃虚气逆则心下痞硬，少阳之气郁结而胁下痛。阴虚则阳热郁而不出，形成虚性的风火，则气上冲咽喉，眩冒。周身经脉不得津气充养，则经脉动惕。如果胃气不复，气阴不生，经脉空虚，筋骨肌肉失养，日久肢体就会虚痿无力。

[医论]陈修园：下后致痞言之详矣，而发汗在吐下之后而成痞者奈何？伤寒吐下后又发其汗，则夺其经脉之血液而为汗矣。心主血，故虚烦，心主脉，故脉甚微。八日值阳明主气之期而从阖，九日值少阳主气之期而不能枢转，故心下痞鞕而胁下亦痛。甚至阴虚阳亢，虚气上冲于咽喉，血不上荣头目，时形其眩冒。经脉动惕者，以吐下之后而汗之，则经脉之血告竭，而筋遂无所养也。久而不愈，恐肢体不为我用而成痿。(《伤寒论浅注·卷三·辨太阳病脉证篇》)

太阳病，医发汗，遂发热恶寒，因复下之，心下痞，表里俱虚，阴阳气并竭，无阳则阴独，复加烧针，因胸烦，面色青黄，肤𬌗者，难治。今色微

黄，手足温者，易愈。（168）[原153]

〔提要〕论太阳病误治后，表里俱虚，阴阳气液并竭而见心下痞。又加烧针，再伤阴血所形成的难治之证。

〔讲解〕太阳病，先发汗，但汗不得法，使气液大伤，外邪不去，则发热恶寒加重。又用攻下，使在里的气液大伤，形成表里俱虚，阴阳气液并竭的情况。三焦之气虚而逆乱，脾气不升，胃气不降，就会痞结于心下而为心下痞。阳气虚不能帅阴血运行，则阴血孤独于内，不得流畅。如果此证为伤损到五脏的阴阳根本之气，即为重证。再加烧针逆治，火热之邪再伤阴血，阴虚热燥于胸中则胸烦，阴血伤而风火盛则面青，脾胃之气大虚，周身失去气液充养则面黄，风木克伐脾土则面色青黄，血涸风动则肤瞤，为难治之证。如果只见面色微黄，是血气伤损不重，胃气虽虚而未至大败，脾气虽虚而仍可布散，阴阳气血尚可流通，阴阳之气尚可相接而手足温，所以病证尚属易愈。

〔医论〕黄宝臣：夫误汗则虚其表，误下则虚其里，表里俱虚，阴阳之气并竭。阴阳之气，原互相维系，不可须臾离者也。今以误汗而竭其阳，是无阳矣。无阳则阴不能独治，所以再经误下，阴无所附丽以行，遂痞塞于心下，是阴独矣。医见成痞，亦似知为阴气独壅，由于无阳，复加烧针以助其阳。殊不知阴虚而阳亦无所附，因之火热内攻，胸中烦乱。倘面色见克贼之象而青黄，肌肤失安静之体而瞤动者，病必难治。今面色不青而微黄，手足不厥而温者，是阴中有阳，土不受克，气犹得以旁达于四肢也，尚为易愈。（《伤寒辨证集解·卷二·太阳下篇》）

脉按之来缓，时一止复来者，名曰结。又脉来动而中止，更来小数，中有还者反动，名曰结，阴也。脉来动而中止，不能自还，因而复动者，名曰代，阴也。得此脉者，必难治。（169）[原178]

〔提要〕论结脉与代脉的不同表现，但都是阴脉。见到代脉为难治。

〔讲解〕结脉与代脉为两种不同的脉象，但都是阴脉。结脉有两种情况：一种为脉搏来时迟缓，时见一止，止后立即就来的，叫作结脉；一种为脉搏跳动的过程中，时而停止，再来时搏动加快，出现补偿，把停止的次数补上了，也叫结脉。而代脉是搏动中停止，停止后不能紧接着再搏动，隔时再有搏动，脉搏不能得到补偿，见到代脉为难治之证。总的说来，结脉为阴寒邪气阻滞，以血行障碍为多；代脉以五脏之气尤其是心气虚损为主。结代脉都是阴脉，都是脏气虚衰，运行无力。但在病的程度上，结脉病情较轻而代脉病情较重。本条是以脉来论脏气结滞的情况。另外，还有一种代脉，脉出现后，达到关部，脉搏暂停，关上的脉又退回尺部，再从尺部上来。

〔医论〕成无己：结代之脉，一为邪气留结，一为真气虚衰。脉来动而中止，若能自还，更来小数，止是邪气留结，名曰结阴；若动而中止，不能自还，因其呼吸，阴阳相引复动者，是真气衰极，名曰代阴，为难治之脉。经曰：脉结者生，代者死，此之谓也。(《注解伤寒论·卷四》)

伤寒，脉结代[1]，心动悸[2]，**炙甘草汤**主之。(170)[原177]

甘草四两，炙　生姜三两，切　人参二两　生地黄一斤　桂枝三两，去皮　阿胶二两　麦门冬半升，去心　麻仁半升　大枣三十枚，擘

上九味，以清酒七升，水八升，先煮八味，取三升，去滓，内胶，烊消尽，温服一升，日三服。一名复脉汤。

〔注解〕

[1] 脉结代：或结脉或代脉。

[2] 心动悸：自觉心跳动异常，怦怦然动悸不宁。

〔提要〕论伤寒见脉结代、心动悸，此为心脏虚而结滞，为脏结轻证，当以炙甘草汤主治。

〔讲解〕伤寒，为寒邪客体，见脉结代，心动悸，为心脏虚而结滞，此为脏虚而结，为脏结的轻证。太阳中见少阴，故心阳即君火虚，不能助太阳气化，太阳之气必虚弱；太阴经气从开布散津气于周身，又是由于脾气散精，上达于心，故脾胃旺盛，才可上养于心，心之阴阳旺盛又可布达太阴之气，充荣达卫于肌腠皮毛。心阳的旺盛，更有赖心阴心血的充养，如果心脏的阴阳气血虚衰，脉就会结滞，再加上寒邪客入于脉络，寒邪凝敛，增加了心脏

通行气血的阻力，则心脏勉力而搏，但心阳心血不支，故脉结代，心动悸而不安。这种情况，既有心之气血阴阳虚损的一面，又有寒邪郁结、血气流行不畅的一面，故以炙甘草汤从太阴之根本脾胃以养心，养阴生血、温阳益气、通经复脉为治。炙甘草汤方中以炙甘草补中益气、养心气、缓动悸为主药；以党参、大枣补气健脾滋液；生地黄、麦冬、阿胶、麻仁养心血、滋心阴、充血脉；桂枝在方中用量也较大，可旺盛心阳；生姜温胃散寒、又可助桂枝温通畅达脉络。药用清酒煎煮，可增强疏通经络、畅达血脉的作用。炙甘草汤也称为复脉汤。

炙甘草汤的现今用量：炙甘草 18 克，生姜 14 克，党参 9 克，生地黄 56 克（古时候应该用的是鲜品，比干品量大），桂枝 14 克，阿胶 9 克，麦冬 15 克，麻仁 14 克，大枣 38 克。

〔医论〕张斌：伤寒本为寒邪外感，病在太阳之表，但脉见结代，是脏气里虚，心中气液衰虚，因此，其心即要动悸不宁，表现出无力支撑，勉强搏动之状。当以炙甘草汤主之，通阳益气，养阴和血，而止悸复脉。（《伤寒理法析·中编·太阳病篇》）

藏结无阳证，不往来寒热，_{一云寒而不热。}其人反静，舌上胎滑者，不可攻也。（171）[原 130]

〔提要〕论脏结无阳证，脏阳大虚，阴寒凝重，不可攻下。

〔讲解〕脏结无阳证，内无烦渴，外无发热，也没有往来寒热，虽有胸胁鞕满疼痛等症，但寒而不热，体内缺少阳气与阴邪相争，病人反而安静。舌上苔白而滑，脏阳大虚，阴寒凝重，不可攻下。但可用理中、四逆汤等来治疗，多可使阴寒凝结消散，阳气恢复。

〔医论〕柯琴：结胸是阳邪下陷，尚有阳症见于外，故脉虽沉紧，有可下之理。藏结是积渐凝结而为阴，五藏之阳已竭也。外无烦躁潮热之阳，舌无黄黑芒刺之胎，虽有鞕满之症，慎不可攻。理中、四逆辈温之，尚有可生之义。（《伤寒论注·卷二》）

病胁下素有痞，连在脐傍，痛引少腹，入阴筋[1]者，此名藏结，死。

（172）[原 167]

〔注解〕[1] 入阴筋：指阴茎缩入。

〔提要〕论阴寒冷积久客肝经，痞结脐旁，阴盛阳绝，痛引少腹，阴茎缩入，而为脏结死证。

〔讲解〕病胁下素有痞，为长年有阴寒冷积客于肝经，痞积结聚，血气常年不通，脏气虚寒，痞块连于脐旁，阴寒邪气可从脐而入于少腹，深入于阴血之中，并随冲脉而凝固三焦脏腑的血气。下焦肝肾之气为寒久结，阳气衰亡，再新感寒邪，阴寒直入于三阴，阴寒大盛，阳气决绝，则痛引少腹，使阴茎缩入腹中，形成腹中阴阳气血完全不通，故为脏结之死证。但临床也可见阴缩之证，治之及时而得法，因而获救者。有的阴缩患者下焦阴寒较盛，但又兼有阴虚，更有肝郁气逆，虚火上逆的情况，而不是单纯的下焦阴寒冷积结聚，临床中应加以注意。

〔医论〕柯琴：藏结有如结胸者，亦有如痞状者。素有痞而在胁下，与下后而心下痞不同矣。脐为立命之原。脐旁者，天枢之位，气交之际，阳明脉之所合，少阳脉之所出，肝脾肾三藏之阴凝结于此，所以痛引小腹入阴筋也。此阴常在，绝不见阳。阳气先绝，阴气继绝，故死。少腹者，厥阴之部，两阴交尽之处。阴筋者，宗筋也。今人多有阴筋上冲小腹而痛死者，名曰疝气，即是此类。然痛止便苏者，《金匮》所云：入藏则死，入府则愈也。治之以茴香、吴萸等味而痊者，亦可明藏结之治法矣。（《伤寒论注·卷二》）

伤寒，胸中有热，胃中有邪气，腹中痛，欲呕吐者，**黄连汤**主之。
（173）[原 173]

黄连三两　甘草三两，炙　干姜三两　桂枝三两，去皮　人参二两　半夏半升，洗　大枣十二枚，擘

上七味，以水一斗，煮取六升，去滓，温服，昼三夜二。疑非仲景方。

〔提要〕论上热下寒，胸中有热、胃中有寒的黄连汤证治。

〔讲解〕在论述了结胸、痞证、脏结之后，又论太阳病转为有内热之证。伤寒，上热下寒，胸中有热，而寒邪郁结在下，不能互通，故为胸中有热，

胃中有邪气即寒气。腹中寒则痛，寒气阻隔，使胸中郁热不降，影响于胃则呕。以太阳经气贯通三焦，由下而上，温而行之，才可从胸中出于表，所以要用黄连汤清上温下、和胃降逆、通阳达表为治。

黄连汤以黄连清降胸中之热；干姜温下寒；半夏和胃降逆，党参、甘草、大枣益胃和中，以复中焦升降之职；桂枝辛温，散寒通阳，先随汤剂加强干姜温散下寒之力，进一步携领中下焦及胸中之气液升达布散于表，使经气不再郁于胸中，所以桂枝又有升阴的作用。

黄连汤的现今用量：黄连 14 克，炙甘草 14 克，干姜 14 克，桂枝 14 克，党参 9 克，半夏 14 克，大枣 15 克。

[医论] 张斌：此条之胸中有热，为上热；邪气即外入之风寒，故为下寒。上热多烦，下寒多逆，寒热相争，升降不得，寒凝则气滞上逆而腹中痛，热郁则烦扰胃口而欲呕吐。此证之成，乃因邪气从表内迫，胸阳不出而胃气困阻，太阳不得其开，阳明不得其阖，气机逆乱所致。对此寒热不调、胸胃不和之证，就当以黄连汤清上温下，理气散邪。(《伤寒理法析·中编·太阳病篇》)

太阳与少阳合病，自下利者，与**黄芩汤**。若呕者，**黄芩加半夏生姜汤主之**。（174）[原 172]

黄芩汤方

黄芩三两　芍药二两　甘草二两，炙　大枣十二枚，擘

上四味，以水一斗，煮取三升，去滓，温服一升，日再、夜一服。

黄芩加半夏生姜汤方

黄芩三两　芍药二两　甘草二两，炙　大枣十二枚，擘　半夏半升，洗　生姜一两半，一方三两，切

上六味，以水一斗，煮取三升，去滓，温服一升，日再、夜一服。

[提要] 论太阳与少阳合病，火热相合内迫于胃肠而自下利，当以黄芩汤为治。如有呕吐，加半夏生姜治之。

[讲解] 合病，是二经或三经病证合之为一体，但以一经之证为主。太阳与少阳合病，自下利者，是太阳之邪热与少阳之热相合而迫郁在里，邪热

郁而内迫胃肠之气液，形成自下利。此证不可发汗，不可吐下，也不可用大小柴胡汤治疗，只能以黄芩汤清少阳内郁之火，泄阴分之热，和中止利。如有呕吐，为胃气上逆，加半夏生姜和胃降逆止呕。黄芩汤方以黄芩苦寒清少阳内郁之热、燥湿止利；芍药酸苦微寒，能泄肝和脾，清阴中之热；甘草大枣和中健脾。四药合用，有清少阳之火、泄阴中之热、和中止利之功。如为呕吐，为火郁于内，三焦气机不畅，使胃气上逆，故于方中加半夏生姜开胃气之结滞、使胃气和降而畅达，三焦之气顺畅则邪热易于消散。

黄芩汤的现今用量：黄芩 14 克，芍药 9 克，炙甘草 9 克，大枣 15 克。

黄芩加半夏生姜汤的现今用量：黄芩 14 克，芍药 9 克，炙甘草 9 克，大枣 15 克，半夏 14 克，生姜 14 克。

〔医论〕高学山：少阳有微邪，其气多热，以其为相火故也。然太阳未病，则其枢机常自调畅，故不为大害，及至太阳一病，中风之阳热，伤寒之化热，从胸入胁，而与少阳之积热相连，两热共炎，其热从少阳之气而化木邪，木邪乘其所胜而侮脾土，故不能自守而下利。……以苦寒之黄芩为君，直入少阳以泻其热，盖苦以坚之之义。少阳半得肝气，故以甘草缓其急也。佐以芍药者，不特酸以泻木，且脾为阴脏，并欲其引入阴分，以解其木邪耳。凡下利者下必虚，故又以大枣补之。此条虽曰太少合病，然太阳从合而化，故不责太阳者，以少阳之合热，如逢君之恶，其罪大也。（《伤寒尚论辨似·少阳经》）

下后，不可更行桂枝汤，若汗出而喘，无大热者，可与**麻黄杏子甘草石膏汤**。（175）[原 162]

麻黄四两　杏仁五十个，去皮尖　甘草二两，炙　石膏半斤，碎，绵裹

上四味，以水七升，先煮麻黄，减二升，去白沫，内诸药，煮取三升，去滓，温服一升。本云黄耳枢。

〔提要〕论下后邪热乘肺的麻黄杏子甘草石膏汤证治。

〔讲解〕下后，出现汗出而喘，无大热，是邪热内逆于肺，此时表已无邪，为邪热乘肺之证，不可再用桂枝汤。为什么会是邪热内逆于肺？原因就

是下之前在表的邪气就是温热邪气，而不是表有寒邪或风邪了。在表的温热邪气，可以是风寒之邪化热所致，也可以原本就是温热邪气。邪热逆肺，应以麻黄杏仁甘草石膏汤宣利肺气，清热平喘为治。

麻黄杏仁甘草石膏汤的现今用量：麻黄18克，杏仁9克，炙甘草9克，石膏36克。

〔医论〕陈修园：下之太早，为结胸，为痞，此症之常也，而症之变者，又常别论。太阳温病，风温症，热自内发，宜用凉散而托解之，不宜下之太早也。下后，虽不作结、痞等症，而下之太早，其内热尚未归于胃府，徒下其屎，不下其热，热愈久而愈甚矣。欲解其热，必不可更行桂枝汤以热增热，须知温病风温症，为火热燎原而莫戢，若火逼于外，则蒸蒸而汗出，火逆于上，则鼾齁而作喘。内热已甚，而外反见其无大热者，可与麻黄杏仁甘草石膏汤，顺其势而凉解之，此下后不干结、痞而另有一证也。（《伤寒论浅注·卷三·辨太阳病脉证篇》）

郑寿全：按下后不可更行桂枝汤，此语皆非确论，其间有因下而引邪深入，其脉尚浮，病机尚欲外出，仍当以桂枝汤，因其势而导之，为方合法，何得拘泥？至汗出而喘无大热句，更要仔细推求，果见脉浮紧，有热象可征，而麻杏甘膏汤，方是的对之方。若汗出，脉浮空，面舌俱青、白、黑色者，回阳犹恐不及，尚得以原文方治之乎？学者务要留心，探究阴阳消息，切勿死守陈言，为方所囿，则得矣。（《伤寒恒论·卷之二》）

伤寒，若吐若下后，七八日不解，热结在里，表里俱热，时时恶风，大渴，舌上干燥而烦，欲饮水数升者，**白虎加人参汤**主之。（176）[原168]

知母六两　石膏一斤，碎　甘草二两，炙　人参二两　粳米六合

上五味，以水一斗，煮米熟汤成，去滓，温服一升，日三服。此方立夏后、立秋前，乃可服。立秋后不可服。正月二月三月尚凛冷，亦不可与服之，与之则呕利而腹痛。诸亡血虚家亦不可与，得之则腹痛、利者，但可温之，当愈。

〔提要〕论伤寒误治后，气热盛于中焦而大伤津液，蒸腾于表里，为表里俱热的白虎加人参汤证治。

　　〔讲解〕原为太阳伤寒，经吐或下后，伤津燥化，七八日时阳热已盛，并内逆而壅蓄在里，气热盛于中焦而大伤津液，蒸腾于表里，为表里俱热；在表有汗大出，肌腠疏松则时时恶风；伤津热化，则大渴、舌上干燥而烦、欲饮水数升。当以白虎加人参汤清中焦燥热、益气生津为治。本条论邪热之气内蓄，转归为阳明经气燥热之证。

　　白虎加人参汤的现今用量：知母 27 克，石膏 72 克，甘草 9 克，粳米 40 克，党参 14 克。

　　〔医论〕陈修园：病在络，与在经者不同，《金匮》既有热极伤络之论矣。太阳之病气在络，即内合于阳明之燥化。伤寒病，若吐若下后，中气受伤，至七日又当太阳主气之期，八日又当阳明主气之期，其病不解，则太阳之标阳，与阳明之燥气相合而为热。热结在里，表里俱热，热伤表气，故时时恶风；热伤里气，故大渴；感燥热之化，故舌上干燥而烦。推其燥而与烦之情形，欲饮水数升而后快者，必以白虎加人参汤清阳明之络热而主之。（《伤寒论浅注·卷三·辨太阳病脉证篇》）

　　伤寒，无大热，口燥渴，心烦，背微恶寒者，白虎加人参汤主之。（177）〔原169〕

　　〔提要〕论伤寒，邪热内郁，津气伤耗，当以白虎加人参汤主治。

　　〔讲解〕伤寒未经吐下，邪热已逆迫于里，由于热郁在里，表反无大热。此证究其原因，原有津气伤耗，故邪从热化，而为发热、口燥渴、心烦等燥热伤津之证。由于津气伤耗，太阳经表之气空虚，故背微恶寒。此证以阳明经气燥热为主，病证侧重在里，津气伤耗，虽未表现出上条之表里俱热，但仍当以白虎加人参汤清燥热、益气生津为治。

　　〔医论〕张斌：伤寒无大热，是指表无大热，且背微恶寒，亦因汗出过多，气液外泄特甚，致使太阳标阳一时反虚之故。但阳明里热特重，所以口燥渴，心烦。因此不论表（太阳）里（阳明）俱热，还是只见里（阳明）热特重而伤津的，均可用白虎加人参汤，清热祛邪、益气生津。（《伤寒理法析·中编·阳明病篇》）

伤寒，脉浮滑，此以表有热，里有寒[1]，**白虎汤**主之。（178）[原176]

知母六两　石膏一斤，碎　甘草二两，炙　粳米六合

上四味，以水一斗，煮米熟汤成，去滓，温服一升，日三服。臣亿等谨按：前篇云热结在里，表里俱热者，白虎汤主之。又云其表不解，不可与白虎汤。此云脉浮滑，表有热，里有寒者，必表里字差矣。又阳明一证云，脉浮迟，表热里寒，四逆汤主之。又少阴一证云，里寒外热，通脉四逆汤主之。以此表里自差明矣。《千金翼》云白通汤，非也。

〔注解〕[1] 表有热，里有寒：原文有误，应为"表无寒，里有热"。

〔提要〕论伤寒，脉浮滑，为里热壅郁，表无寒邪，当以白虎汤主治。

〔讲解〕伤寒，脉浮滑，虽为脉浮，但非邪在太阳，脉浮滑的原因为里热壅郁，鼓而浮之，成浮滑之象。所以，是表无寒邪，而只有里热。此证不可能有大汗出，也无津气大伤的口大渴，以白虎汤直清气热，不需加人参来益气生津。

白虎汤的现今用量：知母27克，石膏72克，甘草9克，粳米40克。

伤寒，脉浮，发热无汗，其表不解，不可与白虎汤。渴欲饮水，无表证者，白虎加人参汤主之。（179）[原170]

〔提要〕论伤寒，虽表邪已热化，但仍有表证，不可用白虎汤。渴欲饮水，无表证，才可用白虎加人参汤。

〔讲解〕此论白虎汤不是治疗太阳表寒的方剂，也不是治疗太阳表热的方剂。伤寒，脉浮、发热、无汗，为表不解，但无恶寒，可知表邪已热化。但邪仍在表，就不可用白虎汤，白虎汤为清阳明里热之方。如果渴欲饮水，无表证者，才可用白虎加人参汤清里之燥热、益气生津为治。

〔医论〕张志聪：此言白虎汤治阳明之燥渴火热而不治太阳之表证，故伤寒不解者不可与，渴欲饮水无表证者方可与之，亦诚慎之意也。（《伤寒论集注·卷第二》）

伤寒八九日，风湿相搏，身体疼烦[1]，不能自转侧，不呕，不渴，脉浮虚而涩者，**桂枝附子汤**主之。若其人大便鞕，一云脐下心下鞕。小便自利者，去桂**加白术汤**主之。（附1）[原174]

桂枝附子汤方

桂枝四两，去皮　附子三枚，炮，去皮，破　生姜二两，切　大枣十二枚，擘　甘草二两，炙

上五味，以水六升，煮取二升，去滓，分温三服。

去桂加白术汤方

附子三枚，炮，去皮，破　白术四两　生姜三两，切　甘草二两，炙　大枣十二枚，擘

上五味，以水六升，煮取二升，去滓，分温三服。初一服，其人身如痹[2]，半日许复服之。三服都尽，其人如冒[3]状，勿怪，此以附子、术，并走皮内，逐水气未得除，故使之耳。法当加桂四两，此本一方二法，以大便鞕，小便自利，去桂也。以大便不鞕，小便不利，当加桂。附子三枚恐多也，虚弱家及产妇，宜减服之。

〔注解〕

[1] 身体疼烦：身体疼痛较重而心烦意乱。

[2] 冒：头目昏蒙。

[3] 身如痹：身体凝重麻痹不仁。

〔提要〕论伤寒八九日，风寒与湿邪相搏于肌腠的主要脉证及治法。

〔讲解〕伤寒八九日，为阳明少阳正气传经之期，如果太阳从开的经气不足，在表的风寒邪气又较重，就容易随阳明或少阳气机内逆，风寒由皮毛而入于肌肉腠理。如果其人素有湿邪，则风寒与湿邪相搏于肌腠之间，见身体疼烦，不能自转侧，病证侧重在肌肉腠理，邪气未深入于里，故不呕、不渴，但大便不硬、小便不利，为在里的阳气也偏虚弱，总体上来说，气机侧重于升达出表故而脉浮虚而涩，由于水谷之气侧重于向外布达，所以，向下入于膀胱者少，就会小便不利，这与水蓄膀胱的小便不利是不同的，故以桂枝附子汤治之。此汤是以桂枝汤去芍药加附子，并增加桂枝用量。重在温阳散寒，祛风通经，以除湿为次。去桂加白术汤则是侧重于祛湿，以寒湿水气客于肌表，其证也为身体疼烦、不能自转侧，但大便硬、小便自利，说明又有寒湿在里在下，寒湿阻滞使大便排出缓慢而大便硬，水津不易上达于表，

反而水气从小便走而小便自利，故要以去桂加白术汤治之。以附子的温散，合白术的燥湿，治疗在内的寒湿结滞，并形成进一步温通驱散皮内肌肉之间水湿之气的作用，更以姜、枣、甘草健脾益气，以助附子、白术而成为驱除内外寒湿之力。但桂枝附子汤中炮附子用三枚，量太大了，宜减量应用。而去桂加白术汤由于要同时驱除内外寒湿，炮附子的用量就要大一些。炮附子或生附子用量大时，必须先煎一两个小时。

桂枝附子汤的现今用量：桂枝 18 克，炮附子 28 克，生姜 9 克，大枣 15 克，炙甘草 6 克。

去桂加白术汤的现今用量：炮附子 42 克，白术 18 克，生姜 14 克，炙甘草 9 克，大枣 15 克。

[医论] 张斌：伤寒八九日，八日阳明主气，九日少阳主气，太阳从开之气即感不足，邪欲随阳明或少阳气机内逆，即由皮毛而下入肌肉、腠理之分。若其人素有风湿，正好伤寒与风湿相搏于肌腠之间，伤于肌则身体疼烦（即酸困闷痛），伤于腠则不能自转侧，此因阳明主肌肉，其气为阖，少阳主腠理，其气为枢之故。但不呕，则不是少阳本病，不渴亦不是阳明本病，这是因为邪由太阳只逆于肌腠，与风湿相搏，而未入于阳明少阳之经，故不见阳明少阳的气化为病。所以其病尚属太阳，即见脉浮虚而涩。浮为在表；虚则气虚；涩则因风湿，使气虚复滞，不得通畅流行。当以桂枝附子汤，温阳化寒，祛风除湿为治。若其人大便鞕、小便自利，当是表气犹通而里气不利，所以当用去桂加白术汤，逐其风湿，由里出表，由肌到肤为治。此方又名白术附子汤。（《伤寒理法析·中编·太阳病篇》）

风湿相搏，骨节疼烦，掣痛[1]不得屈伸，近之则痛剧，汗出短气，小便不利，恶风不欲去衣，或身微肿者，**甘草附子汤**主之。（附2）[原175]

甘草二两，炙　附子二枚，炮，去皮，破　白术二两　桂枝四两，去皮
上四味，以水六升，煮取三升，去滓，温服一升，日三服。初服得微汗则解，能食，汗止复烦者，将服五合。恐一升多者，宜服六七合为始。

[注解] [1] 掣痛：抽掣疼痛。

[提要] 论风湿深入筋骨关节的症状及治法。

[讲解] 大凡病邪侵袭人体，人体越虚，邪气入侵越深，故邪在皮毛，为病轻浅，正气伤损也小，而风湿深入筋骨，则人体内在的阳气损伤也重，故不仅有骨节疼烦，掣痛不得屈伸，近之则痛剧等风湿凝重之证，更有汗出短气，小便不利，恶风不欲去衣，或身微肿等表里阳气损伤较重的情况。表里俱病，不能单纯发散外在风湿，当以甘草附子汤扶正祛邪，加强温阳之力以散寒化湿。方中以甘草甘缓扶正，附子温阳散寒，加强由内至外、由下至上的温通之力，用桂枝温通心阳及血气以散寒，用白术燥湿化湿，扶正祛邪，使表里阳气旺，寒气化，湿气行，风寒湿的痹阻凝结状态被开散，则病愈。

甘草附子汤的现今用量：炙甘草9克，炮附子28克，白术9克，桂枝18克。

[医论] 陈修园：风湿相搏之病，见证较剧者，用药又宜较缓。风湿相搏业已深入，骨节疼烦，掣痛，不得屈伸，近之则痛剧，此风寒湿三气之邪，阻遏正气，不令宣通之象也。汗出短气，小便不利，恶风不欲去衣，或身微肿者，卫气、荣气、三焦之气俱病，总由于坎中元阳之气失职也，务使阳回气暖而经脉柔和，阴气得煦，而水泉流动矣，以甘草附子汤主之。此一节承上节，言风湿相搏，病尚浅者，利在速去，深入者，妙在缓攻。恐前方附子三枚过多，其性猛急，筋节未必骤开，风湿未必遂走，徒使大汗出而邪不尽耳。故减去一枚，并去姜枣，而以甘草为君者，欲其缓也。此方甘草只用二两而名方，冠各药之上，大有深义，余尝与门人言，仲师不独审病有法，处方有法，即方名中药品之先后，亦寓以法，所以读书当于无字处着神。受业门人答曰：此方中桂枝，视他药而倍用之，取其入心也，盖此证原因心阳不振，以致外邪不撤，是以甘草为运筹之元帅，以桂枝为应敌之先锋也。彼时不禁有起予之叹，故附录之。(《伤寒论浅注·卷三·辨太阳病脉证篇》)

张斌：(此条) 较上条正更虚而邪更深，痛在筋骨。所以风湿相搏，骨节疼烦，掣痛不得屈伸，近之则痛剧，简直不能触动。阳气外泄，即汗出短气；湿郁气虚，即小便不利；阳虚汗出，当然就恶风不欲去衣；或者湿郁通体，即见身有微肿。凡此诸证，皆损及三阴所主之筋骨及肌肉之部，当以甘草附子汤，使由里达表、由阴出阳、扶正祛邪为治。(《伤寒理法析·中编·太阳病篇》)

说明：在宋本的"辨太阳病脉证并治下"有风湿病两条，但与"辨太阳病脉证并治下"的内容不太符合，疑为仲景之后的人所加入，所以，作为附1与附2编于篇末。

卷第五

辨阳明病脉证并治第八

阳明之为病，胃家[1]实一作寒。是也。（180）[原180]

〔注解〕[1]胃家：包括胃及大小肠。

〔提要〕论阳明病提纲证，为胃家实之证。

〔讲解〕阳明病，如果从经络的角度来说，是以手阳明大肠经为主经，足阳明胃经为辅经的病变。从生理上来说，阳明的本气为燥，中见之气为来自太阴的湿气，而来自太阴的湿气为湿热之气，湿热壅蓄本燥之气下行，经气从肺而趋向于脾土即肠胃的方向，故阳明经气为从阖下行，所产生的阳热之气作用于胃肠，以助胃肠的受纳、腐熟、消磨、传导、吸收，化生出水谷精微，并排泄糟粕。邪入阳明，使阳明的燥热之气壅蓄不畅，就会形成燥热内盛的阳明病，即称之为胃家实的包括经腑为病的胃家邪实之证。

〔医论〕张斌：胃家，统指肠胃而言，包括经腑在内，邪气盛则实，所以称为胃家实。（《伤寒理法析·中编·阳明病篇》）

问曰：何缘得阳明病？答曰：太阳病，若发汗，若下，若利小便，此亡津液，胃中干燥，因转属阳明。不更衣[1]，内实，大便难者，此名阳明也。（181）[原181]

〔注解〕[1]不更衣：即不大便。

〔提要〕以太阳病转化为阳明病为例，来说明阳明病的成因。

〔讲解〕原为太阳病，但经过发汗，或攻下，或利小便，使津液散亡，导致胃肠干燥，转化为阳明病。原在太阳之表的风寒邪气由于内因的变化，即可转变为热为燥，表邪也可转化为在内的邪气。

阳明内实证则是由于素体阳燥之气亢盛，或邪热内入阳明，使阳明燥热结聚，而为燥热内实之证。

大便难可因气机不畅，或伤津液，或寒湿下滞等引起，均可归属于阳明病。

[医论] 魏荔彤：太阳病治之未善，所以得阳明病也。若发汗过多，若下，若利小便，皆致得阳明病之因也。汗出、利小便，皆能使其人津液亡耗也。津液亦以胃为归，亡耗则胃中干燥而里热生，里热生则在表之风寒亦随变热，里热外蒸故自汗出，风寒变热故表恶热，内外热合为一，此所以太阳之病转属于阳明也。虽然，阳明固病矣。而其病亦有浅深异同，故其证亦不一。如阳明病不更衣证，乃胃亡津液而津枯干燥也；如阳明病内实证，乃胃中邪热大盛而结秘盛实也；如阳明病大便难证，乃胃中燥热半盛，尚有大便而艰难也。为证不同，则治之之法亦不同。（《伤寒论本义·卷之四·阳明上篇》）

张斌：此以太阳病为例，说明阳明病的成因，多因汗、下、利小便亡津液而胃中干燥，邪热遂入。包括少阳和他经转属阳明者，总因伤津而成。若病变自然形成，其人胃热素盛、津液素亏，则为先决条件。至于转属阳明后的胃肠证候表现，则是不更衣、无所苦的脾约证；内实，即腑气不通、痞满燥坚的胃家实证；大便难，亦即大便干燥而排出困难的少阳阳明之证。（《伤寒理法析·中编·阳明病篇》）

问曰：病有太阳阳明，有正阳阳明，有少阳阳明，何谓也？答曰：太阳阳明者，脾约[1]一云络。是也。正阳阳明者，胃家实是也。少阳阳明者，发汗利小便已，胃中燥烦实，大便难是也。（182）[原179]

[注解] [1] 脾约：由于津液走失，使脾气无力布散水谷精微从肠道达于周身，即脾的功能作用由于津液干涸而受到制约。

[提要] 论病有太阳阳明，为由太阳病而致阳明病；正阳阳明为阳明本身燥热内盛而为胃家实；少阳阳明，为少阳病，火热内郁不出而转为阳明病。

〔**讲解**〕太阳阳明，是由于太阳与太阴均为开，共同布散阳气与津液于周身，故太阳病时，津液外泄或下泄太过，均可使在里的津液不足，继之因津液干涸而使在肠道的稀糜状饮食物变成干结的粪便，又因脾气虚燥而无力布散其精微外出，故为脾约。

正阳阳明，为阳明本燥标阳，邪入阳明，阳热蓄积，化热过盛；燥热相合，大伤津液而腑实不通，而为胃家实。

少阳阳明，为少阳病，因发汗、利小便等，津液伤而少阳火热内结于阳明，胃中燥烦实而大便难。

〔**医论**〕张斌：此处说明阳明病有三种类型。即太阳阳明、正阳阳明、少阳阳明，基本包括所有阳明证。进一步解释说：太阳阳明证就是脾约，正阳阳明证就是胃家实，而少阳阳明证是因发汗利小便致伤津液，促成胃中燥烦实的大便难证。所谓脾约，是因脾为胃行其津液之力强，助胃而进行消化之力弱，造成的阳盛阴虚、大便鞭结之证。即脾对胃约束索取有余、调济滋润不足之意。太阳阳明与太阴之脾有关，因为太阳、太阴同为开，若太阳有病而从开太过，或发汗过多，必影响阳明的从阖不足，相对的即太阴之开亦有余，脾阳过盛，遂成为脾约之证。所谓胃家实，即上述阳明病提纲之证。因阳明本燥标阳，邪入阳明，其阳不出，蓄积转增，即化热过盛；燥热相合，必津液大伤而腑实不通，经热亦甚，所以称为胃家实。少阳阳明的大便难，即因发汗利小便伤津而成。少阳木火亢盛，疏土太过干犯胃肠，胃中津少则燥，火盛则烦，邪逆则实。但因胆本主疏泄，所以疏土之意，即促使胃肠增强蠕动，进行消化以送糟粕下行，却又因津少而燥，所以大便欲出而困难，就称为大便难。（《伤寒理法析·中编·阳明病篇》）

问曰：阳明病外证[1]云何？答曰：身热，汗自出，不恶寒，反恶热也。（183）[原182]

〔**注解**〕[1] 外证：指阳明病邪热盛于外的外证表现。

〔**提要**〕本条论阳明外证，为阳热盛于上、盛于外，而见身热，汗自出，不恶寒，反恶热之证。

[讲解] 阳明病有腑证与经证。腑证、经证是后人的提法，在伤寒论原文中，有阳明病外证的说法。那么，外证是否就是后人所说的经证？或者仲景所说的阳明外证，只是指阳明里证即阳明腑实之时所出现的外证表现？或不论经证、腑证，所出现的里有热，邪热蒸腾上壅，向外开散，水津外泄的情况，就是身热，汗自出，不恶寒，反恶热的阳明外证。如用前两种解释，都有些偏而不全，所以，当以最后一种解释为好。但阳明外证明显的，阳热燥热大盛于上、大盛于外，则阳热燥热一般就不会大盛于内、大盛于下。反之，燥热大盛于阳明之腑，一般来说，就不会大盛于上、大盛于外。因此在阳明病中有经证、腑证在病证表现及方向上的不同。

[医论] 卢之颐：此承上文阳明内证之实，复申明阳明外证之形象者也。（《仲景伤寒论疏钞金锌·卷八·阳明》）

张斌：（本条）是阳明正病外证的综述。由于燥热在里，气不下阖，反而蒸身上壅，从开外出，所以就见身热、汗自出、不恶寒、反恶热之外证。（《伤寒理法析·中编·阳明病篇》）

问曰：病有得之一日，不发热而恶寒者，何也？答曰：虽得之一日，恶寒将自罢，即自汗出而恶热也。（184）[原183]

[提要] 论阳明病第一天，不发热而恶寒，但恶寒将自止，更见自汗出而恶热。

[讲解] 既然阳明病外症为身热、汗自出、不恶寒、反恶热，为什么阳明病得之第一天，不发热而恶寒呢？这是由于虽病为第一天，但由于病邪刺激人体所引起的正气传经，都是从太阳经气反应开始，故第一天不发热而恶寒，但恶寒将自行停止，出现阳明本身的真实表现，即自汗出而恶热。

[医论] 郑寿全：发热恶寒，太阳症也，而云阳明，是太阳之寒邪已至阳明，而寒邪尚未化尽耳。若化尽，转瞬即独发热不恶寒，而为阳明之本症也。时称瘟疫独发热不恶寒，仍是一阳明证也。（《伤寒恒论·卷之四》）

张斌：阳明其性本燥标阳，其气为阖，其位在里，邪气初入阳明，尚未即时形成燥热之气，亦不能即时转阖为开，升腾外达，由里出表，所以第一天必反见太阳的本寒之气而不发热，且恶寒。但如果是邪气真入阳明，即恶寒很快自罢，而汗出恶热了。(《伤寒理法析·中编·阳明病篇》)

问曰：恶寒何故自罢？答曰：阳明居中，主土[1]也，万物所归，无所复传，始虽恶寒，二日自止，此为阳明病也。(185)[原184]

〔注解〕[1]主土：指阳明之气为主里，主持胃肠。

〔提要〕论阳明经气作用于中土胃肠。阳明病在第二天恶寒就会自止，表现为不恶寒，反恶热。

〔讲解〕阳明经气从阖而作用于中土，是以强大的阳热燥热之气作用于胃肠。胃肠是各种水谷饮食所聚积之处，为万物所归，各种饮食物都要在胃肠消化、吸收，最后变成糟粕而排出。如果外邪进入阳明，虽然第一天恶寒，但第二天正气传经于阳明，恶寒会自止，成为不恶寒，反恶热。此时，阳明燥热之气由里蒸腾，即成阳明病的外证表现。

〔医论〕张斌：阳明居于中焦，其位属土，其性本阳，阳即为热，土为万物所归，归则无所复传，必从其阳而热化，所以始虽恶寒，二日自止，即蒸腾外越四旁，汗出而恶热。(《伤寒理法析·中编·阳明病篇》)

伤寒三日，阳明脉大。(186)[原186]

〔提要〕论伤寒三日，里热蓄积增多，出现脉大。

〔讲解〕伤寒三日，即第一天有恶寒，但病为里热渐盛，病在阳明，里热有个蓄积转盛的过程。阳明病在第二天出现不恶寒，反恶热，第三天时，里热蓄积增多，就会出现脉大，故脉大是里热壅蓄，欲蒸腾外达的表现。

〔医论〕郑寿全：一日太阳，二日阳明，三日少阳，乃传经之次第。今三日而见脉大，可知其邪未传少阳，而仍在阳明也，何以知之，浮为太阳，大为阳明，弦为少阳故也。(《伤寒恒论·卷之五》)

张斌：阳明主里。与太阳正好相反，其脉应沉。但阳明为病，里热蒸腾，实际是表里俱热，所以其基本脉象，就应为洪大，而浮沉均见。如腑实邪深特重，亦必沉中兼大，所以说阳明脉大。"伤寒三日"，则是指二日邪传阳明。三日脉证反应才明显表现出来。(《伤寒理法析·中编·阳明病篇》)

阳明病，若能食，名中风。不能食，名中寒。（187）［原190］

［提要］本条以能食与否，辨别阳明中风与中寒。

［讲解］阳明病，如果能食，为胃阳未伤而胃气犹盛，因风为阳邪，其性疏泄，合于阳明，风与阳明的阳热相合，成为风热散发之性，反而助胃而能食，叫作阳明中风证。如果不能食，为寒邪伤及胃阳，叫作阳明中寒证。中风、中寒，为外邪中于阳明。

［医论］张斌：阳明病，若能食，必其胃阳未伤而胃气犹盛，因风为阳邪，其性疏泄，入于阳明反助胃而能食，所以为中风之证。若不能食，必其胃阳受伤而胃气虚弱，因寒为阴邪，其性凝敛，入于阳明，必碍胃而不能食，所以为中寒之证。中寒，亦伤寒之义，只因入于阳明之里，故而改称中寒，以示寒邪深入之意。且此之证，多为直中风寒而发，若为传经，则大多热化而入，即无须另立名目。（《伤寒理法析·中编·阳明病篇》）

阳明病欲解时，从申至戌上。（188）［原193］

［提要］论阳明标阳之气旺于申、酉、戌三时，此时为阳明病欲解时。

［讲解］阳明从阖，其气下而在里，其标阳之气旺于申、酉、戌三时，即今之15～21时。此时外界的天阳之气也为阳气下降，由阳入阴，天阳之气助旺阳明标阳之气的气化，而为阳明标阳之旺时。

太阳病的旺时在巳、午、未三时，此时天阳之气升达在上而且最旺，而过了太阳的旺时，进入到申时，天阳之气即由升转为降，阳入地中，其气为阖为收，申时又称日晡。在申、酉、戌三时，以自然界之气助旺阳明，阳明之气就会旺盛，阳明病在此三时，有利于祛邪外出而气旺欲解。然而病在阳明本腑，也以此三时为正邪相争最为剧烈的时候。

［医论］陈修园：盖阳明旺于申酉，病气得天时之助也。然此言阳明之表证，从微汗而解，若胃家实之证，值旺时，更见发狂谵语矣。（《伤寒论浅注·卷四·辨阳明病脉证篇》）

郑寿全：按申、酉、戌，乃阳明之旺时，邪衰者于旺时可以潜消，邪盛者于此时更盛，观日晡潮热之人，则得解与不解之道也。（《伤寒恒论·卷

之五》)

阳明中风，口苦咽干，腹满微喘，发热恶寒，脉浮而紧，若下之，则腹满小便难也。（189）[原189]

[提要] 论阳明中风，风热扰于太阳少阳，但病变重点在阳明，为阳明经证的脉证表现，禁用下法。

[讲解] 阳明经气应从阖下行，阳明中风则为风性鼓张发散，经气受风热之邪的作用，形成燥热之气上逆则腑气不易从阖下行而腹满，上逆于肺则微喘；壅逆三焦，合于少阳经气则口苦咽干；鼓张于表，扰太阳经气则发热恶寒；脉浮而紧，浮为风阳鼓张之象，紧为邪气壅蓄不畅之象，但脉浮而紧，非太阳伤寒证。此条虽有少阳、阳明、太阳三经的症状，但都是阳明中风后，阳明风热扰于各经所致。不可见腹满而用攻下，攻下则必会腹满加重，小便难。原因在于风热鼓张，阳明经气不易从阖下行，中下焦极易缺少阳热的温化而成寒湿停滞，再用苦寒攻下，则下气更虚，其寒更甚，阴寒水气更加不行，所以会腹满更重而小便难。本条所述的阳明中风，实为风温之邪壅郁之证。

[医论] 张锡驹：此言阳明之气不特与太阴为表里，抑且中合于少阳，外合于太阳也。阳明中风，不涉于本气之燥化而涉于少阳之热化，故口苦咽干；复涉太阴之湿化，故腹满微喘；又涉太阳之寒化，故发热恶寒。以风邪而入于里阴，故脉紧；复外合于太阳，故浮而紧。浮宜外解，若下之，则太阴脾土不能转运而腹满如故，少阳三焦不能决渎而小便难也。（《伤寒论直解·卷四》)

章楠：此即言邪中阳明者，易于化热，故口苦咽干也。腹满微喘者，阳明当肺胃之间，肺胃气郁故也。其身发热而又恶寒者，邪在表分也。脉紧者，兼寒也。以无头项强痛，故非太阳，而为阳明之经证。邪未入腑，若误下之，则伤脾肾，脾伤而腹更满，肾伤则小便难，以下焦气化不宣也。此辨阳明表证误下，则邪陷太阴而腹更满，以太阴为阳明之里也。（《伤寒论本旨·卷三》)

张斌：虽为阳明中风，却也属证兼三阳，口苦咽干是兼少阳；腹满微喘，本属阳明；发热恶寒，脉浮而紧，则系在太阳。此既非纯为阳明中风的热实腑证。如果误下，必太阳寒水之气内逆，少阳相火不出，阳明胃气又伤。阳明虚即是太阴，所以误下后，水火风邪，郁于太阴，而致水谷不别、气液不行，则腹满小便难也。（《伤寒理法析·中编·阳明病篇》）

阳明病，若中寒者，不能食，小便不利，手足濈然汗出，此欲作固瘕[1]，必大便初鞕后溏。所以然者，以胃中冷，水谷不别故也。（190）[原191]

[注解] [1] 固瘕：为阴寒凝聚，形成了大便初硬后溏的一种病证。

[提要] 论阳明中寒的症状及病理。

[讲解] 阳明中寒，寒邪入于胃肠，阳气受损，不能消化水谷则不能食；寒与湿合，清浊难分，水液转输无力，则小便不利；寒湿凝滞，脾气不得畅达于全身周表，迫郁于内，只能循经而出于手足心，为手足濈然汗出，此为脾气受抑之象；固瘕的形成，为阴寒内结，肠胃结滞不畅，先入的食物在胃肠停留时间长，可燥化吸收水分而硬，但大部分后续的食物不能燥化吸收其水分，水谷不别而稀溏，因此形成了大便初硬后溏的情况。

阳明中寒与太阴脾胃虚寒有所不同。阳明中寒，为寒湿凝结不通，脾气伤损不大，易用温阳散寒化湿之法治疗；而太阴虚寒，要用健脾益气、温阳散寒来治疗。

[医论] 张志聪：此言不能食名中寒也。阳明病若中寒，则胃中冷而不能食，水谷不别而小便不利。手足濈然汗出者，土气外虚也。固瘕，大瘕泄也，乃寒邪内结，假气成形，而为久泄之病。欲作，乃将成未成之意。初鞕者，感阳明之燥气；后溏者，寒气内乘也。所以不能食而小便不利者，以胃中冷，水谷不别故也。张氏曰：阳明病，若中寒，中字主平声，言阳明中见之气虚寒，故胃中冷而水谷不别，盖阳明藉中见太阴之气化而为胃消磨其水谷也。（《伤寒论集注·卷第三》）

伤寒，脉浮而缓，手足自温者，是为系[1]在太阴。太阴者，身当发黄，若小便自利者，不能发黄。至七八日，大便鞕者，为阳明病也。（191）[原187]

〔注解〕[1] 系：病情关联于某经之义。

〔提要〕论述病在太阳而关联于太阴的风湿相合证，及病在太阴的湿郁病转为阳明病。

〔讲解〕系在太阴，指病情与太阴相关。伤寒，脉浮而缓，是风寒在表与太阴之湿相合，风湿尚在体表，故脉浮缓，以太阳太阴均为开，太阴气弱，太阳气化也不足，湿气郁而不能从小便以及汗而去，形成周身湿气为患，再相合于太阳的风寒，就成了风湿或寒湿为病。所以说风湿为病的病位在太阳，但病的性质联系到太阴。太阴的阳气弱，而少阴心肾的阳气未衰，故手足自觉尚温。如果太阴之气弱，寒湿加重，则转变为太阴病。寒湿郁结在里而不化，内困肠胃，影响及胆腑的疏泄，就会郁而发黄。如果小便自利，为湿气下行，不能发黄。病至七八日，为正气传经于太阳阳明之期，阳明的燥热之气来复太过，湿气去而转为大便硬，就会转为阳明病。

〔医论〕张斌：此以伤寒由太阴转系阳明之证，说明阳明居中主土、万物所归，各经之病，皆可入于阳明之理。脉为浮缓，手足不热不冷，而维持自温。那么既非太阳中风的表虚汗出，必阴邪加于阴正，两气同性，互不剧争，故脉不紧而缓。且肺主皮毛，与太阳相合，脾主肌肉及四末，手足禀气于胃，犹能自温，据此则可知是伤寒而系在太阴，即病位在太阳之表，其性质却连系于太阴之里，而为寒湿之证。此阴性寒湿之证，从发展上看，必困阻肠胃，影响胆的疏泄，就有发为阴黄的可能。若小便自利，其湿下行，不能发黄。至七八日太阳阳明主气之期，阳气来复而大便鞕，则是阴从阳转，湿去热化，而为阳明病。（《伤寒理法析·中编·阳明病篇》）

伤寒转系阳明者，其人濈然 [1] 微汗出也。（192）[原188]

〔注解〕[1] 濈然：形容汗出连续不断的样子。

〔提要〕论伤寒转系阳明，濈然微汗出，是病在表，但有了阳明热化的情况。

〔讲解〕伤寒是病在表，由于阳明在里的燥热之气转盛，燥热蒸腾气液化汗外出，然而汗出虽连续不断，却无大汗，只是微汗，所以是转系阳明，而不是转属阳明，不是完全成了阳明病。言外之意，还有些太阳风寒余邪没有全部消失。

〔医论〕钱潢：转者，以此转属于彼，即传经之谓也。系，连属也。濈然，濈濈然微汗湿润之貌，言以无汗之伤寒，才入阳明，即濈然微汗而现阳明经证矣。此示人以验邪入阳明之候也。(《伤寒溯源集·卷之六·阳明篇纲领》)

本太阳初得病时，发其汗，汗先出不彻，因转属阳明也。伤寒发热无汗，呕不能食，而反汗出濈濈然[1]者，是转属阳明也。(193)[原185]

〔注解〕[1]濈濈然：同濈然。

〔提要〕论太阳病转属阳明的成因及病证表现。

〔讲解〕转属阳明，即转归阳明，完全转为阳明病之意。原本在太阳初得病时，发其汗，汗出不透彻，使热郁于内而不泄，邪热内迫内聚于阳明则可转为阳明病。

伤寒发热无汗是太阳伤寒，呕不能食是阳明经气从阖下行之机受到影响，而反汗出濈濈然的，是阳明燥热之气转而旺盛，逼迫津液外泄，此时外寒已被此热消解转化，反而转归为阳明燥实之证。

〔医论〕张锡驹：问曰：亡津液而胃中燥，因转属阳明固已，若汗出不彻，津液不亡，何以亦转属阳明耶？答曰：汗者，阳明之阴液也，汗出不彻，则阳明燥热之气不得随汗而泄，太阳之标热反内合其燥气，故因而转属也。(《伤寒论直解·卷四》)

张斌：如太阳伤寒而发热无汗，且呕不能食（即太阳伤寒主证所述），反汗出濈濈然的，就是转属阳明的证据。所谓濈濈，是汗出湿润之状。(《伤寒理法析·中编·阳明病篇》)

阳明病，脉迟，汗出多，微恶寒者，表未解也，可发汗，宜桂枝汤。(194)[原234]

桂枝三两，去皮　芍药三两　生姜三两　甘草二两，炙　大枣十二枚，擘

上五味，以水七升，煮取三升，去滓，温服一升。须臾，啜热稀粥一升，

以助药力取汗。

[提要] 论阳明病，由于风邪深入肌腠，汗出多而阳明经气虚燥，可用桂枝汤治之。

[讲解] 此论阳明经气虚燥之证。由于风邪从表而深入，使肌腠的津液出而汗出多，经气虚燥，则风邪易于热化，脉迟为风邪较深，经气流行不畅。汗出多则肌表荣卫虚而不固，易更有风寒外邪复侵，风寒虽微弱，但杂合于虚燥之风热而为病，所以恶寒也只是微恶寒，为表不解。可用桂枝汤，充荣达卫，使津气布散于周身体表，阳明的虚燥之气得以缓解，风热以及复加的风寒之邪亦去。此条论阳明病，着眼点在津伤虚燥上，阳明本燥，以虚燥风热之气在肌表，津伤汗出多而属阳明。

桂枝汤的现今用量：桂枝 14 克，白芍 14 克，炙甘草 9 克，生姜 14 克，大枣 15 克。

[医论] 汪琥：此条言阳明病，非胃家实之证，乃太阳病初传阳明，经中有风邪也。脉迟者，太阳中风缓脉之所变，传至阳明，邪将入里，故脉变迟。汗出多者，阳明热而肌腠疏也。微恶寒者，太阳在表之风邪未尽解也。治宜桂枝汤以解肌发汗，以其病从太阳经来，故仍从太阳经例治之。（《伤寒论辨证广注·卷六》）

章楠：此言正阳阳明中风之证治也。太阳中风，必有头痛而脉缓，今标阳明病者，发热自汗而无头项强痛也。脉迟与脉缓相类。微恶寒者，以汗出多而腠疏，表邪未解也，故宜桂枝汤解肌以发汗。（《伤寒论本旨·卷三》）

脉但浮，无余证者，**与麻黄汤**。若不尿，腹满加哕者不治。麻黄汤。（195）[原232]

麻黄三两，去节　桂枝二两，去皮　甘草一两，炙　杏仁七十个，去皮尖

上四味，以水九升，煮麻黄，减二升，去白沫，内诸药，煮取二升半，去滓，温服八合，覆取微似汗。

[提要] 论阳明风热反而欲从表出，当用麻黄汤治疗。如果正气已败而脉浮，为不治之证。

　　[讲解]如果脉只是浮而不见脉迟等，津液未伤，在里经气不畅之证也不见，为风热之邪已欲从表出，但表气未开，应从太阳为开来治疗，以麻黄汤开表发汗以泄除风热之邪。

　　如果脉虽浮，却是正气上越，形成不尿即尿闭，腹满胀甚，呃逆加重的，为正气已败，开阖枢都已失去正气主持，故为不治之证。

　　麻黄汤的现今用量：麻黄 14 克，桂枝 9 克，炙甘草 4 克，杏仁 12 克。

　　[医论]张锡驹：脉但浮，无他余之证者，欲从太阳之开而出也，故与麻黄汤以助其开。若不能从太阳之开、少阳之枢，逆于三阴之分，则不尿、腹满加哕矣。夫不尿则甚于十日前之小便难也，加哕更甚于十日前之时时哕也。枢转不出，逆于三阴，故为不治。（《伤寒论直解·卷四》）

　　阳明病，脉浮，无汗而喘者，发汗则愈，宜麻黄汤。（196）[原235]

　　[提要]论阳明病，邪气壅肺，阳明经气不能从阖下行而喘，太阳经气不发而脉浮无汗，当以麻黄汤为治。

　　[讲解]此条为阳明病，是因阳明经气从阖，其气由肺而下达于胃肠，如果邪气壅逆在上，壅遏于肺则喘，为阳明经气不畅，所以此重点在喘，但肺气壅遏，更使太阳经气不发，所以有脉浮，无汗，但无恶寒，也无头痛项强等太阳经表之证。欲使肺气开散畅达，仍需用麻黄汤开宣肺气，发汗通表为治。如此则位于阳明经表的气热得以开散而病愈。

　　总之，病由太阳而喘者，由表而影响于肺；病由阳明而喘者，由肺由里而影响于表。但也可用麻黄汤开散邪气，使之外出。

　　[医论]张锡驹：阳明病脉浮者，邪在表也。邪在表则表气闭拒而肺气不利，故无汗而喘，发其表汗则愈，宜麻黄汤。（《伤寒论直解·卷四》）

　　王丙：风中于膺，从阳明之阖而无汗，盖风性浮而上行，故必作喘，用麻黄汤发汗即愈，顺其常度也。（《伤寒论注·卷三》）

　　太阳病，寸缓关浮尺弱，其人发热汗出，复恶寒，不呕，但心下痞者，此以医下之也。如其不下者，病人不恶寒而渴者，此转属阳明也。小便数者，大便必鞕，不更衣十日，无所苦也。渴欲饮水，少少与之，但以法救之。渴

者，宜**五苓散**。（197）[原244]

猪苓去皮　白术　茯苓各十八铢　泽泻一两六铢　桂枝半两，去皮

上五味，为散，白饮和服方寸匕，日三服。

[提要] 论太阳中风误下致心下痞；或太阳中风未攻下，而病转属阳明；以及在脾气虚燥，口渴欲饮水时，不可大量饮水，以防水蓄不化；当水蓄不化而口渴时，宜用五苓散为治。

[讲解] 太阳中风，寸缓关浮尺弱，如果有心下痞，是医生用下法后，痞热之气结于心下，故有气热郁于心下而关脉浮，尺脉弱为下后阴液下亏，寸脉缓为仍有风邪在表，故有发热汗出，反而恶寒，不呕为病不在少阳。

如果未经攻下，出现寸缓关浮尺弱，发热汗出，但不恶寒，又有渴，为脾气虚燥，转输津液外泄，为病已转属阳明。此时，关脉浮为脾气虚浮，寸脉缓为津气开泄所致，尺脉弱为原有津液亏。津液本亏，又有虚燥之气转输津液外走，就成为津伤燥化之证。胃肠之水液被转输于体表为汗，并从小便排出而小便数，则形成大便硬，十日不大便也无痛苦。

渴欲饮水的，应少少与之，津液逐渐润达于肠胃，脾气又不至伤耗，病即可愈。

如果饮后仍口渴，小便不利者，为饮多致水饮停蓄，宜用五苓散健脾化饮利水为治。

五苓散的现今用量：猪苓4克，泽泻6克，白术4克，茯苓4克，桂枝3克。一方寸匕即10克。

[医论] 陈修园：太阳病，寸缓为阳气虚，关浮为中气虚，尺弱为阴气虚，其人发热汗出，复恶寒，皆为桂枝证之未解，又于不呕知其里气之和。里气既和，缘何心下又发痞？但心下痞非本有之证者，此以医下之太早所致也。如其不因误下者，邪热入里则罢，太阳之本寒从阳明之燥化，病人不恶寒而且口渴者，此太阳转属阳明也。其小便数者，津液下渗，大便必鞕，是鞕为津液之不足，非胃家之有余，即不更衣十日，亦无所为痞满鞕痛之苦也。若津液竭而渴欲饮水，宜少少与之，以润其燥。然此但因其竭而以通权之法

救之，审其实系水津不布而渴者，又宜五苓散，助脾气之转输，而使水津之布散。夫曰十日无所苦，承气汤既不可用，饮水不至数升，白虎加人参汤又非所宜，惟助脾气以转输，多饮暖水以出汗，则内外俱松。须知病从太阳而入者，仍从太阳而出也。(《伤寒论浅注·卷四·辨阳明病脉证篇》)

阳明病，发潮热，大便溏，小便自可，胸胁满不去者，**与小柴胡汤**。（198）[原229]

柴胡半斤　黄芩三两　人参三两　半夏半升，洗　甘草三两，炙　生姜三两，切　大枣十二枚，擘

上七味，以水一斗二升，煮取六升，去滓，再煎取三升，温服一升，日三服。

〔提要〕论阳明风热内郁而发潮热，但风热是因少阳不畅而内郁阳明，当以小柴胡汤治之。

〔讲解〕阳明病，有风热内郁而发潮热，但不见大便硬，反见大便溏，小便自可，胸胁满不去，可知为风热郁于少阳，少阳气液不能通达于外，津液不得泄越，内迫于阳明而成为大便溏，小便自可，当以小柴胡汤枢解少阳，使三焦之气流畅，则其病当愈。

小柴胡汤的现今用量：柴胡 36 克，黄芩 14 克，人参 14 克，炙甘草 14 克，生姜 14 克，大枣 15 克，半夏 14 克。

〔医论〕张斌：阳明病，发潮热，当腑实已成，大便鞕。但大便溏而不鞕，小便自可，不多不少亦不黄，更加胸胁满不去者，可见是少阳之邪未解，下迫阳明，阳明之气不能从枢外出，所以燥化不足。当先解少阳，与小柴胡汤，枢转其气机，由里出表，其病当愈。若不愈，无少阳证者，再从阳明施治。(《伤寒理法析·中编·阳明病篇》)

阳明病，胁下鞕满，不大便而呕，舌上白胎者，可与小柴胡汤。上焦得通，津液得下，胃气因和，身濈然汗出而解。（199）[原230]

〔提要〕论阳明病，因少阳不畅而使阳明不畅，不大便，当以小柴胡汤治疗。

〔讲解〕阳明经气由肺下达胃肠，燥气壅郁则不大便。但此阳明病是先有少阳三焦之气失和，故有胁下硬满，而且呕，三焦气液内郁则舌上白苔，气液不达于下则胃肠之燥郁不除，燥气郁于肠则不大便。当以小柴胡汤疏畅三焦之气，使上焦津气通畅运行，津液才能下达，三焦之气周流运行，则胃肠的燥气得以平复，在里的燥气以及所郁结的气热，随周身气液的通畅，布散于津液之中，形成身濈然汗出而病去。

〔医论〕张志聪：小柴胡汤治胁下鞕满，更调和胸胃之气于上下而流通于内外也。阳明病，胁下鞕满者，气机内逆不能从枢开阖也；不大便者，土气不和于下也；呕者，土气不和于上也；舌上白胎者，少阳枢转不利而火气虚微也。故可与小柴胡汤，从胁下出中胃而上达于膺胸，故上焦得通于上，津液得行于下，胃气得和于中，上中下气机旋转，则身濈然汗出，内外交通而病解矣。（《伤寒论集注·卷第三》）

阳明中风，脉弦浮大而短气，腹都满，胁下及心痛，久按之气不通，鼻干不得汗，嗜卧，一身及目悉黄，小便难，有潮热，时时哕，耳前后肿，刺之小差，外不解，病过十日，脉续浮者，与小柴胡汤。（200）[原231]

〔提要〕论阳明中风，风热壅郁于中上焦，使少阳太阳均不畅的证治。

〔讲解〕阳明中风，风阳之邪郁于阳明，则有潮热；此热为阳明经气之热，壅郁于中上焦，使少阳经气不畅，则胁下痛；郁于胸中则心痛；风热在上，故气不下达，使腹部胀满；风热壅逆，使肺气热而津伤，则短气而且鼻干；胃气失和，则时时呃逆；风热郁于胸中，太阳经气不畅于外，则不得汗。脉见弦浮大，大为热郁阳明，弦为少阳经气不畅，浮为太阳经气不畅，如此则三阳的开阖枢俱不得流畅，故神机不出而嗜卧，热郁湿郁且气机不达于下而小便难，热不能泄越，反而伤及周身荣气、阴血，则一身及目悉黄。耳前后肿为风热上郁于少阳经脉所致，当针刺耳前后的肿处，以泄其风热。如果风阳之邪仍不能外解，病过十日，当太阴传经之时，太阴为开，人体所伤耗的气阴如果有所恢复，风热已缓，脉仍浮的，可用小柴胡汤疏泄少阳，使郁逆在中上焦的风热，从表散越而去。

［医论］张锡驹：此言阳明主阖必藉少阳之枢、太阳之开，若阖而不能开转，则一息不运，针机穷矣。故《经》曰：太阳为开，阳明为阖，少阳为枢，三经者，不得相失也。阳明中风，脉弦浮大者，以阳明之病而见三阳之脉也。阳明主阖，不得由枢而开，故短气。夫不能从开枢而出，阖于腹则腹满，阖于胁则胁下及心痛也。久按者，按其心腹与胁下也，久按之则阖而复阖，故气不通也。阳明之脉起于鼻，其津液为汗，气阖于内，津液不得外达，故鼻干不得汗也。嗜卧者，阳明随卫气而行于阴也。一身及面目悉黄者，土郁而色现也。小便难者，脾不能为胃行其津液也。有潮热者，随旺时而热也。时时哕者，阳明气逆也。耳前后肿者，逆于少阳之经也。刺之小差者，经气少通也。外不解者，不能从枢而出也。"病过十日"直贯至"不治"句，盖言病过十日，又当三阴受邪，若脉续浮者，不涉于阴，仍欲从少阳之枢而出也，故与小柴胡汤以转其枢。(《伤寒论直解·卷四》)

阳明病，脉浮而紧者，必潮热，发作有时。但浮者，必盗汗出。(201) [原201]

［提要］论阳明风热，热郁于里而发潮热以及盗汗的脉象。

［讲解］阳明病脉浮而紧，与太阳病脉浮而紧不同。阳明病，风热鼓张于内，则脉浮，经气津液被风热所伤，经气不畅则脉紧。热郁于里，必蓄势而如潮涌，故见潮热，且发作有时。脉但浮者，为里热鼓张所致，脉不紧，则热迫于里而易鼓浮于外，更易在睡中盗汗而出。此条所述，也是阳明经气被壅郁之风热鼓张之证。

［医论］张斌：潮热是热从里发，蒸腾外达，如潮水上涌之状。盗汗是梦中汗出，醒则汗敛，如盗贼夜窃之情。脉浮而紧，浮为阳盛外达，紧则正邪相争。阳明病，邪深入腑，反见脉浮而紧，是腑实已成，必正气不能驱邪下出，正为邪格，反而升腾外越，故见潮热，但此潮热，又必见于阳明气旺的申酉戌三时，即发作有时。潮热发作之时，脉浮而紧更明显，是所必然。脉但浮，则只见阳盛，阳盛则阴虚，睡中卫气内归，阳入于阴，必蒸发阴液外越，化为盗汗；醒则阳出而阴不受约，盗汗即止。(《伤寒理法析·中

编·阳明病篇》)

阳明病，反无汗而小便利，二三日呕而欬，手足厥者，必苦头痛。若不欬不呕，手足不厥者，头不痛。一云冬阳明。（202）[原197]

〔提要〕论阳明病里热不达而上逆的病证表现。

〔讲解〕阳明病，热郁在里，容易形成风热而冲逆于内外，热蓄于里，而鼓张于外，则汗自出。此为反无汗，为邪热逆于内而不外达，小便利者，热在上而未影响于下，但里热也尚未形成上逆上冲之势。至二三日，阳明热郁增重，转而向上冲逆于肺则咳，冲逆于胃则呕。手足厥也为阳明之气内郁内逆，不能外达。闭郁重则上逆也重，而苦头痛；而不咳不呕，手足不厥，为热郁不重，能外布而不上逆，则头不痛。

〔医论〕张志聪：此节明阳明之气须行于表里上下，横充周遍之意。阳明病反无汗者，气滞于里而不出于表也；小便利者，气行于下而不升于上也；二三日呕而咳者，阳明之气内合肺金，病气上逆于膺胸，故呕而咳也；手足厥者，不能分布于四肢也。气不横充，必上逆而苦头痛。若不咳不呕，气能周遍于内外；手足不厥，气能敷布于四旁，故不上逆而头不痛。（《伤寒论集注·卷第三》)

阳明病，但头眩，不恶寒，故能食而欬，其人咽必痛。若不欬者，咽不痛。一云冬阳明。（203）[原198]

〔提要〕论阳明风热上扰的病证表现。

〔讲解〕阳明风热上扰则头眩；热壅于上则不恶寒；风热盛于肺胃，故能食而咳；风热之气上壅于咽，则咽必痛。如果不咳，说明风热不盛，所以咽喉不痛。

〔医论〕张斌：阳明中风，风热循经上扰于头额，即见头眩；已无表证，故不恶寒；热盛于胃而上犯于肺，故能食而咳；此时其肺胃上窍之咽喉部位，必为燥热之气所伤，就其人咽必痛。当然，若不咳的，即肺胃之热不盛，所以其咽喉亦不痛。（《伤寒理法析·中编·阳明病篇》)

阳明病，口燥，但欲漱水，不欲咽者，此必衄。（204）[原202]

〔提要〕论阳明病口燥，但欲漱水不欲咽，为热在血分，必衄血。

〔讲解〕阳明病，脉浮发热，渴而能饮，为热在气分。今虽口燥，但不烦渴引饮，只是欲漱水，不欲咽下，是热不在气分，而在血分。热入血分，血分中的津液被鼓张而达于气分，血中液少而气分津液相对来说不少，病人口燥，但气分不缺水，就不欲咽。热在血中，闭而不出，必形成衄血，邪热才能随衄而去。

〔医论〕尤在泾：阳明口燥欲饮水者，热在气而属府；口燥但欲漱水不欲嚼者，热在血而属经。经中热甚，血被热迫，必妄行为衄也。（《伤寒贯珠集·卷三·阳明篇上》）

脉浮发热，口干鼻燥，能食者则衄。（205）[原227]

〔提要〕论阳明风热上壅，津伤而邪热较重，则易迫入血络而成衄血。

〔讲解〕阳明中风，风热内壅，脉浮发热为邪热在上；口干鼻燥为肺胃津液已伤；能食为阳明邪热较重，又因津伤，不易随津液、荣气达表化汗而消散，则易迫入血络而成衄血之证。

〔医论〕钱潢：脉浮发热，邪在表也。口干鼻燥，阳明之脉起于鼻之交颏中，下循鼻外，上入齿中，还出挟口环唇，下循喉咙，入缺盆。《热论》云：阳明主肉，其脉挟鼻络于目，故身热目疼而鼻干不得卧也。能食者，阳明中风，热邪能杀谷也。阳明郁甚，不得汗泄，逼血妄行而出于上焦清窍也。（《伤寒溯源集·卷之六·阳明中风》）

阳明病，下血谵语者，此为热入血室[1]，但头汗出者，刺期门，随其实而寫[2]之，濈然汗出则愈。（206）[原216]

〔注解〕

[1]热入血室：指热入少阴血分。

[2]寫：同"泻"。《玉函》卷三、《脉经》卷七、《注解伤寒论》卷五均作"泻"。

〔提要〕论阳明邪热迫入少阴血分而下血、谵语，当刺期门，使少阴血热得泄而愈。

[讲解] 阳明病的热入血室，是指阳明邪热入于少阴血分。热迫血行，则下血。下血的形式多种，有便血、尿血、月经出血等，血从下而走，不是只有妇女月经出血为热入血室，男子也有热入血室证。热入少阴血分，心神被扰则谵语。如果热逆于里，不能从气分转出，只见头汗出。当刺肝经的募穴期门，使少阴血中之热得泄，少阴血气流畅，则余热可随少阴少阳的枢机，从三焦而外达，身濈然汗出而病愈。此与《辨太阳病脉证并治下》的热入血室刺期门之理相同。

[医论] 张志聪：此言阳明下血谵语，无分男妇，而为热入血室也。下血者，便血也，便血则血室内虚。冲脉任脉皆起于胞中而上注于心下，故谵语，此为血室虚而热邪内入。但头汗出者，热气上蒸也。夫热入血室，则冲任气逆而肝气实，故当刺肝之期门，乃随其实而泻之之义。夫肝藏之血充肤热肉，澹渗皮毛，濈然汗出，乃皮肤之血液为汗，则胞中热邪共并而出矣。（《伤寒论集注·卷第三》）

阳明病，脉浮而紧，咽燥口苦，腹满而喘，发热汗出，不恶寒，反恶热，身重。若发汗则躁，心愦愦[1]，公对切。反谵语。若加温针，必怵惕[2]烦躁不得眠。若下之，则胃中空虚，客气[3]动膈，心中懊侬，舌上胎者，**栀子豉汤**主之。（207）[原221]

肥栀子十四枚，擘 香豉四合，绵裹

上二味，以水四升，煮栀子，取二升半，去滓，内豉，更煮取一升半，去滓，分二服，温进一服。得快吐者，止后服。

[注解]

[1] 愦（kuì）愦：形容心中烦乱。

[2] 怵惕（chù tì）：即惊惧恐慌。

[3] 客气：内郁的风热之气。

[提要] 论阳明风热，发汗或温针均可使病情加重。如果攻下后，风热内郁胸膈，而心中懊侬，当以栀子豉汤主治。

[讲解] 阳明病，脉浮而紧，为风热郁于阳明。风热在中上焦，宣泄津

液外泄，则发热汗出，不恶寒，反恶热；热伤荣气、津液，经气不畅则身重；风热在上，则脉浮，津伤较重则经气滞塞，脉道不利反而见到脉紧，故为脉浮而紧；津伤则少阳火郁，而咽燥口苦；阳明经气失畅于下则腹满；风热迫郁于肺则喘。如果发汗，汗出太过，使肾阴伤、肾气虚散则躁扰不安；心阴伤则心神烦乱、谵语。如果用温针逆治，火热深入，心肾受损，则惊恐不宁，烦躁不得眠。如果攻下后，胃中空虚，上焦风热乘机内郁于胸膈，而为"客气动膈"，症见心中懊恼、舌上黄苔，可用栀子豉汤清泄胸膈郁热，则心烦懊恼等症自除。

栀子豉汤的现今用量：栀子15克，淡豆豉28克。

[医论] 刘渡舟："阳明病，脉浮而紧"，与太阳伤寒之脉相似，但从"发热汗出，不恶寒，反恶热"之证可知，此并非太阳表不解，而是阳明表里热盛的反映。阳明经热盛可见脉浮，阳明腑热盛可见脉紧，今浮紧同见，则知阳明热虽盛，而里却未成实，仍为阳明热证范围。热蒸于上而津伤，故"咽燥口苦"；热壅于里而气机不利，则"腹满而喘"；邪热充斥于内外，经气不利，则"身重"。本证属于阳明的热证，则非汗、下之所宜，当用清热之法治之。若误将脉浮紧、发热辨为邪在表，而用辛温发汗法治疗，则必助热伤津。热伤心神，神失濡养，则会导致躁扰、昏乱、谵语等变证丛生。"愦愦"，即昏乱、神识糊涂的意思。若加烧针以劫汗，不仅伤心液，而且有惊恐伤肾之虑。心肾受伤，水火不能既济，肾水不能上滋，心火不能下交，故怵惕烦躁而不得眠。若下之则伤其胃气，使胃中空虚，邪热乘虚而入。无形之邪热动犯胸膈，即"客气动膈"，则见心中懊恼、烦郁特甚之证。因其证属于郁热，故以舌上黄苔为凭。治以栀子豉汤清宣郁热而除烦懊。（《伤寒论诠解·各论·辨阳明病》）

阳明病，下之，其外有热，手足温，不结胸，心中懊恼，饥不能食，但头汗出者，栀子豉汤主之。（208）[原228]

[提要] 论阳明风热，攻下后热郁胸膈则心中懊恼；但仍有身热，仍当以栀子豉汤主治。

〔讲解〕阳明风热，风热在上，经攻下后，虽未成结胸，但下后使胃中空虚，风热乘机逆于胸膈则心中懊憹；其外有热，即仍有身热，风热未全逆入胸膈，里之热郁不发，使脾胃之气受抑，脾胃之气不能布散外达，则饥而不能食，手足温。郁热上逆，则只见头汗出，脾胃之气不外达，虽外有身热，但热郁不出，而周身无汗。当以栀子豉汤清泄胸膈郁热为治。

〔医论〕刘渡舟："阳明病"，在此指阳明经表之证。既然邪在经表，治当以汗法宣透，使邪气从外而解。如果误用下法，则在经之邪不解，乘机内陷而化热。邪热内陷胸膈，若与痰水相结，可形成结胸证，若不与痰水结，而热邪郁于胸膈，则外见身热、手足温；郁热扰心，则"心中懊憹"；胃气被抑，故虽饥而不能食，此与胃家虚寒的不欲食，而无饥饿感者不同。"但头汗出"是被郁之热不能向外散发而上熏所致，此又与阳明燥热的周身或手足汗出溅然者有别。根据火郁则发之的治疗法则，当治以栀子豉汤清透胸膈之热则愈。柯韵伯认为：此种心中懊憹之证，是"上焦火郁不达"，所以服栀子豉汤后，必然要吐，吐则火郁得发，邪气因之而解。(《伤寒论诠解·各论·辨阳明病》)

若渴欲饮水，口干舌燥者，**白虎加人参汤**主之。(209) [原222]

知母六两　石膏一斤，碎　甘草二两，炙　粳米六合　人参三两

上五味，以水一斗，煮米熟汤成，去滓，温服一升，日三服。

〔提要〕论阳明中风下后，成热盛津伤证，当用白虎加人参汤主治。

〔讲解〕本条承上条论阳明中风证。经攻下后，不是热郁胸膈而成为栀子豉汤证，而是攻下后，阳明风热客于中焦，热伤津液，形成渴欲饮水、口干舌燥的热盛津伤证，当用白虎加人参汤清热生津为治。

白虎加人参汤的现今用量：知母 27 克，石膏 72 克，甘草 9 克，粳米 40 克，党参 14 克。

〔医论〕陈修园：栀子豉汤只为热邪乘心之剂也，恐不能兼清阳明经气之燥热。若前证外更加渴欲饮水，口干舌燥者，为阳明经气之燥热也，又宜白虎加人参汤主之。(《伤寒论浅注·卷四·辨阳明病脉证篇》)

若脉浮发热，渴欲饮水，小便不利者，**猪苓汤**主之。（210）[原223]

猪苓去皮　茯苓　泽泻　阿胶　滑石碎。各一两

上五味，以水四升，先煮四味，取二升，去滓，内阿胶烊消，温服七合，日三服。

[提要]论阳明中风下后津伤，又有水气停蓄，当用猪苓汤主治。

[讲解]本条是承上两条论阳明中风证。如果攻下后证见脉浮发热，渴欲饮水，小便不利。为下后邪热虽有所减缓，但三焦气化失常。所以渴欲饮水为下后津伤所致；小便不利为下焦气化不利。水蓄不行；脉浮发热为水液停蓄于内，不能布达于上，使上焦缺乏水津而燥热不去，燥热在上而呈虚浮虚张之势。此证重在下后使津伤而又有水气停蓄，当以猪苓汤润上燥、泄蓄水为治。猪苓汤方以猪苓、茯苓、泽泻甘淡渗利，以去蓄水；滑石甘淡寒，可清热去湿利窍，通小便；阿胶甘平柔润，养阴护阴，缓解虚张泄越的燥热之势，合滑石清热下导之力以消解燥热。故服药后，蓄结之水得去，燥热得缓，三焦气化恢复，津气自可周布全身，而发热脉浮等浮燥之气得以消散清除。后世称栀子豉汤、白虎加人参汤、猪苓汤为阳明病的清法三方。但猪苓汤中的五味药都是各一两，明显是用量太小了。应该各用三两为宜。

猪苓汤的现今用量：猪苓14克，茯苓14克，泽泻14克，阿胶14克，滑石14克。

[医论]张斌：伤其下焦的气阴，阴弱则阳浮，所以脉浮发热；水停不化气，所以渴欲饮水；膀胱气化不行，即小便不利。总为伤阴热化、水蓄不行之证。当用猪苓汤养阴清热而利水。（《伤寒理法析·中编·阳明病篇》）

阳明病，汗出多而渴者，不可与猪苓汤，以汗多胃中燥，猪苓汤复利其小便故也。（211）[原224]

[提要]论阳明病，汗出多而渴，无蓄水，不可用猪苓汤再利小便。

[讲解]虽然猪苓汤证中有渴欲饮水一证，但已水蓄于下，三焦之气不达，水气不能上布，上焦燥热虚张而渴欲饮水，所以才用猪苓汤泄去蓄水，消缓燥热。如果阳明病，汗出多而渴，并无蓄水，单纯是燥热壅盛于内，伤

津耗液，为汗多胃中干燥，则不可用猪苓汤，而应该用白虎加人参汤。因猪苓汤清燥热之力弱，又利小便而更伤津液，所以不可应用。

〔医论〕章楠：上条渴欲饮水而用猪苓汤者，因小便不利，水郁其热而渴也。小便利，则热泄而渴自止。若非小便不利，因汗出多，胃燥而渴者，当用白虎加参生津清热也，不可用猪苓汤更利小便以泄津液也。(《伤寒论本旨·卷三》)

三阳合病[1]，腹满身重，难以转侧，口不仁[2]，面垢[3]，又作枯，一云向经。谵语遗尿。发汗则谵语，下之则额上生汗，手足逆冷。若自汗出者，**白虎汤主之**。(212)〔原219〕

知母六两　石膏一斤，碎　甘草二两，炙　粳米六合

上四味，以水一斗，煮米熟汤成，去滓，温服一升，日三服。

〔注解〕

[1] 三阳合病：为太阳、阳明、少阳的病证相合，但此证以阳明为主。

[2] 口不仁：口不知味。

[3] 面垢：面部垢腻。

〔提要〕论三阳合病，邪热充斥于表里。不可汗下，当用白虎汤主治。

〔讲解〕三阳合病，是太阳、阳明、少阳三经的邪热相合，但以阳明为主。邪热充斥于表里，阳明经气不畅，下阔之力减弱则腹满；太阳经气不畅则身重；少阳经气不畅则难以转侧。阳明邪热上蒸，则口不知味、面脂外溢而垢腻不清；热扰心神则谵语；热伤肾气则遗尿。此时如果见到自汗出，为邪热盛于里而达于外，可用白虎汤清解阳明邪热。如果误用发汗，伤津劫液，使邪热内郁更重，心神逆乱则谵语更加严重。误用攻下，就会引起阴气竭于下，阳气浮越于上而额上生汗、手足逆冷的危证。

白虎汤的现今用量：知母27克，石膏72克，甘草9克，粳米40克。

〔医论〕程知：三阳病而列之阳明，以热入阳明之里也。腹满，阳明经热合于前也；身重，太阳经热合于后也；不可转侧，少阳经热合于侧也。三证见而一身之前后左右俱热气弥漫矣。口不仁而面垢，热合少阳之府也。胆

热上溢，则木克土而口不仁，清阳不升而面垢，《针经》曰"少阳病甚则面微尘"是也。谵语，热合阳明之府也；遗尿，热合太阳之府也。三证见而身内之上中下俱热气充塞矣。大抵三阳主外，三阴主内，阳实于外则阴虚于内，故不可发汗以耗其欲枯之阴液；阳浮于外则阴孤于内，故不可下以伤其欲脱之微阳。惟白虎一汤，解热而不碍表里，在所急用。然非自汗出，则表邪抑塞，亦未可用此也。（《伤寒经注·卷七》）

阳明病，无汗，小便不利，心中懊侬者，身必发黄。（213）[原199]

〔提要〕论阳明湿与热相合而身必发黄的病证表现。

〔讲解〕阳明病，风热内郁，但却无汗、小便不利，气机不畅，而太阴水湿不能泄除，湿与热相合，湿郁热蒸，则心中懊侬，湿热熏蒸，内郁于肝胆，则身必发黄。

〔医论〕黄元御：饮入于胃，胃阳蒸动，化而为气，气降则水化。阳气升发，则化水之气外泄而为汗；阳气收藏，则气化之水下注而为尿。汗出水利，湿热发泄，故不发黄。无汗则小便不利，湿气莫泄，郁而生热，熏蒸于上，则心中懊侬，身必发黄也。（《伤寒悬解·卷七·阳明经下篇》）

阳明病，被火，额上微汗出，而小便不利者，必发黄。（214）[原200]

〔提要〕论阳明风热，火攻后，热与湿相合，不得泄越，必发身黄。

〔讲解〕阳明本燥标阳，中见太阴湿气。如果阳明风热，用火攻误治，火热内郁，与水湿相合而不得泄越，使三焦之气不畅，则周身无汗，水湿不得下行则小便不利。湿热不泄，熏蒸于上，仅见额上微汗出。三焦气机不达，湿热内郁于肝胆，肝郁热阻，发为黄疸。

〔医论〕章楠：邪入阳明化热，必自汗而热得外越；若被火攻，反使邪热内走而上蒸，额上微汗出，其三焦阻遏，小便不利，而水湿内留，热蒸其湿，必发黄矣。（《伤寒论本旨·卷六》）

伤寒瘀热在里[1]，身必黄，**麻黄连轺**[2] **赤小豆汤**主之。（215）[原262]

麻黄二两，去节　连轺[2]二两连翘根是　杏仁四十个，去皮尖　赤小豆一升　大枣十二枚，擘　生梓白皮切，一升　生姜二两，切　甘草二两，炙上八味，以潦水[3]一斗，先煮麻黄再沸，去上沫，内诸药，煮取三升，去滓，分温三服，半日服尽。

〔注解〕

[1] 瘀热在里：湿浊瘀滞邪热在里。

[2] 连轺（yáo）：即连翘根，现多用连翘来代替。

[3] 潦（liáo）水：即雨水。

〔提要〕论伤寒瘀热在里，身必发黄，也可用麻黄连轺赤小豆汤从上焦分消湿热。

〔讲解〕伤寒瘀热在里，身必发黄，但瘀热身黄，也可用麻黄连轺赤小豆汤从上焦的肺来分消湿热之邪。如果病人发热无汗，湿热不能从表而泄越的，应用此汤效果很好。却不一定湿热必须兼有表证才可用麻黄连轺赤小豆汤。此汤以麻黄杏仁宣畅肺气，肺气宣畅则邪热可由上焦达表而出；连轺即连翘根，清热退黄；赤小豆甘酸平，通利水湿；生梓白皮苦寒清热除湿以退黄；甘草大枣益气健脾，加强脾胃升发布散水湿邪热的外出之力；生姜助麻黄达表散邪。故此方具有清热除湿，宣散湿热的功效。是一种既清热除湿，又侧重于中上二焦宣邪而出的治疗湿热黄疸的方法。

麻黄连轺赤小豆汤的现今用量：麻黄9克，连轺9克，杏仁8克，赤小豆30克，大枣15克，生梓白皮28克，生姜9克，炙甘草9克。

〔医论〕钱潢：瘀，留蓄壅滞也。言伤寒郁热与胃中之湿气互结湿蒸，如淖泽中之瘀泥，水土黏泞而不分也。……盖以湿热胶固，壅积于胃，故曰瘀热在里，身必发黄也。麻黄之用，非热在里而反治表也；赤小豆之用，所以利小便也；翘根、梓皮，所以解郁热也。上文云：无汗而小便不利者，身必发黄。故治黄之法，无如汗之，则湿热从毛窍而散；利其小便，则湿热由下窍而泄，故以麻黄连轺赤小豆汤主之。（《伤寒溯源集·卷之六·阳明发黄》）

伤寒，身黄发热，**栀子檗皮汤**主之。（216）[原261]

肥栀子十五个，擘　甘草一两，炙　黄檗二两上三味，以水四升，煮取一升半，去滓，分温再服。

〔提要〕论湿热相合而身黄，热重于湿，当以栀子柏皮汤主治。

〔讲解〕伤寒身黄发热，热与湿相合，但热重于湿而发热明显，湿热不是侧重在下焦，所以无腹满。栀子柏皮汤是以清热为主，除湿为次。方中栀子用量较大，以清中上焦之热，黄柏清下焦之热又能除湿，甘草甘缓和中，以防苦寒伤胃，脾胃气弱，则湿热更易内结不散。

栀子柏皮汤的现今用量：肥栀子16克，炙甘草4克，黄柏9克。

〔医论〕《医宗金鉴》：伤寒身黄发热者，设有无汗之表，宜用麻黄连轺赤小豆汗之可也；若有成实之里，宜用茵陈蒿汤下之亦可也。今外无可汗之表证，内无可下之里证，故惟宜以栀子柏皮汤清之也。（《订正仲景全书伤寒论注·辨阳明病脉证并治全篇》）

张斌：伤寒身黄发热，为热重瘀轻，病变的重点在于半表半里，当用栀子柏皮汤清热燥湿而除黄。《伤寒理法析·中编·阳明病篇》

阳明病，发热汗出者，此为热越[1]，不能发黄也。但头汗出，身无汗，剂[2]颈而还，小便不利，渴引水浆[3]者，此为瘀热在里，身必发黄，**茵陈蒿汤**主之。（217）[原236]

茵陈蒿六两　栀子十四枚，擘　大黄二两，去皮

上三味，以水一斗二升，先煮茵陈减六升，内二味，煮取三升，去滓，分三服。小便当利，尿如皂荚汁状，色正赤，一宿腹减，黄从小便去也。

〔注解〕

[1]热越：热邪泄越外出。

[2]剂：齐。

[3]水浆：指水、汤水之类。

〔提要〕论阳明病湿浊瘀滞邪热在里而身发黄，当以茵陈蒿汤主治。

〔讲解〕阳明病，发热汗出，为热可从表泄越，湿随热泄，则不能发黄。如果只有头汗出，身无汗，齐颈而还，即颈以下无汗，小便不利，为湿热不能外泄，也不得下行，湿热相合，湿瘀其热，热又熏蒸其湿，湿即非原来的水湿，而是成为黏浊不易流转的瘀浊之物，故称瘀热在里。如此则清浊不分，

气化不行，津液不生，且不能运行，所以又会渴饮水浆。瘀热在里，身必发黄。当用茵陈蒿汤逐湿泄热退黄。方中以茵陈蒿为主，味苦性微寒，清热利湿退黄；栀子苦寒，泻火除烦利湿；以大黄苦寒，逐湿泄热，导湿热瘀浊下行；先煮茵陈，则大黄之药力随茵陈而走，化其湿浊瘀黄从小便而去。

本条湿热发黄证，着眼点在湿浊瘀其热在里，去其湿热，用茵陈蒿汤。而不是用茯苓、猪苓、泽泻之类利水，徒利水则津液伤而湿浊瘀热不去。

茵陈蒿汤的现今用量：茵陈蒿 27 克，栀子 15 克，大黄 9 克。

〔医论〕张斌：阳明病发热汗出者，此为热越，湿随热泄，不能发黄，此当小便亦利。如但头汗出，身无汗，剂颈而还，小便不利，则其湿热外不得泄，下不得行，而且清浊不分，气化不行，即津液不生，所以又渴饮水浆。这就是瘀（湿浊）热（为湿所郁）在里，必蒸身发黄。当用茵陈蒿汤逐湿泄热，治其黄疸。……方中药物，以茵陈蒿为主，性味苦微寒，入脾胃肝胆经，有清热利湿退黄的作用。以栀子为辅，性味苦寒，能降火除烦，由上而下，加强茵陈蒿疏利湿热的效能。以大黄佐使二药，逐湿泄热，随茵陈蒿而从小便攻下其黄。三味相合，即对阳黄证而见无汗，小便不利，口渴而腹微满，重点在里之病，有相应的疗效。（《伤寒理法析·中编·阳明病篇》）

伤寒七八日，身黄如橘子色，小便不利，腹微满者，茵陈蒿汤主之。（218）[原260]

〔提要〕论湿浊瘀滞邪热于里而身黄，病证侧重在中下焦，当以茵陈蒿汤主治。

〔讲解〕伤寒七八日，为正气传经于太阳阳明之期，里热增重，为湿浊所瘀，湿热蕴结在里，成为小便不利、腹微满、身黄如橘子色，可知为湿热阳黄之证，且其证侧重在中下焦，故当以茵陈蒿汤逐湿泄热退黄，使湿热从小便而去。

〔医论〕钱潢：此言阳明发黄之色，状与阴黄如烟熏之不同也。伤寒至七八日，邪气入里已深。身黄如橘子色者，湿热之邪在胃，独伤阳分，故发阳黄也。小便不利则水湿内蓄，邪食壅滞而腹微满也。以湿热实于胃，故以

茵陈蒿汤主之。(《伤寒溯源集·卷之六·阳明发黄》)

伤寒发汗已，身目为黄，所以然者，以寒湿—作温。在里不解故也。以为不可下也，于寒湿中求之。(219)[原259]

[提要] 论寒湿相合的阴黄证，当本于寒湿治疗，不可攻下。

[讲解] 伤寒发汗，虚人体阳气而寒邪反入于里，与湿气相合，以致寒湿中阻，阳明受寒湿蕴结而阳气被伤，影响肝胆疏泄，使胆汁不循常道，郁于血中，出于周身而为身目俱黄的黄疸证。寒湿为阴邪，其性沉滞，故为阴黄。发黄如烟熏，或色淡而晦暗，身无大热或身冷汗出，口不烦渴，既使口渴也喜热饮，大便稀溏，舌淡苔白，脉多沉或迟缓。治法当温中散寒除湿，所以要从寒湿中求之。不可妄用攻下。

[医论] 汪琥：伤寒寒湿在里。此内伤生冷之寒也。内伤生冷之寒，则表之不解，徒致发黄。下之不可，以无郁热。愚意云，此海藏老人所云阴黄者是也。于寒湿中求之，则知非热证矣。(《伤寒论辨证广注·卷六》)

阳明病，脉迟，食难用饱，饱则微烦头眩，必小便难，此欲作谷瘅[1]。虽下之，腹满如故，所以然者，脉迟故也。(220)[原195]

[注解] [1] 谷瘅：为黄疸病之一，即谷疸。

[提要] 论阳明虚寒，欲作谷疸的脉证。

[讲解] 阳明病，脉迟，为阳明的阳热不足，阴寒内生，水湿不达，水谷不化，里气不得和畅。食入于胃即壅结不易下行，因而不能多食，不能吃饱，勉强吃饱则气郁不畅而发烦头眩。水谷停结，转输缓慢，水湿内留则小便难。寒湿相合，蕴结不行，将形成水谷停结不得转输的黄疸证，所以称为谷疸。谷疸也是阴黄之证，此证可见腹满，虽用攻下，而腹满不减，由于脉迟，必为阳气虚滞，寒湿壅结而致腹满。

[医论] 张斌：谷疸为病，是因平素胃气虚弱，消化不良，食郁湿滞，气行不畅，所以脉迟，食难用饱，饱则微烦头眩。脉迟有二义：一为气滞，一为阴盛，二者本为一体。食郁湿滞，清浊不分，必小便难。脉迟为气虚阴盛，中气不健，则虽下之腹满仍如故。(《伤寒理法析·中编·阳明病篇》)

阳明病，初欲食，小便反不利，大便自调，其人骨节疼，翕翕如有热状，奄然[1]发狂，濈然汗出而解者，此水不胜谷气[2]，与汗共并，脉紧则愈。（221）[原192]

[注解]

[1] 奄（yǎn）然：忽然。

[2] 谷气：水谷的阳热之气，即卫气。

[提要]论阳明中寒，寒湿郁阻阳气，阳气最终驱除寒湿水气而病愈。

[讲解]阳明病，初欲食，小便反不利，大便自调，为寒湿郁阻，阳明的阳气不能顺利畅达，但又郁极而欲通达，阳明气旺则太阴布散水谷精微之力增强，太阳气化得助，其人骨节疼，翕翕如有热状，为寒湿水气已不在脏腑，而是被阳气驱赶至体表。忽然产生发狂之状，身濈然汗出，为水谷的阳热之气郁极而达，驱使寒湿水气从体表化汗而去。由于正邪相争，故脉显出紧象，但以正气胜邪而愈。

[医论]柯琴：初欲食，则胃不虚冷；小便不利，是水气不宣矣。大便反调，胃不实可知；骨节疼者，湿流关节也；翕翕如有热而不甚热者，燥化不行，而湿在皮肤也。其人胃本不虚，因水气怫郁，郁极而发，故忽狂。汗生于谷，濈然汗出者，水气与谷气并出而为汗也。脉紧者，对迟而言，非紧则为寒之谓。（《伤寒论注·卷二》）

郑寿全：其所称阳明病，初欲食者，是胃中尚有权也。胃中有权，转输自不失职，何以小便反不利？不利者，是病在膀胱，而不在胃也。观胃与大肠相为表里，胃气尚健，故见大便自调，骨节疼，翕然如热状者，是气机鼓动，邪从骨节而出，翕然如狂，濈然汗出，是邪从汗出而解也。（《伤寒恒论·卷之四》）

阳明病，不能食，攻其热必哕[1]，所以然者，胃中虚冷故也。以其人本虚，攻其热必哕。（222）[原194]

[注解] [1] 哕：即呃逆。

[提要]论阳明中寒经误治后形成呃逆。

〔讲解〕阳明中寒，与太阴虚寒，仍有不同。阳明中寒，侧重在寒邪盛，寒邪伤阳，故病在阳明。太阴里虚而阴寒内盛，阳气虚比阳明中寒严重。但阳明中寒，胃中即因寒而阳气虚且冷，误治更伤阳气，即可成为太阴虚寒证，严重者可成为少阴虚寒证。

阳明病，不能食，是阳明中寒证，寒邪盛，伤及阳气，在证候表现上也可以有虚浮的上热。但攻其热必哕，由于胃中虚寒，所以不能攻其浮热。哕即呃逆，为阴寒内逆，脾胃阳气衰而逆乱。攻其热，包括苦寒攻下，也包括清热等。

〔医论〕张斌：阳明病，不能食，是明显的阳明中寒证。阳明中寒，本属胃阳不足，寒伤其阳，即热微气衰，若再误攻其热，必造成胃败呃逆，属气逆不转之哕证，"以其人本虚，攻其热必哕"，说明原即胃气衰虚。（《伤寒理法析·中编·阳明病篇》）

若胃中虚冷，不能食者，饮水则哕。（223）[原226]

〔提要〕本条承上条论阳明中寒，饮水也可致呃逆。

〔讲解〕胃中虚冷，即胃中阴寒盛而阳气虚，不能食，实为阳明中寒之证，再饮以冷水去其上浮的虚热，水寒下格，使胃气更加虚逆，即发生呃逆。

〔医论〕尤在泾：阳明土也，土恶水而喜温，若胃虚且冷，不能纳谷者，土气无权，必不能胜水而禁冷，设与之水，水与寒搏，必发为哕。哕，呃逆也。（《伤寒贯珠集·卷四·阳明篇下》）

脉浮而迟，表热里寒，下利清谷者，**四逆汤**主之。（224）[原207]

甘草二两，炙　干姜一两半　附子一枚，生用，去皮，破八片

上三味，以水三升，煮取一升二合，去滓，分温二服。强人可大附子一枚、干姜三两。

〔提要〕论阳明中寒，转为脾肾虚寒的少阴病证。

〔讲解〕脉浮而迟，胃阳不能从阖而守于胃肠，反而虚散外浮而为表热，而脉迟又为阴寒在里，进一步伤损脾肾阳气，就形成了表热里寒、下利清谷之证。当以四逆汤急救脾肾已虚的阳气，扶正散寒固脱。

四逆汤的现今用量：炙甘草 9 克，干姜 7 克，生附子 14 克。

[医论] 张斌：脉浮则为气盛于外而为外热，脉迟必为内寒，所以说此表热里寒。寒邪深入，胃气大伤，必下损少阴之阳，命火衰微，不能腐熟水谷，且胃关不固，所以滑脱不禁而下利清谷。外（经）热是假，内（腑）寒是真，所以当以四逆汤，直从少阴回复其生阳之气，温固肠胃之阳，以热胜寒。（《伤寒理法析·中编·阳明病篇》）

食谷欲呕，属阳明也，吴茱萸汤主之。得汤反剧者，属上焦也。**吴茱萸汤**。（225）[原243]

吴茱萸一升，洗　人参三两　生姜六两，切　大枣十二枚，擘

上四味，以水七升，煮取二升，去滓，温服七合，日三服。

[提要] 论阳明中寒，胃阳虚衰、浊阴上逆而食谷欲呕，当以吴茱萸汤主治。

[讲解] 食谷欲呕，不仅是不能食，而且胃气上逆，为阳明中寒之证。由于阳明之气本应从阖下行，而此证为寒饮内聚，浊阴上逆，使胃阳虚衰，失于和降，故吴茱萸汤也是从阳明为阖的气化来治疗。但如果上焦有热，使胃失和降而呕，用吴茱萸汤，以热治热，必然会使病情加重。所以不可见到食谷欲呕，不分寒热虚实就用吴茱萸汤。此汤以吴茱萸为主，辛苦大热，具有温中散寒，下气逐湿，降逆止呕的功效；生姜辛温而和胃泄浊，散寒止呕，党参益气扶正；大枣健脾补中。四药合用，则有温化中下焦寒湿，益气和胃，降逆止呕的功效。

吴茱萸汤的现今用量：吴茱萸 28 克，党参 14 克，生姜 27 克，大枣 15 克。（吴茱萸汤中吴茱萸的用量很大，临床中一般不用如此大量，以防产生严重副作用。）

[医论] 张斌：胃虚而寒湿浊气郁滞，不得和降，所以才食谷欲呕。须以吴茱萸汤温胃降逆，泄浊止呕。如得汤反剧，则又非胃中寒湿，实为上焦热郁，火性炎上，所以食入之时，往往会引起上脘不受，而见呕逆。（《伤寒理法析·中编·阳明病篇》）

阳明病，法多汗，反无汗，其身如虫行皮中状者，此以久虚故也。（226）[原196]

〔提要〕论阳明病，脾气津液久虚，虚燥之气窜扰之证。

〔讲解〕阳明病，风阳入里，鼓张津液外泄，应为多汗，反而无汗，是脾气津液久虚而不荣于身，只有虚燥的风阳之气窜扰于皮中，成为身如虫行皮中之状。

〔医论〕尤在泾：阳明者，津液之府也，热气入之，津为热迫，故多汗。反无汗，其身如虫行皮中状者，气内蒸而津不从之也。非阳明久虚之故，何致是哉！（《伤寒贯珠集·卷四·阳明篇下》）

郑寿全：其无汗，身如虫行状者，内无大热，而气机怫郁于皮肤，由表阳太弱，不能运化而出也。（《伤寒恒论·卷之四》）

脉浮而芤，浮为阳，芤为阴，浮芤相搏，胃气生热，其阳则绝[1]。（227）[原246]

〔注解〕[1]其阳则绝：阳气孤独于里。

〔提要〕论阴血亏虚，阳热独盛的脉象。

〔讲解〕脉浮而芤，浮为阳，为阳热盛，芤为阴，却是阴血空虚于内，浮芤相搏，即浮脉与芤脉相合在一起，为阳热内盛，使阳明胃腑燥热转盛，更加亡散阴血津液于外，无阴则阳独，故为"其阳则绝"，所以，脉浮而芤为里热大伤阴血津液的脉象。

〔医论〕钱潢：浮为阳邪盛，芤为阴血虚。搏，聚也，浮芤并见，故曰浮芤相搏。阳邪盛则胃气生热，阴血虚则津液内竭，故其阳则绝。绝者，非断绝败绝之绝，言阳邪独治，阴气虚竭，阴阳不相为用，故阴阳阻绝而不相流通也。即《生气通天论》所谓"阴阳离决，精气乃绝"之义也。注家俱谓阳绝，乃无阳之互词，恐失之矣。（《伤寒溯源集·卷之六·阳明上篇》）

脉阳微而汗出少者，为自和一作如。也，汗出多者，为太过。阳脉实，因发其汗，出多者，亦为太过。太过者，为阳绝于里[1]，亡津液，大便因鞕也。（228）[原245]

〔注解〕[1] 阳绝于里：里无津液而使阳气虚孤于里。

〔提要〕论阳明病，汗多津伤，使阳气孤绝于里，而大便硬。

〔讲解〕脉阳微，指寸脉微弱，显得无力，但汗出少，为邪气去而津液又外散不多，所以为自和。如果汗出多，则为太过。阳脉实，指寸脉壅实有力，虽表无汗，邪实在表，发其汗，也不应该使其出汗太多，出汗多，也为太过。不论自汗出的太过，或发汗太过，均可导致阳绝于里，亡津绝液，大便即硬。

因为汗出太多，津液不足于里，阳气必虚孤于内，为阴竭而阳绝。阴与阳本应两相和谐，阳帅阴行，阴载阳出，今津液伤于里，使里阳失去津液的含存、调剂，阴液不能润之、不能承载之，即成虚燥之阳气而孤绝于里，于是大便干结而硬。

〔医论〕张斌：脉阳微，即寸脉浮缓无力，为表虚自汗之象。阳脉实，即寸脉浮紧有力，为表实无汗之象。所以一为自汗出太过，一为发汗太过，均可导致阳绝于里，即亡津绝液之意（亦阴竭阳绝之理），大便即鞕。可见此阳绝于里，并非亡阳之意。（《伤寒理法析·中编·阳明病篇》）

跌阳脉[1]浮而涩，浮则胃气强，涩则小便数，浮涩相抟，大便则鞕，其脾为约，**麻子仁丸主之**。（229）[原247]

麻子仁二升　芍药半斤　枳实半斤，炙　大黄一斤，去皮　厚朴一尺，炙，去皮　杏仁一升，去皮尖，熬，别作脂

上六味，蜜和丸如梧桐子大，饮服十九，日三服，渐加，以知为度[2]。

〔注解〕

[1] 跌阳脉：又称冲阳脉，属足阳明胃经，位于足背胫前动脉搏动处，用以诊察脾胃气血盛衰的状况。

[2] 以知为度：以见效为度。

〔提要〕论脾约的脉证、病机及治疗方剂。

〔讲解〕跌阳脉为胃脉，跌阳脉浮为胃中风热盛，所以称为胃气强；跌阳脉涩则津液被风热伤耗而小便数。浮涩二脉相合，为胃中风热盛而津液伤

耗，形成大便难，而为脾约证。

津液外泄太过，就会障碍脾气布散水谷精微的功能。脾气布散水谷精微，要以津液为溶剂，津液散越于外，胃肠道中本应为稀糜状的水谷精微，由于缺少水分而干结，不能通过肠黏膜来吸收，所以，胃中风热强，津液转输太过，化为汗，或使小便频数，其脾气布散饮食物中精微的作用就会受到制约，故称为"其脾为约"。当以麻子仁丸润肠滋燥，缓通大便为治。麻子仁丸虽然是以小承气汤的三味药大黄、厚朴、枳实，加麻仁、杏仁、芍药所组成，但不是用汤药而是用丸药，从小量开始，逐渐加量，取缓缓润下大便的效果。方中以麻仁甘平润肠滋燥，消缓肠中的风阳燥结之气，则胃肠中失去阴液滋润的张强之力和缓；杏仁肃降肺气，润肠缓燥；芍药养阴和脾，使脾气不再虚燥，更以大黄、枳实、厚朴缓缓清热去实，行胃肠之气而下走。如此则胃肠的风燥之气得除，津伤便秘得以治愈，脾气不再虚燥，津液又能润泽胃肠而其脾不再为约。

麻子仁丸的现今用量比例：麻子仁 64 克，芍药 36 克，枳实 36 克，大黄 72 克，厚朴 46 克，杏仁 28 克。蜜丸，每次服 12 克，每日三次，逐渐加量。

〔医论〕程应旄：脾约者，脾阴外渗，无液以滋，脾家先自干槁了，何能以余阴荫及肠胃，所以胃火盛而肠枯，大肠坚而粪粒小也。麻仁丸宽肠润燥，以软其坚，欲使脾阴从内转耳。（《伤寒论后条辨·卷七》）

钱潢：趺阳，足趺上动脉也，又名冲阳，胃脉也。浮为阳脉，趺阳浮，则阳邪入胃而胃中热，故曰胃气强，非胃阳之正气强也；涩为阴脉，趺阳涩，则津液热燥而小便短数，故云小便数，非气化行而津液多之频数也。浮涩两相搏聚，则知胃气热而津液枯矣，所以大便难而其脾为约也。所谓脾约者，胃无津液，脾气无精可散而穷约也。脾既无精可散，胃终热燥而大便难，故当以通肠润燥为治，而以麻仁丸主之。（《伤寒溯源集·卷之六·阳明上篇》）

阳明病，本自汗出，医更重发汗，病已差，尚微烦不了了者，此必大便鞕故也。以亡津液，胃中干燥，故令大便鞕。当问其小便日几行，若本小便日三四行，今日再行，故知大便不久出。今为小便数少，以津液当还入胃中，

故知不久必大便也。（230）[原203]

[提要] 论阳明病，津亏肠燥而大便硬，可根据小便的情况，得知肠燥是否缓解。

[讲解] 阳明中风，风热宣泄津液外出，则自汗出。医生又给其发汗，风热随汗而散，病情好转，但还有微烦而身体不舒服的感觉，必然是因为大便硬。由于津液亡亏，形成大便硬，但火热之气不重。如果已亏的津液又能得水谷的补充，水津不再向外开泄，而是向内回流于胃肠，则小便次数减少，燥者得润，结者得软，故不久必大便。所以，亡津液所致大便硬，应该询问小便每日有几次，如果本来小便每日三四次，今日减为两次，小便的次数减少，为津液不再下走，而是向上滋润于胃肠，所以知道病人不久必大便。

[医论] 尤在泾：阳明病不大便，有热结与津竭两端。热结者，可以寒下，可以咸软；津竭者，必津回燥释，而后便可行也。兹已汗复汗，重亡津液，胃燥便鞭，是当求之津液，而不可复行攻逐矣。小便本多而今数少，则肺中所有之水精不直输于膀胱，而还入于胃府，于是燥者得润，鞭者得软，结者得通，故曰不久必大便出，而不可攻之意，隐然言外矣。（《伤寒贯珠集·卷四·阳明篇下》）

阳明病，自汗出，若发汗，小便自利者，此为津液内竭，虽鞭不可攻之，当须自欲大便，宜蜜煎导[1]而通之。若土瓜根及大猪胆汁，皆可为导。（231）[原231]

蜜煎方

食蜜[2]七合

上一味，于铜器内，微火煎，当须凝如饴状，搅之勿令焦著，欲可丸，并手捻作挺，令头锐，大如指，长二寸许。当热时急作，冷则鞭。以内谷道[3]中，以手急抱，欲大便时乃去之。疑非仲景意，已试甚良。

又大猪胆一枚，泻汁，和少许法醋[4]，以灌谷道内，如一食顷，当大便出宿食恶物，甚效。

[注解]

[1] 导：用润滑剂纳入肛门，通导大便，称为导法。

[2] 食蜜：即蜂蜜。

[3] 谷道：即肛门。

[4] 法醋：即食醋。

［提要］论阳明病，津液内竭大便硬，不可攻下。待病人欲大便时，用蜜煎等导药导下。

［讲解］阳明病，或自汗出，或发其汗，津液已外泄，小便自利者，津液又失于下，津液内竭而形成大便干结。这种大便干结，与阳明燥热内结不同，不可攻下。需待病人自己想要大便，即硬结的粪块已下至肛门而又解不出时，用蜜煎为导药，插入肛门，取润燥导便之效。也可用土瓜根或大猪胆汁来灌肠，以起清热润结通便之效。此三方都是润导之剂，对于津液亏损或年迈体虚、阴血素亏而成大便干涩难解，又不能使用攻下者，甚为适宜。蜜煎导方甘平润滑，使肛门润滑粪便易解。土瓜即王瓜，苦寒无毒，其根富含汁液，用时榨取浆汁可灌肠通便。猪胆汁苦寒，既清热又润燥，用时和少许食醋，用来灌肠而有润燥清热通便之效。

蜜煎方中的食蜜七合可用 80 克。

［医论］柯琴：本自汗，更发汗，则上焦之液已外竭；小便自利，则下焦之液又内竭，胃中津液两竭，大便之鞕可知。虽鞕而小便自利，是内实而非内热矣。盖阳明之实，不患在燥而患在热，此内既无热，只须外润其燥耳。连用三自字，见胃实而无变证者，当任其自然，而不可妄治。更当探苦欲之病情，于欲大便时，因其势而利导之；不欲便者，宜静以俟之矣。此何以故？盖胃家实，固是病根，亦是其人命根，禁攻其实者，先虑其虚耳。(《伤寒论注·卷四》)

阳明病，心下鞕满者，不可攻之，攻之，利遂不止者死，利止者愈。（232）[原205]

［提要］论阳明病，心下硬满，多为脾气不升，胃气不降，不可攻下。

［讲解］阳明病，心下硬满而不痛，病位不在上，不在下，而在中焦，多为脾气不升，胃气不降，气机结滞不畅，非实邪结滞在腑，故不可攻下。

如果攻下则脾胃阳气受损，而下利不止，多为预后不良。如果利能自止，是体质尚盛，脾胃之气尚可恢复，又为病愈。

〔医论〕汪琥：阳明病心下鞕满，心下者，胸膈之间也。此为邪气初聚，府未全实，慎不可攻，攻之则肠胃中真气受伤，利遂不止。(《伤寒论辨证广注·卷六》)

张斌：阳明病而心下鞕满的，可能是邪在膈下未完全入腑，犹在经腑之间；鞕满而不痛，也可能未成为邪实，犹为气虚不运，为邪所郁。若给予攻下，邪陷气脱，利遂不止者，即气阴两竭而死。若下利能止，即邪去气回液复，可愈。(《伤寒理法析·中编·阳明病篇》)

阳明病，面合色赤[1]，不可攻之，必发热，色黄者，小便不利也。(233)[原206]

〔注解〕[1]面合色赤：即满面通红。

〔提要〕论阳明病，满面皆赤色，为风热上郁，不可攻下。

〔讲解〕阳明病，满面皆赤色，是阳明风热郁于上，不得宣泄外达。风热仍闭郁在经表，并非邪热入腑成实，无潮热、腹满痛、大便硬等症，故不可攻下。如果攻下必会损伤脾胃之气，水湿不得运转，邪热入里与湿相合，湿热郁蒸，形成黄疸，而见发热、身黄、小便不利之证。

〔医论〕张锡驹：阳明病面皆赤色者，阳气怫郁于表也，不可攻里。夫阳明怫郁在表而不得散，不但面合赤色，必遍蒸于肤表而发热，内郁于中土而发黄，水道不通而小便不利也。经曰：三焦膀胱者，腠理毫毛其应。盖言三焦主腠理，膀胱主毫毛也。膀胱外应皮毛而内通水道，湿热在表不得下泄故发黄者，必小便不利。古人开鬼门以利小便，良有以也。(《伤寒论直解·卷四》)

伤寒呕多，虽有阳明证，不可攻之。(234)[原204]

〔提要〕论伤寒，胃气逆乱而呕多，虽然有阳明证，不可攻下。

〔讲解〕感受寒邪则表闭不开，会引起里气不和，气郁而生内热，逆结于里，使胃气逆乱而呕吐频作，胃肠之气上逆而不下达，就会有不大便的阳明证，但非邪热入腑成实，不可攻下，攻之必大伤已虚的胃气，使病情加重。

[医论]《医宗金鉴》：伤寒三阳多有呕证，以其风寒之表未除，胸中阳气为寒所郁，故皆不可攻下也。其干呕而恶寒发热者，属太阳也；喜呕而寒热往来者，属少阳也。今虽只有恶热、不恶寒、大便鞕之阳明证，而呕多亦不可攻之，其气逆在上，而未敛为实也。(《订正仲景全书伤寒论注·辨阳明病脉证并治全篇》)

阳明病，不吐不下，心烦者，可与**调胃承气汤**。(235)[原207]

甘草二两，炙　芒消半升　大黄四两，清酒洗

上三味，切，以水三升，煮二物至一升，去滓，内芒消，更上微火一二沸，温，顿服之。以调胃气。

[提要]论阳明病，邪热内结而心烦，当以调胃承气汤治之。

[讲解]阳明病，不吐不下而心烦，为病邪郁内，阳明风热之邪入里结实，实热在胃，上扰于心而心烦。本证重在热结，故需用调胃承气汤泻积热而调胃气。此方以大黄苦寒泄热去实；芒硝咸寒润燥软坚、通利大便；甘草甘平调胃。方中没有枳实、厚朴等行气导滞之药，而是有甘草之甘缓，故为缓缓攻下，适用于邪热初结于胃肠而成实，但燥热实邪不太重者。调胃承气汤有两种服法：一种见于太阳病的第29条，用温热药复阳后致胃热谵语，取"少少温服之"；其二见于本条，用"温，顿服之"，取其缓泻阳明燥热结实。

调胃承气汤的现今用量：大黄18克，炙甘草9克，芒硝20克。

[医论]卢之颐：不吐不下而心烦者，是为热聚，但未燥坚之甚耳，可与调胃承气汤。芒硝空诸所有，大黄荡涤致新，甘草调御揉伏。下以载上，夺土之郁，承宣中化，方名调胃承气者以此。(《仲景伤寒论疏钞金铧·卷八·阳明》)

太阳病三日，发汗不解，蒸蒸发热者，属胃也，调胃承气汤主之。(236)[原248]

[提要]论太阳病发汗后，表热入里，形成里热蒸腾，燥与热俱盛，当以调胃承气汤主治。

〔讲解〕太阳病三日，经发汗而病证不解，见蒸蒸发热，是津伤而表热入里，转为里热亢盛，郁于里而蒸腾于上焦。而且发汗后伤津，又有里热蒸腾，故燥与热俱盛，但病总共三日，虽燥热俱盛，但未至大便坚实。以调胃承气汤缓其胃肠之燥，泻其邪热。

〔医论〕成无己：蒸蒸者，如热熏蒸，言甚热也。太阳病三日，发汗不解，则表邪已罢；蒸蒸发热，胃热为甚，与调胃承气汤下胃热。《注解伤寒论·卷五》

伤寒吐后，腹胀满者，与调胃承气汤。（237）[原249]

〔提要〕论伤寒吐后，燥热结于胃腑，当以调胃承气汤主治。

〔讲解〕伤寒，用吐法之后，产生腹胀满，是吐后津伤化燥，燥热结于胃腑，已成燥热实证。此虽为燥重热轻，也当以调胃承气汤清燥热、调胃气为治。

〔医论〕程应旄：吐法为膈邪而设，吐后无虚烦等证，必吐其所当吐者，只因胃家素实，吐亡津液，燥气不能下达，遂成土郁，是以腹胀满，其实无大秽浊之在肠也，调胃承气汤一夺其郁可耳。（《伤寒论后条辨·卷七》）

汪琥：伤寒虽不指何经，大都是太阳病。既吐之后，则胸中热邪得越，表证亦随之而解，以吐中有发散之义故也。今者既吐之后，腹复胀满，是邪热不因吐解，留结于胃，而为里实之证无疑矣。与调胃承气汤者，以吐后胃气受伤，不得不调之，以缓下其实也。（《伤寒论辨证广注·卷六·阳明病》）

阳明病，脉迟，虽汗出不恶寒者，其身必重，短气，腹满而喘，有潮热者，此外欲解，可攻里也。手足濈然汗出者，此大便已鞭也，**大承气汤**主之。若汗多，微发热恶寒者，外未解也，一法与桂枝汤。其热不潮，未可与承气汤。若腹大满不通者，可与**小承气汤**，微和胃气，勿令至大泄下。大承气汤。（238）[原208]

大黄四两，酒洗　厚朴半斤，炙，去皮　枳实五枚，炙　芒消三合

上四味，以水一斗，先煮二物，取五升，去滓，内大黄，更煮取二升，去滓，内芒消，更上微火一两沸，分温再服，得下，余勿服。

小承气汤方

大黄四两　厚朴二两，炙，去皮　枳实三枚，大者，炙

上三味，以水四升，煮取一升二合，去滓，分温二服。初服汤当更衣，不尔者，尽饮之，若更衣者，勿服之。

[提要] 论阳明中风，转为燥热壅实的腑实证，当用大承气汤攻下。如果风阳在表，里热不重，不可用承气汤攻下。如果腹大满不通而燥结不重，仅可用小承气汤轻微攻下。

[讲解] 阳明病，脉迟，但汗出不恶寒，见身重，短气，腹满而喘，是阳明中风的表现。脉迟为津液伤得较重，使脉气流行不畅，如见有潮热，可知为风阳化燥，如果病情已不在上焦及体表，在里已有燥热壅实，即可攻里，如再见到手足濈然汗出，为脾胃之气也被燥热之气逼蒸，但燥热在里，故汗不能从周身而出，只能为手足濈然汗出。手足濈然汗出，说明燥热在里，已壅实之极，脾气也因此而燥实，此时大便已鞭，可用大承气汤峻下实热、消散燥结，开泄闭塞为治。如果病人虽汗出多，又有轻微的发热恶寒，是风阳之邪仍在表，又无潮热，为腑实未成，不可用大小承气汤之类攻下。如果邪热虽入里，但腹部胀满显著，大便不通，里虽实满而燥结不甚，仅可用小承气汤轻下，用药量也要小，使肠胃中邪热消除即可，不要用大承气汤，不可至大泄下。大承气汤方中以大黄苦寒泄热去实；重用厚朴、枳实破气散结、消积泄浊除满，推动大黄成为较强的攻下之力；又用芒硝软坚润燥，通泻大便，则攻下之力更为迅猛。大承气汤的攻下之力比小承气汤猛烈，适用于燥热结甚而正气不虚者。而小承气汤有泻热通便、消胀去实之效，此汤以大黄苦寒，泻热去实；厚朴苦辛温，行气除满；枳实苦微寒，下气消积，泻浊散痞。无论大承气汤，还是小承气汤，方后均有若更衣或得下，余药勿再服之语，以示人勿克伐过度，以免伤及正气，提示对于下法要慎重及适度应用。

大承气汤的现今用量：大黄 18 克，厚朴 36 克，枳实 20 克，芒硝 14 克。

小承气汤的现今用量：大黄 18 克，厚朴 9 克，枳实 15 克。

[医论] 吴人驹：阳明病，脉当盛实而有余，今反见迟滞而不足，故虽

汗出不恶寒，其身必重着而不轻快，气必短乏而不高扬。若后来见腹满而喘，其热如潮作者，此阳长而阴必消，知其外之寒邪欲解，里之热邪盛甚也，故云可攻。更见手足濈濈然而汗出，此因其中燥甚，津液反被逼出，达于四肢，大便知其已鞕，堪用大承气攻其燥结。若汗虽多，热虽发而不盛，且微恶寒，此外之寒邪未尽解，内之热邪未极甚也，未可以承气汤。设若腹大满不容，不少宽者，只可权宜与小承气汤微和胃气，勿令大泄下，乃因其脉迟，须得回护者如此。(《医宗承启·卷三》)

太阳病，若吐若下若发汗后，微烦，小便数，大便因鞕者，与小承气汤和之，愈。(239)[原250]

[提要]论太阳病误治后，伤津液而邪热内结，但结之未甚，只以小承气汤治之。

[讲解]本条为太阳病经过误治后转化为阳明病。太阳病，或吐或下或发汗，使津液走失而有邪热内结，但未至燥热结甚，故无谵语，只是微烦，说明邪热不是非常重。本证侧重于热结于里，迫津外泄而小便数，热迫津泄而形成大便硬，故重点在热结于里，又为误治之后，以小承气汤泻热通便、消胀去实为治。

[医论]汪琥：此条系太阳阳明证。太阳病既经汗、吐、下，其邪为已减矣，所未解者内入于胃，胃府实热必不大甚，故曰微烦。微烦者，大便未必能鞕，其鞕者，只因小便数故也。此非大满大实之证，故云与小承气汤和之则愈。(《伤寒论辨证广注·卷六·阳明病》)

阳明病，其人多汗，以津液外出，胃中燥，大便必鞕，鞕则谵语，小承气汤主之。若一服谵语止者，更莫复服。(240)[原213]

[提要]论阳明病，大便硬而谵语，但汗多津伤，脾胃之气不实，当以小承气汤治疗。服药一次，谵语停止，不应再服。

[讲解]阳明病，其人多汗，为已有里热鼓张津液外越。津液泄越则里燥，其热更因少津而蓄结于里。此证不仅有津伤化燥，更有热结于里，大便硬而谵语。但病人汗出太多，津气伤损，脾胃之气不实，此证虽有燥热里结，

但不可用大承气汤，只能用小承气汤泻热通便、下气去实为治。如果服药一次后，大便得下，谵语停止，就不应再服，以免大伤脾胃之气。

[医论] 张斌：阳明病因于多汗，使津液越出，胃中干燥，里热转盛而糟粕不行，大便遂鞕。其热不降，上扰于心，而见谵语。此证之谵语为标，大便鞕为本，当先治本，用小承气汤，通其腑实，下其鞕便，谵语自止。谵语止后，更莫复服，以免伤正。(《伤寒理法析·中编·阳明病篇》)

阳明病，谵语，发潮热，脉滑而疾者，小承气汤主之。因与承气汤一升，腹中转气者，更服一升，若不转气者，勿更与之。明日又不大便，脉反微涩者，里虚也，为难治，不可更与承气汤也。(241)[原214]

[提要] 论阳明病，谵语，发潮热，为燥热腑实之证，但脉滑而疾，多为邪热未全入里结实，脾胃之气有伤损，仅可用小量小承气汤试治。

[讲解] 阳明病，谵语，发潮热，多为燥热腑实之证。但脉滑而疾，滑为仍有热未结实于腑，尚有气分之热鼓张，而脉疾又可能为脾胃之气为热所伤而虚燥，以至脉行疾速。因虑其邪热未全入里结实，而脾胃之气也有伤损，仅可小心应用小承气汤来治。用汤一升后，腹中转气的，为脾胃之气无大碍，用药后可使肠胃之气下行以排除燥结的大便，这时可再服小承气汤一升，以泻下腑实。如果用小承气汤后，不排气的，为脾胃之气已虚，胃肠之气无力下行，用药后更伤其气，则不会排气，不可再用小承气汤。至明日仍然不大便，脉反而转为微涩的，为里气虚、阴血弱，邪实于里而正气大虚，故为难治之证，不可再用承气汤。

[医论] 张斌：阳明病谵语发潮热，其证已成腑实。脉滑而疾，滑为实象，但恐燥化不足；疾则有虚有实，实为热之甚，虚则正气衰，脉证合参，从病情之常来看，就当以小承气汤轻泄热实，通调腑气。与小承气汤一升后，仍须观察，腹中转气的，则大便已鞕，更服一升；若不转气的，是燥化不足，就不要再与。到明日又不大便，脉反微涩，微为阳气虚，涩是阴液亏，乃邪实正虚，病在于里，所以说里虚也，为难治。当然，就不可更与承气汤了。(《伤寒理法析·中编·阳明病篇》)

　　阳明病，潮热，大便微鞭者，可与大承气汤，不鞭者不可与之。若不大便六七日，恐有燥屎[1]，欲知之法，少与小承气汤，汤入腹中，转失气[2]者，此有燥屎也，乃可攻之。若不转失气者，此但初头鞭，后必溏，不可攻之，攻之必胀满不能食也，欲饮水者，与水则哕。其后发热者，必大便复鞭而少也，以小承气汤和之。不转失气者，慎不可攻也。小承气汤。（242）[原209]

　　〔注解〕

　　[1]燥屎：即干结的粪便。

　　[2]失气：即肠中之气下走而失，俗称放屁。《玉函》作"矢气"。

　　〔提要〕论阳明病，正气未伤，邪热已盛，可用大承气汤。并论述了可用小承气汤测试是否有燥屎形成，燥屎已成，才可用大承气汤攻下等。

　　〔讲解〕阳明病，未经误治，邪热入腑成实，发潮热，大便微硬，此时正气未伤，邪热已盛，即可用大承气汤治疗。如果大便不硬，不可用大承气汤。如果已有六七日不大便，可能有燥屎，可少少给与小承气汤，汤入腹中，转失气的，是燥屎已形成，肠中无稀便，食物糟粕坚结成块，肠中之气体与燥屎相分，经小承气汤推荡，气体从燥屎之旁下走，则转失气，故可用大承气汤攻下。如果用小承气汤后，不转失气，肠中粪便必为初头硬，后面稀溏，故而用小承气汤后，气难下达而不转失气，不可误用大承气汤攻下。如果误攻，必伤脾胃阳气而胀满不能食。想饮水的，饮后则呃逆，这是因为肠胃中有一分燥热，就经得起一分苦寒攻下，如果燥热不重，攻之太猛，必然损伤脾胃之气，必须要权衡燥热的轻重来用药。如果误用攻下，损伤津液，又有邪热复结成实，后来又有潮热，必然大便又变硬而且量少，由于已经误下伤正，不可再用大承气汤，只可用小承气汤轻缓攻下而和之。"不转失气者，慎不可攻也"，是反复告诫不可妄用攻下而伤及正气。

　　〔医论〕成无己：潮热者实，得大便微鞭者，便可攻之；若便不鞭者，则热未成实，虽有潮热，亦未可攻。若不大便六七日，恐有燥屎，当先与小承气汤渍之，如有燥屎，小承气汤药势缓，不能宣泄，必转气下失；若不转失气，是胃中无燥屎，但肠间少鞕尔，止初头鞕，后必溏，攻之则虚其胃气，致腹胀满不能食也。胃中干燥，则欲饮水，水入胃中，虚寒相搏，气逆则哕。其后却发热者，则热气乘虚还复聚于胃中，胃燥得热，必大便复鞕而少，与小承气汤，微利而和之，故以重云不转失气，不可攻内，慎之至也。（《注解伤寒论·卷五》）

得病二三日，脉弱，无太阳、柴胡证，烦躁，心下鞕。至四五日，虽能食，以小承气汤，少少与，微和之，令小安。至六日，与承气汤一升。若不大便六七日，小便少者，虽不受食，一云不大便。但初头鞕，后必溏，未定成鞕，攻之必溏。须小便利，屎定鞕，乃可攻之，宜大承气汤。（243）[原251]

[提要] 论邪热入里，但正气有亏，不可大攻大泻，可酌情给与小承气汤。必须燥热内盛而小便利，粪便坚硬，才可用大承气汤攻下。

[讲解] 得病二三日，脉弱，为病刚数日，有正气内弱的情况，此时既无太阳表证，又无少阳柴胡证，反见烦躁、心下硬，应为邪热较盛且向里逆结。邪热虽盛但正气有亏，至四五日之时，虽然阳明里热而能食，也不可大攻大泻，只可少少给与小承气汤，以缓和胃肠中的邪热，让病情稍作缓解。至第六日，邪热结实，可用小承气汤一升。由于正气伤，脾气弱，攻下之力太大就会后患无穷。如果不大便已六七日，但小便少的，即为脾气内弱，使水液聚于内而不从小便出，虽然有燥热结于大肠而不大便，但小肠中水气盛而便不干，此证虽然有不能受纳水谷的情况，必然为大便初头硬，后面稀溏，大便未全硬，攻下必会大便溏泄，使脾胃之气大伤。所以，必须燥热内盛，邪热蒸迫脾气而转实，水湿从小便走而小便利，肠中粪便完全坚硬，才可用大承气汤攻下。

[医论] 程应旄：得病二三日，指不大便言，弱者，大而弱也，病进矣而脉不进，肠胃虽燥而血自少也。虽表邪尽去，无太阳、柴胡证，里邪告急，有烦躁、心下鞕证，正不可恣意于攻之一字也。此句以上，截作一头，下面分作两脚。能食者，以结在肠间而胃火自盛也，先以小承气汤少少与之，和

胃中之火，令小安，后以前汤增至一升，去肠中之结。既是小承气矣，而又减去分数，接续投之，以弱脉之胃禀素虚，而为日又未久也。……若前证不大便六七日，小便总是不利，则肠虽结而胃弱不能布水，水渍胃中，故不能食，非关燥屎在胃不能食也。攻之虽去得肠间之结，早已动及胃中之水，鞕反成溏矣。须小便利者，先行渗法也，水去而鞕乃定，故可攻以大承气汤。其不用小承气汤者，以为日已久，弱脉不可久羁也。(《伤寒论后条辨·卷七》)

阳明病下之，心中懊憹而烦，胃中有燥屎者，可攻。腹微满，初头鞕，后必溏，不可攻之。若有燥屎者，宜大承气汤。(244)[原238]

〔提要〕论阳明病下后，有燥屎内结，仍可用大承气汤攻下。无燥屎而大便初硬后溏，不可攻下。

〔讲解〕阳明病，攻下后，心中懊憹而烦，仍有燥屎内结，可用大承气汤攻下其燥屎，此处的心中懊憹而烦，并非栀子豉汤证，而是燥屎结聚的位置偏高，燥热之气郁结较重而上扰心胸。

如果阳明病攻下后，仅为阳明风热郁于心胸而心中懊憹而烦，并无燥屎内结，只是腹微满，大便初头硬，后必溏，腹中邪热不重，不可贸然攻下。

〔医论〕尤在泾：阳明下后，心中懊憹而烦，胃中有燥屎者，与阳明下后心中懊憹，饥不能食者有别矣。彼为邪扰于上，此为热实于中也。热实则可攻，故宜大承气。若腹微满，初头鞕，后必溏者，热而不实，邪未及结，则不可攻，攻之必胀满不能食也。(《伤寒贯珠集·卷四·阳明篇下》)

汗汗一作卧。出谵语者，以有燥屎在胃[1]中，此为风也。须下者，过经乃可下之。下之若早，语言必乱，以表虚里实故也。下之愈，宜大承气汤。一云大柴胡汤。(245)[原217]

〔注解〕[1]胃：统言胃肠。

〔提要〕论表虚里实而汗出谵语，不可过早攻下，当邪气完全内聚于阳明之腑，才可用大承气汤。

〔讲解〕汗出谵语者，有燥屎在胃中，但主要是由于风阳之邪伤津化燥，鼓张津液由表外泄而汗出，所以说"此为风也"。有谵语，说明有燥热在内，形成燥屎。但燥热燥屎的形成，与在表的风热太盛而伤津耗液关系极为密切。里津伤则燥热内盛，形成燥屎。有燥屎在内，应当攻下，但有风热在表，就不能过早攻下，因为这是"表虚里实"。过早攻下，由于先有表气被风热开泄而成表虚之势，攻下后必使风阳之邪乘心胸气液之虚而逆入，产生语言错乱。所以，必须要在表的风热之邪过经，完全转为阳明在里的燥热之气，内聚于阳明之腑，才可用大承气汤攻下。

〔医论〕张斌：汗出谵语，并无潮热。"以有燥屎在胃中，此为风也"。即因太阳中风表虚，风阳化燥，汗出津伤，气机从开太过，从阖不足，即使糟粕不行，形成燥屎。燥屎当下，但必待其邪过经于阳明，即外不恶风，而见潮热，脉浮转沉，乃为过经。下之若早，语言必乱，"以表虚里实故也"。意即表邪未解而误下，必气虚邪入，邪入则里气更实，表气更虚，风邪犹滞，汗出不止，遂成为表里同病。当然，如果完全过经，即下之愈，也宜大承气汤峻下其邪了。（《伤寒理法析·中编·阳明病篇》）

阳明病，谵语有潮热，反不能食者，胃中[1]必有燥屎五六枚也。若能食者，但鞕耳。宜大承气汤下之。（246）[原215]

〔注解〕[1] 胃中：指消化道，即肠中。

〔提要〕以能食不能食，来辨别肠中燥热内结而形成燥屎的轻重。

〔讲解〕阳明病，谵语有潮热，应为能食，反而不能食，为肠中燥屎甚多；燥热结聚甚重，胃肠之气不能向下通畅运行，则影响了饮食入口而不能食；由于燥热闭郁，熏蒸于上，而发生谵语，日晡潮热，当以大承气汤攻下为治。如果能食，反而是燥热之邪不甚，大便只是硬一些，可试用少量小承气汤治疗。

〔医论〕张斌：谵语有潮热，一般应为阳明中风，胃热能食。反不能食，可知肠胃为有形实邪阻塞不通，所以说胃中必有燥屎五六枚也。这里所说的胃中，统指消化道而言，当是结肠中有燥屎，较为合理。当然，如果能食，即非燥屎，只是大便鞕。这是因为大便鞕，尚可自动排出，若为燥屎，必不

能大便，下窍不通，上窍即不能入。对于上述有燥屎证，当用大承气汤攻下。（《伤寒理法析·中编·阳明病篇》）

病人小便不利，大便乍^[1]难乍易，时有微热，喘冒^[2]一作怫郁。不能卧者，有燥屎也，宜大承气汤。（247）[原 242]

〔注解〕

[1] 乍：忽而。

[2] 喘冒：既有气喘又有头昏目眩。

〔提要〕因燥屎内结而喘冒不能卧，宜用大承气汤攻下。

〔讲解〕本条论述燥屎内结的一种特殊表现。由于燥屎内结，使阳明之气从阃下行不畅，胃气及肺气郁逆，则喘冒不能卧，气热壅郁在上则时有微热，中上焦之气不畅，水湿不能布散，气化不利，即成小便不利，故水液不从小便而出，反从肠道而走，使大便乍易，水气去而大便又难解，故为乍难乍易。所有症状均由于燥屎中结，气机因之不达，宜用大承气汤攻下燥屎，使气机得畅，诸证得除。

〔医论〕陈修园：病人小便不利，若津液还入胃中，则大便下而愈矣。今邪热耗灼，清道涸竭，大便不得其灌溉，则结聚不下而乍难；结者自结于中，其未结者旁流而乍易。又于日晡所之时有微热，气满不得下而喘冒，胃气不得和而不能卧者，皆为有燥屎之征也，宜大承气汤。（《伤寒论浅注·卷四·辨阳明病脉证篇》）

病人不大便五六日，绕脐痛，烦躁，发作有时者，此有燥屎，故使不大便也。（248）[原 239]

〔提要〕论燥屎内结严重所致的一些主要症状。

〔讲解〕不大便五六日，邪热内结时日较长，燥热重而大便干结就会甚则烦躁。绕脐痛，可知邪热所结已在大肠，结甚而使肠中气机结滞不能下达。发作有时者，肠气欲通达而下，但结而不达，故而绕脐痛，烦躁即作，暂缓之后，又有绕脐痛，烦躁又作，以上均为燥屎内结所致。

〔医论〕张斌：指出燥屎内结的主证，便于掌握。其证首见不大便五六日，甚至日数更多，环绕肚脐周围疼痛，知为肠胃燥热闭结；其燥热实邪，上扰于心则烦，下伐于肾则躁，且多在日晡阳明气旺时发作，"此有燥屎"，所以多日不大便。(《伤寒理法析·中编·阳明病篇》)

伤寒若吐若下后不解，不大五六日，上至十余日，日晡所发潮热，不恶寒，独语如见鬼状。若剧者，发则不识人，循衣摸床[1]，惕而不安，一云顺衣妄撮，怵惕不安。微喘直视，脉弦者生，涩者死。微者，但发热谵语者，大承气汤主之。若一服利，则止后服。(249)[原212]

〔注解〕[1] 循衣摸床：同捻衣摸床。

〔提要〕论阳明腑实，津液大伤而燥热内盛的复杂危重证的辨证及治疗。

〔讲解〕太阳伤寒，或吐或下后病不解，由于误治后伤其里气，邪热反而内攻，成为阳明证。津液大伤而燥热内盛，所以不大便五六日，也可延续十多日不大便。在日晡时发潮热，而不恶寒，为日晡时阳明气旺，正邪相争剧烈，但燥热内结很重，不能使燥屎排出，则发潮热。但病人却独语如见鬼状，与谵语有所不同，这是因为心阴心血受损，热伤心神所致。如果严重的，潮热发作时则神识不清而不认识人，虚风内动则循衣摸床。肝肾阴伤则惊惕不安。肾气虚逆则微喘。肝肾阴伤严重而不能上济于目则直视。如果阴液未绝则尚有生机，阴液内竭即为死证，所以，脉弦者生，为阴气未绝，尚有生机。而脉涩者，为阴液已竭，即为死证。如果病情较轻，只见潮热谵语的，为燥热内盛而阴液未竭，当用大承气汤，泻下其燥热实邪。燥热得去，腑气得通，阴液不再受燥热伤耗，就可逐渐恢复。如果服药一次后，得泻利，即止后服，不可再伤其正，使病情加重。

按本条所论，阳明病中出现谵语，不仅燥热邪实可致，一些危重而复杂的情况下也可发生谵语。本条为燥热邪实于肠胃，但阴液大伤，正气大虚的谵语之证。

〔医论〕张斌：(本条)为邪气盛实于肠胃，耗阴劫液，正气反虚之证。原本太阳伤寒证，误用吐下，已伤其里气而邪反内陷，即成阳明之证。津液大伤，燥热即重，所以不大便五六日，上至十余日，为燥屎形成。因此，至阳明气旺的日晡时（申酉戌），正邪相争，不能下出，就发潮热。正虚邪实，心液亏竭，神气恍惚，就独语如见鬼状。更严重的，其潮热独语发作时，心神不清而不识人，虚风内动则循衣摸床，肾志不用则惕而不安。总为心、肝、肾三脏之阴大损。阴竭则阳越，肾不纳气即微喘，阴不济阳即直视，此已至危殆。然而若见脉弦的，弦则为减，减则为寒，且弦主春生之气，就有阳极阴生，以阴和阳，生气来复之机，所以说生。反之，若见涩脉是阴液已竭，孤阳无依，必死。如其病较轻，只见发潮热而谵语的，虽邪热较盛，而阴液未竭，就用大承气汤，峻下其燥热实邪，燥屎一去，腑气得通，其阴自复。一服得利，即止后服，无使邪去正伤，损及无辜。（《伤寒理法析·中编·阳明病篇》）

夫实则谵语，虚则郑声[1]。郑声者，重语也。直视谵语，喘满者死，下利者亦死。（250）[原210]

〔注解〕[1]郑声：指语言重复，语声低微。

〔提要〕论谵语与郑声的不同，以及郑声的死证表现。

〔讲解〕谵语则神志昏乱，语无伦次，声音粗壮，为邪气实所致。郑声则精神虚惫恍惚，语声低微，时语时断，细语重复，为正气虚所致。如为直视谵语，为邪热大伤肝肾阴血，阴血不能上达于目，如再有喘闷，为阳气已无阴血涵养，虚浮而不降，故为死证。如果下利不止，气液尽失于下，阴阳离决在即，也为死证。

〔医论〕张斌：邪实于腑，热扰心神，昏愦妄言，语无伦次，这叫谵语；正虚于内，精神恍惚，心有所思，细语重复，这叫郑声。所以说郑声者，重语也，如见直视谵语，是阳明热极，下灼少阴。见喘满的，必为阴竭阳浮，气不下纳，故死；下利不止的，为肾关失固，气液尽脱，亦死。（《伤寒理法析·中编·阳明病篇》）

发汗多，若重发汗者，亡其阳，谵语。脉短者死，脉自和者不死。（251）[原211]

〔提要〕论汗多亡阳而谵语及其预后。

〔讲解〕此条谵语为亡阳所致。发汗多，如再重发汗，阳气也随汗而亡散于外，心阳浮散，则神无所依，心气虚乱而谵语，此为虚证谵语，如果脉短，为血气虚，津液竭，阴不能涵阳，故为死证。如果脉自和而不短，为阴血尚未大伤，尚可涵养阳气，生机未绝，故为不死。

〔医论〕张志聪：此言汗多亡阳谵语，凭脉而决其死生也。发汗多则亡中焦之津液矣，若重发汗，更亡心主之血液矣。夫汗虽阴液，必由阳气蒸发而出，故汗多重汗则亡其阳，表阳外亡，心气内乱，故谵语。脉者，心之所主也，脉短则血液虚而心气内竭，故死；脉自和则心气调而血液渐生，故不死。（《伤寒论集注·卷第三》）

伤寒四五日，脉沉而喘满，沉为在里，而反发其汗，津液越出，大便为难，表虚里实，久则谵语。（252）[原218]

〔提要〕论邪热尚未结为阳明腑实，反发其汗，表虚里实而谵语。

〔讲解〕伤寒四五日，为正气传经于太阴少阴之时，脉沉而喘满，是邪热内逆，使中上焦气机失畅而喘闷。脉沉为病在里，但邪热尚未结为阳明腑实，只是刚刚聚于胃而上迫于肺，如果反发其汗，汗出致津液外泄，则在表之津气大伤而虚，又使在里的津液干涸而大便干结难解。此为表虚里实，更有邪热内郁而无津液承载以外出或下达，日久邪热蓄积而盛，津液日见衰竭，而发为谵语。

〔医论〕黄元御：热在里则脉沉，胃气壅遏，则肺阻而为喘，气滞而为满。误汗亡津，表阳虚而里热实。久则神气烦乱而为谵语。（《伤寒悬解·卷六·阳明经上篇》）

二阳并病，太阳证罢，但发潮热，手足漐漐汗出，大便难而谵语者，下之则愈，宜大承气汤。（253）[原220]

〔提要〕论二阳并病，表证已解，只见发潮热，手足漐漐汗出，大便难而谵语，宜用大承气汤攻下。

〔讲解〕二阳并病，是指太阳表证与阳明里证同时存在，而且没有主次之分。必须要太阳表证消失了之后，只见到发潮热，手足漐漐汗出，大便难而谵语的，才可考虑用大承气汤攻下。此证之大便难，为大便时排便困难，而不是有较多燥屎内结。然而日晡时发潮热，手足漐漐汗出，已经说明燥热亢盛于阳明之腑，并且燥热影响心神而谵语，燥热内聚严重，虽暂时为大便难，但以后形成燥屎是必然之事，当以大承气汤攻下燥热邪实为治。

〔医论〕张斌：（本条）指出二阳并病又完全过经于阳明之证。先是二阳并病，后见但发潮热而不恶寒，不仅全身有汗，而且手足漐漐汗出（汗出较多），即知转属阳明，腑实已成，大便已鞕，宜用大承气汤，下之则愈。（《伤寒理法析·中编·阳明病篇》）

病人烦热，汗出则解，又如疟状，日晡所发热者，属阳明也。脉实者，宜下之。脉浮虚者，宜发汗。下之与大承气汤，发汗宜桂枝汤。（254）〔原240〕

〔提要〕根据脉象的虚实，判断邪热是否离表入里，来决定汗下的治疗。

〔讲解〕病人烦热，汗出则解，说明原有风热在表，但解后又有寒热如疟状，日晡时发热的，可见邪热已离开表而入于里，故病属阳明。此证关键在风热郁于里，而如疟状，先寒后热，寒热互作，似有正气驱邪向外透解之势。故当察脉象的浮沉虚实，脉实者，指脉沉而实，为邪热结于里为甚，阳明邪逆，不仅使阳明从阖的气机不利，且更使太阳从开的经气也不畅而有如疟状的表现，如此则当以大承气汤攻下里之邪实热结，使里气一通，而表气亦达。如为脉浮虚的，为在表有正虚邪逆，闭郁不畅，使阳明之气也郁而不得和畅，故而又有日晡所发热，当从太阳之开而扶正祛邪为治，宜桂枝汤，太阳之邪去气和，则阳明之气自和。

〔医论〕尤在泾：烦热，热而烦也，是为在里，里则虽汗出不当解，而反解者，知表犹有邪也。如疟者，寒热往来，如疟之状，是为在表。表则日晡所不当发热，而反发热者，知里亦成实也。是为表里错杂之候，故必审其脉之浮沉，定其邪之所在，而后从而治之。若脉实者，知气居于里，故可下之，使从里出；脉浮而虚者，知气居于表，故可汗之，使从表出。而下药宜大承气汤，汗药宜桂枝汤，则天然不易之法矣。（《伤寒贯珠集·卷四·阳明

篇下》)

阳明少阳合病，必下利，其脉不负者，为顺[1]也，负者失也，互相克贼，名为负[2]也。脉滑而数者，有宿食也，当下之，宜大承气汤。（255）[原256]

〔注解〕

[1]顺：阳明胃土未受肝木之气乘克，为顺。

[2]负：肝木乘克胃土，为负。

〔提要〕论阳明少阳合病，从脉象来判断顺逆。脉滑而数，宿食内停，当以大承气汤攻下。

〔讲解〕阳明少阳合病，是阳明与少阳的病合之为一，而有主次之分。如果少阳火热内郁为重，不能枢转而出，就会内郁于肝，形成肝脏的风火刚烈之气而攻冲阳明，火热迫泻阳明气液而下利，其脉必沉弦有力，这是木胜克土，为负为失。如果脉象和缓而不弦，少阳火热不重，阳明之气被扰不甚严重，则下利也不严重，则为顺证。另外，脉滑而数者，为宿食停滞于肠腑，气机不畅，而使少阳之热不发，少阳之热迫郁于下而下利，当以大承气汤攻下宿食热结而气机得畅、热郁得发而病愈。

〔医论〕尤在泾：阳明少阳合病，视太阳阳明合病为尤深矣，故必下利。而阳明土，少阳木，于法又有互相克贼之机，故须审其脉，不负者为顺，其有负者为失也。负者，少阳王而阳明衰，谓木胜乘土也。若脉滑而数，则阳明王而少阳负，以有宿食在胃，故邪气得归阳明，而成可下之证。不然，胃虚风动，其下利宁有止期耶？（《伤寒贯珠集·卷三·阳明篇上》）

大下后，六七日不大便，烦不解，腹满痛者，此有燥屎也。所以然者，本有宿食故也，宜大承气汤。（256）[原241]

〔提要〕论原本有宿食，大下后宿食结为燥屎，当以大承气汤攻下。

〔讲解〕病人原有宿食，经大下之后，若宿食得去，病即消除。但大下之后，六七日不大便，腹满痛，为原有的宿食并未随攻下而去除，攻下徒伤肠中津液，使肠中蹇涩不畅，而胃中宿食也因缺少津液而干结，由胃再下至肠中则结为燥屎，阻结于内，气机不畅，故腹满而痛。六七日乏津而在内的火热渐蓄渐旺，加之气机不畅，故火热内郁更重而烦不解。当以大承气汤攻下燥热结实之燥屎而愈。

〔医论〕张斌：因大下伤津，邪反独留，所以见六七日气行一周而不大便，热实上扰之烦仍不解，更见肚腹胀满疼痛，"此有燥屎也"。这是由于大下之药，只能快速下利，滑脱而出，宿食反留，津液干涸之故。更宜大承气汤攻下。（《伤寒理法析·中编·阳明病篇》）

腹满不减，减不足言，当下之，宜大承气汤。（257）[原255]

〔提要〕本条承上条论虽经攻下，但腹满不减，即使稍减，也微乎其微，仍当以大承气汤攻下邪实。

〔讲解〕经大承气汤攻下，但腹满不减，即使稍有减少，也微乎其微，仍当以大承气汤攻下其邪实。但在临床上，腹胀大满不通者，也有脏腑肠胃伤败，攻下后病人即死者，又不可不慎。

〔医论〕张斌：邪实大盛，燥屎内结，腑气全闭，才会腹满不减，减不足言。亦当用大承气汤攻下。（《伤寒理法析·中编·阳明病篇》）

发汗不解，腹满痛者，急下之，宜大承气汤。（258）[原254]

〔提要〕论发汗不解，邪热内攻内聚而腹满痛，当以大承气汤急下邪热。

〔讲解〕发汗不解而伤津，邪热遂内攻内聚，脏腑肠胃血气被热所结而不通，成腹满痛之证。必当急下邪热之结，邪热去则气血得以流畅，否则必热腐成脓，脏腑肠胃被邪热伤败。

〔医论〕程应旄：发汗不解，津液已经外夺；腹满痛者，胃热遂尔迅攻。邪阳盛实而弥漫，不急下之，热毒里蒸，糜烂速及肠胃矣，阴虚不任阳填也。（《伤寒论后条辨·卷七》）

阳明病，发热汗多者，急下之，宜大承气汤。（259）[原253]

〔提要〕论阳明邪热消亡太阳太阴津液而发热汗多，当以大承气汤急下存阴。

〔讲解〕此证应为阳明邪热大伤太阳太阴水气津液。太阳为开，寒水为本，太阴为开，布散水津于周身体表，热灼太阳太阴，使大量水气津液开泄于表而外亡，成发热汗多。此证也相当急迫，太阳太阴津液亡散，更易殃及三阴阴液内竭，故当急下存阴，以大承气汤泻下邪实热结为治。

［医论］张斌：（本条）是热灼三阳津液外脱证。三阳之津，根于三阴，汗为心液，成于谷精和肾水。太阴为开，能输布津液外济太阳。阳明本身，为水谷之源，须由脾肺（太阴）转输其津液外出。因此，阳明热甚，外灼于三阳，必津液大量外越，终导致三阴内竭，以致于死。所以发热汗多，邪盛液脱者，当急下，宜大承气汤。此必有不大便之证。（《伤寒理法析·中编·阳明病篇》）

伤寒六七日，目中不了了，睛不和，无表里证，大便难，身微热者，此为实也，急下之，宜大承气汤。（260）［原252］

［提要］论伤寒六七日，邪热大盛，劫烁厥阴少阴阴液，病情危重，当以大承气汤急下邪热，以存阴液。

［讲解］伤寒六七日，为正气传经于厥阴太阳之时，但邪热大盛于内，劫烁厥阴少阴阴液，由于邪热不是专在阳明，故仅为大便难。邪热内灼，热不外达，只见身微热，大热内闭，阴液内涸，邪热即成虚燥亢烈之火而上走空窍，而成目中不了了，睛不和之证。此证危急，当用大承气汤急下邪热，以存阴液。如果不急下则厥阴少阴阴血亡竭而死。

［医论］张志聪：伤寒六七日，气当来复于高表。目中不了了者，乃悍热之气循眼系而上走于空窍也；睛不和者，脑为精髓之海，而髓之精为瞳子，悍热之气入络于脑故也。无表里证者，言悍热之气只上走空窍，而非在表在里也，即有里证而大便难，犹无里证也；即有表证而身微热，犹无表证也。此为空窍不虚而热邪上实也。经云，火热在上，水气承之，亢则害矣。故当急下之，宜大承气汤。若不急下，则髓枯神散矣。（《伤寒论集注·卷第三》）

张斌：（本条）是热灼三阴津液内涸证。伤寒六七日，已至阴尽阳生之时，但见目中不了了，即视物不清；睛不和，即转动不灵；则少厥二阴将尽。无表里证，却大便难，是太阳阳明亦将尽。身微热，是阳明邪热内灼三阴，热不外达。总起来说，此为实也，即邪热盛实。邪愈实则正愈虚，且已见上述危象，当急下存阴，宜大承气汤。(《伤寒理法析·中编·阳明病篇》)

阳明证，其人喜忘[1]者，必有蓄血。所以然者，本有久瘀血，故令喜忘。屎虽鞭，大便反易，其色必黑者，宜**抵当汤**下之。(261)[原237]

水蛭熬　虻虫去翅足，熬。各三十个　大黄三两，酒洗　桃仁二十个，去皮尖及两人者

上四味，以水五升，煮取三升，去滓，温服一升，不下更服。

〔注解〕[1]喜忘：即善忘、健忘。

〔提要〕论阳明蓄血的成因与证治。

〔讲解〕阳明病为热郁于里，病人喜忘的，原来就有邪热不去，搏郁于阳明胃肠的血分，致血行不畅，变为蓄血，形成大便中夹有瘀血，粪便虽硬，颜色发黑，大便时却不太困难。由于血气不畅达，又形成瘀血从胃肠道走失，由于阳明有血气走失，而使太阴血气上达于心者必为不足，形成了血不养心的健忘证，这是病人本有久瘀血所致。当以抵当汤攻逐胃肠道瘀血，使瘀血消，邪热去，血气畅达而愈。

抵当汤的现今用量：水蛭14克，虻虫14克，桃仁7克，大黄14克。

〔医论〕张斌：太阳病蓄血，是在下焦；阳明病蓄血，是在中焦。二证都有神志症状，在太阳为其人如狂，在阳明则为其人喜忘。蓄血在下，肾志为蒙，心神独用，血热上壅所以如狂。蓄血在中，上下阻隔，心不交肾，神不归志，志无所定，所以喜忘。假如蓄血在上（后世称瘀血结胸），则就要昏迷不醒了。阳明病而见喜忘，是胃中本有久瘀血（如溃疡病等），再为阳明热郁之故。另外其屎虽因热而鞭，但里边混有瘀血，所以大便反易而色黑，是其特点。当以抵当汤下其瘀血。(《伤寒理法析·中编·阳明病篇》)

病人无表里证，发热七八日，虽脉浮数者，可下之。假令已下，脉数不解，合热[1]则消谷喜饥，至六七日不大便者，有瘀血，宜抵当汤。(262)[原257]

〔注解〕[1]合热：即两热相合之义。

〔提要〕论攻下后，热盛于里而致瘀血，不大便，宜用抵当汤逐瘀泄热为治。

〔讲解〕病人无太阳表证，也无阳明里证，但发热已七八日，体内阳热之气蓄积而大盛。邪热不在太阳，不在阳明，当然也不在少阳。为什么已经有了较强的阳热，却又表现不出明显的表证或里证呢？那么，一定是邪热结于血分，如果是这样，就容易形成热伤阴血的严重情况。虽然脉浮数，也应攻下在里的血气邪热。如果已经攻下，确实还有气分之热的，气分之热可随攻下而内陷于里，在里的血分之热与气分之热相合，盛于胃腑，就会形成消谷善饥的情况。而下后虽血分之热稍缓，但气分之热陷入后又会使气血不畅，邪热又会进一步深入阴血而为瘀血之证，六七日不大便，为邪热、瘀血导致阳明之气闭结，不能畅达，故而不大便。宜用抵当汤攻逐下焦瘀血、泄其血中热结为治。

〔医论〕黄宝臣：病人即病太阳中风伤寒之人也。无表里证，谓无头痛恶寒之表证及烦渴结胸痞鞕之里证也。其人但发热而不恶寒，至七八日一经已周，正邪热传入阳明之候。由发热推之，知非太阳病之发热，而为阳明病之发热，乃实热也。虽脉仍见浮数者，可斟酌下之。假令已下之后，其脉浮解而数不解，邪热合于胃热则消谷善饥。夫消谷善饥，大便当自调矣，乃复至六七日，竟不大便者，知非阳明气结，实阳明血结而有瘀血也，宜抵当汤。（《伤寒辨证集解·卷三·阳明上篇》）

张斌：先是病人无表里证而发热七八日，此热必在阳明气血之分，脉虽浮数，病亦不在里，犹可攻下，以泄其热。但在下后，如脉数不解而浮已不见，可见其热必因下而内陷于胃，与胃阳相合，就消谷喜饥。又至六七日不大便，则是气血瘀结，所以说胃中有瘀血，亦当用抵当汤下之。（《伤寒理法析·中编·阳明病篇》）

若脉数不解，而下不止，必协热便脓血也。（263）[原258]

〔提要〕论脉数不解，热腐气血，转为协热便脓血证。

〔讲解〕此条承上条言如果脉数不能去除，而下利不止，必然为邪热迫入血分，热腐气血，而形成阳明之热转归为厥阴病的下利便脓血之证。

〔医论〕万全：此承上文，乃阳明传厥阴也。（《伤寒摘锦·卷之上》）

辨少阳病脉证并治第九

少阳之为病，口苦，咽干，目眩也。（264）[原263]

〔提要〕论少阳病提纲证，少阳风火内郁而见口苦，咽干，目眩。

〔讲解〕少阳病，如果从经络的角度来说，是以手少阳三焦经为主经，足少阳胆经为辅经的病变。从生理上来说，少阳经气本火标阳，中见厥阴。少阳为枢，其经气枢转是由于上下焦的相火趋向于肝，以肝气肝风的疏泄之力来实现。少阳标阳为一阳，少阳经气不畅，本火郁于内，就会升发上炎，口苦咽干由于火郁上炎而成。少阳之气不畅，肝风肝气就会内郁，肝开窍于目，而成目眩。所以，少阳之为病，是以少阳风火郁而不畅为特征的提纲证。

〔医论〕张志聪：此论少阳风火主气。夫少阳之上，相火主之，标本皆热，故病则口苦咽干。《六元正纪论》云：少阳所至，为飘风燔燎，故目眩。目眩者，风火相煽也。（《伤寒论集注·卷第三》）

张锡驹：少阳者，一阳也。少阳之上，相火主之，苦从火化，火胜则干，故口苦咽干也。少阳为甲木，风虚动眩，皆属于木，故目眩也。此论少阳气化之为病也。（《伤寒论直解·卷四》）

少阳中风，两耳无所闻，目赤，胸中满而烦者，不可吐下，吐下则悸而惊。（265）[原264]

〔提要〕论少阳中风证不可吐下，以及误吐下后产生的变证。

〔讲解〕少阳感受风邪，而为少阳中风。手足少阳经脉均经过耳，至目外眦，风气壅郁在上，并循少阳经脉上犯，少阳标本之经气不畅，则两耳无所闻、目赤。少阳为枢，风邪壅郁，经气不畅，则胸中满而烦。少阳为枢，不可吐下，如果吐下伤津耗液，正气虚而风热直入于心胸，心神内乱则心悸而且惊乱。

[医论] 黄宝臣：少阳中风，谓少阳经自中风邪，非概谓自太阳中风传来也。盖六经皆有中风，皆有伤寒，此条乃少阳中风之证。少阳之脉起目锐眦，从耳后入耳中，其支者会缺盆，下胸中，循胁。经中于风，则壅塞其窍道，故两耳无所闻；风火交攻，故目赤。风火滞留于中，则少阳之枢机不能转运，势且内侵于包络而心主亦为之不安，故胸中满而生烦。若此者，乃少阳自受之风邪据于半表半里之间，非太阳病之邪陷胸满而烦者比，故不可吐下也。若误吐下，则胸中正气大伤，恐风邪内并，逼乱神明，心悸而且惊矣。(《伤寒辨证集解·卷四·少阳全篇》)

张斌：风为阳邪，少阳中风，必风助其火壅盛于经脉所过之处的两耳，所以聋闭无闻，且其经脉又上达目外眦，而肝又开窍于目，风火相煽上动，则其目亦赤；三焦不和，气逆火郁，上焦不通，就胸中满而烦。此证主要是无形的气火郁滞，而非有形的痰食结聚，所以不可吐下。吐下则津液伤而里气虚，风火之邪逆于心包则悸，逆于肝胆则惊。(《伤寒理法析·中编·少阳病篇》)

伤寒，脉弦细，头痛发热者，属少阳。少阳不可发汗，发汗则谵语，此属胃，胃和则愈，胃不和，烦而悸。一云躁。(266)[原265]

[提要] 论少阳伤寒的脉证。以及误汗后的变证及其转归。

[讲解] 少阳感受寒邪，少阳经气被寒所闭，脉气拘紧，则脉弦而细。少阳阳热不发，与寒邪相争，则头痛发热。少阳经气为枢，不可吐下，也不可发汗。发汗为治太阳伤寒的方法，少阳伤寒，则邪入较深，少阳气火闭郁不发，最易化热化火，发汗则伤津化燥，火热入胃则谵语。如果数日后，火热得除，胃和则愈。如果火热不除，壅郁在胃腑而上扰心胸则烦而悸。

[医论] 张锡驹：脉弦者，少阳春生之象也；脉细者，寒伤少阳而经气少也。少阳之脉上抵头角，故头痛；少阳之上，相火主之，故发热。此属少阳自受之寒邪也。少阳主枢，无表证之可汗，故不可发汗，发汗则竭其水谷之津，胃中燥热，必发谵语。夫枢者少阳，而所以运其枢者，不属少阳而属胃也。胃和则能转枢而病愈，胃不和则少阳三焦之气内合厥阴心包，故烦而

悸。(《伤寒论直解·卷四》)

少阳病欲解时，从寅至辰上。(267)[原 272]

〔提要〕论少阳病欲解时为寅、卯、辰三时，此时少阳经气旺盛而容易祛邪于外。

〔讲解〕少阳以厥阴为基础，为以阴升发阳气，旺于寅、卯、辰三时，相当于 3～9 时，此为天阳之气从阴出阳，初阳上升，生机渐旺，由内转而向外升发之时。少阳标阳之气旺于此时，得天阳之助，经气由内枢转于外。凡少阳之气闭郁，不得舒发之证，在此时容易达邪于外，故而寅卯辰三时，为少阳病欲解时。

〔医论〕张斌：因寅卯辰三时，正是初阳上升、生机渐旺之时，符合少火生气之机，为少阳病欲解时。(《伤寒理法析·中编·少阳病篇》)

伤寒三日，少阳脉小者，欲已也。(268)[原 271]

〔提要〕论伤寒三日，少阳脉小，为邪气已去，病欲痊愈。

〔讲解〕少阳伤寒三日，人体正气传经，三日至少阳，少阳脉不见弦细而紧，而见脉小，为邪气已缓，少阳之气和畅而无正邪相争之象，为正复邪退而病欲痊愈。

〔医论〕成无己：《内经》曰：大则邪至，小则平。伤寒三日，邪传少阳，脉当弦紧；今脉小者，邪气微而欲已也。(《注解伤寒论·卷五》)

伤寒三日，三阳为尽，三阴当受邪，其人反能食而不呕，此为三阴不受邪也。(269)[原 270]

〔提要〕论伤寒三日，邪盛正衰，邪气将传入三阴，但里气旺盛，则三阴不受邪。

〔讲解〕少阳伤寒三日，传经仍从太阳始，三日至少阳，少阳传经已尽，如果此时邪盛正衰，里气不支，少阳之气无力抗邪，则邪气将传入三阴，为三阴当受邪。如果其人反能食，是脾胃之气强，不呕，为里气和畅，里气旺盛，邪气无由内入，故为三阴不受邪。

〔医论〕程应旄：缘少阳之在六经，司阴阳开阖之枢，出则阳，入则阴，所关系不小，全赖胃阳操胜，木不能克，而始能载木以拒邪，所以三阳为尽之日，其人反能食、不呕，即三阴当受邪不受也。知此而又安敢妄行汗、吐、下，重伤及胃乎？（《伤寒论后条辨·卷九》）

伤寒六七日，无大热，其人躁烦者，此为阳去入阴故也。（270）[原269]

〔提要〕论伤寒六七日，正气不支，邪气由少阳入于少阴的病证表现。

〔讲解〕伤寒六七日，为正气传经一周，传至厥阴太阳之期，如果此时正气旺盛，则少阳之邪当从太阳而转出。如果正气不足，此时又容易邪气内逆，邪气入里，伤于心则烦，扰于肾则躁动不安，以躁烦而知邪气入于少阴。无大热为邪热入里，而不在表，故外无大热。

〔医论〕张志聪：此病少阳而入于少阴也。伤寒六七日，少阳之邪当从太阳而外出，无大热则不能外出于阳。其人躁烦者，病少阴标本之气化。此为去太阳，故无大热，入于少阴，故躁烦也。夫七日乃再经之第一日，盖太阳少阴标本相合，雌雄相应，故七日而不出乎太阳，即可入乎少阴也。（《伤寒论集注·卷第三》）

本太阳病不解，转入少阳者，胁下鞭满，干呕不能食，往来寒热，尚未吐下，脉沉紧者，与小柴胡汤。（271）[原266]

柴胡八两　人参三两　黄芩三两　甘草三两，炙　半夏半升，洗　生姜三两，切　大枣十二枚，擘

上七味，以水一斗二升，煮取六升，去滓，再煎取三升。温服一升，日三服。

〔提要〕论太阳病转为少阳病的小柴胡汤证治。

〔讲解〕太阳病不解，转入少阳，见到胁下硬满，胁下为少阳经气出入枢转的关键部位。胁下硬满，比"胸胁苦满"更甚一层，又见脉沉紧，可知少阳经气闭郁较重，不得枢转，里气不和也重，故见干呕不能食。但见有往来寒热，可知仍为正邪分争于腠理之间，邪虽欲深入，但仍未入里，故"干呕不能食"，仍为邪气闭郁，影响于里，即"邪高痛下"所致。此证容易转变，易形成里证，故尚未吐下伤及正气，转变为里证者，即可与小柴胡汤疏

畅少阳气机，祛邪外出为治。

小柴胡汤的现今用量：柴胡 36 克，黄芩 14 克，人参 14 克，炙甘草 14 克，生姜 14 克，大枣 15 克，半夏 14 克。

〔医论〕张斌：本太阳病不解，转入少阳者，即见胁下鞭满，此因胁下是少阳经气出入枢转的部位，其气机为邪闭郁，不得运行，就要鞭满。病由太阳所主的胸中，下迫少阳，上焦气逆，就要干呕；中焦不和，就不能食。正邪分争于表里肌腠之间，邪欲入则寒，正欲出则热，互有进退，就往来寒热。如未经吐下而脉见沉紧，则为邪气内逆与正相争之象，并非吐下伤中邪入三阴之形，与小柴胡汤，以枢转少阳气机，使正从胁出，邪从胸解，则濈然汗出可愈。(《伤寒理法析·中编·少阳病篇》)

若已吐下、发汗、温针，谵语，柴胡汤证罢，此为坏病，知犯何逆，以法治之。（272）[原 267]

〔提要〕论柴胡汤证误治后成为坏病，当根据具体情况，辨证论治。

〔讲解〕如果经过吐、下、发汗、温针等误治，邪气内陷，热扰神明而有谵语，柴胡汤证已不复存在，而为坏病，不可再用柴胡汤。坏病应当根据误治变坏的具体情况，采用适当的方法来救治，即"知犯何逆，以法治之"。

〔医论〕钱潢：若已吐下发汗温针，而致邪陷入里，胃实谵语者，是邪不在少阳，而柴胡证已罢矣。此为医所坏也。察之而知其所犯何逆，而以下文诸法治之也。(《伤寒溯源集·卷之七·少阳坏病》)

三阳合病，脉浮大，上关上，但欲眠睡，目合则汗。（273）[原 268]

〔提要〕论三阳合病，但病情侧重在少阳的温热病证。

〔讲解〕三阳合病，为太阳、阳明、少阳之病合之为一，但以一经之病为主。本条在辨少阳病脉证并治之中，当以少阳枢机不行，使太阳之开、阳明之阖皆不通利。脉浮大，为邪热郁于太阳；上关上，为邪热郁于少阳；但欲眠睡为气机困顿、神机不达；目合则汗为气滞于阳明，阳明热郁而上蒸为汗。三阳合病侧重在少阳，但此证仲景未出方，似应枢转少阳气机，清其气分之热为治。此条为温热病，桂、姜、参、夏之类不可妄用。

〔医论〕郑寿全：按三阳同病，阳邪盛已。关上浮大，胃邪炽也；欲眠睡者，热甚神昏也；闭目汗出，内热之验也。虽然不可不详辨之，其中实实虚虚，千变万化，实难窥测。有名为三阳，却非三阳，此则专为三阳说法，若系由内出外之热，有似此三阳者，余亦详而验之，但其人舌无苔而润，口不渴者，余即不按三阳法治之，专主回阳，屡试屡效。(《伤寒恒论·卷之七》)

张斌：脉浮是病在太阳，脉大是病在阳明，上关上，则为弦，是病在少阳。三阳合病，开阖枢三气皆郁，神机不出，就但欲眠睡。睡则热盛伤阴，所以目合则汗。若为自汗出，当以白虎汤为治。(《伤寒理法析·中编·合病与并病篇》)

卷第六

辨太阴病脉证并治第十

太阴之为病，腹满而吐，食不下，自利益甚，时腹自痛。若下之，必胸下结鞕[1]。（274）[原273]

[注解] [1] 胸下结鞕：胃脘部痞硬胀满。

[提要] 论太阴病提纲证，为太阴寒湿内滞的病证表现。

[讲解] 太阴病，如果从经络的角度来说，是以足太阴脾经为主经，手太阴肺经为辅经的病变。从生理上来说，太阴本湿标阴，中见阳明。太阴经气为开，经气的趋向为由脾胃之中土，达于上焦，再通过心阳心气的布达作用，使水谷精微充养于周身，布达于体表。太阴之为病，是自身经气虚而为病。太阴之气液虚而不能升达，自郁于腹而为湿浊内停，而太阴经气不能升达，必因于脾阳之虚，使寒湿内滞于胃肠，又易使胃气上逆，形成腹满而吐，食不下；太阴之气不升，湿浊停蓄则形成自利益甚；湿凝气滞，脉络不通，则时腹自痛。如果误用攻下，则脾胃之气大伤，脾气更为不升，胃气更加不降，升降之机逆乱，而胃脘部痞硬胀满。

太阴与阳明为表里，病在太阴，太阴已经失去阳明阳热之气的有力资助，即太阴中见阳明不足，病的性质为太阴阳虚、寒湿内盛。

[医论] 张斌：太阴与阳明同主里，太阴有病，当为脏病及腑。脾不能为胃行其津液，阴寒水湿在胃，就腹满而吐；脾不能助胃进行消化，就食不下；水湿下走肠间，就自利益甚；邪正相争于肠胃，就时腹自痛。总为脾阳肺气皆虚，运化输布不良，寒湿充塞肠胃所致。此本中气不足，若给予攻下，

必中气大伤，胃失蠕动，痞塞不通，致胸下结鞕。但不痛，以区别于实证。（《伤寒理法析·中编·太阴病篇》）

太阴中风，四肢烦疼，阳微阴涩而长[1]者，为欲愈。（275）[原274]

［注解］[1]阳微阴涩而长：指脉象，寸脉微，尺脉涩而长。

［提要］论太阴中风欲愈证。

［讲解］本条为风邪在太阴经表，而不在内脏，但太阴之气内弱。寸脉微而尺脉涩，太阴之气液不能畅达于经表而又被风邪滞郁，称为风郁湿阻，故有四肢烦疼。如果脉又兼见长的，为阳明气旺可助太阴之气复旺于里，太阴可从开布散气液于体表肌腠，祛除风湿之邪，而为欲愈。

［医论］张斌：风为阳邪，伤于太阴，太阴主湿，阳加于阴，所以形成脏病寒湿的情况较少，而为经病风湿的情况较多。四肢烦疼，是酸困闷痛。脉阳（寸）微是气虚之形，表示卫气不足，阴（尺）涩是湿郁之象，表示荣气不行。气液两滞，故有是证。中见长者，则阴得阳脉，阳明气旺，脾阳来复，即可湿化为燥，气液外达，故其病为欲愈。（《伤寒理法析·中编·太阴病篇》）

伤寒脉浮而缓，手足自温者，系在太阴[1]，太阴当发身黄，若小便自利者，不能发黄。至七八日，虽暴烦，下利[2]日十余行，必自止，以脾家实[3]，腐秽[4]当去故也。（276）[原278]

［注解］

[1]系在太阴：病情与太阴有关联。

[2]暴烦，下利：突然产生心烦、下利。

[3]脾家实：脾阳转为旺盛。

[4]腐秽：为肠中积蓄的寒湿、阴浊、秽恶之物。

［提要］论述病在太阳而关联于太阴的风湿相合证，以及脾胃阳气转旺而祛除寒湿之邪的情况。

［讲解］本条与第191条证情相同，但转归不同。第191条转归为阳明病，本条则转为自愈。

太阳伤寒，为寒邪在表，又与太阴之湿相合，形成寒湿为病，脉见浮而缓。太阴之气虚弱，患者自觉手足尚温，这是由于太阴阳气之虚是脾阳之虚，而少阴心肾的阳气并未大虚，不会成为手足厥冷，阳气稍亏，则患者自觉手足尚温。此为病位在太阳，而病情则联系于太阴。如果寒湿加重，寒湿并郁于内外，则会郁而发黄。如果湿邪有去路，小便自利者，不能发黄。病至七八日，为正气复传经于太阳阳明之期，如果太阴阳气转旺，就会出现驱除体内寒湿之邪的情况，表现为暴烦、下利日十余行，而且下利一定会自止，暴烦为阳气已盛于内，正在与寒湿相争，一时被寒湿蒙郁，随之即寒湿开泄，成下利而寒湿去除。所以是脾家实，腐秽当去。

〔医论〕张斌：此伤寒脉浮而缓，浮为病在肌肤，同于太阳；缓是阴寒之邪加于太阴之正，两阴同性，相争不烈。手足自温，故知系在太阴，即病位固在太阳，但病性却属太阴之意。此因肺合皮毛，脾合肌肉，所以就称为系。此太阴伤寒，寒湿阻郁，气液不得流通，必内侵脏腑，不见吐利，必郁而发黄（阴黄）。小便自利，是脾肺转输水湿之力尚强，所以就不能发黄。至七八日，又当太阳阳明主气之期，若阳气来复，则又可驱其寒湿下出，所以虽暴烦（即阳盛），下利（即湿去），以至日十余行，也一定自止，这是因为脾家实，脾阳转盛，运化力强，寒湿腐秽即当排除之故。此脾家实，当暴烦下利以驱邪；若胃气盛，可见大便鞕的阳明证。总为由阴转阳，由虚转实的病情变化。只脾家实，病即可愈，胃气盛，由重转轻，稍有不同耳。（《伤寒理法析·中编·太阴病篇》）

太阴病欲解时，从亥至丑上。（277）〔原275〕

〔提要〕论太阴病欲解时为亥、子、丑三时，此三时太阴标阴之气化生最旺而为欲解时。

〔讲解〕太阴为三阴，化生大量的水谷精微而充养一身，其阴气最盛。人体之气在昼日则随天时而旺盛于阳经，化生的阳气多，以阳气来主持人体各种功能活动，故昼日以阳气为主导，阴气为随从，阴液随阳气而布散于一身。至夜晚，安静入睡，则合成代谢旺盛，产生阴气旺盛，以阴气为主导，阳气为随从，又是以阴气充养体内。以亥子丑三时，为一日之中天时阴气最盛之时，相当于 21 时至次晨 3 时，人体的阳气如脾阳则守于内，化生大量的标阴之气，故而此时以太阴之气充养体内之脏腑，更是太阴之气的自养之时。因此，太阴的标阴之气于此时为最为旺盛。太阴病在此经气旺时，就可由虚转实，而为欲解时。

〔医论〕张锡驹：太阴为阴中之至阴，阴极于亥，阳生于子，从亥至丑上，阴尽阳生也。阴得生阳之气，故解也。（《伤寒论直解·卷五》）

张斌：太阴为三阴，阴气最盛而象地。亥子丑是一日之中阴气最盛之时，所以太阴逢此三时，其气即旺，故其病欲解，即在此夜半前后。然而根据临床所见，多在子后，此又为阴中生阳之理。（《伤寒理法析·中编·太阴病篇》）

太阴病，脉浮者可发汗，宜**桂枝汤**。（278）[原 276]

桂枝三两，去皮　芍药三两　甘草二两，炙　生姜三两，切　大枣十二枚，擘

上五味，以水七升，煮取三升，去滓，温服一升。须臾啜热稀粥一升，以助药力，温覆取汗。

〔提要〕论太阴病，邪气由里达表而脉浮，可用桂枝汤解表。

〔讲解〕太阴病，风湿或寒湿内困，太阴的阳气不足，邪即不除。如果太阴之气由弱转强，风湿、寒湿即可分解，里湿已去，风邪或寒邪就可由里达表，产生脉浮。这时，就可用病在太阳的治法，以桂枝汤来旺盛太阴气化，使太阴气液从开而扶助太阳，解肌发汗，祛除在表的风寒邪气。

桂枝汤的现今用量：桂枝 14 克，白芍 14 克，炙甘草 9 克，生姜 14 克，大枣 15 克。

〔医论〕王肯堂：在太阳则脉浮无汗，宜麻黄汤。此脉浮当亦无汗，而不言者，谓阴不得有汗，不必言也。不用麻黄而用桂枝者，以阴病不当更发其阳也。须识无汗亦有用桂枝证。（《伤寒准绳·帙之四》）

张斌：太阴中风，风为阳邪，其脉尚见阳微阴涩，伤寒可见浮缓，而今

脉但浮，则必为脾阳肺气转盛，虽病属太阴，但其性却已从阳转化，有似太阳中风，所以虽外仍无汗，犹可与桂枝汤发汗为治。桂枝汤对表实无汗之证不宜用，今病属太阴，阴不得有汗，亦有似表实，却可用。这是因为太阳病脉浮紧，发热无汗之证，是邪实正盛，阴邪阳正两气相搏，用之反恐恋邪不去，延误病情；而今病在太阴，脉浮已从阳化，阴邪不盛，属于阳胜之象，不忧恋邪，故可用。（《伤寒理法析·中编·太阴病篇》）

本太阳病，医反下之，因尔腹满时痛者，属太阴也，**桂枝加芍药汤**主之。大实痛者，**桂枝加大黄汤**主之。（279）[原279]

桂枝加芍药汤方

桂枝三两，去皮 芍药六两 甘草二两，炙 大枣十二枚，擘 生姜三两，切

上五味，以水七升，煮取三升，去滓，温分三服。本云桂枝汤，今加芍药。

桂枝加大黄汤方

桂枝三两，去皮 大黄二两 芍药六两 生姜三两，切 甘草二两，炙 大枣十二枚，擘

上六味，以水七升，煮取三升，去滓，温服一升，日三服。

〔提要〕论太阳病误下，邪陷太阴的症状与治法。

〔讲解〕由于太阳太阴均为开，故太阳病误下，则太阴之气受抑，外邪入里，直滞太阴经气，太阴气液因下而伤，更因气血流通不畅而腹满时痛。以桂枝加芍药汤主治，即桂枝汤倍芍药，流畅脾阴脾气之结滞，使太阴之气通畅，就可恢复升达布散之力。如为大实痛的，不仅脾阴受伤，邪热也结聚在里，气血不畅更甚，则用桂枝加大黄汤主治，即在桂枝加芍药汤的基础上，再加大黄来泻下实热壅结。

桂枝加芍药汤是桂枝汤加芍药三两，此方由于增加了阴柔的芍药用量，作用发生变化，不是为了解表，而是补益充养脾阴脾气，疏通流畅脾阴脾气，以解除腹满时痛的太阴气血不畅之证。用桂枝加大黄汤是由于脾之气血不通，又被邪热壅结，所以，在流通太阴气血的同时，加大黄泻去实热壅结，太阴

之气才能恢复运行。

桂枝加芍药汤的现今用量：桂枝 14 克，白芍 28 克，炙甘草 9 克，生姜 14 克，大枣 15 克。

桂枝加大黄汤的现今用量：桂枝 14 克，大黄 9 克，白芍 28 克，炙甘草 9 克，生姜 14 克，大枣 15 克。

[医论]周扬俊：太阳误下，太阴受伤矣。何也？以毫不被邪之脾，忽然而下，使清阳之气不能四布，因而腹满；健运之常失其所司，因而时痛。（《伤寒论三注·卷六》）

张志聪：本太阳病，医反下之，因尔腹满时痛者，乃太阳之邪入于地土，而脾络不通，故宜桂枝加芍药汤主之，此即小建中汤治腹中急痛之义也。大实痛者，乃腐秽有余而不能去，故以桂枝加大黄汤主之。（《伤寒论集注·卷第四》）

太阴为病，脉弱，其人续自便利，设当行大黄芍药者，宜减之，以其人胃气弱，易动故也。下利者，先煎芍药三沸。（280）[原280]

[提要]论太阴之气虚弱，假设当用大黄、芍药时，也宜减少用量。

[讲解]桂枝加芍药汤及桂枝加大黄汤的治疗，都是以气血不得通畅的偏实之里证为重点。大黄苦寒，泻下力强，容易伤正气，芍药比大黄要缓和，但苦酸寒，用量大则阴柔重坠，也易伤动脾气。如果太阴为病，太阴之气虚而见脉弱，病人自行下利的，当用大黄、芍药之时，也应减少用量，以免大伤脾胃之气，加重病情，导致下利不止，气液下脱。

[医论]汪琥：太阴病者，腹满时痛是也。但腹满时痛者，其脉未必尽弱，今者太阴之脉既弱，其人肠胃之气必不能固，其大便必接续自利而通。设于未利之先，当行大黄、芍药者，方中宜减用之，以其人脉弱，则胃气亦弱，大便易于动利故也。诊其藏脉，可以知府，医人用药可不详慎，以保其中州之气乎？或问大黄能伤胃气，故宜减，芍药能扶脾益阴，何以减之？余答云：脉弱而胃气弱者，弱则气馁不充，仲景以甘温之药能生气，芍药之味酸寒，虽不若大黄之峻，要非气弱者所宜多用，以故减之亦宜。（《伤寒论辨

证广注·卷八·太阴病》)

自利不渴者，属太阴，以其藏有寒[1]故也，当温之，宜服四逆辈[2]。（281）[原277]

〔注解〕

[1] 藏有寒：太阴脾脏虚寒。

[2] 四逆辈：指四逆汤、理中汤之类。

〔提要〕论太阴寒湿内盛，当温之，应根据病情轻重，服理中汤或四逆汤等救治。

〔讲解〕自利不渴，病属于太阴，阴寒内盛，脾阳伤损，则太阴无力从开布散其水谷精微，寒湿内停，燥化无力，故为不渴，转而自利。此为脏有寒，必当温之，轻者阴寒仅伤及脾阳，用理中汤即可，重者，又损及肾阳，要用四逆汤来救治。故为"宜服四逆辈"，即包括了理中汤、四逆汤之类。

〔医论〕张锡驹：自利不渴者，无中见之燥化，属太阴脾藏有寒故也。当温其寒，宜服四逆辈温热之药。（《伤寒论直解·卷五》）

张斌：太阴病自利不渴，当然是阴邪内逆脏腑所致，所以说，以其脏有寒故也。脾寒甚，则肾阳亦不足，当温脾散寒，甚至还须温肾回阳，因此说，当温之，宜四逆辈。此四逆辈，即指四逆汤、理中汤以及后世的附子理中汤等。（《伤寒理法析·中编·太阴病篇》）

辨少阴病脉证并治第十一

少阴之为病，脉微细，但欲寐[1]也。（282）[原281]

〔注解〕[1]但欲寐：因疲乏无力而总想躺卧，似睡非睡，朦胧困倦之状。

〔提要〕论少阴病提纲证，为少阴本气与标气俱虚之证。

〔讲解〕少阴病，如果从经络的角度来说，是以手少阴心经为主经，足少阴肾经为辅经的病变，但足少阴肾经在人体上具有极为重要的地位。从生理上来说，少阴本热标阴，中见太阳寒水之气。本热即君火命火，少阴病脉微，即君火命火衰微；少阴之标阴，是由于本热的发动，又经中见太阳寒水的作用，阳入于阴，使更多的水谷精微流通于其间，化生出少阴的阴血而上下周流枢转。故少阴病脉细，说明了其标阴即少阴阴血亏虚。少阴为全身阴阳气血的主持，立命之根本。虚在全身阴阳气血，则但欲寐，病人不欲起床、睁眼、运动，精神疲惫而似睡非睡、朦胧困倦。

[医论]张斌：脉微是少阴本热的阳气虚，脉细是少阴标阴的阴血亏，欲寐为肾精心神极度衰疲而似睡非睡、朦胧困倦之状。因少阴通主全身阴阳气血，有病则虚，反映到全身脉证上，就是这样。不论虚寒、虚热，皆当有此状。(《伤寒理法析·中编·少阴病篇》)

少阴中风，脉阳微阴浮者，为欲愈。(283)[原290]

[提要]论少阴中风欲愈证。

[讲解]病在少阴，本为阴阳气血不足，感受风邪，风邪是否入里，则以少阴气血阴阳的强弱为进退，少阴阴伤，风阳之邪就会入里化热，成阴伤虚热或阴伤热盛之证。如果少阴气血由弱转强，自可达邪于表，而为欲愈。脉阳微阴浮，为阴血转强，风邪亦微弱，里气已盛而风邪又未从阳热化，故风邪将去，为欲愈。

[医论]张志聪：少阴中风者，风动少阴君火之气也。脉阳微者，寸为阳而火气虚微也；阴浮者，尺为阴而水气外浮也。夫风火为阳，今阳脉内微而阴脉外浮，乃阳病而得阴气以和之，故为欲愈。(《伤寒论集注·卷第四》)

病人脉阴阳俱紧，反汗出者，亡阳也，此属少阴，法当咽痛而复吐利。(284)[原283]

[提要]论少阴伤寒形成亡阳的脉证。

[讲解]病人尺寸脉俱紧，为阴寒盛于里，阴寒迫散心肾脾胃的阳气，阳亡于外则反见汗出，此属少阴亡阳证。阴寒内盛，格拒虚阳，虚阳上浮则更见咽痛。阴寒攻冲于内，脾肾阳气散亡则更见吐利。

[医论]张锡驹：夫紧为阴寒，脉阴阳俱紧者，少阴本寒而复受外寒也。阴不得有汗，今反汗出者，阴盛于内而亡阳于外也。此属少阴阴阳不交之故，

是以法当咽痛而复吐利。咽痛者，格阳于外也；吐利者，独阴于内也。阴阳不交，其病如此。(《伤寒论直解·卷五》)

张斌：病人脉阴(尺)阳(寸)俱紧，表示寒邪深入，争于心阳和肾阳，且相当激烈。此阴阳俱紧之脉可为伤寒表实无汗，而今反有汗出，则为正气大伤，邪气大胜，寒邪驱散正阳外越之象。阳气外散，必阴液随之外脱，故为亡阳之证。亡阳必见于少阴，此时由于阴邪内盛、格拒心阳而上越，反见有似热证之咽痛(咽为心脉所过)；脾(胃)肾阳气外散，就既见呕吐，又必下利。(《伤寒理法析·中编·少阴病篇》)

少阴病脉微，不可发汗，亡阳故也。阳已虚，尺脉弱涩者，复不可下之。(285)[原286]

[提要] 论少阴本热已虚，不可发汗更亡其阳。少阴阳已虚，肾阴亦衰，更不可攻下以夺其阴。

[讲解] 少阴病脉微，少阴本热之气已虚，如果发汗则强使少阴阳气外出于太阳，故不可发汗更散亡其阳。少阴之阳已虚，又见尺脉弱涩，为肾阴亦衰，阴血亏耗于下，更不可攻下以夺其阴，阴绝则阳无阴液阴血存蓄，必暴脱而亡。

[医论] 张斌：脉微为阳气虚，即病从寒化。若给予发汗，往往汗出阳亡而阴液亦脱。阳气已虚而见寸脉微，又尺脉弱涩，弱为阴虚，涩为液亏，所以又不可攻下。否则亦必导致阴阳俱脱。(《伤寒理法析·中编·少阴病篇》)

少阴病，脉细沉数，病为在里，不可发汗。(286)[原285]

[提要] 论少阴阴血伤，虚热内郁，病为在里，不可发汗。

[讲解] 少阴病，脉不仅沉，又见细数，必为阴血大伤，而少阴之热无阴血来承载，郁于内而不达于外，故为阴虚而有虚热。阳不达于外，或阴不能含阳，使阳浮散于外，则外也可有身冷恶寒等症。病在里，为阴血虚，虽外见身冷恶寒，不可误认为表证而发汗。或有人不解阴血虚而有虚热，为何又会有身冷恶寒，举产后妇人而言，阴血弱而常有虚汗虚热，又最怕风怕冷，而且最易外感。因为虚热虽为热，但并不是能抗风寒的正气之热。阴虚内热，

当然不可发汗，发汗更伤阴液，甚至可形成阴阳俱亡的危证。

[医论]张斌：脉细为阴血虚，脉沉为病在里（阴经），脉数则是病从热化。总为少阴在里的虚热之证。阴虚内热，当然不可发汗，发汗更伤阴液，甚至可造成亡阳危证。（《伤寒理法析·少阴病篇》）

少阴病欲解时，从子至寅上。（287）[原291]

[提要]论少阴病欲解时为子、丑、寅三时，此三时少阴的标阴之气化生旺盛而为欲解时。

[讲解]少阴为二阴，少阴的功能为化生各脏腑组织功能活动所需的最基本的物质即血气。此血气从何而来？必然依靠太阴水谷之气的旺盛，太阴为三阴，可产生大量的水谷精微。这水谷精微的一大部分又由于少阴经气的作用，本热之气以温之，中见的太阳寒气以凝之，入于血脉合于阴血，变化而赤，形成血气。从于少阴枢机而周流于三焦、表里、内外。从子时至寅时，为23时至次日5时，为继太阴旺时之后，以太阴而充旺少阴。在天时又为阴气旺盛得阴中之阳，变化流行，以化生血气的生旺之时，故而此时为少阴标阴之气的旺时，少阴有病，可于此时祛邪外出而为欲解时。

[医论]成无己：阳生于子，子为一阳，丑为二阳，寅为三阳，少阴解于此者，阴得阳则解也。（《注解伤寒论·卷六》）

张斌：夜半子时到凌晨寅时，正是水中生阳、阳气渐旺之时。少阴本热，到此由微转盛，与邪相争，使正胜邪却，其病欲解。（《伤寒理法析·中编·少阴病篇》）

少阴病，欲吐不吐[1]，心烦，但欲寐。五六日自利而渴者，属少阴也，虚故引水自救。若小便色白[2]者，少阴病形悉具。小便白者，以下焦虚，有寒，不能制水，故令色白也。（288）[原282]

[注解]

[1]欲吐不吐：病人想要吐，但又不能吐出来。

[2]小便色白：即小便色白，比小便清的病情要重。

[提要]论少阴病，寒邪先伤心阳，又伤肾阳，形成少阴病形悉具。

[讲解]此证寒邪先伤于上，使少阴本热之一的心阳即君火虚，则但欲寐；阳气虚浮则心烦；心胸中的阳气虚，阴寒内扰，使胃气不得和降，则欲吐不吐。病至五六日，为正气传经于少阴厥阴之期，正气进一步衰弱，寒邪就可深入下焦，伤及少阴本热中的肾阳。以少阴本火标阴，阴寒在下，阴液不能温运上济，使心火虚而在上，就容易口渴，而且肾阳衰微，无力温脾而自利，下利为甚，必然渴欲饮水自救。如果小便色白，是下焦阴寒盛，阳气虚，不能温化水液。如此，则大便为自利，小便色白，不仅上焦心阳被寒邪所侵，下焦肾阳也因寒邪而衰弱，即为少阴病形悉具。

[医论]张斌：少阴本热标阴，寒伤本热则急而重……有病欲吐，又不得吐，是心阳衰微，不能下降，胃中浊阴，必欲上逆，但非胃病，且无物可吐，所以就欲吐不吐。此证的根本在心，心为邪扰则烦，心肾皆虚，精神疲惫则但欲寐。至五六日正当少阴主气之时，邪正相争，正不胜邪，命火衰微，脾阳失温，肾关不固，水液下脱，就自利而渴，构成了少阴寒化证。其口渴，是津液脱失，虚故引水以补充自救，非为有热。观察小便，若色清白，就是上中下三焦的少阴病形具备。因下焦肾虚有寒，对水液不能控制和蒸化而再吸收，就使小便色白。此色白较清长为甚，内映眈白之色。总起来讲，即心脾肾皆虚而有寒，为全身性的虚寒证。（《伤寒理法析·中编·少阴病篇》）

少阴病，下利，脉微涩，呕而汗出，必数更衣，反少者[1]，当温其上，灸之[2]。《脉经》云：灸厥阴，可五十壮。（289）[原325]

[注解]

[1] 必数更衣，反少者：应大便次数多，却大便次数不多。

[2] 当温其上，灸之：温灸胸背等上部的穴位。

[提要]论少阴病，以呕而汗出为主，侧重在心阳虚，当用灸法温其上。

[讲解]少阴病，下利，脉微涩，呕而汗出，必然是下利次数多，却反而大便次数不多，重点不在下焦阳虚。其证是以呕而汗出为主，侧重于心阳虚，脉微为阳气虚，脉涩则为阴液伤。用汤剂如姜附之类温燥则阳气更易外张而阴液更伤，所以，当温其上，当灸胸背等上部的穴位。

[医论] 黄宝臣：少阴阴盛阳微之病固宜用温药，然亦有不胜温药者。如里寒下利，诊其脉微而且涩，盖微为阳气大虚，涩为阴血不足；验其证阴邪上逆而作呕，虚阳外越而汗出，是阳既不能外固，阴复不能内守。必数更衣入厕而出恭反少者，以阳虚则气下坠，阴虚则液内竭也。此时欲救其阳必伤其阴，则温热之药又有不可遽投者。再四思维，当温其上，取百会穴而灸之，以升其阳，庶阳升而阴不伤，利必自止。(《伤寒辨证集解·卷六·少阴后篇》)

张斌：邪已深入下焦，肾阳亦伤，所以有下利。其脉微涩，是阳虚津少；呕而汗出，则心阳亦伤，气不下达，反而外越，所以心液亦脱。此证心肾之阳皆虚，既有下利，必大便（更衣）次数多，但反而少的，则是肾虚不甚，气有所复。惟呕而汗出不减，是心阳大伤，因此当温其上焦，以复心阳而固表气，则呕汗可去，即用灸法为治，以百会、心俞为宜。(《伤寒理法析·中编·少阴病篇》)

少阴病，脉沉者，急温之，宜四逆汤。（290）[原323]

甘草二两，炙　干姜一两半　附子一枚，生用，去皮，破八片

上三味，以水三升，煮取一升二合，去滓，分温再服。强人可大附子一枚、干姜三两。

[提要] 论少阴里阳内弱而脉沉，当急用四逆汤回阳。

[讲解] 少阴病，脉沉者，着眼点就在少阴里阳衰弱，阳气无力外达。阴寒之气可乘机内侵，再消其微阳，故应急温之。少阴之阳，根于命火，命火不衰，则可助中焦，又可助上焦。以四逆汤旺盛下焦及中焦的阳气，则上焦的阳气也受益而旺盛。四逆汤是治疗少阴阳虚阴盛的基本方，以生附子温复肾阳，干姜温脾阳，二药合用，则从中下二焦恢复人体阳气的根本，温阳之力较强，则能驱除阴寒水饮；又以炙甘草扶正守中，使回阳之力持久于内，加强扶正固脱之力。故此汤具有回阳救逆、扶正固脱之效。如果体质较能耐受者，可适当加大附子干姜用量。

《伤寒论》中附子的用法，回阳救逆用生附子，如四逆汤等；温阳散寒

则用炮附子，如真武汤、麻黄附子细辛汤、附子汤等，两者的着眼点不同。肾阳衰微用生附子。如果阳气虽虚，但以散寒为主，或以少阴热气为中间之气而使太阳气化旺盛，则用炮附子。

理中汤中为什么不用附子？因为只是侧重于脾胃中焦阳气偏虚，而肾阳无恙，过早用附子，则容易伤动下焦元气，而肾中元气的主要职责是守于下焦，藏精于下。不到肾阳虚衰之时，仲景不用生附子，怕伤动人体的真元之气，使人短命。肾阳本不虚弱，而用大量的附子，就会伤耗肾精，使生机不固，从短期内表面上看不出人体有什么大的不适，但寿命的缩短是在不知不觉中形成的。中医理论非常重要，并紧密结合临床，不可太过，也不可不及。

有些人把人体中的寒气都当作邪气、敌人，务必用药使之消除殆尽。实际上，天有六气，人也有六气，天有风寒暑湿燥火，人亦有之。如果把人体中的寒气消除殆尽，人体只有热气，人是活不成的。阴阳不平衡，人是要短命的。在人体中，热气非常重要，而寒气也很重要。太阳本寒，没有了寒水之气，是不行的。只要人体中的寒气水气不是过盛，不是聚积为患，在正常的运行之中，就不要用大量的温热药去克伐，一定要以阴阳平衡为要。而且人体是动态的，由于热气容易上行，寒气容易下行，一般人都或有轻微的上热下寒，不是绝对的平衡，每个脏腑都各有气化特点。形成了病理，需要治疗，而轻微的偏差，则不必用大量的寒凉或温热药物，以免伤正。

用大量的温热药去治疗阴寒过盛，阳气危亡的一些危重病证，如心衰等，是著名老中医李可先生传授给我们的宝贵经验，中医界应该认真学习，但也要防止初学者滥用、过用，造成不良后果。

还有一个问题是，少阴为枢，四逆汤是从少阴为枢的角度来治疗吗？不是，由于少阴的根本之气本热即肾阳已经虚衰，少阴阳虚阴盛，少阴经气已经没有从枢来运转的能力了。所以直接用附子、干姜来温复肾阳脾阳，少阴的本热之气旺盛了，经气自可从枢运转，化生出更多的少阴标阴之气。

［医论］张志聪：夫元气发原于下，从中土而达于四肢。脉沉乃生气不能从下而中，故用下焦之附子，配中焦之炙草、干姜。若中焦为病而生原无

恙者，只用理中圆而不必附子矣。(《伤寒论集注·卷第四》)

陈修园：少阴先天之气，发原于下而达于上，少阴阴寒之病，脉沉者，生气衰微，不能上达也。急温之，以启下焦之生阳，宜四逆汤。(《伤寒论浅注·卷五·辨少阴病脉证篇》)

少阴病，饮食入口则吐，心中温温[1]，欲吐复不能吐。始得之，手足寒，脉弦迟者，此胸中实，不可下也，当吐之。若膈上有寒饮，干呕者，不可吐也，当温之，宜四逆汤。(291)[原324]

[注解][1]温(yùn)温：为欲吐不吐、心中蕴热烦满不适之状。温，同愠。

[提要]论少阴病胸中实当用吐法，而膈上有寒饮宜用四逆汤温之。

[讲解]少阴病，饮食入口则吐，平时常有心中蕴热烦满不适之状，想吐又不能吐出，这是痰实凝结于胸中。为什么也称为少阴病呢？因为邪实阻滞了少阴血气的运行，少阴枢机不利，阳气不达，故为手足寒，脉弦迟。痰实凝结胸中，不能攻下，当用涌吐之剂，如瓜蒂散，吐其痰实。

少阴病，如果不是痰实为病，而是膈上有寒饮，干呕的，不可用涌吐之法，当温之，可以考虑用四逆汤。这里的问题是，膈上寒饮如何形成？由于心脾阳虚而致膈上寒饮？还是脾肾阳虚，寒饮上逆，聚于膈上？因为有干呕一证，显示有逆气，当为下焦阳虚阴盛，寒饮逆于膈上，用四逆汤温下焦已虚之阳，散寒化饮为治。如果寒饮在膈上，心脾阳虚，寒饮较重，损失阳气也重，兼有下焦阳虚，也可用四逆汤来治疗。

[医论]张斌：饮食入口而吐，是病在上脘，格食不下；心中温温欲吐，复不能吐，是胸中有痰，阻塞气机。此证初得之时，手足寒，是脾阳不能从胸外达；脉弦是痰凝，脉迟是气滞，总为寒痰凝聚胸中，心阳不能下达，脾阳不能外布，郁而化热，所以说此为胸中实。邪实胸中，病在上脘，不在中下焦，当然不能攻下，以涌吐之剂，如瓜蒂散，吐其痰实，则心脾之阳即伸，而能下达外出。但如膈上有寒饮，是心脾阳虚，水饮不化，而非痰凝气滞，阳郁不伸者，则可必犯胃作呕，呕亦无物，故为干呕，其脉必不单纯弦迟，

而是弦而微细。此以阳虚为主，本来气逆不降，所以更不当吐，须温阳化饮、扶正救逆，宜四逆汤。(《伤寒理法析·中编·少阴病篇》)

少阴病，下利清谷，里寒外热，手足厥逆，脉微欲绝，身反不恶寒，其人面色赤，或腹痛，或干呕，或咽痛，或利止脉不出者，**通脉四逆汤**主之。(292) [原317]

甘草二两，炙　附子大者一枚，生用，去皮，破八片　干姜三两，强人可四两

上三味，以水三升，煮取一升二合，去滓，分温再服，其脉即出者愈。面色赤者，加葱九茎。腹中痛者，去葱，加芍药二两。呕者，加生姜二两。咽痛者，去芍药，加桔梗一两。利止脉不出者，去桔梗，加人参二两。病皆与方相应者，乃服之。

〔提要〕论少阴病，阴寒极盛，逼阳外越的主要脉证和治法。

〔讲解〕少阴病，下利清谷，里寒外热，手足厥逆，脉微欲绝，身反不恶寒，其人面色赤，为阴寒极盛，严重伤害了少阴阳气，阴寒逼阳于外，虚阳外越。下利清谷为阴寒逼阳于外，里寒极盛，阳虚于下所致；身反不恶寒，其人面色赤，为虚阳外越所致；阳气虚而浮在外，浮在上，则不能通达于里，不能温通于血脉，所以脉微欲绝，手足厥逆。当以通脉四逆汤主治。

通脉四逆汤所用药物与四逆汤相同，但重用生附子、干姜，附子用大者一枚，干姜三两或四两，故回阳救逆，破除阴寒之力强大。此证虽为下利清谷，但关键在阴寒极盛，阳气危亡，而不是下利次数太多使阴液涸竭。如果面色赤，说明阴寒极盛，格阳于上，而阴寒迫散阳气于周身体表的情况不严重，加葱白九茎，是因阴寒极盛，用较大量的葱白才能引阳气下达，破散在下的阴寒，使阳气下通而不格于上。虽然葱白用得较多，也不是为了升阳及散除表寒。腹中痛者，太阴气血不畅，下利多而脾络失和，去通阳散寒的葱白，加芍药和阴血，通络止痛。呕者，胃气逆，加生姜和胃降逆止呕。咽痛者，寒邪闭郁阳气，结于咽而痛，去阴柔的芍药，加桔梗开通阳气闭郁。利止脉不出者，下利大伤气血，阳微而阴竭，去发散的桔梗，加人参益元气而生脉。

仲景说"病皆与方相应者，乃服之"，提示人们用药要与病证相合，但这个病证与方的相合，前提是要在六经理论的指导下来进行，如果不谈理论，没有理论的指导，只是单纯的方与病证的相对应，或单纯的药与病证的相对应，就成了盲人摸象。没有了大局，没有了整体，没有了动态，成了瞎摸瞎对。所以，不能因为仲景说过这么一句话，就认为仲景《伤寒论》只有方证，没有理论。所以，只讲方证相对，不讲理论，甚至认为《伤寒论》没有理论的人，实际上，就成为了中医界的盲人。

通脉四逆汤的现今用量：炙甘草9克，生附子22克，干姜14克，强人干姜可用18克。面色赤，加葱90克。腹中痛，去葱，加芍药9克；呕，加生姜9克；咽痛，去芍药，加桔梗5克；利止脉不出，去桔梗，加党参9克。

［医论］成无己：下利清谷，手足厥逆，脉微欲绝，为里寒；身热，不恶寒，面色赤，为外热。此阴甚于内，格阳于外，不相通也，与通脉四逆汤，散阴通阳。（《注解伤寒论·卷六》）

钱潢：清谷，清水完谷也；里寒外热，阴盛格阳于外也。寒甚于里，故下利清谷，四肢厥逆而脉见微细欲绝也。寒甚则当恶寒，而反不恶寒，寒甚则面不当赤，而反赤色，虚阳上浮而戴阳也。寒邪在里，或作腹痛；阴气上逆，或作干呕；少阴之脉循喉咙，若阴盛迫阳于上，或作咽痛；寒凝水涸而利反止，阴盛阳衰之极，营血不流，阳气不行而至于脉不出者，当以通脉四逆汤主之。前阳明中寒，表热里寒，下利清谷者，尚以四逆汤主之，况少阴乎？服汤后，阳回气动，其脉即出而仍还于有者，乃阳气未竭，一时为盛寒所抑，郁伏不出耳，故即出为愈也。（《伤寒溯源集·卷之九·少阴篇》）

张锡驹：以生附启下焦之生阳，甘草、干姜温中焦之中土，脉即出而愈矣。若面赤者，虚阳泛上也，加葱白引阳气以下行；腹中痛者，脾络不和也，去葱加芍药以通脾络；呕者，胃气逆也，加生姜以宣逆气；咽痛者，少阴循经上逆也，去芍药之苦泄，加桔梗之开提；利止脉不出者，谷神内虚，脉无所生，去桔梗加人参以生脉。（《伤寒论直解·卷五》）

少阴病，下利，**白通汤**主之。（293）[原314]

葱白四茎　干姜一两　附子一枚，生，去皮，破八片

上三味，以水三升，煮取一升，去滓，分温再服。

〔提要〕论少阴虚寒下利，当以白通汤温通阳气、回阳止利为治。

〔讲解〕少阴虚寒下利，其治疗主方即白通汤。此方也是少阴病的基本方剂之一，具有温通阳气、回阳止利之效。方中用葱白而不用甘草，是以葱白的温通之性，引领附子干姜直达下焦，回阳又通达阳气于下，而止利。附子本为温肾阳之药，而干姜为温脾阳之药，干姜用量稍小（在四逆汤中为一两半），又无甘草，故易于下达而止利。在这里，葱白的作用有解释为升阳或通阳于外的，都不对。如果病人无少阴虚寒下利，胃肠中无阴寒水湿之气，则葱白入于肠胃，其辛温之性即可通达于上，解散外在的阴寒。但少阴下利，葱白之力作用于下焦，其辛温通达之力，被肠中阴寒水气所耗，何能再转而上达，若要上达，仅四茎太少，必多加数茎方可。但通脉四逆汤中面色赤，用葱白九茎，也是因为阴寒大盛于下，用大量葱白才能消除在下的阴寒，并不是用葱白散寒达表。

白通汤的现今用量：葱白45克，干姜5克，生附子14克。

〔医论〕周扬俊：少阴下利，纯阴之象也。纯阴则必取纯阳之味以散邪而回阳，然有时阳不得回者，正以阴气窒塞，未有以通之也，故阴阳和而为泰，阴阳格而为否。真阳既虚，阴邪复深，姜、附之性虽能益阳，而不能使阳气必入于阴中，不入阴中，阳何由复，阴何能去？故惟葱白味辛，可通于阴，使阴得达于阳，而利可除矣。（《伤寒论三注·卷七》）

少阴病，下利脉微者，与白通汤。利不止，厥逆无脉，干呕烦者，白通加猪胆汁汤主之。服汤，脉暴出[1]者死，微续[2]者生。**白通加猪胆汤**。（294）〔原315〕

葱白四茎　干姜一两　附子一枚，生，去皮，破八片　人尿五合　猪胆汁一合

上五味，以水三升，煮取一升，去滓，内胆汁人尿，和令相得，分温再服。若无胆，亦可用。

〔注解〕

[1]脉暴出：脉突然呈现浮大有力之象。

[2]微续：脉渐渐出现。

〔提要〕论少阴虚寒下利，病情危重，阴不承阳，虚阳上逆的白通加猪胆汤证治。

〔讲解〕少阴病，下利，脉微，用白通汤应为正确治法。但用了白通汤后，却"利不止，厥逆无脉，干呕，烦"，是由于原来就有脉微，阳气虚，阴液又因下利而亏损，用白通汤后，下利不止，阴液损失更加严重，阴不承阳，虚阳上逆，白通汤的作用不能达于下焦，反而增加了上焦的火郁之气。这时就要用白通加猪胆汤，以猪胆汁、人尿的咸苦寒，平降上焦虚热，使之下行，以缓和虚阳上冲之势。二药加入白通汤后，白通汤即可顺利达于下焦，使之不再出现虚阳格拒药物的情况。而猪胆汁、人尿又可缓解下焦阴液的枯燥，以存虚亡之阴液，使白通汤的作用不致成为孤阳独行，所以又有阴中复阳之效。服汤后，脉暴出，阴已尽绝，故为阴阳离决，阳气暴出，为死证。如果脉虽微弱而可接续，为阴液仍可涵存阳气，可得生还。所以，此证不是阴盛格阳，而是阴衰阳逆。

白通加猪胆汁汤的现今用量：葱白40克，干姜5克，生附子14克，人尿190毫升，猪胆汁36毫升。

〔医论〕张志聪：利不止，厥逆无脉者，言服汤不解，始焉下利，继则利不止；始焉脉微，继则厥逆无脉；更兼干呕、心烦者，乃阴阳水火并竭，不相交济，故以白通加猪胆汁汤。夫猪乃水畜，胆具精汁，可以滋少阴而济其烦呕；人尿乃入胃之饮，水精四布，五经并行，可以资中土而和厥逆，中土相济则烦呕自除……服汤脉暴出死，微续生者，以脉之生原从下而上，由阴而阳，暴出无根，故主死；微续有本，故主生。（《伤寒论集注·卷第四》）

王丙：下利脉微，阳气已衰，服白通利仍不止，阴亦伤矣，所以厥逆无脉、干呕烦也。此因药不下达之故，舍白通亦无他法，但加猪胆、人尿之捷于走下者，导之使入下焦，以协力祛寒，邪乃出矣。然服汤后，脉暴出

则阴涸而孤阳无依，故死；脉微续，则阴犹能恋其阳，故生也。(《伤寒论注·卷四》)

少阴病，下利止而头眩，时时自冒[1]者死。(295)[原297]

[注解][1]自冒：指头目昏蒙，视物昏摇不清，重则目无所见。

[提要]论少阴病气血津液已竭，虚阳上脱之死证。

[讲解]人身中的阴阳之气是相互依存的关系。少阴病，下利止而头眩，时时头目昏蒙，视物不清。气血津液因下利而衰竭，已无可下之物而下利止。阴竭于下，而虚阳虚气无所依靠，虚脱于上，则头眩，时时自冒，而为死证。

[医论]方有执：头眩，俗谓昏晕是也。诸阳在头，然则下利止而头眩者，津液内亡而阴已虚竭，阳无依附，浮越于外，而神气散乱，故时时自冒也。(《伤寒论条辨·卷之五·辨少阴病》)

陈修园：人身阴阳相为倚附者也，下利则阴竭于下，阴竭则孤阳无依，遂上脱而为眩冒之死证。(《伤寒论浅注·卷五·辨少阴病脉证篇》)

少阴病，六七日息高[1]者死。(296)[原299]

[注解][1]息高：指呼吸浅表，吸气不能下达。

[提要]论少阴病，肾气已绝，不能纳气归元，而为死证。

[讲解]少阴病至六七日，为正气传经于厥阴太阳之期，阳气由内出表之时，此时却呼吸浅表，吸气不能下达，是肾气已绝于下，不能纳气归原，肺气虚绝于上，即为死证。肾气为人体之气的根本，肺主呼吸，但根本在肾。《难经·八难》说："诸十二经脉者，皆系于生气之原。所谓生气之原者，谓十二经之根本也，谓肾间动气也。此五脏六腑之本，十二经脉之根，呼吸之门，三焦之原，一名守邪之神，故气者，人之根本也，根绝则茎叶枯矣。"

[医论]程应旄：夫肺主气，而肾为生气之源，盖呼吸之门也，关系人之生死者最巨。息高者，生气已绝于下而不复纳，故游息仅呼于上而无所吸也。死虽成于六七日之后，而机自兆于六七日之前，既值少阴受病，何不预为固护，预为隄防，迨今真阳涣散，走而莫追，谁任杀人之咎？(《伤寒论后条辨·卷十一》)

张斌：少阴病至六七日，已届阴尽阳生，阳气出表之时。忽见息高，即呼吸浅表，乃肾气下脱，肺气上绝之状。因命火无根，元气已败，故死。（《伤寒理法析·中编·少阴病篇》）

少阴病，脉微细沉，但欲卧，汗出不烦，自欲吐，至五六日自利，复烦躁不得卧寐者死。（297）[原300]

[提要] 论少阴病，心肾之气俱亡的死证。

[讲解] 少阴病，脉微细沉，但欲卧，汗出不烦，自欲吐，症状侧重在中上二焦，由于心阳心血偏虚，则但欲卧，且脉微细沉；心阳虚散而有汗出，但下焦肾阳尚未大虚，尚可扶助心阳，故尚未见烦的出现；脾胃之气亦虚故自欲吐。至五六日，为正气传经于少阴厥阴之时，出现自利，为病情进一步加重，肾阳大虚，心肾之气散亡，阴寒内盛且攻冲逆乱，则心烦肾躁，不得卧寐，而为死证。

[医论] 张斌：开始少阴病见脉微细沉，但欲卧，为阴阳里虚，精神疲惫。又见汗出不烦，自欲吐，是心阳外越，上焦有阴无阳。至五六日，又当少阴主气之期，则正与邪争，下焦阳虚阴盛，则肾阳亦脱，故又见自利。心肾皆危，上下俱脱，亦阴阳离决，神志不交，所以又烦躁并见不得卧寐。此烦躁已是死前挣命之状。（《伤寒理法析·中编·少阴病篇》）

少阴病吐利，躁烦四逆者死。（298）[原296]

[提要] 论少阴病吐利，躁烦四逆为阴寒大盛于里，心肾阳气俱亡，为死证。

[讲解] 吐利应联系到脾胃，躁烦四逆则是心肾阳气即君火命火俱亡。此证的认识关键在于是中土之气先败乱而使少阴君命二火不能相交而离决，还是先少阴君命二火衰亡而不能作用于中土，又使中土之气逆乱而吐利。

如果从少阴病极危重之死证的角度来看，着眼点应为阴寒大盛于里，少阴君命二火已败，则中土即脾胃阳气也会败乱，阴寒大盛而攻冲致使中土气机逆乱而吐利。少阴阳气败乱之确证即为躁烦四逆。四逆者为手足逆冷至肘膝以上；躁烦者，命火君火均已散亡。

〔医论〕陈修园：少阴病，上吐下利，恐阴阳水火之气顷刻离决。然阴阳水火之气全藉中土交合，若中土气败，则阴不交于阳而躁，阳不交于阴而烦；且土气既败，不能旁达，而为四肢逆冷者，死。此言少阴藉中土之气交上下而达四旁，若胃气绝，则阴阳离，故主死也。（《伤寒论浅注·卷五·辨少阴病脉证篇》）

高学山：吐利为寒邪极盛，四逆为阳气竭绝，更加烦躁，则些微之阳，有出亡之势，而不可挽，故死也。盖吐则上脱，利则下脱，躁则外脱，逆则内脱，内外上下之阳将离脱而去，不死何待乎？（《伤寒尚论辨似·少阴经》）

少阴病，四逆，恶寒而身蜷[1]，脉不至，不烦而躁者死。一作吐利而躁逆者死。（299）[原298]

〔注解〕[1]身蜷：因恶寒而身体四肢蜷曲。

〔提要〕论少阴病，阴寒盛而使心阳绝，而肾阳又散，为死证。

〔讲解〕少阴病，四逆，恶寒而身蜷，乃阴寒大盛，心阳已绝，故不烦，无阳气鼓动于脉，则脉不至。阴寒大盛，又使肾阳虚散，则见躁动不安。即为死证。

〔医论〕陈修园：少阴病，阳气不行于四肢，故四逆；阳气不布于周身，故恶寒而身蜷；阳气不通于经脉，故脉不至。且不见心烦而惟见躁扰者，纯阴无阳之中忽呈阴证似阳，为火将绝而暴张之状，主死。（《伤寒论浅注·卷五·辨少阴病脉证篇》）

张斌：少阴病，四逆，恶寒而蜷，是寒邪由外而内，闭阻其阳气。若脉不至，则阴血亦不得运行。经络全瘀，内逆心肾，心阳已绝，肾阳濒危，故不烦而躁。即为死证。（《伤寒理法析·中编·少阴病篇》）

少阴病，恶寒，身蜷而利，手足逆冷者，不治。（300）[原295]

〔提要〕论少阴病阴盛阳绝的不治之证。

〔讲解〕少阴病，恶寒，身蜷而利，手足逆冷，全然一派阴寒之象，阴寒大伤脏腑阳气，阳气不能与阴寒相争，则下利恶寒，身蜷而利。心脾肾阳气虚竭，阳气不能外达则手足逆冷。阴寒太盛而阳气已绝，故为不治。

　　〔医论〕张斌：少阴病，恶寒身蜷，是寒闭通体；下利，是寒伤脏腑；手足逆冷，则心脾肾俱虚，三焦皆寒，其阳不出，是里气已绝，所以说不治，不治，虽不即死，亦为必死，或治亦未必能愈。(《伤寒理法析·中编·少阴病篇》)

　　少阴病，恶寒而蜷，时自烦，欲去衣被者，可治。(301)[原289]

　　〔提要〕论少阴病心阳来复，病有转机，为可治。

　　〔讲解〕少阴病，恶寒而蜷，外寒盛而里寒亦盛，但时自烦，欲去衣被为心阳已复，与邪气相争，为病情已有转机，故不说欲愈，而说可治。

　　〔医论〕章楠：恶寒而蜷，寒邪重也；时时自烦，欲去衣被者，身中阳气尚能振作，与邪相争，用药助阳，其邪可解也。(《伤寒论本旨·卷四》)

　　张斌：少阴病外寒犹盛，所以恶寒而蜷。里阳已回，为外寒所闭，欲出不能，与邪相争，所以又见时自烦，欲去衣被。顺其势而利导，必可治。(《伤寒理法析·中编·少阴病篇》)

　　少阴病下利，若利自止，恶寒而蜷卧，手足温者，可治。(302)[原288]

　　〔提要〕论少阴病脾肾阳气来复，病有转机，为可治。

　　〔讲解〕少阴病，下利，而且有恶寒而蜷卧，可知阴寒很重，但利止而手足温，里阳即肾阳连及脾阳已经有所恢复，但是恶寒而蜷卧仍可见，为外寒仍在，虽里寒已减，但里阳尚未全盛，进一步温助阳气，寒邪得到去除，即可向愈，故为可治。

　　〔医论〕张志聪：此病少阴而得火土之生气者，可治也。下利者，病少阴阴寒在下，若利自止，下焦之火气自生矣。恶寒而蜷卧者，病少阴阴寒在外，手足温者，中焦之土气自和矣。火土相生，故为可治。(《伤寒论集注·卷第四》)

　　张斌：少阴病下利，若利自止，为里阳回复。外见恶寒而蜷卧的阴盛之象，是邪在经而不在脏，只要手足温，肾阳回而脾阳可以四达，阴阳气相接，则其外寒可治。(《伤寒理法析·中编·少阴病篇》)

少阴病脉紧，至七八日自下利，脉暴微，手足反温，脉紧反去者，为欲解也，虽烦下利，必自愈。（303）[原287]

〔提要〕论少阴病心肾阳气来复，病必自愈。

〔讲解〕少阴病脉紧，为少阴阴寒内盛，至七八日时，正气传经于太阳阳明，原不下利而转为下利，脉象忽然变得微弱，紧脉反而不见，手足逆冷也转为温和，为脾肾阳气恢复，驱除阴寒水气而产生下利，所以是病欲解。这时见有心烦，为心阳已复，故为病必自愈。

〔医论〕成无己：少阴病，脉紧者，寒甚也。至七八日传经尽，欲解之时，自下利，脉暴微者，寒气得泄也。若阴寒胜正，阳虚而泄者，则手足厥，而脉紧不去；今手足反温，脉紧反去，知阳气复，寒气去，故为欲解。下利烦躁者逆；此正胜邪微，虽烦下利，必自止。（《注解伤寒论·卷六》）

少阴病吐利，手足不逆冷，反发热者，不死。脉不至者，至，一作足。灸少阴七壮。（304）[原292]

〔提要〕论少阴病阴寒吐利，心阳已复，但肾阳未复而脉不至，当灸少阴为治。

〔讲解〕少阴病吐利，如果为阴寒大盛，阳气极微者，必为阳气不能外达于四末，而手足逆冷。但病人手足不逆冷，反而发热，为心阳已复，阳气已能外达，但肾阳尚弱，故为不死。心阳虽可，肾阳未复，阴寒仍闭，且又因吐利使阴阳之气闭阻不通，而脉不至，应灸少阴在腹及下肢之要穴，以温阳散寒，流通经脉，使肾阳旺盛，则心阳不至浮散，病易于痊愈。

〔医论〕程应旄：少阴病吐而且利，里阴胜矣，以胃阳不衰，故手足不逆冷。夫手足逆冷之发热，为肾阳外脱；手足不逆冷之发热，为卫阳外持。前不发热，今反发热，自非死候。人多以其脉之不至而委弃之，失仁人之心与术矣。不知脉之不至，由吐利而阴阳不相接续，非脉绝之比。灸少阴七壮，治从急也。嗣是而用药，自当从事于温；苟不知此，而妄攻其热，则必死。（《伤寒论后条辨·卷十一》）

陈修园：少阴阴寒之病，上吐下利，而手足不逆冷，反发热者，此少阴而得太阳之标阳也，阴病得阳，故为不死。若不得太阳之标热，则少阴之气反陷于下，而脉不至者，当灸少阴之太溪二穴七壮，以启在下之阳。(《伤寒论浅注·卷五·辨少阴病脉证篇》)

少阴病，始得之，反发热，脉沉者，**麻黄细辛附子汤**主之。(305) [原301]

麻黄二两，去节　细辛二两　附子一枚，炮，去皮，破八片

上三味，以水一斗，先煮麻黄，减二升，去上沫。内诸药，煮取三升，去滓，温服一升，日三服。

[提要] 论少阴阳气偏虚，寒邪闭郁较重的麻黄附子细辛汤证治。

[讲解] 少阴病，刚开始得病，即为阴寒郁其阳气，少阴阳气偏虚，但主要是闭郁不发，故脉沉。寒邪虽闭郁较重较深而深入周身血气之中，但正气仍可抗邪而反发热，就可用麻黄附子细辛汤温阳散寒，发表透邪为治。麻黄附子细辛汤以炮附子温阳散寒，恢复少阴阳气并散寒邪；细辛气味辛温雄烈以散少阴寒邪；麻黄以发散邪气。三药合用，则少阴寒闭得除，阳气旺盛而通达，可外助太阳，其病即愈。

麻黄细辛附子汤的现今用量：麻黄9克，细辛9克，炮附子14克。

[医论] 成无己：少阴病，当无热恶寒，反发热者，邪在表也。虽脉沉，以始得，则邪气未深，亦当温剂发汗以散之。(《注解伤寒论·卷六》)

方有执：发热，邪在表也；脉沉，少阴位北而居里也。以其居里，邪在表而发热，故曰反也。以邪在表不在里，故用麻黄以发之；以其本阴而标寒，故用附子以温之；细辛辛温，通于少阴，用之以佐主治者，以其专经而向导也。(《伤寒论条辨·卷之五·辨少阴病》)

少阴病，得之二三日，**麻黄附子甘草汤**微发汗，以二三日无证[1]，故微发汗也。(306) [原302]

麻黄二两，去节　甘草二两，炙　附子一枚，炮，去皮，破八片

上三味，以水七升，先煮麻黄一两沸，去上沫，内诸药，煮取三升，去滓，温服一升，日三服。

[注解] [1] 无证：指无里证。

〔提要〕论少阴病寒邪已减，但表闭不畅的麻黄附子甘草汤证治。

〔讲解〕此承上条言少阴病至二三日时，正气传经于阳明少阳之期，少阴血气之寒大减，故阴寒闭郁少阴阳气之情已不重要，故二三日已无脉沉等里寒闭郁之证。但表闭不畅，阴寒已从较深的周身血气，退而居于浅表，少阴阳气尚不充旺，不需细辛透散寒邪，只以麻黄附子甘草汤微发汗，以附子甘草温阳扶正，旺盛少阴阳气而助化于太阳，更以麻黄发散邪气而愈。

麻黄附子甘草汤的现今用量：麻黄 9 克，炙甘草 9 克，炮附子 14 克。

〔医论〕万全：既无里寒之可温，又无里热之可下，求其所用麻黄、附子之意，则是脉亦沉，方可名曰少阴病；身亦发热，方可行发表药。又得之二三日，邪气尚浅，比上始得病亦稍轻，故不重言脉证，而但曰微发汗，所以去细辛加甘草，是汗剂之轻者。（《伤寒摘锦·卷之下》）

《医宗金鉴》：此详上条，少阴病得之二三日，仍脉沉发热不解者，宜麻黄附子甘草汤微发其汗也。盖谓二三日不见吐利里寒之证，知邪已衰，然热仍在外，尚当汗之，但不可过耳！故不用细辛而用甘草，盖于温散之中有和意也。此二证，皆未曰无汗，非仲景略之也，以阴不得有汗，不须言也。（《订正仲景全书伤寒论注·辨少阴病脉证并治全篇》）

少阴病，得之一二日，口中和，其背恶寒者，当灸之，**附子汤**主之。（307）［原 304］

附子二枚，炮，去皮，破八片 茯苓三两 人参二两 白术四两 芍药三两

上五味，以水八升，煮取三升，去滓，温服一升，日三服。

〔提要〕论少阴血气虚弱、阳气不足，寒邪客于背部的附子汤证治。

〔讲解〕少阴病，得之一二日，口中和，其背恶寒，是由于少阴血气虚弱、阳气不足，再感寒邪，寒邪由太阳经脉所主的背部深入，得之一二日，寒邪较盛，但尚未盛于里，故口中和润，其背恶寒。当早治之，以防病情加重。可灸其背部，以除客入之寒邪，再用附子汤温助阳气、补益气血、散寒通经为治。

附子汤重用炮附子温阳气，散寒邪；党参补中益气；芍药养阴和血；茯苓、白术健脾化湿，流通津液，扶助太阴之气液来充旺少阴气血。所以，附子汤不是治疗阴寒大盛于少阴心肾的方剂，而着眼点在于温内、养内、调内，使少阴在里的气血充足，阳气旺盛，使之能进一步通达于外，解除从太阳经表之背部而深入的阴寒邪气。

附子汤的现今用量：炮附子 28 克，茯苓 14 克，党参 9 克，白术 18 克，芍药 14 克。

[医论] 张锡驹：经云：背为阳，阳中之阳心也。其背恶寒者，君火衰微而生阳不起也。当灸之，以启陷下之阳。更以熟附助生阳之气于上达，人参、白术补中土以助火气，云苓益心气，芍药益心血，皆所以资助君火者也。（《伤寒论直解·卷五》）

张斌：由于阴盛阳微，虽得之一二日，亦必口中和润，其背恶寒。背为太阳经气所过，由督脉所主。太阳为少阴之表，督脉起于肾之下极，阴盛阳微，故背恶寒。治之之法，轻者灸治，以直接温通经脉；重者当用附子汤，以扶阳益气、温通经脉。（《伤寒理法析·中编·少阴病篇》）

少阴病，身体痛，手足寒，骨节痛，脉沉者，附子汤主之。（308）[原 305]

[提要] 论少阴血气虚衰，寒邪深入骨节的附子汤证治。

[讲解] 少阴病，身体痛，手足寒，骨节痛，脉沉者，寒邪虽在外，但已深入骨节，比寒邪在皮肤肌肉严重一些，有内逆入里之势。再有脉沉，可知是少阴血气虚弱，阳气衰少，不能气化以外助太阳。故仍当以附子汤温助阳气、补益气血、散寒通经为治。

[医论] 钱潢：身体骨节痛，乃太阳寒伤营之表证也。然在太阳，则脉紧而无手足寒之证，故有麻黄汤发汗之治；此以脉沉而手足寒，则知寒邪过盛，阳气不流，营阴滞涩，故身体骨节皆痛耳。且四肢为诸阳之本，阳虚不能充实于四肢，所以手足寒，此皆沉脉之见证也，故谓之少阴病，而以附子汤主之，以温补其虚寒也。（《伤寒溯源集·卷之九·少阴篇》）

张斌：身体痛，手足寒，骨节痛，脉沉的，较上证为重，是少阴神机不出、气化不行、阳为阴凝之证，亦当用附子汤，扶阳助气，以运转其神机为治。(《伤寒理法析·中编·少阴病篇》)

少阴病，吐利，手足逆冷，烦躁欲死者，**吴茱萸汤**主之。(309)[原309]

吴茱萸一升　人参二两　生姜六两，切　大枣十二枚，擘

上四味，以水七升，煮取二升，去滓，温服七合，日三服。

[提要]论少阴病，阴寒闭郁，使少阴血气逆乱，当以吴茱萸汤主治。

[讲解]本条与第298条"少阴病，吐利，躁烦四逆者死"很有些相似，但却大不一样。"少阴病，吐利，手足逆冷，烦躁欲死者"，手足逆冷，只是手足冷至踝腕，没有四逆那么严重。躁烦与烦躁也不相同，躁烦是以躁为主，为下焦的命火衰败，不能温养中焦，上济君火。烦躁却是以烦为主，阴寒闭郁，使少阴血气不能枢转，木火之气不得泄越而烦躁欲死。又因逆气里急，攻冲于内，而为吐利。由于少阴的枢机为心肾的阳气趋向于肝，经肝气以疏泄畅达其血气而成枢转之机，故而以吴茱萸汤温通开散，消除阴寒闭结，使气机条达，郁逆之气得以平降。方以吴茱萸、生姜温阳散寒、化饮泄浊；党参、大枣补中益气以助散寒之力。

吴茱萸汤的现今用量．吴茱萸28克，党参14克，生姜27克，大枣15克。

[医论]成无己：吐利、手足厥冷，则阴寒气甚；烦躁欲死者，阳气内争。与吴茱萸汤，助阳散寒。(《注解伤寒论·卷六》)

徐大椿：少阴伤寒，手足厥冷，阳气不伸，则木火内郁，故烦躁欲死也。……故用吴茱萸汤温中散寒，则水温土厚而吐利止，木达火舒而烦躁厥冷自除矣。(《医略六书·伤寒约编·卷之十五》)

少阴病，下利，便脓血者，可刺。(310)[原308]

[提要]论少阴病，下利便脓血，可用刺法。

[讲解]少阴病，下利，便脓血，有邪热伤及阴血，也可用刺法治疗。

[医论] 黄元御:《灵枢·脉度》:"盛者泄之,虚者饮药以补之。"桃花汤之治,便脓血之虚者也;若稍盛而生热者,可刺经穴以泻之。(《伤寒悬解·卷十一·少阴经全篇》)

张斌:一般可刺之证,多为有热,或挟有实邪,所以在服桃花汤不效时,可考虑刺法。据常器之说,可刺少阴之幽门、交信,以泄其邪,供参考。(《伤寒理法析·中编·少阴病篇》)

少阴病,下利,便脓血者,**桃花汤**主之。(311)[原306]

赤石脂一斤,一半全用,一半筛末 干姜一两 粳米一升

上三味,以水七升,煮米令熟,去滓,温服七合,内赤石脂末方寸匕,日三服。若一服愈,余勿服。

[提要] 论少阴病,阴寒深入肠道,肠道滑脱不禁而下利便脓血,当以桃花汤主治。

[讲解] 本条同上条,也是"少阴病,下利,便脓血者",为寒邪入里,阴寒深入肠道,而致肠道滑脱不禁,下利便脓血的桃花汤证。便脓血是由于阴寒阻滞在肠道脉络,血络凝涩不温,又因下利滑脱不禁,肠络损伤,黏膜脱落,形成寒性溃疡而为便脓血。当以桃花汤温阳散寒、涩肠止利为治。桃花汤以赤石脂甘涩温,涩肠固脱,可吸附于肠壁,吸收水气,使肠黏膜不因阴寒水湿而肿胀以致滑泄,故易于恢复正常功能;干姜温阳散寒以协助赤石脂止肠道水寒滑泄;粳米益脾胃、和中、益阴扶正。三药合用,可使阳回寒去,肠中水湿去而肠道固,滑脱止。赤石脂量大,一半为末,取其能吸附于肠壁而增强固涩作用。

桃花汤的现今用量:赤石脂210克(一半全用为105克,一半筛末为105克)干姜14克,粳米72克。汤成纳赤石脂末方寸匕,为10克。

[医论] 张斌:少阴病下利,本为肾虚寒入,脾虚气弱,胃关不固之证。下利不止。肠液下脱,即有似白脓;气虚不摄,肠血下脱,即有似赤痢,所以说下利便脓血。但非湿热下利脓血,而是脾肾虚寒,滑脱不禁之证。所以用桃花汤,温补脾肾、涩肠止利。(《伤寒理法析·中编·少阴病篇》)

少阴病，二三日至四五日，腹痛，小便不利，下利不止，便脓血者，**桃花汤**主之。（312）[原307]

[提要]论少阴病，阴寒深入，致肠道滑脱不禁而腹痛，小便不利，下利不止，便脓血，当以桃花汤主治。

[讲解]少阴病，二三日至四五日，出现腹痛，小便不利，下利不止，便脓血，为阴寒邪气向内侵袭，数日之内，阴寒深入下焦肠道，以致肠道滑脱不禁，下利不止；肠道脉络凝滞则腹痛；水液全从肠道走失，所以小便不利；当以桃花汤治之。

[医论]成无己：二三日以至四五日，寒邪入里深也。腹痛者，里寒也；小便不利者，水谷不别也；下利不止便脓血者，肠胃虚弱，下焦不固也。与桃花汤，固肠止利也。（《注解伤寒论·卷六》）

少阴病，二三日不已，至四五日，腹痛，小便不利，四肢沉重疼痛。自下利者，此为有水气。其人或欬，或小便利，或下利。或呕者，**真武汤**主之。（313）[原316]

茯苓三两　芍药三两　白术二两　生姜三两，切　附子一枚，炮，去皮，破八片

上五味，以水八升，煮取三升，去滓，温服七合，日三服。若欬者，加五味子半升、细辛一两、干姜一两。若小便利者，去茯苓。若下利者，去芍药，加干姜二两。若呕者，去附子，加生姜，足前为半斤。

[提要]论少阴病，阳不化阴，水湿停蓄，与阴寒相合，水寒泛溢内外的真武汤证治。

[讲解]此处所指的少阴病，不是指少阴阳微阴盛的四逆汤等证，而是指麻黄附子细辛汤等少阴外证。虽说是少阴外证，但少阴已有阳气偏虚，关键是外有阴寒邪气较盛，客郁在表，迫郁阳气不出于表。至二三日不已，里阳犹未能盛出于表，阴寒邪气不除。至四五日，为正气传经于太阴少阴之时，太阴少阴里虚，气化不利，阳不化阴，水湿停蓄，水寒相合，出现了腹痛，小便不利，四肢沉重疼痛，自下利等水寒之气泛溢内外之证。关键在于脾肾阳气偏虚，脾气不能转输，肾气不得排泄，当以真武汤温阳散寒利水为治。

真武汤以炮附子温阳散寒；茯苓、白术健脾利水；芍药疏利阴血，以助他药行阴利水；生姜温胃散寒化饮。如果病人咳，是肺中有寒邪水饮不化，加干姜、细辛、五味子温阳散寒化饮；小便利，为阴寒偏重，水气不重，故去利水之茯苓；本证原有自下利，但如为阴盛阳衰，脾胃虚寒较重者，则下利较重，当去阴柔的芍药，加干姜以温助脾阳，散寒止利；如果呕吐，是水寒犯胃，胃气上逆，去附子，是因为附子缺少和降胃气的作用，而其辛热向上潮涌之力，又易使胃气不降，故去之，加生姜以温胃降逆、散除水饮邪气。

本证侧重在阴寒水气伤及阳气，所以，用真武汤以驱除阴寒水气为主，扶阳以消阴。

真武汤的现今用量：茯苓 14 克，芍药 14 克，生姜 14 克，白术 9 克，炮附子 14 克。咳，加五味子 14 克、细辛 5 克、干姜 5 克。小便利，去茯苓。下利，去芍药，加干姜 9 克。呕，去附子，加生姜共 36 克。

[医论] 郑寿全：按少阴腹痛，小便不利者，寒结于下，不能化下焦之阴也。四肢沉重，自下利者，阳气下趋，不能达于四末也。其中或咳、或下利、或小便利，当从末议，不可混为一证也。原文主真武汤，是重寒水阻滞而设，学者不可固执，总在扶阳驱阴为要。（《伤寒恒论·卷之九》）

张斌：少阴与太阳相表里，故初病可反见太阳气化。少阴通主全身，神机出入，无所不包，故其本热可外合三阳气化，标阴可内合三阴气化。今少阴寒化证二三日不已，是外见三阳气化时犹不能愈；至四五日，是内见太阴及本经气化，则湿阴、水寒相合，故又有腹痛、小便不利，皆因脾不转输，肾失排泄，而三焦不利、肠胃不和之故。三焦之气外通腠理，所以湿郁气滞，即见四肢沉重疼痛。肠中失去燥化，所以水湿下流，就自下利。此皆为有水气。（《伤寒理法析·中编·少阴病篇》）

少阴病，四逆，其人或欬，或悸，或小便不利，或腹中痛，或泄利下重者，**四逆散**主之。（314）[原318]

甘草炙　枳实破，水渍，炙干　柴胡　芍药

上四味，各十分，捣筛，白饮和服方寸匕，日三服。欬者，加五味子、干姜各五分，并主下利。悸者，加桂枝五分。小便不利者，加茯苓五分。腹中痛者，加附子一枚，炮令坼。泄利下重者，先以水五升，煮薤白三升，煮取三升，去滓，以散三方寸匕内汤中，煮取一升半，分温再服。

[提要] 论少阴血气不得枢转而四逆，当以四逆散主治。

[讲解] 少阴病，四逆，是由于少阴枢机不利，血气不得枢转而四逆。引起此证的原因一开始仍为风寒之邪入里使得少阴血气闭郁，但风寒之性入里后随之热化已较为轻微，关键是邪气闭郁之力仍较强，当以四逆散畅达少阴枢机，祛邪于外。四逆散方以枳实行气散结，开通里气闭郁；柴胡疏肝解郁，肝气得以流畅，少阴枢机才能通利；芍药利血和荣，使阴血畅达；炙甘草和中扶正，调和诸药。如果咳者，为寒饮闭郁于肺，当加干姜、五味子，温肺散寒化饮为治，干姜与五味子同用，五味子之酸敛益肺，与干姜之辛热合用，能较长时间作用于肺中，温化其寒饮水气。心悸者，是寒伤心阳，加桂枝以温阳散寒。小便不利，是水道不行，由于血气不畅而水气也不行者，加茯苓以利水。腹中痛者，是里寒伤阳、阳气不达，加炮附子，而且把附子炮至碎裂，是取其能通阳散寒，又不使之过热。泄利下重者，用薤白煮水煎药，以辛温通达之性而散肠中的寒热结滞，更利于少阴血气畅达。

四逆散的现今用量：炙甘草、枳实、柴胡、芍药各等份，捣筛，米汤和服 10 克，日三服。咳，加五味子、干姜各 3 克，并主下利。心悸，加桂枝 3 克。小便不利者，加茯苓 3 克。腹中痛者，加炮附子 14 克，水煎。泄利下重者，先以水五升，煮薤白 84 克，煮取三升，去滓，以散三方寸匕即 30 克纳汤中，煮取一升半，分温再服。

[医论] 张锡驹：凡少阴病四逆，俱属阳气虚寒，然亦有阳气内郁不得外达而四逆者，又宜四逆散主之。(《伤寒论直解·卷五》)

陈修园：少阳为阳枢，小柴胡汤为转阳枢之专方；少阴为阴枢，此散为转阴枢之专方。(《伤寒论浅注·卷五·辨少阴病脉证篇》)

少阴病，下利六七日。欬而呕渴，心烦不得眠者，**猪苓汤**主之。(315) [原 319]

猪苓去皮　茯苓　阿胶　泽泻　滑石各一两

上五味，以水四升，先煮四物，取二升，去滓，内阿胶烊尽，温服七合，日三服。

〔提要〕论少阴病，水热内郁而不能上达，上焦阴伤热逆的猪苓汤证治。

〔讲解〕少阴病下利，一般多为虚寒下利，但本条之下利，是下焦水停，水气不从小便而走，蓄积不泄，反走肠道而成下利。为何称为少阴病？因为少阴气血本有虚弱，少阴为枢，气血本弱，又有水气停蓄，使血气之枢机不能通达，气机逆乱。至六七日时，为正气传经于厥阴太阳之期，所化生之热不能通畅外达，蓄郁于内，水气不能正常布达而蓄于下，则上焦形成了阴伤燥渴，又被里热冲逆，则咳而呕渴、心烦不得眠。故宜用猪苓汤泄其蓄水，滋其上燥，清其郁热。如此则使水邪去、三焦通、郁热除，少阴血气得以枢转。

猪苓汤的现今用量：猪苓 14 克，茯苓 14 克，泽泻 14 克，阿胶 14 克，滑石 14 克。

〔医论〕汪琥：上方乃治阳明病热渴引饮、小便不利之剂，上条病亦借用之何也？盖阳明病发热、渴欲饮水、小便不利者，乃水热相结而不行；兹则少阴病下利、咳而呕渴、心烦不得眠者，亦水热搏结而不行也。病名虽异而病源则同，故仲景法同用猪苓汤主之，不过是清热利水兼润燥滋阴之义。（《伤寒论辨证广注·卷九·少阴病》）

少阴病，欬而下利，谵语者，被火气劫故也，小便必难，以强责[1]少阴汗也。（316）[原284]

〔注解〕[1]强责：强求。

〔提要〕论少阴气血内弱，火劫其汗而成阴伤热扰之证。

〔讲解〕少阴病，其气血本弱，不可用火劫迫其汗，火劫后，阴津大伤，火热入内，即成阴伤热扰之证。火热上迫于肺，肺阴被灼则咳；火热下迫于肠则见下利；火热上扰于心则谵语；下伤肾水则小便难。以少阴为枢，阴伤热逆，阴枢不利，血气虚燥不得流转，而使火热攻冲于内。

〔医论〕尤在泾：少阴之邪，上逆而咳，下注而利矣。而又复谵语，此非少阴本病，乃被火气劫夺津液所致。火劫即温针灼艾之属。少阴不当发汗，而强以火劫之，不特竭其肾阴，亦并耗其胃液，胃干则谵语，肾燥则小便难也。(《伤寒贯珠集·卷七·少阴篇》)

少阴病，但厥无汗，而强发之，必动其血，未知从何道出，或从口鼻，或从目出者，是名下厥上竭[1]，为难治。(317) [原294]

〔注解〕[1] 下厥上竭：阴寒由下而逆，阴液虚竭于上。

〔提要〕论少阴病，强发汗，阴寒上逆，阴液竭于上，虚阳迫血而形成下厥上竭的难治之证。

〔讲解〕少阴病，手足厥逆而无汗，从在里的正气方面来说，是少阴气液太虚而阳气不足；从邪气方面来说，是阴寒之邪内逆，表气闭郁不达。强发其汗，阳气更因之大伤，阴寒之气更乘机进一步内逆，并由下而上逆。所以强发汗所致的结果为，阴寒由里由下而上攻，阴液虚竭于上，少阴虚逆于上的阳气反而由于津液伤耗而不得运行，成为虚阳而迫入血中，形成了正不胜邪，又逆而不行，反伤动其血的局面，或从口鼻出血，或从目出血，为下厥上竭的难治之证。

〔医论〕张锡驹：此论少阴生阳衰于下而真阴竭于上也。少阴病但厥无汗者，阳气微也。夫汗虽血液，皆由阳气之熏蒸宣发而出也。今少阴生阳衰微，不能蒸发，故无汗，强发之，不能作汗，反动其经隧之血从空窍而出也。然未知从何道之窍而出，少阴之脉循喉咙，挟舌本，系目系，故或从口鼻，或从目出。阳气厥于下而阴血竭于上，少阴阴阳气血俱伤矣，故为难治。(《伤寒论直解·卷五》)

唐宗海：解但厥无汗为里热，非也。使果是里热，而又动血，是上皆热，施治不难措手。此云难治者，以下厥本是阳虚于下，阳下陷而不升，则卫气不能达于肌腠，故无汗，明言卫阳不外达则无津气，不得有汗也。而医者乃强发之，则肌腠间既无气津，只有营血独被其劫，必动而上出，是为阴血竭于上也。下厥当用热药，上竭又当凉药，相反相妨，故为难治。盖少阴为水火两脏，有合病者，有分病者，若扯杂无分晓，则不知其义矣。须知少阴之厥与厥阴不同，厥阴则厥深者热亦深，若少阴，则厥是阳虚。此先题少阴证三字，则为脉细但欲寐之厥，是阳虚也。（《伤寒论浅注补正·卷五》）

少阴病，得之二三日以上，心中烦，不得卧，**黄连阿胶汤**主之。（318）[原303]

黄连四两　黄芩二两　芍药二两　鸡子黄二枚　阿胶三两一云三挺

上五味，以水六升，先煮三物，取二升，去滓，内胶烊尽，小冷，内鸡子黄，搅令相得，温服七合，日三服。

[提要]论少阴病，阴伤热郁而心火独亢的黄连阿胶汤证治。

[讲解]少阴病，得之二三日以上，原有阴血伤耗，又有热郁于上，使心火独亢，出现心中烦、不得卧，当用黄连阿胶汤清热育阴，泻心火，除烦扰为治。本方以黄连苦寒，泻心火而除烦扰；黄芩、芍药清热和营益阴，黄芩芍药又为黄芩汤中的基础药物，可清泻三焦阴血中的邪热，并可流畅阴血；阿胶甘平，育心阴、养心血；鸡子黄养心血心气以安神。如此则邪热去而阴血和，烦扰自除，病人可得安卧。

黄连阿胶汤的现今用量：黄连18克，黄芩9克，芍药9克，鸡子黄两枚，阿胶14克。

[医论]陈修园：少阴病，得之二三日以上，自二日以及三日，各随三阳主气之期，以助上焦君火之热化也。下焦水阴之气不能上交于君火，故心中烦；上焦君火之气不能下入于水阴，故不得卧。法宜壮水之主，以制阳光，以黄连阿胶汤主之。（《伤寒论浅注·卷五·辨少阴病脉证篇》）

少阴病，得之二三日，口燥咽干者，急下之。宜**大承气汤**。（319）[原320]

枳实五枚，炙　厚朴半斤，去皮，炙　大黄四两，酒洗　芒消三合

上四味，以水一斗，先煮二味，取五升，去滓，内大黄，更煮取二升，去滓，内芒消，更上火，令一两沸，分温再服。一服得利，止后服。

[提要]论温热伏邪于少阴，伤津耗液，灼伤心脾，当以大承气汤急下实热，以存阴液。

〔讲解〕少阴病，得病二三日，就有了很强的邪热，热盛伤阴，这不可能是少阴本热转盛而化热，而是温热伏邪于少阴所致。邪热大盛于内，伤津耗液，灼伤心脾，则口燥咽干，邪热伤津化燥，大便常会坚结难解，故当以大承气汤急下实热燥结，釜底抽薪，以存少阴阴液，缓则阴血干涸而不救。

大承气汤的现今用量：大黄18克，厚朴36克，枳实20克，芒硝14克。

〔医论〕沈明宗：此风热耗竭肾阴与胃津之急也。少阴风热炽盛，肾水欲绝而不上灌于咽，胃中津液亦竭，故二三日就见口燥咽干，即阴气先绝，阳气后绝而死之征。故当大承气急下，荡涤热邪，使从肠胃而去，则不济阴而水自生矣。此必便闭坚结者宜之，否则又当养阴退热为主。（《伤寒六经辨证治法·卷六·少阴前篇》）

章楠：若伤寒由阳经传里，五日始至少阴而化热；若寒邪伤少阴，得之二三日者，以麻黄附子甘草汤微发汗也。今得之二三日，即口燥咽干，其为少阴伏热内发之温病可知。因其蕴热已久，而素体强壮，水涸则土燥，大便必坚，故当急下，平土以保肾水，盖土旺必克水也。（《伤寒论本旨·卷六》）

少阴病，自利清水，色纯青，心下必痛，口干燥者，可下之，宜大承气汤。一法用大柴胡。（320）[原321]

〔提要〕论少阴病，为温热重伤肝肾阴液，肝旺克伐脾胃，当以大承气汤泻热存阴。

〔讲解〕少阴病，自利清水，色纯青，是温热之邪伤在少阴，邪热大盛，下伤肝肾之阴而自利清水，色纯青；热逆于下，阴伤而肝气独旺，其气不能疏畅流行阴血以外达，必结于中，脾胃被肝所克，心下必痛；表现于上者，津液不能上布则口干燥。病情重而急，故可用大承气汤泻下邪热，以存阴液。

〔医论〕张斌：其自利清水，色纯青，青为蓝黑，是肝肾之色。肾液下脱，肝火反亢，必克害脾胃，而成脾肾两伤的下利之证。由于脾胃受灼，所以心下必痛；口为脾窍，肾脉循喉咙，阴液既脱，所以也要口咽干燥。用大承气汤急下为治。（《伤寒理法析·中编·少阴病篇》）

少阴病六七日，腹胀不大便者，急下之，宜大承气汤。（321）[原322]

〔提要〕论少阴病，阴伤而邪热内结，当以大承气汤急下。

〔讲解〕少阴病在六七日，为正气传经于厥阴太阳之期，如果此时人体阳气转而旺盛，阳气即可由里达表，驱除阴寒水气而病向愈。但此证不是少阴虚寒证或寒化证，而是以少阴阴伤为重，六七日之时，少阴血气之中的阳热转增，但阳热因阴血伤而不能外达，反而内结于胃肠，成为腹胀不大便之证。此为少阴阴伤热结，血气被热所伤，邪热结聚在阳明，病情极为危重，必须急下以破除实热结聚。

〔医论〕张斌：（本条）是热灼脾胃、阴液中竭的证候。少阴病至六七日，其气当外出，若腹胀不大便者，则必气为热郁，火盛于中，脾津胃液涸竭。急用大承气汤攻下邪热以挽危亡。（《伤寒理法析·中编·少阴病篇》）

少阴病八九日，一身手足尽热者，以热在膀胱，必便血也。（322）[原293]

〔提要〕论少阴阴血太弱，阳热内盛于膀胱，而成便血之证。

〔讲解〕少阴病，一般为阴阳气血俱弱，但如果得病时偏于阴血虚，阳气虽亏，但亏之不甚，日后就易发展成为阴伤热化之证。或者为阴阳两虚，但日后阳气来复，而阴血更伤，也可转变为阴伤热化之证。

少阴病八九日，为正气传经于阳明少阳之期，阳气产生已很旺盛，太阳之阳热大盛于外，故一身手足尽热；少阴中见太阳，一般来讲，太阳的阳热来复，其中的大部分要去温护体表，并时常要消耗，但也可有些阳热通过经脉向少阴输送，少阴的阳气即可恢复。但少阴阴血太弱，则又可形成阳热伤动阴血的情况。阳热内盛于膀胱，转为迫入血分的邪热，而成便血之证。

〔医论〕成无己：膀胱，太阳也。少阴太阳为表里。少阴病至八九日，寒邪变热，复传太阳。太阳为诸阳主气，热在太阳，故一身手足尽热；太阳经多血少气，为热所乘，则血散下行，必便血也。（《注解伤寒论·卷六》）

张斌：少阴病至八九日，是外得三阳之气而热化出表，所以一身手足尽热，此属肾移热于膀胱，故外见太阳气化。因膀胱热甚，太阳又为多血之经，必然迫血出，可见小便尿血。所以说：以热在膀胱，必便血也。（《伤寒理法

析·中编·少阴病篇》)

少阴病，下利，咽痛，胸满，心烦，**猪肤**[1]**汤**主之。（323）[原310]

猪肤一斤

上一味，以水一斗，煮取五升，去滓，加白蜜一升，白粉[2]五合，熬香，和令相得，温，分六服。

〔注解〕

[1] 猪肤：去掉内层肥白油脂的猪皮。

[2] 白粉：白米粉。

〔提要〕论少阴病，下利阴伤，心阳虚结而致咽痛心烦的猪肤汤证治。

〔讲解〕少阴病，下利，使少阴阴伤气燥，虚热之气郁而不去。病为阴伤而使心阳虚结，郁于胸中则胸满、心烦，结于咽喉则咽痛。但非实热在内，不用清热泄热，而用猪肤汤养阴润燥以配阳，其阴得以滋润，则虚阳不郁。猪肤汤中重用味甘微凉的猪肤，润燥补虚，益阴济液；白蜜甘寒，润燥清虚热，清润心肺；白粉即米粉，将其熬香，固脾胃而止虚利。三药相合，更为一日分为六次，少量而多次服用，缓缓养阴以配阳，消除虚郁的阳气。

猪肤汤的现今用量：猪肤140克，以水2000毫升，煮取1000毫升，去滓，加白蜜180毫升，白米粉100克，继续熬香，和令相得，温，分六服。

〔医论〕张锡驹：夫少阴上火下水而主枢机，下利者，水在下而火不得下济也；咽痛者，火在上而水不得上交也。上下水火不交，则神机枢转不出，故胸满；神机内郁，故心烦。（《伤寒论直解·卷五》）

少阴病，二三日咽痛者，可与**甘草汤**，不差，**与桔梗汤**。（324）[原311]

甘草汤方

甘草二两

上一味，以水三升，煮取一升半，去滓，温服七合，日二服。

桔梗汤方

桔梗一两　甘草二两

上二味，以水三升，煮取一升，去滓，温，分再服。

〔提要〕论少阴热郁咽痛，当以甘草汤或桔梗汤治疗。

[讲解] 少阴病二三日，当正气传经于阳明少阳之时，外寒已去，但经气不畅，轻微余邪内郁化热，上郁于咽，由于少阴心经夹咽，少阴肾经循喉咙，故有咽痛。当以生甘草一味为汤，清热利咽，清除上郁的余热。由于本证阴伤不重，外邪不重，虽有咽痛，一般只是轻微红肿，所以用甘草汤清热泻火即可。如果服后咽痛不除，是咽部之热闭郁较甚，当以桔梗汤清热散结利咽为治。桔梗汤为甘草汤中加桔梗，以加强开闭散结，清泻郁热的作用。

甘草汤的现今用量：生甘草 14 克，以水 760 毫升，煮取 380 毫升，去滓，温服 190 毫升，日二服。

桔梗汤的现今用量：桔梗 9 克，生甘草 14 克，以水 760 毫升，煮取 380 毫升，去滓，温服 190 毫升，日二服。

[医论]《医宗金鉴》：少阴病二三日，咽痛无他证者，乃少阴经客热之微邪，可与甘草汤缓泻其少阴之热也。若不愈者，与桔梗汤，即甘草汤加桔梗以开郁热。不用苦寒者，恐其热郁于阴经也。(《订正仲景全书伤寒论注·辨少阴病脉证并治全篇》)

少阴病，咽中痛，**半夏散及汤**主之。(325) [原 313]

半夏洗　桂枝去皮　甘草炙

上三味，等分，各别捣筛已，合治之，白饮和服方寸匕，日三服。若不能散服者，以水一升，煎七沸，内散两方寸匕，更煮三沸，下火令小冷，少少咽之。半夏有毒，不当散服[1]。

[注解] [1] 半夏有毒，不当散服：为后人所加之语。但半夏作为散剂，确实对于咽喉有刺激作用，咽喉如有无数小针针刺状，经过十多分钟逐渐消失，有人可耐受，但也有人不能耐受。

[提要] 论少阴病，寒邪郁于咽部而咽中痛，当以半夏散或汤主治。

[讲解] 少阴病，由于寒邪闭郁，客于咽部，少阴经气不达，郁而不出，则咽中痛。此证一为寒郁，一为阳气虚而不易外达。当以半夏散或汤剂通阳散寒开闭为治。方以半夏辛温开闭散结；桂枝甘草通阳散寒。如果不能用散，可用汤，汤药用时当少少咽之，使其药力能持续作用于咽部，消散局部的寒

邪闭郁。

半夏散及汤的现今用量：半夏、桂枝、炙甘草各等分，分别捣筛后，合匀，以米汤和服 10 克，日三服。如果不能服用散剂的，以水 350 毫升，烧沸后，放入散 20 克，更煮三沸，下火令小冷，少少咽之。

［医论］唐宗海：此言外感风寒，客于会厌，于少阴经而咽痛。此证予见多矣，喉间兼发红色，并有痰涎，声音嘶破，咽喉颇痛。四川此病多有，皆知用人参败毒散即愈，盖即仲景半夏散及汤之意也。(《伤寒论浅注补正·卷五》)

少阴病，咽中伤，生疮[1]，不能语言，声不出者，**苦酒**[2]**汤主之。**（326）[原 312]

半夏洗，破如枣核，十四枚　鸡子一枚，去黄，内上苦酒，着鸡子壳中

上二味，内半夏，著苦酒中，以鸡子壳置刀环中，安火上，令三沸，去滓，少少含咽之，不差，更作三剂。

［注解］

[1] 生疮：咽部疮痈溃疡。

[2] 苦酒：即酸醋。疑为古时酿低度酒发酸后即成醋。仍有酒味，为苦酒。在《伤寒论》中尚有"法醋"一说，法醋，应为正常的食醋。

［提要］论少阴病，火热邪毒郁于咽部，痰热互结，咽中生疮，当以苦酒汤主治。

［讲解］少阴病，咽中伤，生疮，不能语言，声不出，病情较重，为火热邪毒郁于咽部过甚，毒热不泄，气血壅实而为痰热互结，形成咽部的疮痈溃疡，不能语言，声不出，当以苦酒汤开散痰热互结，清热消肿为治。方中以半夏开痰散结泄其血气壅实；鸡子清清热利窍，清润咽喉；苦酒即酸醋，酸苦而渗透，可消可散，软坚消肿散毒泄火。

苦酒汤的现今用量：半夏 3 克，鸡子 1 枚，去黄，将苦酒倒入鸡子壳中，再把半夏放入苦酒中。

［医论］秦之桢：夫寒邪挟痰，伏于咽喉而痛，可用半夏以散痰，桂枝

以散邪。若热痰攻咽成疮，而声音不出，则不可妄用辛温，故去桂枝，易以苦酒、鸡子白，温散润燥治之。(《伤寒大白·卷一·咽痛》)

唐宗海：此生疮，即今之喉痛、喉蛾，肿塞不得出声。今有用刀针破之者，有用巴豆烧焦烙之者，皆是攻破之，使不壅塞也。仲景用生半夏，正是破之也。予亲见治重舌，敷生半夏立即消破，即知咽喉肿闭，亦能消而破之矣。且半夏为降痰要药，凡喉肿则痰塞，此仲景用半夏之妙，正是破之，又能去痰，与后世刀针、巴豆等法，较见精密。况兼鸡清之润，苦酒之泄，真妙法也。(《伤寒论浅注补正·卷五》)

辨厥阴病脉证并治第十二

厥阴之为病，消渴，气上撞心，心中疼热，饥而不欲食，食则吐蛔，下之利不止。(327)[原326]

[提要]论厥阴病提纲证，为风火上逆，消烁津液，心包相火不得下达，下焦阴寒反盛的上热下寒证。

[讲解]厥阴病，如果从经络的角度来说，是以足厥阴肝经为主经，手厥阴心包经为辅经的病变。从生理上来说，厥阴本风标阴，中见少阳火气。厥阴气机为阖，风气下从，火气下潜，其气从肝达于下焦的肾，以潜藏阴血。厥阴又为阴尽阳生，为少阳赖以生发阳气的基础。病在厥阴，如果阳气有所损伤，多为伤在其所中见的相火，但病至厥阴，厥阴所中见的少阳相火已经虚弱而不可指望了，那么，这个相火又要依靠谁呢？要依靠少阴君火命火，因为病在厥阴，少阴的君火命火还没有大的损伤，厥阴病情没有少阴病那样危重。不过，厥阴病一旦加重，就会进一步伤及少阴，成为心肾阳气俱衰或亡散的重证、危证。厥阴病有厥阴的特点，不能与少阴病相混。厥阴的风气与其中见之火气，在正常的生理情况下，是要下行阖降，潜敛于阴血之中。风火如能下阖于下焦的阴血之中，则可徐徐温之、化之、行之，阴平阳秘，阴尽阳生，而风火之性不会显彰，不会张狂。

"厥阴之为病，消渴，气上撞心，心中疼热，饥而不欲食"，为风火之气不得阖降，冲逆于上，消烁津液，而为消渴。风火冲逆，上逆于心包，更使心包相火郁逆不得下达，故为气上撞心、心中疼热。风火冲逆于上，则不能温化于下，下焦反而阴寒缺火，所以在厥阴病中多见上热下寒之证。上热则易饥，而下寒又易随逆气上犯，脾胃有寒则又不欲食。如果素有蛔虫，蛔不喜下寒，也易随逆气而上窜，饮食入胃，则蛔闻食物的味道而上入于胃，吐出蛔虫。下焦寒盛火衰，切忌攻下，攻下必造成脾胃大伤，下寒更甚，而下利不止。

〔医论〕张斌：厥阴经，本风标阴，中见少阳；居于六经之末，阴尽则阳生。所以厥阴有病，必从化不前，阴阳不接，多见本风火化于上，标阴寒化于下，阴阳寒火不相协调，即成为寒火错杂，阴阳互见之证。其消渴，是火化在上，消烁津液；气上撞心，是火性炎上，冲逆上动；心中疼热，是火郁心包，气血受灼；饥为上火，不欲食是下寒不受；此因肝寒犯胃，所以食入则呕；如素有蛔虫，即随之而吐出。此证因为上火下寒、肝旺脾虚、胃气不振，所以切忌攻下。下之即气虚下脱而下利不止，致成坏病。(《伤寒理法析·中编·厥阴病篇》)

厥阴中风，脉微浮为欲愈，不浮为未愈。(328)〔原327〕

〔提要〕论厥阴中风证，通过脉象来判断疾病欲愈或未愈。

〔讲解〕厥阴中风，为风邪入内，厥阴为阖，其经气以下行为顺，但又是以厥阴为基础，来生发少阳，故厥阴的经气虚则风邪在里而脉沉，邪气不出则不愈。若厥阴旺盛，则化生少阳有力，自可驱除风邪由内达外，脉微浮而为欲愈。

〔医论〕郑重光：厥阴中风之脉与他经不同，凡脉浮为风，此云不浮为未愈，是厥阴中风，脉反沉矣。风入地中，木郁不舒，故不愈；微浮是风行地上，草木发陈，邪还于表，故为欲愈也。(《伤寒论条辨续注·卷十》)

郑寿全：按厥阴为阴脏，阴病而见浮脉，是阴病得阳脉者生，不得阳脉者，为未愈也。(《伤寒恒论·卷之十》)

伤寒，大吐大下之，极虚，复极汗者，其人外气怫郁[1]，复与之水，以发其汗，因得哕。所以然者，胃中寒冷故也。（329）[原380]

［注解］[1] 外气怫郁：体表无汗而且热气郁于表不得泄越。

［提要］论伤寒屡经误治，寒邪入里，胃中寒冷而呃逆。

［讲解］厥阴伤寒，寒邪往往是由表入里，深入在内。太阳伤寒之时，大吐大下之，使在里的气液极虚，又因吐下而经气虚逆，故使体表无汗，又有虚热上郁的面赤烦闷之证，因此呈现出外气怫郁的现象，此时已有厥阴之气不能从阖下行而虚逆之势。医生见到面赤发热而表气怫郁，再饮以水以发其汗，水入复伤里阳，而阴寒之气内逆，逆气犯胃，冲击胸膈而呃逆。以厥阴为阖，阴寒入而相火衰，其气上逆，肝寒犯胃，即胃中寒冷而呃逆。

［医论］程应旄：哕之一证，则亦有虚有实。虚自胃冷得之，缘大吐大下后，阴虚而阳无所附，因见面赤，以不能得汗而外气怫郁也。医以面赤为热气怫郁，复与水而发汗令大出，殊不知阳从外泄而胃虚，水从内搏而寒格，胃气虚竭矣，安得不哕。点出胃中寒冷字，是亦吴茱萸汤之治也。（《伤寒论后条辨·卷十二》）

厥阴病欲解时，从丑至卯上。（330）[原328]

［提要］论厥阴病欲解时为丑、寅、卯三时，此时厥阴经气旺盛而容易祛邪于外。

［讲解］厥阴为一阴，有阴尽阳生，以阴济旺少阳的作用。厥阴的血气可由少阴来资助，也靠太阴的水谷精微补充。厥阴之气从阖，使阴血潜敛于下，行使由阴生阳，化生少阳的功能。丑、寅、卯三时，为 1～7 时，正是厥阴之气随天时而旺盛之时，故此时厥阴的血气旺盛，而为厥阴祛邪外出的欲解之时。

［医论］张斌：此从丑至卯上之时，即凌晨至上午，亦即阴尽阳生，由阴转阳，阳气渐旺之时。正符合厥阴风木春生，血以济气，滋养助长，再生恢复的特点，所以病当愈于此三时。（《伤寒理法析·中编·厥阴病篇》）

凡厥者，阴阳气不相顺接，便为厥。厥者，手足逆冷者是也。（331）[原

337]

〔提要〕凡手足逆冷，为厥阴内弱或内逆，不能生发少阳，即为阴阳气不相顺接。

〔讲解〕凡厥者，阴阳气不相顺接，便为厥。厥，就是指手足逆冷，为手足冷在末梢或腕踝，此为厥阴内弱，生发少阳之气无力而厥冷；或邪热内逆，闭郁厥阴少阳之气，经气内逆阳气不出，阴阳之气不相顺接。与少阴病中的四逆，仍有不同，病情所涉为厥阴经，而不是少阴经。但厥阴的厥逆证，病情加重可转变为少阴四逆。

〔医论〕张斌：厥即逆的意思。凡由下而上，由外而内，气血痹阻，都称为厥。由于气血痹阻，或阴或阳，即不能互相顺接于四肢末梢，而成为厥，通称厥逆。其证候表现，主要是手足逆冷。此较少阴病四逆冷至肘膝者为轻，但亦可发展为四逆，则预后不良。(《伤寒理法析·中编·厥阴病篇》)

诸四逆厥者，不可下之，虚家亦然。(332)[原330]

〔提要〕论各种阳虚阴盛所致的四逆及厥证，均不可攻下。

〔讲解〕大凡各种四逆以及手足厥冷，不论是少阴病还是厥阴病，由于阳虚阴盛所导致者，均不可攻下。气血阴阳素虚的虚家，也不可攻下。

〔医论〕张锡驹：诸病而凡四逆厥者，俱属阴寒之证，故不可下。然不特厥逆为不可下，即凡属虚家而不厥逆者，亦不可下也，故曰虚家亦然。(《伤寒论直解·卷五》)

张斌：各种寒性的少阴四逆或厥阴四厥，由于阳虚阴盛，都不可攻下；否则，使虚者更虚。且补充说，虚家也同样适用这条原则。(《伤寒理法析·中编·厥阴病篇》)

伤寒脉促，手足厥逆，可灸之。促，一作纵。(333)[原349]

〔提要〕论厥阴伤寒，脉促，手足厥逆，可灸之以散寒通阳。

〔讲解〕厥阴伤寒脉促，为里阳稍弱，而寒邪尚盛，里阳欲出而被寒邪闭阻不能通达，故为脉促，阴阳之气阻逆不通，则手足厥逆。可灸其手足经穴以散寒邪，温通阳气。

〔医论〕章楠：脉数而息止无定数者，名促，此阳气为邪所郁，不得循度周行而手足厥冷，灸之以通经络，气行则厥愈也。灸法亦有补泻，令火自尽者为补，其火未尽而速吹去之为泻。若通气，宜用泻法也。（《伤寒论本旨·卷四》）

伤寒，脉微而厥，至七八日肤冷，其人躁，无暂安时者，此为藏厥[1]，非蛔厥[2]也。蛔厥者，其人当吐蛔。令病者静而复时烦者，此为藏寒[3]，蛔上入其膈，故烦，须臾复止，得食而呕，又烦者，蛔闻食臭出，其人常自吐蛔。蛔厥者，**乌梅丸**主之。又主久利。（334）[原338]

乌梅三百枚　细辛六两　干姜十两　黄连十六两　当归四两　附子六两，炮，去皮　蜀椒四两，出汗　桂枝去皮，六两　人参六两　黄檗六两

上十味，异捣筛[4]，合治之，以苦酒渍乌梅一宿，去核，蒸之五斗[5]米下，饭熟捣成泥，和药令相得，内臼中，与蜜杵二千下，丸如梧桐子大，先食[6]饮[7]服十丸，日三服，稍加至二十丸。禁生冷、滑物、臭食[8]等。

〔注解〕

[1] 藏厥：因五脏阳气衰微所致的四肢厥冷。

[2] 蛔厥：因蛔虫内扰所致的四肢厥冷。

[3] 藏寒：阴寒盛于内。

[4] 异捣筛：将药物分别捣碎、过筛。

[5] 斗：应为"升"。《玉函》卷八、《注解伤寒论》卷六均作"升"。

[6] 先食：即先于进食，在进食之前。

[7] 饮：即米汤。

[8] 臭食：有异味的食物。

〔提要〕论脏厥与蛔厥的辨证，以及蛔厥的治疗。

〔讲解〕伤寒，脉微而厥，为阳气衰微而手足厥冷，至七八日，为正气传经至太阳阳明之期，阳气不仅没有恢复而更加衰退，寒邪更盛，肾阳衰亡，则肤冷，其人躁扰不宁，而没有一会安定下来的时候，这是脏厥，而不是蛔厥。脏厥病属少阴极危重之证，多为死证。

蛔厥的特点是：病人应当吐出蛔虫。厥的产生由于蛔虫逆扰，更因为病

人素有下寒。蛔厥的病人，原本是安静的，一会儿又烦乱不安，这是因为下焦阴寒，即"脏寒"而导致蛔虫不安于下而向上窜行。"烦，须臾复止"，当蛔虫窜动内扰时，病人就会烦乱，蛔虫暂时休息不动时，病人也就安静下来。"蛔上入其膈"，为蛔虫从大肠上入十二指肠及胃（有时蛔虫可钻入胆道，形成胆道蛔虫），"得食而呕，又烦者，蛔闻食臭出，其人常自吐蛔"，由于蛔虫在上，病人刚吃了饭，蛔虫闻到食物的气味而上出觅食，蛔虫扰于胃，胃气逆而引起呕吐，病人烦乱不安，常自吐出蛔虫。蛔厥者，当以乌梅丸治疗。

厥阴脏寒引起的蛔厥与少阴虚寒的治法不同，少阴虚寒，可用四逆汤回阳救逆，纯用辛甘热之药即可。厥阴脏寒，往往有厥阴风火之气不能从阖下行，反而浮逆在上，形成上热下寒。如果直接用温热药物，反而增加了上焦浮热，使风火之气冲逆更甚，所以必须要既化解下焦阴寒，更要使风火之气平降而潜敛于下。

乌梅丸以乌梅为主药，以苦酒即酸醋渍之，取其敛肝泄肝，收敛及平降冲逆的风火之气，更可使其他药物的作用能够顺利下达，以化解下焦的阴寒结聚；细辛、蜀椒破阴散寒；干姜、桂枝、炮附子温阳散寒；加黄连、黄柏为反佐，则辛热之药不会被冲逆于上的风火之气格据，而容易下达，而且，黄连、黄柏可清上热，配合乌梅、苦酒共同形成敛降清降之势；以人参益气，当归行血，使血气得以充养而恢复正常运行。如此则风火从阖下行，相火归位，阴寒开散，其病即愈。如果为厥阴风火上浮，所导致的下焦阴寒久利之证，也可用乌梅丸来治疗。此方以乌梅蒸之五升米下，饭熟将乌梅捣为泥，药中有了食物的气味，更加蜜为丸，可诱使蛔虫食之，以酸苦辛之药来麻痹并驱除蛔虫。

乌梅丸的现今用量：乌梅300克，细辛84克，干姜140克，黄连224克，当归56克，炮附子84克，蜀椒56克，桂枝84克，人参84克，黄柏84克。蜜丸，如梧桐子大，饭前服10丸，约服12克，日三服，稍加至20丸，应为24克。

［医论］张斌：此通过脏厥与蛔厥的辨证，以区别病在少阴和厥阴的不

同。脏厥重在心肾，动摇其性命之本；蛔厥重在肝脾，伤损其生发之机。二证貌似相同，且病情皆重，但脏厥多死，蛔厥易治，其实质不同。

先言脏厥。伤寒脉微，已是阳衰。又见厥逆，可见是阳衰致厥。人体阳气，从经络上看，外起于四末，但从脏腑上看，却是内根于心肾，而尤以肾阳为本，称为生阳。今阳衰脉微而厥，明是心中君火、肾中生阳之气不足，不能交合于脾胃而外达四末，致末梢循环不利。所以至七八日，正当太阳之气来复之期，却阳不外达，反见肤冷，必生阳之气内绝，不能附丽君火而运行血脉。其人躁，即明指肾中阳衰，无暂安时，则阳已濒绝，这种证候，就是脏厥。脏厥之证，实为四逆之危者，多不可救，所以仲景未出治法。若试图救治，考虑通脉四逆汤合并灸法为宜。

次言蛔厥。蛔厥必具备两个特点：一是其人吐出蛔虫；二是在吐蛔前后。虽病人安静，但见时有烦扰。烦与躁不同，时烦与无暂安时更不同，所以说此为脏寒，即脏为寒伤，非为阳衰。但看吐蛔，就知伤于肝脾，此亦厥阴病下寒在肝，肝寒克脾犯胃，因而脾胃亦寒之故。脾胃寒则食不下入，而蛔虫反能上出，所以下边说蛔上入其膈（上脘）故烦。须臾复止，得食而呕又烦者，是因蛔已受饿而闻见食气就上出觅食，所以其人常自吐出蛔虫。当然这是指有蛔虫者而言。其厥逆亦随烦而作，烦后即解。对此蛔厥之证，当用乌梅丸，以酸、苦、辛、甘合化，温、清、补、泄并施，和胃通阳、散寒伏蛔为治。因此方有燮合阴阳，调和脾胃的作用，所以又主治久利不止、下元虚冷、湿郁气陷之证。此证所以称为脏寒，一方面是指肝脾虚寒；另一方面从根源上讲，是指厥阴受寒邪所伤而言。所以为上火（心包）下寒（肝）的寒热错杂之厥逆，此由乌梅丸方可见。（《伤寒理法析·中编·厥阴病篇》）

手足厥寒，脉细欲绝者，**当归四逆汤主之**。（335）[原351]

当归三两　桂枝三两，去皮　芍药三两　细辛三两　甘草二两，炙　通草二两　大枣二十五枚，擘一法，十二枚

上七味，以水八升，煮取三升，去滓，温服一升，日三服。

若其人内有久寒者，宜**当归四逆加吴茱萸生姜汤**。（336）[原352]

当归三两　芍药三两　甘草二两，炙　通草二两　桂枝三两，去皮　细辛三两　生姜半斤，切　吴茱萸二升　大枣二十五枚，擘

上九味，以水六升，清酒六升，和煮取五升，去滓，温，分五服。一方水酒各四升。

〔提要〕论血气虚弱，寒邪闭郁而手足寒厥，脉细欲绝，宜用当归四逆汤。内有久寒，宜用当归四逆加吴茱萸生姜汤。

〔讲解〕厥阴为阖，其血气深入而潜藏于下。然而经络府俞，阴阳会通，所以厥阴在下焦的血气，与体表外周的血气是相互会通的。厥阴外在的血气，即指深入于筋骨等深层部位的血气。

手足厥寒，为寒邪闭郁厥阴外在的筋骨血气，血气受寒；脉细欲绝，脉细为血虚不充于脉，欲绝则为脉气闭涩难行。可知虽然这是厥阴外证，但也涉及厥阴血不济气，寒邪客于血脉而不行，故为血虚又有寒邪闭阻的血虚寒厥证，当以当归四逆汤养血散寒、通阳去厥为治。又由于这种血虚寒厥的病人，往往伴随着厥阴素有里寒，由里而影响于外。所以其人内有久寒，就当以当归四逆加吴茱萸生姜汤表里两治，既养血散寒通阳以治其厥，又温中散寒以治厥阴在里的久寒。

当归四逆汤以当归为主，温养血气，活血行血；芍药配合当归益营气、养阴血；桂枝、细辛、通草温阳散寒，通利血行，开散血中阴凝寒结；大枣、甘草补中益气，以增血气之化源；大枣用二十五枚，不仅可加大健脾胃补气血的作用，而且甘缓药量大，可防止桂枝、细辛的作用迅速外达于表，使筋骨血脉之寒凝更好地消散。

当归四逆加吴茱萸生姜汤中用吴茱萸、生姜温散里寒，又因内有久伏的阴寒，用药后药力往往直入于久寒之地，不易再出于外而影响治疗筋骨中寒邪。故以水酒各六升煎药，使其方药之力既达内又达外，治疗内在久寒，又治筋骨血脉之寒。另外，当归四逆汤加吴茱萸生姜后，即比原方温热之力大了许多，药煎成后，分为五次，频服少服，以使药力能徐和作用，防其量大而药力再伤已虚的阴血。其方治疗内有久寒，却不用干姜、附子，是因病在

厥阴，阴寒偏盛而病及相火，并非脾肾阳气严重衰微。

当归四逆汤的现今用量：当归 14 克，桂枝 14 克，芍药 14 克，细辛 14 克，炙甘草 9 克，通草 9 克，大枣 32 克。

当归四逆加吴茱萸生姜汤的现今用量：当归 14 克，芍药 14 克，炙甘草 9 克，通草 9 克，桂枝 14 克，细辛 14 克，生姜 36 克，吴茱萸 56 克，大枣 32 克。此方中吴茱萸的药量非常大，但药煎成后，是分为五服，每次的吴茱萸量为 11 克多，对于下焦久积阴寒者，用之合宜。

[医论] 吴坤安：凡伤寒手足厥冷，脉细欲绝者，此寒伤厥阴之经，但当温散其表，不可遂温其里，当归四逆汤主之。盖厥阴相火所寄，脏气本热，寒邪止得外伤于经，而不内伤于脏，故止用桂枝以解外邪，当归以和肝血，细辛以散寒，大枣以和营，通草以通阴阳，则表邪散而营卫行，手足温而脉自不绝矣。若其人素有寒邪，加吴茱萸以温本脏之寒。（《伤寒指掌·卷二·厥阴本病述古》）

张斌：脉细本为血虚不充，欲绝则闭涩难行，再加手足厥寒，则知是血虚邪痹。但属热属寒，尚须鉴别。血虽虚而遇热必扰，外强中空。今只见细，故知纯为寒象。所以用当归四逆汤养血活络、通阳去厥。若其人内有久寒，必又兼见腹痛、呕吐等证，可于上方中加吴茱萸、生姜，以温中散寒、和胃降逆。（《伤寒理法析·中编·厥阴病篇》）

伤寒，厥而心下悸，宜先治水，当服**茯苓甘草汤**，却治其厥。不尔，水渍入胃，必作利也。茯苓甘草汤。（337）[原 356]

茯苓二两　甘草一两，炙　生姜三两，切　桂枝二两，去皮

上四味，以水四升，煮取二升，去滓，分温三服。

[注解]

[1] 却：然后。

[2] 不尔：不这样，指不先治水。

[3] 水渍入胃：水饮渗入胃肠。

[提要] 论厥阴伤寒，水寒停于心下，厥而心下悸的茯苓甘草汤证治。

[讲解]厥阴伤寒，手足厥而心下悸，为水寒之气停于心下则悸，水寒内阻，上焦阳气本虚而不能温化水气，阳气更被水气阻遏，不能达于四末而手足厥冷。厥与悸都是水气所致，当用茯苓甘草汤温阳化饮为治。水气一去，厥反而也消失了。如果仍有手足厥不去，再用温阳散寒等方法治厥。如果不这样，先治其厥而用散寒法，辛散而胃气更虚，水邪更盛，浸渍于胃肠，必会形成下利。

茯苓甘草汤的现今用量：茯苓9克，桂枝9克，炙甘草4克，生姜14克。

[医论]汪琥：厥而心下悸者，明系消渴饮水多，寒饮留于心下，胸中之阳不能四布，故见厥，此非外来之寒比也。故仲景之法宜先治水，须与茯苓甘草汤，而治厥之法却在其中，盖水去则厥自除也。不尔者，谓不治其水也。不治其水，水渍而下入于胃，必作湿热利也。（《伤寒论辨证广注·卷十·厥阴病》）

陈修园：夫厥证最忌下利，利则中气不守，邪愈内陷，故与其调治于既利之后，不若防患于未利之前，所以宜先治水。此言水之为厥也。（《伤寒论浅注·卷六·辨厥阴病脉证篇》）

病人手足厥冷，脉乍紧者，邪[1]结在胸中，心下满而烦，饥不能食者，病在胸中，当须吐之，宜瓜蒂散。（338）[原355]

瓜蒂 赤小豆

上二味，各等分，异捣筛，合内白中，更治之，别以香豉一合，用热汤七合，煮作稀糜，去滓，取汁，和散一钱匕，温，顿服之。不吐者，少少加，得快吐乃止。诸亡血虚家，不可与瓜蒂散。

[注解][1]邪：指痰实、食积等邪气。

[提要]论痰实结于胸中而致手足厥冷，宜以瓜蒂散涌吐胸中痰实。

[讲解]病人手足厥冷，时而见到脉紧的，为有形的痰实等结于胸中，使胸中阳气不能畅达，侧重在心包相火郁而为热，心下满而烦，又有饥饿感，但邪实滞碍使胃气不易下行，则不能食。上焦阳气被邪实所郁，郁而不达于

外则手足厥冷，并有脉紧。当阳气蓄结到一定程度后，又可透达于外，所以，是脉乍紧，而不是经常紧。此证仍为杂病而涉及厥阴（心包相火），病位偏高，当用瓜蒂散因势利导，涌吐胸中痰实之邪，邪去则阳气通达，脉乍紧，手足厥冷等症自愈。

瓜蒂散的现今用量：瓜蒂、赤小豆等份，各别捣筛为散，合匀，取一钱匕即 1.6 克，以香豉 7 克，用热水七合即 250 毫升，煮作稀糜，去滓，取汁和散，温、顿服。

[医论] 张斌：有形病物结在胸中，影响胸阳不能外达，胃气不能下行，正邪相争，时甚则脉紧，时轻则脉缓。此有形病物，为因寒而阳郁水停，凝聚所成之痰。痰壅气滞，则心下满，不能食；阳郁化火，则心烦且饥饿。所以说此病在胸中，为寒闭心包，相火内结，与水饮相搏而成痰热之证，因其高而越之，宜瓜蒂散。（《伤寒理法析·中编·厥阴病篇》）

病者手足厥冷，言我不结胸，小腹满，按之痛者，此冷结在膀胱关元也。（339）[原 340]

[提要] 论厥阴伤寒，冷结关元而致手足厥冷。

[讲解] 厥阴病位，一是侧重在胸中，一是侧重在下焦。病人有手足厥冷，但病人自己对医生说"我不结胸"，症见"小腹满，按之痛"，是病不在上焦，为寒结聚在膀胱关元部位，为阴寒在下，伤及下焦相火，而形成了手足厥冷，为阴寒结实而致厥。

[医论] 张斌：单纯性的寒厥轻证，即冷结关元证。寒厥多下利，今既不下利，亦不结胸，只小腹满，按之痛，外见手足厥冷，可见不是寒迫气液下脱，而是寒凝气液瘀结。（《伤寒理法析·中编·厥阴病篇》）

伤寒五六日，不结胸，腹濡，脉虚复厥者，不可下，此亡血，下之死。（340）[原 347]

[提要] 论厥阴伤寒，血虚致厥，不可攻下。

[讲解] 伤寒五六日，为正气传经于少阴厥阴之期，"不结胸，腹濡，脉虚"，为三焦没有壅结的实邪，脉虚，又见厥逆，不可攻下。为什么医生在这

种情况下要攻下呢？应该有大便秘结。由于脉虚，而厥逆，虽然可见便秘，应知为阴血虚衰，厥逆的产生是由于血气虚不能含养阳气，阳气浮散，不能达于四末而厥逆。血虚致厥，攻下则使人气血俱脱而死。

[医论] 张斌：伤寒五六日，为气交少厥二阴之期。不结胸，腹濡，是上中下三焦并无实邪。只见脉虚，是血亏；又见厥逆，是气败。此气败是因血亏甚而不能含养阳气之故，所以说此亡血。当然不可攻下，下之必气血两脱而死。（《伤寒理法析·中编·厥阴病篇》）

伤寒六七日，大下后，寸脉沉而迟，手足厥逆，下部脉[1]不至，喉咽不利，唾脓血，泄利不止者，为难治，**麻黄升麻汤**主之。（341）[原357]

麻黄二两半，去节　升麻一两一分　当归一两一分　知母十八铢　黄芩十八铢　葳蕤十八铢—作菖蒲　芍药六铢　天门冬六铢，去心　桂枝六铢，去皮　茯苓六铢　甘草六铢，炙　石膏六铢，碎，绵裹　白术六铢　干姜六铢

上十四味，以水一斗，先煮麻黄一两沸，去上沫，内诸药，煮取三升，去滓，分温三服。相去如炊三斗米顷，令尽，汗出愈。

[注解] [1] 下部脉：指下部的趺阳、太溪脉。

[提要] 论伤寒误下后，形成了下虚寒、上火热、津液又亏的复杂难治的麻黄升麻汤证治。

[讲解] 伤寒六七日，为正气传经于厥阴太阳之期，此时阳气转盛，正在由里达表。关键之时，经大下而使表热内陷，造成寸脉沉而迟；又因大下，使气液下脱，下虚则厥阴风火之气不能从阖下潜及温存于下，从而形成了厥阴下虚寒、上火热，更有下利后津液亏的复杂病证。所以证见手足厥逆、下部脉不至、泄利不止，在上又有咽喉不利、唾脓血，当以麻黄升麻汤升阳举陷、清热养阴、温固脾胃为治。由于病证之中的上焦郁热为双重原因所致，即因下后表热内陷及下伤津气，又因厥阴风火上逆，故方中重用麻黄、升麻以升阳举陷，发散内郁的阳热而使之外出；当归用量较大，而桂枝、芍药用量较小，合用之，以开通血分滞涩，使阳热邪气易于从血分转出；更以知母、黄芩、葳蕤、天冬、石膏清热解毒、养阴生津，以清除由表及由下两逆于上焦的邪热；下利不止、脾胃大伤，则以白术、茯苓、干姜、甘草健脾温中，

益气止泻。方中除麻黄、升麻、当归用量较大，其余用量较小，药煎成后，虽分三服，但每服间隔时间很短，治疗的重点仍在上焦，使内陷之热，转而外出，里热清除，里气畅达，故为汗出而愈。此为逆治后形成了病情复杂的坏证、难治之证。

麻黄升麻汤的现今用量：麻黄 10 克，升麻 5 克，当归 5 克，知母 3 克，黄芩 3 克，葳蕤 3 克，芍药 1 克，天冬 1 克，桂枝 1 克，茯苓 1 克，炙甘草 1 克，石膏 1 克，白术 1 克，干姜 1 克。

[医论] 吕震名：伤寒六七日，阴液已伤也；复经大下，阳津重竭也。下后阳气陷入阴中，而阴气亦复衰竭，故寸脉沉而迟，阳气既已下陷，将随下利而亡，故下部脉不至，以致咽喉不利，唾脓血，手足厥逆，泄利不止。种种见证，皆因阳去入阴，上征下夺，最为危候，故称难治。(《伤寒寻源·下集》)

张斌：此证为厥阴病寒热错杂、虚实混淆的一种坏病。其上实为热盛伤阴，下虚为邪陷气脱。伤寒六七日，已届厥阴外出太阳之期。大下里虚而阳气内陷入阴不出，遂见寸脉沉而迟。沉为入里，迟是滞涩不利之象。气不外达，下则伤阴，邪入化热而热盛更要伤阴。手足厥逆，即为阳不外达；下部脉不至，则为下虚至甚；而喉咽不利、唾脓血，是为上火喉痹而热甚肉腐；泄利不止，是为因下而邪陷脾肾气脱。总为上实下虚亦上火下寒之证。由于阳邪陷入阴分，所以用麻黄升麻汤，升阳散邪、养阴固脱，寓祛邪于扶正之中，病虽难疗，亦将可愈。(《伤寒理法析·中编·厥阴病篇》)

伤寒六七日，脉微，手足厥冷，烦躁，灸厥阴，厥不还者死。(342) [原343]

[提要] 论阴寒大伤阳气，灸厥阴而不愈的死证。

[讲解] 伤寒六七日，而见脉微，手足厥冷，原为厥阴阴寒内盛，至六七日之时，厥阴不能生发少阳，而阴寒之气进一步大伤少阴心肾阳气，则脉微，手足厥冷，寒伤心阳则烦，寒伤肾阳则躁，形成了少阴危证。灸厥阴，以去厥阴阴寒，更为了温复阳气。但灸厥阴不是只能灸厥阴的穴位，而是为

了消除厥阴阴寒，可灸厥阴的大敦、太冲，任脉的气海、关元等穴，起到快捷的散寒温阳之效。如果灸后厥逆不能消除，即为少阴阳气已衰亡的死证。

［医论］张斌：伤寒六七日而见脉微，手足厥冷，是厥阴寒甚，其气不能中见少阳和外出太阳，阴盛阳衰，所以就见此脉证。其寒上伤心阳则烦，下伤肾阳则躁，此已具内逆少阴的危象。所以当灸厥阴，以去其寒而复其虚，则少阴不伤，即不致死。然而若灸后厥逆仍不回复的，已是厥阴气绝，再生恢复之机已断，必终至少阴气败，不免于死。(《伤寒理法析·中编·厥阴病篇》)

下利，手足厥冷，无脉者，灸之不温，若脉不还，反微喘者死，少阴负跌阳[1]者，为顺也。（343）[原362]

［注解］[1] 少阴负跌阳：太溪脉弱于或小于跌阳脉。

［提要］论厥阴危证，灸后手足不温，脉不还，反微喘，为阴竭阳脱的死证。如果太溪脉小于跌阳脉，为顺证。

［讲解］下利，手足厥冷，且无脉，为厥阴阴寒闭阻，阳气虚微，故当灸之以温阳散寒通其脉气，灸之穴位，如气海、关元、太冲等。但灸之手足不温，脉不还，反见微喘，为阴竭于下，阳无所附，而脱之于上，故为死证。又当察跌阳脉与太溪脉判断病情。如果太溪脉大而不沉小，其浮盛的程度大于跌阳，为少阴的根本之气已浮越在外，故为死证；如果太溪脉小于跌阳脉，为胃气尚佳，且少阴的根气未浮散于外，仍为顺证，为可治。

［医论］张志聪：此言下利无脉，不能上承于阳者死，若得上承于阳者为顺也。下利，手足厥冷者，惟阴无阳，不相顺接也；无脉者，气不往来也，故宜灸之。既灸而手足不温，其脉不还，反微喘者，乃根气绝于下，阳气脱于上，故死。此少阴阴气下绝，不能上承于阳，若少阴之气上承阳明而负跌阳者为顺。负，承也。跌阳乃阳明之胃脉，言少阴之气在下，得上承于阳明，则阴气生而脉还，阳气复而得温，故为顺也。(《伤寒论集注·卷第四》)

张斌：下利而至手足厥冷，无脉者，是阳气孤危、阴血不续，此已为气液将绝之候。当灸太冲，以去肝寒而断克脾犯肾之源。但灸之而手足不温，脉绝不还，则先后天之气血皆败；反微喘者，则阳无所附，气虚无根，故死。此证脉象，关键在跌阳和太溪（少阴），若跌阳大于太溪，是胃气尚在，阳可胜阴，故为顺而不死。反之若太溪大于跌阳，是阴胜于阳，虚阳无根，故为逆而当死。（《伤寒理法析·中编·厥阴病篇》）

下利后脉绝，手足厥冷，晬时脉还，手足温者生，脉不还者死。（344）[原368]

〔提要〕论下利后脉绝，手足厥冷，经一昼夜后，阳气津液得续者生，而血气阴阳已绝者死。

〔讲解〕下利后脉绝，因下利过度而一时性津液大失、阳气不续，成为脉绝，手足厥冷。经过一昼夜后，津液恢复，即后天所化生的水谷精微可充养其血气，阳气也能得以接续而脉还，手足得温而生，可知这是虚在脾胃气液脱失太甚。如果经过一昼夜，脉不还，为人体最根本的血气阴阳已绝，脾胃之气也亡，不能恢复，故为死证。

〔医论〕沈明宗：利止后，脉绝厥冷，已成纯阴无阳之证，但无烦躁汗出，倘或根蒂之阳未尽，故俟晬时，即周时一阳来复，或几微之阳自续，即脉还，手足转温，则生；若脉不还，手足不温，阳绝则死。（《伤寒六经辨证治法·卷八·厥阴全篇》）

张斌：脉绝而手足厥冷，乃因下利使阳气阴血俱绝。但晬时（一昼夜）脉还，手足温者，可生，否则即死。盖因一昼夜间，六气周遍，若胃气尚在，必少阴得济而厥去脉还。不然即后天气绝，先天亦败。（《伤寒理法析·中编·厥阴病篇》）

下利，脉沉而迟，其人面少赤，身有微热，下利清谷者，必郁冒[1]汗出而解，病人必微厥，所以然者，其面戴阳[2]，下虚故也。（345）[原366]

〔注解〕

[1] 郁冒：自觉心胸之气不畅而烦闷，而且头目昏蒙眩晕。

[2] 戴阳：因阳气虚浮在上而面色泛红。

〔提要〕论阳气与阴寒相争而下利的戴阳轻证，正气郁而后通，郁冒汗出而解的证候。

〔讲解〕本条的下利，脉沉而迟，为阳气可与阴寒相争，通过下利而祛除阴寒水气，虽然见到下利清谷，但不是脾肾阳气大虚，而是阴寒水气被大量驱逐下行。其人面少赤，身有微热，为寒邪在表，有阳气郁于表、郁于上，与寒邪相争，但由于下焦的阴寒水气原曾较盛，下焦的阳气已有很多被消耗于与阴寒水气相争之中，总体为下虚，依靠下焦阳气扶助上焦阳气的力量就显得不足，使上焦阳气虚郁，而为其面戴阳。此证虽见戴阳，但不是危证，正气虽稍弱，必会郁而后通，病人必郁冒汗出而解。病人必微厥，肢冷而不甚，因下焦虚而稍有厥阴风火之气上浮，但无大碍。郁冒指病人汗出之前感头目昏眩，如有物冒覆，视物不清。

〔医论〕成无己：下利清谷，脉沉而迟，里有寒也。面少赤，身有微热，表未解也。病人微厥，《针经》曰：下虚则厥。表邪欲解，临汗之时，以里先虚，必郁冒，然后汗出而解也。（《注解伤寒论·卷六》）

下利清谷，里寒外热，汗出而厥者，**通脉四逆汤**主之。（346）[原 370]

甘草二两，炙　附子大者一枚，生，去皮，破八片　干姜三两，强人可四两

上三味，以水三升，煮取一升二合，去滓，分温再服，其脉即出者愈。

〔提要〕论下利清谷，里寒外热，汗出而厥，阴寒大盛于里，格越阳气于外，当以通脉四逆汤主治。

〔讲解〕下利清谷，为脾肾俱寒，厥阴为病而病情转重，脾肾俱伤，阴寒大盛于里，格越阳气于外，则里寒外热，汗出而厥。汗出而厥，有似亡阳，但厥而不是四逆，可知重点在于阴寒太重，但阳气也被里寒格越于外，有外越散亡之势。病已危重而由厥阴转归少阴，在治法上同少阴，用通脉四逆汤峻回其阳以消大盛于内的阴寒。

通脉四逆汤的现今用量：炙甘草 9 克，生附子 22 克，干姜 14 克，体质强壮的人干姜可用 18 克。

〔医论〕张锡驹：若寒伤厥、少二经，则阴寒气甚，谷虽入胃，不能变

化其精微，蒸津液而泌糟粕，清浊不分，完谷而出，故下利清谷也。在少阴则下利清谷，里寒外热，手足厥逆，脉微欲绝，身反不恶寒；在厥阴则下利清谷，里寒外热，汗出而厥。俱宜通脉四逆汤，启生阳之气而通心主之脉也。（《伤寒论直解·卷五》）

张斌：此下利清谷，为脾肾俱寒。厥阴为病而至脾肾皆伤，则其下寒必甚。寒甚于下，亦必反格阳气外越，即有类于少阴病中之里寒外热。所不同者，彼无汗出而此有汗出。少阴病若见汗出，已是亡阳；厥阴病反有汗出，是心包相火外越，尚未至肾阳散亡。但此已是亡阳之渐，所以亦手足厥逆。因此，在治法上，同于少阴，用通脉四逆汤，峻回其阳、扶脾助肾、抑制肝寒。（《伤寒理法析·中编·厥阴病篇》）

大汗出，热不去，内拘急[1]，四肢疼，又下利厥逆而恶寒者，**四逆汤**主之。（347）[原353]

甘草二两，炙　干姜一两半　附子一枚，生用，去皮，破八片

上三味，以水三升，煮取一升二合，去滓，分温再服。若强人可用大附子一枚、干姜三两。

[注解] [1] 内拘急：腹中拘急不舒。

[提要] 论阴寒过盛，阳气虚越，病由厥阴转归少阴的四逆汤证治。

[讲解] 大汗出，热不去，不是风热盛于上焦及体表，而是阳气散越于外。在厥阴病中，为上焦即心包相火散越外出。上热不能下潜，肝寒重则"内拘急"即腹中拘急。阳气不温于四肢，筋脉流行不畅则四肢疼。如果又见到"下利，厥逆而恶寒"的情况，为阴寒过盛，厥阴阳气虚越而致少阴阳气虚衰于内，病情由厥阴病转为少阴病，当以四逆汤温阳散寒，回阳救逆为治。

四逆汤的现今用量：炙甘草9克，干姜7克，生附子14克。

[医论] 张斌：大汗出，热不去，此种发热，看似阳盛，实为阳越，即包络相火外越之状。内拘急，四肢疼，是肝为寒伤，筋挛不舒所致。肝寒克脾，则下利；肾阳亦虚则恶寒；阳虚阴盛，本为寒邪内逆，其阳不出，当然就要厥逆。总之，此证当属阴极阳越的厥逆重证，所以用四逆汤，回阳救

逆，温肾暖肝，助母益子，由少阴而治厥阴，其病当愈。(《伤寒理法析·中编·厥阴病篇》)

大汗，若大下利而厥冷者，四逆汤主之。(348) [原 354]

〔提要〕论大汗或大下利，危及少阴而手足厥冷，当以四逆汤主治。

〔讲解〕大汗，在厥阴病中出现，仍为下寒太重，容易迫散心阳，或大下利则散脾肾之阳。病由厥阴阴寒内盛，迫阳气浮越，大汗或大下利而危及少阴，见有手足厥冷，为下寒伤损少阴，阳气阴液俱伤，故以四逆汤主治。总之，以阳气旺才可消阴寒，而阴血津液得以温畅运行，汗利即止，因此，本证以阴寒大盛而大汗或大下利，不得只见津液散亡一端而益其阴。

〔医论〕成无己：大汗，若大下利，内外虽殊，其亡津液、损阳气则一也。阳虚阴胜，故生厥逆，与四逆汤，固阳退阴。(《注解伤寒论·卷六》)

郑寿全：按大汗、大下利而厥冷者，皆阴阳两虚之候，理应大剂四逆回阳，千古定论。(《伤寒恒论·卷之十》)

呕而脉弱，小便复利，身有微热，见厥者难治，四逆汤主之。(349) [原 377]

〔提要〕论厥阴阳气虚逆，更有少阴阳虚，阴盛阳衰的难治之证，当以四逆汤救治。

〔讲解〕呕而脉弱，阳气虚而上逆；小便复利，下焦气液又伤；厥阴阳气虚而上浮；如再见厥冷为阴寒邪气乘阳气之虚而内逆，阴寒之气内消少阴虚阳，更见身有微热为阳气有虚越之势，故病为由厥阴转及少阴，为阴盛阳衰阴伤的难治之证，当以四逆汤救治。

〔医论〕张锡驹：此言上下内外气机不相顺接而为难治之证也。呕，气机上逆也；脉弱，里气大虚也；小便复利者，气机又下泄也；身有微热，见厥者，阴阳之气不相顺接也。上者自上，下者自下，有出无入，故为难治。若欲治之，四逆汤其庶几乎？(《伤寒论直解·卷五》)

郑寿全：按呕而脉弱，虚寒上逆也；小便复利，身有微热，真阳有外亡之机也；更加以厥，阴盛阳微也。故为难治，此际非大剂四逆不可。(《伤寒

恒论·卷之十》)

发热而厥，七日下利者，为难治。（350）[原348]

〔提要〕论阴寒大盛于里，里阳外亡的难治之证。

〔讲解〕发热而厥，说明阳气虚浮，里有阴寒之气，阴寒内逆而厥。至第七日，正气已传经一周，复至太阳之时，如果阳气恢复则阴寒消散为病愈。但反见下利，为阴寒之邪大盛于里，里阳外亡，脾肾之阳已败，故为难治。

〔医论〕张斌：发热而厥，为阴盛于内，阳越于外。至第七日，正当阳气出表之时而见下利，则必是阳绝于里，亦脾肾两败，故为难治。（《伤寒理法析·中编·厥阴病篇》）

伤寒发热，下利至甚，厥不止者死。（351）[原345]

〔提要〕论厥阴阴寒大盛，脾肾阳气下脱，津液又竭的死证。

〔讲解〕厥阴伤寒，发热，但阴寒之气大盛，使脾肾阳气下脱，而下利至甚，津气又因过度下利而衰竭，阴盛阳脱而津液又竭，无阳可承，无阳可用而厥不止，其发热更为虚阳散亡，故为死证。

〔医论〕张斌：虽未见躁不得卧，但下利甚而厥不止，亦终必致脾肾阳气下脱，故死。（《伤寒理法析·中编·厥阴病篇》）

伤寒发热下利，厥逆，躁不得卧者死。（352）[原344]

〔提要〕论厥阴阴寒大盛，导致肾阳衰亡的死证。

〔讲解〕伤寒发热，指厥阴伤寒，厥阴之阳气虚浮而发热。阴寒之气太甚，至下利厥逆，肾阳衰亡而浮越，则躁不得卧，而为死证。

〔医论〕张璐：躁不得卧，肾中阳气越绝之象也。大抵下利而手足厥冷者，皆为危候，以四肢为诸阳之本故也。加以发热、躁不得卧，不但虚阳发露，而真阳亦已烁尽无余矣，安得不死乎？（《伤寒缵论·卷上·厥阴篇》）

伤寒，热少微厥，指—作稍。头寒，嘿嘿不欲食，烦躁，数日小便利，色白者，此热除也，欲得食，其病为愈。若厥而呕，胸胁烦满者，其后必便血。（353）[原339]

〔提要〕论热厥轻证的转归与辨证。

　　[讲解] 伤寒，热少微厥，为热厥轻证。因少阳稍有热郁，使厥阴之气不得外达而厥。少阳之气不畅，而有指头寒、默默不欲食。但少阳不畅，又涉及厥阴，使三焦气机不畅，应该还有小便不利。此证并未致少阴枢机不利，如果少阳少阴气机俱不得枢转，病情会很重，不会仅为指头寒、默默不欲食。其烦躁为少阳热郁，以烦为主，热扰于心。数日少阳之气得畅，则小便利，小便色白，热从三焦水道得以去除，病人欲得食，为三焦之气已和畅，胃气因之而和，其病为愈。如果病情加重，则少阳的邪热入里而逆于厥阴，厥阴病则厥必加重，热入肝胆则犯胃而呕、胸胁烦满，邪热进一步由肝下迫，深入肠腑即可成便脓血之证。

　　[医论] 张锡驹：伤寒热少者，微从少阳之热化也；厥微者，微现厥阴之标阴也。惟其热少厥微，故手足不逆冷而止于指头寒也。少阳主阳之枢，少阴主阴之枢，阴阳枢转不出，故默默不欲食而烦躁数日也。若小便利色白者，枢转利而三焦决渎之官得其职，水道行而热已除也。病以胃气为本，故必验其食焉。欲得食，胃气和，其病为愈。若厥而呕，少阴枢转不出也；胸胁烦满，少阳枢转不出也。阴阳并逆，不得外出，必内伤阴络，其后必便脓血也。(《伤寒论直解·卷五》)

　　伤寒，脉滑而厥者，里有热，**白虎汤**主之。(354) [原350]

　　知母六两　　石膏一斤，碎，绵裹　　甘草二两，炙　　粳米六合

　　上四味，以水一斗，煮米熟汤成，去滓，温服一升，日三服。

　　[提要] 论厥阴热厥的白虎汤证治。

　　[讲解] 伤寒，脉滑而厥，里有热，脉滑为热郁于里，壅遏气血，闭郁人体阳气而致厥，此为热厥证。当以白虎汤清解里热为治，里热去则气血和，阳气达，其厥即愈。

　　白虎汤的现今用量：知母27克，石膏72克，甘草9克，粳米40克。

　　[医论] 张锡驹：伤寒脉滑而厥者，阳气内郁而不得外达，外虽厥而里则热也，故宜白虎汤。(《伤寒论直解·卷五》)

　　伤寒，一二日至四五日，厥者必发热；前热者后必厥。厥深者热亦深；

厥微者热亦微。厥应下之，而反发汗者，必口伤烂赤。（355）[原335]

〔提要〕论热厥证，或厥阴气机内闭为厥，使热结于里；或热结于里，使厥阴气机内闭而致厥，以及其治法及禁忌。

〔讲解〕伤寒一二日至四五日，一开始就有手足厥冷，为厥阴之气内郁，少阳之气不出，阴阳之气不相顺接而致厥，所以，先厥则继之又使里热内郁，时间越久，热郁越重。但如果先发热，里热内结，也会使厥阴经气内郁而不畅，一定继之会有手足厥冷。所以，先厥则继之发热，先发热则继之有厥的发生。厥深者热亦深、厥微者热亦微，一方面也是说热郁于内的时间长短，所以，条文中有"一二日至四五日"，为日期的或短或长。但更重要的是说邪热闭郁于内的浅深轻重，手足厥冷越严重，则邪热在内越深越重。手足厥冷越轻，则邪热也越轻越浅。邪热深重，闭结于下焦，就当攻下其邪热结实。因为厥阴从阖，邪热如果去除，厥阴之气就不会受其阻碍，可顺利从阖下行，进一步化生少阳之气，而为阴阳之气相互顺接，手足厥冷自然也就消除了。如果用辛温发汗之法，必使邪热上壅，津伤热逆，而形成口伤烂赤。

〔医论〕郑寿全：病人八九日，初发热，口渴饮冷，二便不利，烦躁谵语，忽见身冷如冰，形如死人。此是热极内伏，阳气不达于外，证似纯阴。此刻审治，不可粗心，当于口气中求之，二便处求之。予经验多人，口气虽微，极其蒸手，舌根红而不青，小便短赤，急宜攻下，不可因循姑惜，切切不可妄用姜附。（《医理圆通·卷之三》）

张斌：就热厥来说，厥逆深至腕臂的，其邪热亦深入；相反，厥逆微见指头的，其邪热亦微浅。热邪伤阴，阴经由内脏达于四末以交阳经，今为热郁，不能使其气液交于阳经，而阳无所受，所以手足就要寒冷。这就是热厥的道理。本条下段，即讲热厥治疗的宜忌。对热厥的治疗，应当攻下其热。如果反而发汗，即用辛温之剂治疗，必然要反助其邪热上壅，津液又伤，所以必口伤烂赤。这主要是因为肝与心包俱热，肝热上犯脾胃，心包内烁于心，口为脾窍，舌为心苗，故而如此。（《伤寒理法析·中编·厥阴病篇》）

伤寒，先厥，后发热而利者，必自止，见厥复利。（356）[原331]

〔提要〕论厥热胜复证，为病在厥阴，寒邪与厥阴风火反复相争所致。

〔讲解〕伤寒先厥，后发热而利，病在厥阴，寒邪与厥阴风火之气相争，如果阴寒之气重，则四肢厥冷而又下利。如果厥阴风火之气转旺，则发热而利必自止，厥冷亦去。如果热后又见厥，为阴寒内逆，就会再见下利。这种厥热胜复，病在厥阴，因少阴还没有太虚，所以可有厥阴的厥热胜复。而病在少阳，则厥阴与少阴均不虚，少阳之气与邪相争，则可见往来寒热。

病在少阴虚寒，四肢厥逆、厥冷，不会见有厥热胜复，这是因少阴心阳命火虚微，已无厥热胜复之机。而病在厥阴，少阴之根本未有大伤，仍可助厥阴而有厥热胜复的形成。

〔医论〕成无己：阴气胜，则厥逆而利；阳气复，则发热，利必自止。见厥，则阴气还胜而复利也。（《注解伤寒论·卷六》）

伤寒，先厥后发热，下利必自止，而反汗出，咽中痛者，其喉为痹[1]。发热无汗，而利必自止，若不止，必便脓血，便脓血者，其喉不痹。（357）[原334]

〔注解〕[1]其喉为痹：指咽喉红肿疼痛，闭塞不畅。

〔提要〕论厥阴厥热胜复而阳复太过的情况。

〔讲解〕厥阴伤寒，首先因受寒而先厥，后造成厥阴风火蓄郁而发热，有下利的，必会因厥阴阳复而自止。如果反而汗出，咽中痛，为阳复太过，阳复于上而发为喉痹。"发热无汗，而利必自止"，是说厥阴阳气得复后，如果能较为顺利地化生少阳之气，达邪于外，即成发热无汗，而利必自止。"若不止，必便脓血"，是说发热无汗而下利不止，为郁热下攻，伤损津液而下利不止，津液伤则火热结聚，进一步伤津动血，必然要便脓血。总之为厥阴火热壅郁，攻冲于上下，腐伤上下焦之津液气血所致。而厥阴之所以阳复太过，而为喉痹或便利脓血者，更因为津液伤耗，使热聚不能畅达于外，成为了阳复太过的邪热。内结的邪热或攻冲于下，或攻冲于上。如果攻冲于下而便脓血，一般就不会再发生攻冲于上的喉痹证。

〔医论〕张斌：伤寒先厥后发热，下利必自止，亦当为寒厥之证。但发热以后，反见汗出，是里热大盛，蒸腾上越。汗由阴出，必心液受伤，心火上灼，即见咽痛，此时其喉咙必肿痛不通而发声不出，称为喉痹。反之，如果发热无汗，其利亦必因阳复而止，这是病愈之兆。如发热无汗而利仍不止，则又火热下趋，伤津动血，必便利脓血。便利脓血，其喉即不痹。说明原本寒厥下利，若阳复而热化太过，上逆即见咽痛喉痹，下迫即见便利脓血，总因肝与心包，皆为多血，热从厥阴来，不论伤于何部，特别是脾肺所主之部，即要发生痈脓之证，不同于他经的邪热为病。（《伤寒理法析·中编·厥阴病篇》）

伤寒，发热四日，厥反三日，复热四日，厥少热多者，其病当愈。四日至七日，热不除者，必便脓血。（358）[原341]

[提要]论厥热胜复，厥阴之气与寒邪相争，厥少热稍多，其病当愈。如果厥阴里热蓄积过多则会便脓血。

[讲解]厥热胜复是厥阴之气与寒邪相争的一种病理表现。如果厥阴阳气回复稍旺一些，形成了发热四日，手足厥冷反而三日，再发热四日的厥少热稍多的情况，寒邪必会被化解，而阳热也未蓄积太过，所以其病当愈。如果四日至七日，仍发热，就会成为厥阴里热蓄积过多的便利脓血之证。

[医论]张斌：阳气回复而稍稍偏盛的，亦当全愈……总之，厥热两平，日数相等，其病当愈。热稍多于厥，其阳不亢盛，亦当病愈。若阳热偏亢，则又必化为痈脓。（《伤寒理法析·中编·厥阴病篇》）

伤寒病厥五日，热亦五日，设六日当复厥，不厥者自愈。厥终不过五日，以热五日，故知自愈。（359）[原336]

[提要]论厥热胜复，厥与热日数相等，厥阴阳热可化解阴寒，病当自愈。

[讲解]厥热胜复，均为五日，为厥阴所产生的阳热与阴寒之气相当，阳热已能化解掉体内所存的阴寒，应该病自愈。如果在热五日之后的第六日，又见手足厥冷，为阴寒邪气仍在，厥热胜复仍将持续下去。

[医论]柯琴：热与厥相应，是谓阴阳和平，故愈。（《伤寒论注·卷四》）

黄元御：阴胜而厥者五日，阳复而热者亦五日，设至六日，则阴当又胜而复厥，阴胜则病进，复厥者病必不愈。若不厥者，则阴不偏胜，必自愈也。（《伤寒悬解·卷十二·厥阴全篇》）

伤寒，厥四日，热反三日，复厥五日，其病为进。寒多热少，阳气退，故为进也。（360）[原342]

〔提要〕论厥热胜复，寒的日数多，热的日数少，阴寒盛而阳气消退减少，为病情加重。

〔讲解〕伤寒，厥四日，热反而只有三日，又厥五日，厥的日数多，而热的日数少。寒多热少，阴寒较盛，阳气不能消除阴寒，而阳气又消退减少，故为病情正在加重。

〔医论〕钱潢：此言厥多于热，为阴胜于阳，乃寒邪盛而阳气衰。人以阳气为生，阳衰则病，阳尽则死，故寒多热少，为阳气退而其病为进也。（《伤寒溯源集·卷之十·厥阴篇》）

伤寒，始发热六日，厥反九日而利。凡厥利者，当不能食，今反能食者，恐为除中[1]，一云消中。食以索饼[2]，不发热者，知胃气尚在，必愈，恐暴热来出而复去也。后日脉之[3]，其热续在者，期之旦日夜半愈。所以然者，本发热六日，厥反九日，复发热三日，并前六日，亦为九日，与厥相应，故期之旦日夜半愈。后三日脉之而脉数，其热不罢者，此为热气有余，必发痈脓也。（361）[原332]

〔注解〕

[1]除中：是胃气衰亡的证候名称。即中气消除。

[2]索饼：以面粉做成的条索状食物。

[3]脉之：诊其脉，诊察病情。

〔提要〕论厥热胜复的几种进展情况。阴寒深重，致脾胃阳气衰亡而成除中证。阴寒与阳热的日数相等而病愈。阳复太过而成痈脓证。

〔讲解〕伤寒，先发热六日，为厥阴的阳气可与寒邪相争而发热，又见厥反九日而利，为阴寒邪气深入于厥阴，而阳气较虚，当为重证、危证。大凡手足厥冷而且下利的，脾胃阳气虚弱，就应该不能饮食。如今反而能食，恐怕是除中证。除中证，为脾胃阳气衰亡至极，其阳气均已不能潜藏于内，而处于一并浮越外出的状态。有这种疑虑时，可给病人吃些索饼，即麦粉做的条索状食物，食后不发热的，是脾胃阳气尚存，其病过数日后必当痊愈。如果是除中死证，则吃索饼后，无根的阳热涌出而暴热突来，发热虽剧烈，过后就消失，病人必死。如果没有大的发热，在第三日，诊其脉，而人体徐和产生的阳热之气连续存在的，即可在诊脉之后的旦日（第二天）夜半时病愈。因厥冷为九日，而发热前六日，加上后三日，也是九日，阴寒与阳热的日数相当，所以为病愈。如果后三日，诊其脉，脉有明显的数象，阳热产生较盛的，又为阳复太过，会因阳热壅蓄而产生痈脓之证。

[医论] 章楠：热少厥多，邪深入阴而阳气陷，必下利不能食，如反能食者，恐为除中。除中者，中气已除，胃空求食，乃假胃气之死证也。食以索饼，若得食而即发热者，知胃气尚在，可期必愈。然恐如残灯余焰，其热暴出复去而仍厥，则为死证也。后三日脉之，其热在者，期之旦日夜半可愈，以阳气生于子，旺于平旦，阳旺而邪解也。因其发热三日，与前六日亦成九日，与厥之九日相等，则阴阳无偏而能食，是邪退胃和，故必愈也。若三日后脉数而热不罢，则邪热有余，必郁其气而成痈脓也。（《伤寒论本旨·卷四》）

伤寒脉迟，六七日而反与黄芩汤彻其热，脉迟为寒，今与黄芩汤复除其热，腹中应冷，当不能食，今反能食，此名除中，必死。（362）[原333]

[提要] 论厥阴伤寒误治后转为除中证。

[讲解] 伤寒脉迟，为厥阴伤寒，阴寒内盛，阳气虚微。六七日为传经于厥阴太阳之期，此时如果阳气回复，脉应该不迟，但仍为脉迟，阳气没有恢复，如果有发热，应该怀疑有虚阳浮越外散，而反与黄芩汤除其浮热，腹中阳气被苦寒的黄芩汤所伤，应该不能食。而今反而能食，是胃气败绝，虚阳外越而出现能食的反常情况，叫作除中证。因胃阳已尽数浮散而亡，故为必死。

[医论] 陈修园：前言脉数为热，便知脉迟为寒。伤寒脉迟，六七日，

正藉此阴尽出阳之期，得阳之气而可望其阳复也。医者不知，而反与黄芩汤彻其热，则惟阴无阳矣。盖厥阴为阴之尽，当以得阳为主，忌见迟脉，而反见之，脉迟为里寒，今与黄芩汤复除其外热，则内外皆寒，腹中应冷，当不能食，今反能食，此名除中，谓中气已除而外去，必死。由此观之，伤寒以胃气为本之旨愈明矣。（《伤寒论浅注·卷六·辨厥阴病脉证篇》）

伤寒，六七日不利，便发热而利，其人汗出不止者死，有阴无阳故也。（363）[原346]

〔提要〕论厥阴伤寒转为有阴无阳的死证。

〔讲解〕伤寒六七日为传经于厥阴太阳之期，如果阳气回复，此时病可见轻。但阳气虚衰，也可于此时由内浮散于外。伤寒六七日，发热而利，又汗出不止，为阴寒大盛于内，阳气尽数浮散于外，气液也因此而下脱外散，有阴无阳，故为死证。

〔医论〕张斌：伤寒六七日，是正气由阴出阳之时。以前不利，此时发热而利，是阳绝于里，外越于表，所以其人又汗出不止。表里两脱，气液将绝，纯阴无阳，生机不出，故当死。（《伤寒理法析·中编·厥阴病篇》）

伤寒下利，日十余行，脉反实者死。（364）[原369]

〔提要〕论厥阴伤寒，下利，形成邪实于内，正气衰亡的死证。

〔讲解〕伤寒下利，日十余行，正气大受损伤，脉应虚弱才是。脉反实，邪盛于内，正气衰亡，已经不能主持于内，邪气逆乱力强，故为脉实而坚劲，不柔和，为死证。

〔医论〕张志聪：伤寒下利者，伤寒本自寒下也。日十余行者，病厥阴而三阴三阳之气皆虚也。夫六气主十二时，一日而十余行，则阴阳六气皆虚，气虚而脉反实者，乃真元下脱，不得柔和之胃脉也，故死。（《伤寒论集注·卷第四》）

张斌：正气已大伤而脉当微弱，今反实者，是邪气大盛之脉。邪大盛而正大伤，气为邪控，故必死。（《伤寒理法析·中编·厥阴病篇》）

下利清谷，不可攻表，汗出必胀满。（365）[原364]

〔提要〕论厥阴下利清谷，不可攻表，攻表则阴寒大盛而腹胀满。

〔讲解〕少阴病下利清谷，为脾肾阳气大虚，再发其汗，即可亡阳而死。本条为厥阴病中的下利清谷，为厥阴肝寒，脾胃之气受克而不能升发，遂成下利清谷之证。如果攻表发汗，阴寒大盛于内，气机不达，则致腹胀满。此与少阴病中的下利清谷有所不同。

〔医论〕张斌：下利清谷，是肝寒大盛，克脾犯肾，使脾肾阳气大伤所成。阳虚于里，当然不能攻表发汗，如攻表汗出，必阴邪大盛于内而气逆不降，反要胀满。（《伤寒理法析·中编·厥阴病篇》）

下利腹胀满，身体疼痛者，先温其里，乃攻其表。温里宜四逆汤，攻表宜**桂枝汤**。四逆汤用前方。（366）[原372]

桂枝汤方

桂枝三两，去皮　芍药三两　甘草二两，炙　生姜三两，切　大枣十二枚，擘

上五味，以水七升，煮取三升，去滓，温服一升。须臾啜热稀粥一升，以助药力。

〔提要〕论厥阴下利腹胀满，但表里同病而身体疼痛，当先用四逆汤温里，再用桂枝汤解表。

〔讲解〕厥阴下利腹胀满，为阴浊内盛，下焦阳气已虚，但表里同病而又有身体疼痛，如果先攻其表，里证必然转重，而成脾肾阳气大衰，甚至不救。当先用四逆汤助脾肾之阳，使里阳先复，厥阴的阴浊得以去除，然后才有余力以桂枝汤解表。

为什么厥阴下利腹胀满，不用吴茱萸汤等治疗厥阴里寒的方剂，径直用四逆汤呢？因为，此证是表里不解，阴寒较重而伤里阳，表寒更容易乘虚内入，病情较急较重。所以，以四逆汤温里散寒，以少阴助厥阴，更能进一步扶助太阳气化，厥阴得治，再用桂枝汤解表。

桂枝汤的现今用量：桂枝 14 克，白芍 14 克，炙甘草 9 克，生姜 14 克，大枣 15 克。

　　〔医论〕张斌：此证下利腹胀满，为肝寒犯脾，气虚不运、浊阴上逆，而身体疼痛，又是寒在肌腠、荣卫不和、神机不出。里气虚寒，就不可攻表，所以必先温其里，乃攻其表。温里宜四逆汤；攻表宜桂枝汤。此法在三阴病中皆同，不独厥阴为然。（《伤寒理法析·中编·厥阴病篇》）

　　伤寒四五日，腹中痛，若转气下趣[1]少腹者，此欲自利也。（367）[原358]

　　〔注解〕[1]趣：同"趋"，趋向。

　　〔提要〕论阴寒深入厥阴而欲自利。

　　〔讲解〕伤寒四五日，为传经于太阴少阴之期，腹中痛，为阴寒结聚在太阴。如果转气下趋少腹，正不胜邪，阴寒邪气进一步深入厥阴，而为欲自利。

　　〔医论〕张斌：伤寒四五日，正值气行太阴少阴之期，若肝邪旺盛，脾肾虚弱，邪气内迫，正邪相争，则腹中痛；正不胜邪，即转气下趋少腹。此因中气不升、胃关不固，所以说此欲自利也。自利即气液下脱之意。（《伤寒理法析·中编·厥阴病篇》）

　　伤寒，本自寒下，医复吐下之，寒格，更逆吐下，若食入口即吐，**干姜黄芩黄连人参汤**主之。（368）[原359]

　　干姜　黄芩　黄连　人参各三两

　　上四味，以水六升，煮取二升，去滓，分温再服。

　　〔提要〕论厥阴寒利误治后，下寒格拒火热于上，当以干姜黄芩黄连人参汤主治。

　　〔讲解〕厥阴伤寒，本自寒下，指阴寒在下，而自下利，如果下焦相火有所损伤，容易产生上热下寒的情况。这时，医生见到上焦轻微的火郁，就认为是实证，用了吐法及下法误治，形成"寒格"，即下寒格拒火热于上。为什么会有较为严重的寒格呢？这是由于误治导致了中焦不通，脾气不升，则下利，胃气不降则吐逆，所以继而又有吐下的发生。"饮食入口即吐"，又为上热较重，下寒复逆所致。治疗的重点放在中焦不通，当以干姜黄芩黄连人参参汤清上温下，调和脾胃，交通上下为治。本方以干姜辛热温阳散寒止利；黄芩黄连清上逆之热，使热清火降，气机下达，脾气升而胃气降，火气从降而不上逆，又可使下寒更好地消除；佐以党参补中益气，以恢复吐下后的气液之虚。

干姜黄芩黄连人参汤的现今用量：干姜 14 克，黄芩 14 克，黄连 14 克，党参 14 克。

［医论］张斌：厥阴伤寒，肝寒克脾，本可因寒下利。但医者误认为热结旁流，又给予涌吐和攻下，其寒更甚，阻格中焦，不仅下迫而下利益甚，而且上逆而呕吐不止。但此吐利，如为上下皆寒者，则当仿少阴吐利而用吴茱萸汤为治；而今是食入口即吐，知为上火下寒，不符合少阴为病的特点。可见原来就是寒热错杂之证，虽经吐下，阳气下虚，阴液上伤，中焦不通，故上火愈甚，下寒复逆，因有是证。当用干姜黄芩黄连人参汤，清上温下、沟通中焦气液、和脾益胃为治。（《伤寒理法析·中编·厥阴病篇》）

干呕，吐涎沫，头痛者，**吴茱萸汤**主之。（369）[原378]

吴茱萸一升，汤洗七遍　人参三两　大枣十二枚，擘　生姜六两，切

上四味，以水七升，煮取二升，去滓，温服七合，日三服。

［提要］论肝寒挟浊阴上犯的吴茱萸汤证治。

［讲解］肝寒冲逆胃气，挟浊阴上犯而干呕、吐涎沫，相火虚而被逼于上则头痛。在临床上可见到干呕、吐涎沫、头顶痛，手足冷的患者，兼有面红或目赤，虽面红或目赤却为吴茱萸汤证。

吴茱萸汤的现今用量：吴茱萸 28 克，党参 14 克，生姜 27 克，大枣 15 克。方中吴茱萸量较大，但汤煎成后分为三服，用于下焦肝脏阴寒盛而冲逆的患者确为合适，但如果用于下焦没有阴寒浊气的病人，吴茱萸用量大了，自然是不行的。

［医论］章楠：涎出于脾，沫出于肺，厥阴中相火为寒邪所激，逆冲犯胃而干呕，涎沫不归脾肺，随气呕吐。厥阴之脉上巅顶，故头顶痛也。吴茱味苦，下肝气最速，而辛温散寒；人参、姜、枣，补脾肺以安中，肝气平则

头痛愈，中宫和则呕吐止也。（《伤寒论本旨·卷四》）

张斌：厥阴寒甚，必肝寒上逆，胃中空虚，故干呕仅吐出涎沫。此涎沫是胃中黏液因寒冷而不得温化所成。由于阴寒下盛，上冲为病，其阳气被格循经上壅，故见头痛；此痛主要是在巅顶，有撞击性痛感。往往也要见厥逆身凉，反而目赤面青。当用吴茱萸汤，温胃降逆、泄肝补中。（《伤寒理法析·中编·厥阴病篇》）

呕而发热者，小柴胡汤主之。（370）[原 379]

柴胡八两　黄芩三两　人参三两　甘草三两，炙　生姜三两，切　半夏半升，洗　大枣十二枚，擘

上七味，以水一斗二升，煮取六升，去滓，再煎取三升。温服一升，日三服。

[提要] 论厥阴病转为少阳病，当用小柴胡汤主治。

[讲解] 原是厥阴病，由于厥阴之气转强，厥阴之邪由里达外，厥阴病转为少阳病，出现了呕而发热的少阳病证，可用小柴胡汤扶助并畅达少阳之气，进一步祛邪外出而愈。

小柴胡汤的现今用量：柴胡 36 克，黄芩 14 克，人参 14 克，炙甘草 14 克，生姜 14 克，大枣 15 克，半夏 14 克。

[医论] 钱潢：邪在厥阴，惟恐其厥逆下利。若见呕而发热，是厥阴与少阳藏府相连，乃藏邪还府，自阴出阳，无阴邪变逆之患矣，故当从少阳法治之，而以小柴胡汤和解其半表半里之邪也。（《伤寒溯源集·卷之十·厥阴病》）

呕家有痈脓者，不可治呕，脓尽自愈。（371）[原 376]

[提要] 论有痈脓而致呕吐，当治疗根本。

[讲解] 相火结聚不发，腐伤气血则为痈脓。如果胃中有痈脓而导致呕吐，不可以治疗呕吐，应当消除痈脓而呕吐自愈。

[医论] 王丙：呕不必属厥阴，此因厥阴相火冲入胃中，胃脘有痈，脓成作呕，是虽胃病，而实厥阴经脉之热邪为病也。（《伤寒论注·卷五》）

唐宗海：便脓血属厥阴，呕脓血亦属厥阴，则知厥阴主血脉，并知风热相煽则血化为脓，凡治一切脓血，皆得主脑矣。(《伤寒论浅注补正·卷六》)

伤寒，哕而腹满，视其前后。知何部不利，利之即愈。(372)[原381]

[提要] 论实证呃逆的治疗原则。

[讲解] 伤寒，呃逆，又有腹满，必是邪气阻滞于内，以厥阴之气本应从阈下行，邪气内阻，就会导致厥阴之气不畅，挟胃气而上逆。腹满为邪气聚积所致，当察其大便、小便，知何部不利，视病情而通利之，则呃逆等症自愈。

[医论] 汪琥：此条伤寒，乃邪传厥阴，热郁于里，而成实哕之证也。厥阴之经抵少腹，夹胃，上入颅颡，凡哕呃之气，必从少腹而起，由胃而上升于咽颡故也。哕而腹满者，必其人前后便不利，水火之气不得通泄，气不通泄，反逆于上而作哕也。须大小便通利而哕自愈。(《伤寒论辨证广注·卷十·厥阴病》)

下利谵语者，有燥屎也，宜小承气汤。(373)[原374]

大黄四两，酒洗　枳实三枚，炙　厚朴二两，去皮，炙

上三味，以水四升，煮取一升二合，去滓，分二服。初一服谵语止，若更衣者，停后服，不尔，尽服之。

[提要] 论厥阴热结，下迫于肠，而成燥屎内结，宜用小承气汤攻下。

[讲解] 此条在厥阴病中，即病涉厥阴。由于厥阴阳热来复太过，形成肠中结热而使肠气逆乱，肠气逆乱而下利，津液下走，反而燥屎内结，热结于内，上饶于心则谵语，这是由于厥阴而致阳明病，而宜用小承气汤攻下结热及燥屎。

小承气汤的现今用量：大黄18克，厚朴9克，枳实15克。

[医论] 章楠：燥屎结于肠，厥阴邪热不随利而下走，反上冲心而谵语，以小肠为心之腑也，其下利者，旁流之水也，故宜小承气以下燥屎。此厥阴之兼证也。(《伤寒论本旨·卷四》)

下利后更烦，按之心下濡者，为虚烦也，宜栀子豉汤。(374)[原375]

肥栀子十四个，擘　香豉四合，绵裹

上二味，以水四升，先煮栀子，取二升半，内豉，更煮取一升半，去滓，分再服。一服得吐，止后服。

〔提要〕论下利后厥阴虚热壅于心膈而虚烦，宜用栀子豉汤治疗。

〔讲解〕下利前就有心烦，利后心烦更重，但按之心下软，为厥阴虚热上壅于心膈，为虚烦，仍当以栀子豉汤清泄虚郁之热为治。

栀子豉汤的现今用量：栀子 15 克，淡豆豉 14 克。

〔医论〕柯琴：更烦，是既解而复烦也。心下软对胸中窒而言，与心下反鞕者悬殊矣。要知阳明虚烦，对胃家实热而言，是空虚之虚，不是虚弱之虚。(《伤寒论注·卷三》)

热利下重者，**白头翁汤**主之。(375)[原 371]

白头翁二两　黄檗三两　黄连三两　秦皮三两

上四味，以水七升，煮取二升，去滓，温服一升，不愈，更服一升。

〔提要〕论热利下重，为邪热闭阻厥阴相火，腐伤肠络，形成湿热邪毒，当以白头翁汤主治。

〔讲解〕本条下利为厥阴的阳热被邪气闭郁而不达，下迫于肠道，使气血壅滞，湿热继生，腐秽凝滞，欲排泄而不得出，故有下重，即里急后重。邪热腐伤肠黏膜及血络，形成湿热邪毒，则大便有红白黏液或脓血。此热利多为西医学中的细菌性痢疾和阿米巴痢疾。临床可见发热、口渴、舌红、苔黄、腹痛、脉沉弦数等热证表现，治宜白头翁汤消散血气中结热，清热解毒，燥湿止利。方以白头翁为主药，散血气中之结热而止利；黄连、黄柏清热燥湿止利；秦皮行气去滞，清肝泄热。方中有清、有泄、有散，故可使热利下重得愈。

白头翁汤的现今用量：白头翁 9 克，黄柏 14 克，黄连 14 克，秦皮 14 克。

〔医论〕王丙：此厥阴热利治法也。云热利则有烦渴等证可知，云下重则湿热之浊注于肛门可知。厥阴主藏血，湿热著于血分，故以连、柏之苦能

入血者清之；而君以白头翁，取其性升，可散相火之郁；佐以秦皮，又取其专入厥阴而清热也。(《伤寒论注·卷五》)

下利欲饮水者，以有热故也，白头翁汤主之。(376) [原 373]

〔提要〕论下利，渴欲饮水，也是热利的表现，当用白头翁汤主治。

〔讲解〕下利，渴欲饮水，为肠胃中有热消烁其津液，虽无里急后重，但也是热利的具体表现，仍当用白头翁汤治疗，取其散热清热泄热，邪热去则津液复。

〔医论〕汪琥：热利内亡津液故欲饮水，白头翁汤不但坚下焦，兼能清中焦，以汤中有黄连故也，热清津液回，饮水止而利自除矣。(《伤寒论辨证广注·卷十·厥阴病》)

下利，脉沉弦者，下重也。脉大者为未止。脉微弱数者，为欲自止，虽发热不死。(377) [原 365]

〔提要〕本条从脉象上判断热利的预后。

〔讲解〕厥阴的阳复之热，如果能随津液转出，即化为少阳之气。但厥阴经气闭郁，不得顺利转出，就成为了闭结的邪热。

下利，脉沉弦，为热郁于下，里气壅郁，气机不得下达，而有下重即里急后重的症状。脉沉弦而大，为邪热太盛，故为未止。脉由沉弦转为微弱而数，是气机已畅达，火热消减，虽津液稍亏，但阳气已不是闭郁在里，故下重、下利将自止，如此则热已外达，虽有发热，也不是死证。以上是从邪热壅郁的角度讲下利、脉沉弦、下重。而除邪热之外，寒湿凝结、痰浊内滞等均可引起下重。

〔医论〕黄宝臣：厥阴下利，原中见少阳之热化太过，然少阳之脉弦而不沉，今脉沉弦者，乃少阳之气不升，火邪下陷，故成滞下之病，而里急后重也。细审其脉，倘于沉弦之中而觉其大者，为阳热有余，其利未止。若于沉弦之中，脉渐微弱而数者，是阳中有阴，为利欲自止。虽发热，乃邪自内出之机，故知不死也。(《伤寒辨证集解·卷七·厥阴全篇》)

下利，寸脉反浮数，尺中自涩者，必清脓血。(378) [原 363]

　　〔提要〕论下利，因阴血不足，阳热内陷，而便脓血。

　　〔讲解〕下利，寸脉反而浮数，是阳热盛于上，应随汗而出于表，方不致太过，但尺中之脉自涩，阴血不足于里，可知上热缺乏阴液而不能随汗消减，且里阴不足，阳热内陷，而成便利脓血之证。必清脓血的清字，同"圊"，为登厕大便之义。

　　〔医论〕程应旄：浮数者阳盛，涩者阴虚，阴虚而阳下凑，必随经而圊脓血。(《伤寒论后条辨·卷十二》)

　　下利，脉数而渴者，今自愈。设不差，必清脓血，以有热故也。(379) [原367]

　　〔提要〕论厥阴下利，阳复寒去则病愈，但阳复太过，则便脓血。

　　〔讲解〕厥阴阴寒下利，脉数而渴，阳气复、阴寒去则为自愈。但病不差，为阳复于里，又有津液损伤而渴，阳热不能随津液畅达于外，就易蓄积转增于里，此为阳复太过，更伤阴动血而为便利脓血之证。

　　〔医论〕尤在泾：此亦阴邪下利而阳气已复之证，脉数而渴，与下利有微热而渴同意。然脉不弱而数，则阳之复者已过，阴寒虽解，热气旋增，将更伤阴而圊脓血也。(《伤寒贯珠集·卷八·厥阴篇》)

　　下利，脉数，有微热汗出，今自愈，设复紧，为未解。一云，设脉浮，复紧。(380) [原361]

　　〔提要〕论厥阴下利将自愈的脉证以及未解的脉象。

　　〔讲解〕厥阴阴寒下利，脉数，为阴寒已去，但疑有阳复太过，见微热汗出，可知稍有些过盛的阳热可随汗而去，不会阳热下蓄而形成便利脓血，故为今自愈。如果汗出后，复为寒邪侵袭，脉又见紧象，为未解。

　　〔医论〕成无己：下利，阴病也。脉数，阳脉也。阴病见阳脉者生，微热汗出，阳气得通也，利必自愈。诸紧为寒，设复脉紧，阴气犹胜，故云未解。(《注解伤寒论·卷六》)

　　下利，有微热而渴，脉弱者，今自愈。(381) [原360]

　　〔提要〕再论厥阴下利将自愈的脉证。

〔讲解〕厥阴阴寒下利，有微热而渴，是阳气恢复，脉弱为阴寒邪气已去，又因下后津气稍虚。但已经邪去正复，又没有阳热蓄积转增，所以为"今自愈"。

〔医论〕卢之颐：下利有微热而渴，脉弱者，阴形得阳象，正气复而邪却走矣，故自愈。(《仲景伤寒论疏钞金锌·卷十一·辨厥阴》)

厥阴病，渴欲饮水者，少少与之愈。(382)[原329]

〔提要〕论厥阴病，寒去而渴欲饮水，当少少与之。

〔讲解〕厥阴病，应指厥阴下寒的病证，本为口不渴，这与厥阴病提纲证中有消渴的上热下寒证不同。厥阴下寒，以阳气恢复，寒去而渴欲饮水为病情好转，但不可多饮，多饮则水停于内，使初生的厥阴阳气又虚，反助下寒为病。所以，渴欲饮水者，少少与之愈。

〔医论〕《医宗金鉴》：厥阴病，渴欲饮水者，乃阳回欲和，求水自滋，作解之兆，当少少与之，以和其胃，胃和汗出，自可愈也。若多与之，则水反停渍入胃，必致厥利矣。(《订正仲景全书伤寒论注·辨厥阴病脉证并治全篇》)

卷第七

辨霍乱病脉证并治第十三

问曰：病有霍乱[1]者何？答曰：呕吐而利，此名霍乱。（383）[原382]

【注解】[1]霍乱：是以起病急骤，既有呕吐，同时又有下利为主要临床表现的病证。一时暴发，吐利交作，忽然之间，挥霍撩乱之势，故名霍乱。

【提要】论霍乱是以呕吐、下利并见为主要临床表现的暴发性胃肠疾患。

【讲解】霍乱病，引起的原因很多，《伤寒论》中的霍乱病，主要是由风寒湿邪所致。此证多因食入不洁之物，或暴饮暴食、过饥过饱，或饮冷过度，以致脾胃功能紊乱，胃中浊阴之邪上逆则呕吐，脾的清阳之气下陷则下利，为阴阳乖戾、清浊相干、相互冲逆之证。此证主要病位在太阴，但比太阴病起病急骤，病情也重，病证表现也有所不同，所以，在《伤寒论》专设一篇论述霍乱病。这种霍乱病与现今西医学所说的由霍乱弧菌引起的霍乱病概念不同，其包括的病证范围要广阔得多。

霍乱是以呕吐、下利并见为主要临床表现的起病急骤、突然的暴发性胃肠疾患。

后世医家又把霍乱分为湿霍乱与干霍乱两大类。以上吐下泻，吐泻无度为湿霍乱。《伤寒论》中所述的霍乱病，就属于这种湿霍乱。而另外一种霍乱，为欲吐不吐，欲泻不泻，腹中绞痛，烦闷不安，短气汗出，称为干霍乱，又称绞肠痧，病情也极为危重。《伤寒论》中的霍乱病，不属于干霍乱。

【医论】黄元御：霍乱者，夏秋之月，食寒饮冷，而外感风寒者也。时令则热，而病因则寒，故仲景立法则主理中。……食寒饮冷，水谷不消，外感风寒，则病霍乱。脾胃以消化为能，水谷消化，旧者下传而新者继入，中气运转，故吐利不作；水谷不消，在上脘者则胃逆而为吐，在下脘者则脾陷而为利，或吐或利，不并作也。若风寒外束，经迫府郁，则未消之饮食不能容受，于是吐利俱作。盖胃本下降，今上逆而为吐，脾本上升，今下陷而为利，是中气忽然而紊乱也，故名曰霍乱。(《伤寒悬解·卷十三·霍乱》)

沈元凯：《内经》云：土郁之发，民病呕吐霍乱。注下又云：岁土不及，风乃大行，民病霍乱飧泄。又云：热至则身热霍乱吐下。按此则有土湿而霍乱者，有土虚风胜而霍乱者，有火盛土燥而霍乱者，虽燥湿虚实不同，要皆脾胃之病也。霍乱四时皆有，然得于秋夏之交者居多。(《伤寒大乘·卷一》)

问曰：病发热头痛，身疼恶寒，吐利者，此属何病？答曰：此名霍乱。霍乱自吐下，又利止，复更发热也。(384)[原383]

[提要] 论感受外邪引起脾胃之气逆乱，诱发吐利并作的霍乱病，如果吐利停止，可转为表证。

[讲解] 病发热头痛，身疼恶寒，是有太阳表证。吐利为霍乱病。可知为表里同病。但此证不是先有表证，然后再有霍乱证的发生。也就是说，不是先有太阳病，邪气渐传于里又形成了霍乱。而是病人原有脾胃之气不和，如饮食内伤等使脾胃弱而浊阴、痰食等停滞，在这种情况下，如果感受风寒等外邪，太阳受病，邪气闭郁，就可引起脾胃之气逆乱，发生吐利并作的霍乱病。这是由于太阳太阴俱为开，太阳从开不畅，使太阴之气不畅，脾胃本已内弱，本湿之气不能顺利布散，则使阴寒水湿痰食之郁更加严重，而发生吐利。所以，表证与里证几乎是同时发作的。而不是太阳病传入太阴。也不是风寒主要在脾胃。如果风寒已经通过体表肌腠直入到脾胃了，就不可能再有如此明显的"发热头痛，身疼恶寒"的表证了。为什么呢？由于邪气直入太阴，攻窜于里，太阳在表的正气就不可能还有如此强烈的抗邪能力，不可能还有如此强烈的邪正相争于表的病证表现。

本条的霍乱为吐利并作，病在胃肠，但兼有表证。脾胃气乱而吐利，但随吐利，胃肠中的阴浊、痰食等病邪也因吐利而去。"霍乱自吐下"，就是说，霍乱是脾胃自身不和所致，不是风寒直入太阴。所以，吐利后，胃肠中的阴浊、痰食等去除，脾胃之气就可顺畅，如果吐利停止，就会更发热，侧重于太阳正气祛邪出表，成为了只在太阳的表证。

〔医论〕魏荔彤：伤寒者，外感病，霍乱者，内伤病也。伤寒之发热头痛身疼恶寒，风寒在营卫；霍乱之头痛身疼恶寒，必兼吐下，风寒在胃府也。风寒外邪，何以遂入于胃府？则平日中气虚欠，暴感风寒，透表入里，为病于内。因其为风寒客邪，故发热头痛身疼恶寒与伤寒同；因其暴感胃府，故兼行吐利与伤寒异。此二病分关之源头也。（《伤寒论本义·卷之十八·霍乱》）

伤寒，其脉微涩者，本是霍乱，今是伤寒，却四五日，至阴经上，转入阴必利，本呕下利者，不可治也。欲似大便，而反失气，仍不利者，此属阳明也，便必鞕，十三日愈，所以然者，经尽故也。下利后当便鞕，鞕则能食者愈。今反不能食，到后经中，颇[1]能食，复过一经能食，过之一日当愈。不愈者，不属阳明也。（385）[原384]

〔注解〕[1]颇：稍微、略微。在此不作"甚"解。《广雅》"颇，少也"。

〔提要〕论霍乱病的几种发展变化。

〔讲解〕霍乱的发展变化，有其邪正消长变化的过程。正气强则吐利止而转出太阴，成为太阳证。但随四五日（从利止发热头痛身疼之日为第一日）传经于太阴少阴之时，如果里气稍虚，表邪又可内逆而再有下利产生。如果原来呕吐下利就没有停止的，内外合邪于太阴少阴，就可成为不可治之证。另外还有一种转归，即转为欲似大便，而反失气，仍不下利的阳明病。由于吐利后，津气大亏，脾胃俱弱，虽阳明之气稍复，湿去燥气转强，但津伤虚燥而使大便硬。此时脾胃津气伤损较重，要经过十三日，即行经两个周期，再至阳明之时，才能饮食正常，津气充沛而病愈。若非如此，就不是阳明病，当再察其缘由而论治。

〔医论〕张斌：霍乱的发展变化，即霍乱与伤寒的互相转化。前已言过，霍乱外证似太阳且实际就在太阳；霍乱内证似太阴且实际就是太阴。寒热伤于表、湿浊盛于里，表里合邪、内外交困就成霍乱。外证见太阳伤寒之状，脉不浮紧而微涩的，是因先有吐利，气液大伤，里虚之故；所以说本是霍乱，里证已解，表证未去，即转化为伤寒。但在邪已出表，转化太阳伤寒之后，究因里虚，所以至四五日，太阴少阴主气之期，若随从阴气又转入阴经，就要下利。如果原来就呕吐下利未止的，其病即为危重，不好救治，因为原来的转为太阳，实是阳气外越，里虚无根，若再下利，必将命倾。好像要便利，实际反见失气而不下利的，是胃气旺盛，病从太阴而转为阳明，湿去燥盛，阴消阳长，所以大便必鞕，此为良好转归，所以至十三日，正气两次行其经尽，气旺即愈。大便鞕则胃气强，于理其病当即愈。但因吐利使气液伤损较甚，所以初时反不能食，到下经中稍为能食，再过一经已能食，胃气全盛，此时已至十二日。又过一日，十三日当愈。但如至此时仍不愈者，就不是转属阳明之证了，当另行辨证论治。（《伤寒理法析·中编·霍乱病篇》）

霍乱，头痛发热，身疼痛，热多欲饮水者，**五苓散**主之。寒多不用水者，**理中丸**主之。（386）[原386]

五苓散方

猪苓去皮　白术　茯苓各十八铢　桂枝半两，去皮　泽泻一两六铢

上五味，为散，更治之，白饮和服方寸匕，日三服。多饮煖水，汗出愈。

理中丸方下有作汤，加减法。

人参　干姜　甘草炙　白术各三两

上四味，捣筛，蜜和为丸，如鸡子黄许大。以沸汤数合，和一丸，研碎，温服之，日三四，夜二服。腹中未热，益至三四丸，然不及汤。汤法：以四物依两数切，用水八升，煮取三升，去滓，温服一升，日三服。若脐上筑[1]者，肾气动也，去术，加桂四两。吐多者，去术，加生姜三两。下多者，还用术。悸者，加茯苓二两。渴欲得水者，加术，足前成四两半。腹中痛者，加人参，足前成四两半。寒者，加干姜，足前成四两半。腹满者，去术，加附子一枚。服汤后如食顷[2]，饮热粥一升许，微自温，勿发揭衣被。

［注解］

[1]脐上筑：筑，捣动。脐上筑，形容脐上筑筑跳动。

[2] 食顷：吃一顿饭的时间。

〔提要〕论霍乱病有表里寒热之异，当辨证论治。

〔讲解〕霍乱兼表证，则有头痛发热，身疼痛。热多欲饮水，为水气停蓄于里，使气机逆乱而吐利，水气格阻阳热而致发热较重，当以五苓散内消水饮，布达津气，解表散邪为治。如为寒多不喜饮水的，为脾胃阳虚，寒湿内盛而吐利，当以理中丸益气温中散寒为治。理中丸以党参补中益气；白术健脾燥湿；干姜温中散寒；甘草健脾益气和中。具有温运中阳，调理中焦的作用，所以称为"理中"。如果见到脐上跳动异常。称其为"肾气动"，是由于下焦为肾气所居，阳气因寒而通达血气之力受阻，故跳动异常，因此加桂枝四两以行阳气，散寒邪，温通气血。如为吐多的，就需和降胃气，故去除白术，以防其壅滞，加生姜温胃散饮，和降胃气以止呕。如为下利严重，为脾气不升，水湿下走，仍当用白术健脾燥湿，布散水津于上。如见心悸，为水饮凌心，加茯苓利水渗湿，以宁心止悸。渴欲饮水，为脾不散精，津气不能上布，故重用白术，以燥行湿，健脾以布散津液于上。如为腹中痛，由于中气虚而疼痛，加重党参用量，补益中气以止痛。阴寒较重而疼痛的，重用干姜以温中散寒止痛。如为腹满，由于阴寒凝重，阳气大衰，气机不达，去甘壅的白术，加附子以温阳散寒，破散寒凝冷结。服药后如食顷，即相隔约吃一顿饭的时间，饮热粥并温覆衣被以取暖，使其不至因表受寒而影响到里阳的恢复。

五苓散的现今用量：猪苓 4 克，泽泻 6 克，白术 4 克，茯苓 4 克，桂枝 3 克。一方寸匕的散剂 10 克。

理中丸的现今用量：人参、干姜、炙甘草、白术各 14 克。上四味，捣筛，蜜和为丸，如鸡子黄许大即 14 克。用开水 100 多毫升，和一丸，研碎，温服，白天服三四次，夜间服二次。如果腹中未热，可以加至三四丸。但是丸药不如汤药。汤药则四味药各用 14 克，水煎两次，取汤去滓，一天分三次服完。如果脐上筑动，去白术，加桂 18 克。吐多，去白术，加生姜 14 克。下多，仍然用白术。悸者，加茯苓 9 克。渴欲得水，白术加量至 20 克。腹中痛者，人参加量至20克。寒者，干姜加量至20克。腹满者，去白术，加附子14克。

〔医论〕黄元御：热多欲饮水者，湿盛而阳膈也，五苓利水泄湿，阳气下达，上热自清矣；寒多不用水者，阳虚而中寒也，理中温补中气，阳气内复，中寒自去也。（《伤寒悬解·卷十三·霍乱》）

吐利汗出，发热恶寒，四肢拘急，手足厥冷者，**四逆汤**主之。（387）[原388]

甘草二两，炙　干姜一两半　附子一枚，生，去皮，破八片

上三味，以水三升，煮取一升二合，去滓，分温再服。强人可大附子一枚、干姜三两。

〔提要〕论霍乱，阴寒大盛，阳气衰亡，当以四逆汤主治。

〔讲解〕吐利汗出，发热恶寒，四肢拘急而手足厥冷，为寒邪大盛，阳气衰亡。发热恶寒为阳气被阴寒迫散所致。四肢拘急为阳气不温，气液已伤，筋脉失养所致。所以用四逆汤回阳救逆，散除阴寒。

也有将此证解释为表里同病，即吐利汗出、四肢拘急、手足厥冷为里证，发热恶寒为表证。而实际上，少阴的阳气被强盛的阴寒伤耗，就不能有更多的少阴热气成为中见之气而外助于太阳，在太阳的阳气就太弱了，无力与外邪抗争而发热恶寒。况且，此证不是无汗，而是汗出，那么，此证的发热恶寒，就只能是阳气被阴寒迫散所致了。

四逆汤的现今用量：炙甘草9克，干姜7克，生附子14克。

〔医论〕章楠：此以表阳不固，寒邪由太阳直入于里，故吐利又兼汗出，发热恶寒，四肢拘急而厥逆，表里之证并现也。主以四逆，回脾肾之阳，以散寒邪，里邪去，表亦自和矣。（《伤寒论本旨·卷四》）

既吐且利，小便复利，而大汗出，下利清谷，内寒外热，脉微欲绝者，四逆汤主之。（388）[原389]

〔提要〕论霍乱，内寒外热，阳气外亡，当以四逆汤主治。

〔讲解〕既吐且利，小便复利，又大汗出，可知气液伤耗较重，但主要由于阴寒太盛，阳气虚而被阴寒格拒而外浮，成为了内寒外热，阳气外亡，

虽然为下利清谷，脉微欲绝，但不用通脉四逆汤，是由于津液伤耗较重，温热太重则津液太亏不能承受，故仍当以四逆汤回阳救逆为治。

〔医论〕钱潢：吐利则寒邪在里，小便复利，无热可知。而大汗出者，真阳虚衰而卫气不密，阳虚汗出也。下利清水完谷，胃寒不能杀谷也。内寒外热，非表邪发热，乃寒盛于里，格阳于外也。阴寒太甚，阳气寝微，故脉微欲绝也。急当挽救真阳，故以四逆汤主之。（《伤寒溯源集·卷之八·附霍乱篇》）

吐已下断[1]，汗出而厥，四肢拘急不解，脉微欲绝者，**通脉四逆加猪胆汤主之**。（389）[原390]

甘草二两，炙　干姜三两，强人可四两　附子大者一枚，生，去皮，破八片　猪胆汁半合[2]

上四味，以水三升，煮取一升二合，去滓，内猪胆汁，分温再服，其脉即来。无猪胆，以羊胆代之。

〔注解〕

[1] 吐已下断：即吐利已经停止。

[2] 半合：应为二合。

〔提要〕论霍乱，阴寒盛，阳气亡，阴液竭，当以通脉四逆加猪胆汁汤主治。

〔讲解〕此证既有汗出而厥，四肢拘急不解，又有吐利，但已吐至无物可吐，已下至无物可下，总之为阴寒内盛，阳气衰亡，且阴液因吐利而涸竭。故以通脉四逆加猪胆汁汤来峻回其阳，益其阴液，以存其阳。方用猪胆汁来充益阴液，则阴可含阳，使再回之阳不致浮散，才能更好地发挥通脉四逆汤回阳救逆的功效，阳气温复于下，脉即可出。

通脉四逆汤的现今用量：炙甘草9克，生附子22克，干姜14克，强壮的人干姜可用18克，猪胆汁72毫升。

〔医论〕吴仪洛：吐已下断，非美事也。必其人胃中之水谷已尽，无物复可吐下耳。汗出而厥，阳微欲绝，而四肢拘急全然不解，又兼无血以柔其筋。脉微欲绝，固为阳之欲亡，亦兼阴气亏损，故用通脉四逆以回阳，而

加猪胆汁以益阴，庶几将绝之阴，不致为阳药所劫夺也。(《伤寒分经·卷六·夏热全篇》)

恶寒，脉微_{一作缓}。而复利，利止亡血也，**四逆加人参汤**主之。(390)[原385]

甘草二两，炙　附子一枚，生，去皮，破八片　干姜一两半　人参一两[1]

上四味，以水三升，煮取一升二合，去滓，分温再服。

[注解] [1] 一两：应为三两。

[提要] 论霍乱，阴盛阳衰，阴血涸竭，当以四逆加人参汤主治。

[讲解] 恶寒脉微，为阳气虚微；复利，为阳虚，水谷精微不固；利止并不是阳气恢复，而是气液亡失太多，直至下无可下，津液内竭，所以称为"利止，亡血"，为血液中的津液也因下而出，而为阴血涸竭。以四逆加人参汤回阳益气，生津益血。

四逆加人参汤的现今用量：炙甘草9克，干姜7克，生附子14克，党参14克。

[医论] 成无己：恶寒脉微而利者，阳虚阴胜也，利止则津液内竭，故云亡血。《金匮玉函》曰：水竭则无血。与四逆汤温经助阳，加人参生津液益血。(《注解伤寒论·卷七》)

吐利止，而身痛不休者，当消息[1]和解其外，宜**桂枝汤**小和[2]之。(391)[原387]

桂枝三两，去皮　芍药三两　生姜三两　甘草二两，炙　大枣十二枚，擘

上五味，以水七升，煮取三升，去滓，温服一升。

[注解]

[1] 消息：即斟酌情况的意思。

[2] 小和：即微和、稍稍和之。

[提要] 论霍乱吐利止而表不解，宜用桂枝汤治之。

[讲解] 吐利止，为霍乱里证已去，太阴之气已和，而身痛不休，邪气

趋于体表，当斟酌情况来解除外邪。由于霍乱吐利后，气液已虚，脾胃尚弱，不可大发其汗，一般情况下只宜用桂枝汤充营调卫、微发汗为治。

桂枝汤的现今用量：桂枝 14 克，白芍 14 克，炙甘草 9 克，生姜 14 克，大枣 15 克。

〔医论〕张璐：吐利止而身痛不休，外邪未解也。当消息和解其外，言当辨外邪之微甚，制汤剂之大小也。（《伤寒缵论·卷下·霍乱》）

吐利，发汗，脉平[1]，小烦[2]者，以新虚不胜谷气故也。（392）[原391]

〔注解〕

[1] 脉平：脉象平和。

[2] 小烦：略有心烦。

〔提要〕论霍乱病后胃弱，当注意饮食。

〔讲解〕霍乱吐利之后，又经发汗，胃气一般都要有所损伤，但"脉平"，即脉搏较为平和，邪气已去，病已向愈。仍有小烦，为病后胃气尚未复原，所以尚不能胜任正常饮食，食后即稍有烦闷不舒之感，所以为小烦，以新虚不胜谷气故也，适当调节饮食入量即可。

〔医论〕尤在泾：吐利之后，发汗已，而脉平者，为邪已解也。邪解则不当烦，而小烦者，此非邪气所致，以吐下后胃气新虚，不能消谷，谷盛气衰，故令小烦。是当和养胃气，而不可更攻邪气者也。（《伤寒贯珠集·卷二·霍乱》）

辨阴阳易差后劳复病脉证并治第十四

伤寒阴易之为病，其人身体重，少气，少腹里急，或引阴中拘挛，热上冲胸，头重不欲举，眼中生花，花一作眵。膝胫拘急者，**烧裈散**[1]主之。（393）[原392]

妇人中裈近隐处，取烧作灰

上一味，水服方寸匕，日三服。小便即利，阴头微肿，此为愈矣。妇人病，取男子裈烧服。

［注解］[1]烧裈散：将裤裆处的布烧作灰作为药。裈，即中裈，即今俗称裤裆。

［提要］论阴阳易的证候及用烧裈散治疗的方法。

［讲解］阴阳易是指伤寒已解，即犯房事，以致病情反复。由于阴阳交合而产生病情变化故名阴阳易。病人伤精耗气，下体虚寒，故少腹里急，或引阴中拘挛；精气本虚，而气又不易下行，故见膝胫拘急；精气伤损则身体重，少气，头重不欲举，眼中生花；虚热上冲则热上冲胸。

用烧裈散治疗阴阳易，当存疑。

［医论］陈道尧：男病新差，女与之交，曰阳易，女病新差，男与之交，曰阴易。细考之，即"女劳复"也。有谓男病愈后，因交而女病；女病愈后，因交而男病，于理未然，古今未尝见此病也。其状头重不举，目中生花，有时阴火上冲，头面烘热，胸中烦闷，甚者手足挛拳，百节解散，男子阳缩入腹，女子痛引阴中，皆不可治，必舌吐出而死。如无死证，可治者，通用烧裈散。（《伤寒辨证·三卷·阴阳易》）

郑寿全：按阴阳易病，皆由新病初愈，余邪尚未大尽，男与女交则女病，女与男交则男病，以致一线之余毒，势必随气鼓荡，从精窍而发泄也。治之不外扶正为主。至于烧裈散一方，男用女裈，女用男裈，近阴处布方寸，烧灰兑药服之，亦是取阴阳至近之气机，必引药深入，亦是近理之论。余于此等证，在大剂扶阳，取童便为引，服之屡屡获效。（《伤寒恒论·卷之十》）

大病[1]差后，喜唾，久不了了，胸上有寒，当以丸药温之，**宜理中丸**。（394）[原396]

人参　白术　甘草炙　干姜各三两

上四味，捣筛，蜜和为丸，如鸡子黄许大，以沸汤数合，和一丸，研碎，温服之，日三服。

［注解］[1]大病：古时称伤寒病等为大病。《诸病源候论》曰："大病者，

中风、伤寒、劳热、温疟之类是也。"

[提要] 论病后脾胃虚寒，致胸上有寒而喜唾，当以理中丸温之。

[讲解] 此因太阴之气为开，向上布达于心胸，再外出于周身。所以脾胃虚寒，胸上就易有寒，水湿不化，则易游溢于胃之上口，再出于口而为唾，常唾常生，久不了了。以理中丸疗脾胃虚寒，而胸上之寒亦除，其证可愈。"当以丸药温之"，因为丸药不迅走，可缓缓上布而消除脾胃及胸中虚寒浊饮。

理中丸的现今用量比例：人参、干姜、炙甘草、白术各14克。

上四味，捣筛，蜜和为丸，如鸡子黄许大即14克。用开水100多毫升，和一丸，研碎，温服，每天服三次。

[医论] 张锡驹：大病差后喜唾者，脾气虚寒也。脾之津为唾而开窍于口，脾虚不能摄津，故反喜从外窍出也。久不了了者，气不清爽也。所以然者，以胃上有寒，故津唾上溢而不了了也。当以丸药温之，宜理中丸，取其丸缓留中而不上出也。(《伤寒论直解·卷六》)

大病差后，从腰以下有水气者，**牡蛎泽泻散**主之。(395) [原395]

牡蛎熬 泽泻 蜀漆煖水洗，去腥 葶苈子熬 商陆根熬 海藻洗，去咸 栝楼根各等分

上七味，异捣，下筛为散，更于臼中治之。白饮和服方寸匕，日三服。小便利，止后服。

[提要] 论病后水气壅蓄，当以牡蛎泽泻散利水气为治。

[讲解] 从腰以下有水气，是在大病差后，病人必虚，脾胃气虚，土不制水，气化不行，肾水流溢，既不得下泄，也不得升腾，所以从腰以下有水气而肿。牡蛎泽泻散的确是治疗实证的，不是治疗虚证的，实性水肿可用，但由虚致实的水肿，水液停蓄下焦，气化不行，不得泄越，如果不把壅积的水液去除，则经气不能通行，故仍可用牡蛎泽泻散急则治其标，开泻水气，使气化之力恢复。

牡蛎泽泻散主要由散结气及利水气两方面药物组成。牡蛎咸寒散结气消痰水；蜀漆破结气之聚，消痰水；海藻散结气，化痰饮；泽泻甘寒利水；葶

苈子泻肺行气利水；商陆根苦寒，开下焦肾与膀胱之闭结，专于利水而迅猛；用瓜蒌根生津止渴为反佐，以防利水药过猛而伤耗津液。如此，则水饮开通，从小便去而病愈。得小便利后，即不可再用此方，以防过量伤正。可知此方为急则治标，临大证时的救急之方。牡蛎泽泻散用散剂而不用汤剂，是为了作用更缓和持久一些，作用更好一些。用汤剂则药力迅捷，作用时间短，效果要差。

牡蛎泽泻散的现今用量：牡蛎、泽泻、蜀漆、葶苈子、商陆根、海藻、瓜蒌根各等分。白饮和服方寸匕即 10 克。

〔医论〕钱潢：大病后，若气虚则头面皆浮，脾虚则胸腹胀满。此因大病之后，下焦之气化失常，湿热壅滞，膀胱不泻，水性下流，故但从腰以下水气壅积，膝胫足跗皆肿重也。以未犯中上二焦，中气未虚，为有余之邪，脉必沉数有力，故但用排决之法，而以牡蛎泽泻散主之。（《伤寒溯源集·卷之十·差后诸证证治》）

大病差后，劳复 [1] 者，**枳实栀子汤主之**。（396）[原 393]

枳实三枚，炙　栀子十四个，擘　豉一升，绵裹

上三味，以清浆水 [2] 七升，空煮取四升，内枳实、栀子，煮取二升，下豉，更煮五六沸，去滓，温分再服，覆令微似汗。若有宿食者，内大黄如博棋子五六枚，服之愈。

〔注解〕

[1] 劳复：因劳累而疾病复发。

[2] 清浆水：即酸浆水。《千金翼方》卷十作"酢浆"。

〔提要〕论大病差后劳复而伤阴热聚，气机不畅，当以枳实栀子汤主治。

〔讲解〕劳复，指因劳而致病复发。伤寒大病初愈，本为气阴已伤，因劳则伤阴而热聚于内不出，气机不畅，故当以枳实栀子豉汤清虚热、行滞气、益气养阴为治。此汤是以清浆水来煎药，清浆水又叫酸浆水，其制法为：将粟米煮熟，冷水浸泡，至起白沫而有酸味。现今在陕北及内蒙古西部地区仍有制作者，其佳品酸甜清凉，甚为可口；也有差者，酸腐不佳，不堪饮用。

此方以清浆水清凉消除虚热，且甘酸益脾胃，充养气阴，其水清凉滑利，有助于消滞气；枳实宽中行滞气；栀子清热除烦；香豉宣畅滞结之热。其热宣通，则可达表形成微汗。如有宿食停滞见腹痛、大便不通，可加大黄少许以泻下宿食结滞。

枳实栀子汤的现今用量：炙枳实 15 克，栀子 15 克，豉 70 克。如果有宿食，加大黄 9 克。

[医论]高学山：大病差后，阴气虚而阳气新复，阴气虚则易于动热，阳气新复则易于致逆，劳则神气浮而热逆，热逆于上故表热，热逆于下故里结也。然正惟大病差后，阴阳未实，故在上而表热者，只宜用泄热之枳实为君，佐以降逆之栀子，使以滋阴之香豉，但资其自汗，而余热自沉伏矣；在下而兼里结者，只消于本汤中，少加大黄以润下之，则热清而内外俱释矣。（《伤寒尚论辨似·差后劳复阴阳易病》）

伤寒差以后，更发热，**小柴胡汤**主之。脉浮者，以汗解之。脉沉实一作紧。者，以下解之。（397）[原 394]

柴胡八两　人参二两　黄芩二两　甘草二两，炙　生姜二两　半夏半升，洗　大枣十二枚，擘

上七味，以水一斗二升，煮取六升，去滓，再煎取三升。温服一升，日三服。

[提要]论伤寒差后，更发热，可根据情况，从太阳，或少阳，或阳明为治。

[讲解]本条举出几种伤寒差后，又复有邪热再聚而更发热的情况，来说明其治疗的基本规律：或用小柴胡汤枢转少阳以达邪外出；或脉浮为病在表，从太阳为开而发汗；或脉沉实而病在里，从阳明为阖而攻下。

本条中小柴胡汤的现今用量：柴胡 36 克，黄芩 9 克，人参 9 克，炙甘草19 克，生姜 9 克，大枣 15 克，半夏 14 克。

[医论]章楠：差后更发热者，余邪隐伏，触动而发，表里不和，故主以小柴胡和解表里。再审其脉浮者，邪在表，以汗解之；脉沉实者，邪在里，以下解之。此明其大端如是，非必以麻桂为汗，承气为下也。（《伤寒论本

旨·卷五》)

伤寒解后，虚羸[1]少气[2]，气逆欲吐，**竹叶石膏汤**主之。（398）[原397]

竹叶二把　石膏一斤　半夏半升，洗　麦门冬一斤，去心　人参二两　甘草二两，炙　粳米半升

上七味，以水一斗，煮取六升，去滓，内粳米，煮米熟汤成，去米，温服一升，日三服。

〔注解〕

[1] 虚羸：虚弱消瘦。

[2] 少气：即短气。

〔提要〕论伤寒解后，肺胃津亏，余热上扰，当以竹叶石膏汤主治。

〔讲解〕伤寒病在表，由于太阳与太阴均为开，发汗病解之后，使太阴气液外散，而气液亏，肺胃虚而有热，所以虚羸少气。虚羸即虚弱消瘦。又因气虚，余热上扰，气逆不降则气逆欲吐，当以竹叶石膏汤益气生津、扶羸清热、和胃降逆为治。本方以竹叶、石膏清肺胃虚热；以党参、麦冬益气养阴以补益虚损之本；半夏降逆止呕；甘草、粳米和中益胃生津。故可使气液充、虚热去、肺胃和而病愈。

竹叶石膏汤的现今用量应：竹叶 50 克，石膏 24 克，半夏 14 克，麦冬 28 克，党参 9 克，炙甘草 9 克，粳米 14 克。

〔医论〕张志聪：此言差后而里气虚热也。伤寒解后，津液内竭，故虚羸；中土不足，故少气；虚热上炎，故气逆欲吐，竹叶石膏汤主之。（《伤寒论集注·卷第五》)

病人脉已解[1]，而日暮微烦，以病新差，人强与谷，脾胃气尚弱，不能消谷，故令微烦，损谷[2]则愈。（399）[原398]

〔注解〕

[1] 脉已解：脉象已平和，病脉已消除。

[2] 损谷：节制饮食，减少饮食的摄入。

〔提要〕论病解后微烦的成因与对策。

〔讲解〕病人脉已解，而日暮微烦，日暮之时，人体的阳气不如昼时易于升发畅达，在病新差之时，强使其进食过多，胃气壅滞，烦热郁结之气又不得散发，故令日暮时微烦，可减少饮食即愈。

〔医论〕张锡驹：病人脉已解者，言病以脉为要，脉解而病方解也。朝则人气生，暮则人气衰，故日暮微烦也。然所以微烦者，以病新差，人强与谷，非其自然，脾胃尚弱，一时不能消磨其谷气，故令微烦。不必用药消之，宜减损其谷，则能消化而自愈矣。损谷者，少少与之，非不与也。（《伤寒论直解·卷六》）

辨不可发汗病脉证并治第十五

夫以为疾病至急，仓卒寻按，要者难得，故重集诸可与不可方治，比之三阴三阳篇中，此易见也。又时有不止是三阳三阴，出在诸可与不可中也。（1）[原1]

〔提要〕对重集诸可与不可篇的意义进行总体说明。

〔讲解〕重集诸可与不可，作为系统化的认识，而便于掌握，为使后人临证时能有所本，不致乱施方药，导致逆治、误治。又有一些不在三阴三阳中的条义，在诸可与不可中来论述。

〔医论〕张锡驹：此言伤寒为病至急，仓促之间，难得其要，三阴三阳篇中头绪繁多，故撮其大略，为诸可与不可与方治，欲人易晓也。况时有不止是三阴三阳，亦在诸可与不可与中备之，其示人也切矣。（《伤寒论直解·卷六》）

诸逆发汗，病微者难差，剧者谵语，目眩者死，一云谵言目眩睛乱者，死。命将难全。（2）[原12]

〔提要〕论各种逆乱之证，发汗后，病情轻微的难以痊愈，严重的会导致死亡。

〔讲解〕诸逆，指各种脏气逆乱之证。若发其汗，虽一开始外邪不重而病微，也必会难以痊愈。如病重者，发生胡言乱语，目眩不能视物者，即有性命之忧。

〔医论〕成无己：不可发汗，而强发之，轻者因发汗重而难差，重者脱其阴阳之气，言乱目眩而死。《难经》曰：脱阳者见鬼，是此言乱也；脱阴者目盲，是此目眩也。眩，非玄而见玄，是近于盲也。（《注解伤寒论·卷七》）

诸脉得数动、微弱者，不可发汗。发汗则大便难，腹中干，一云小便难，胞中干。胃躁而烦，其形相象，根本异源。（3）[原8]

〔提要〕从脉象上论述阴伤而阳热在内者不可发汗。

〔讲解〕诸脉得数动或微弱者，以数动之脉为阴已伤而阳热在内；微弱之脉为阴已伤而多有虚热。这两种情况均不可发汗，发汗则大便难，胃肠干燥，胃燥而烦。这两种情况从症状表现来看很相似，但数动之脉多火热内盛而燥结。微弱之脉多津伤阴亏而燥结，故为根本异源。

〔医论〕成无己：动数之脉，为热在表；微弱之脉，为热在里。发汗亡津液，则热气愈甚，胃中干燥，故大便难，腹中干，胃燥而烦。根本虽有表里之异，逆治之后，热传之则一，是以病形相象也。（《注解伤寒论·卷七》）

厥，脉紧，不可发汗。发汗则声乱，咽嘶舌萎，声不得前。（4）[原11]

〔提要〕论手足厥冷而脉紧，为阳虚阴盛而不可发汗。

〔讲解〕手足厥冷而脉紧，为阳气虚而阴寒盛于内。不可发汗，发汗则心肺之阳气大伤，而阴寒之邪乘虚闭郁在心肺，发生声乱，咽喉嘶哑，舌萎不能伸，声音不出。

〔医论〕张锡驹：此言寒伤少阴，厥冷脉紧者，不可发汗也。阴阳气不相顺接则厥，阴寒凝敛则脉紧。紧脉可汗，厥而脉紧者，病属少阴，不可发汗也。发汗则少阴心主伤而神明昏，故声乱咽嘶。咽嘶者，少阴心脉上挟于咽，故声止在于咽之间，不能大声以出，嘶嘶然而微也。又少阴肾气伤，故舌萎，声不得前。舌萎声不得前者，以少阴肾脉循喉咙，挟舌本，故舌萎废而不用，声难出而不得前也。（《伤寒论直解·卷六》）

脉濡[1]而弱，弱反在关，濡反在巅[2]，微反在上[3]，涩反在下[4]。微则

阳气不足，涩则无血，阳气反微，中风汗出，而反躁烦，涩则无血，厥而且寒，阳微发汗，躁不得眠。（5）[原5]

〔注解〕

[1] 濡：脉浮而无力。

[2] 巅：指寸脉。

[3] 上：指浮取脉象。

[4] 下：指沉取脉象。

〔提要〕论脉浮沉俱无力，阳气虚于上，阴血亏于下，又有阴寒盛，再发汗则心肾之气虚逆，躁烦不得眠。

〔讲解〕濡脉在寸部，弱脉在关部。但又浮取脉微，沉取脉涩。此为阳气不足且虚浮于上，阴血不足于内。阳气虚浮则中风汗出，若伤在根本，肾气虚浮则反而躁烦。阴血虚不能内涵阳气，阴阳之气不能通达于四末，则手足厥冷而寒。阳微之人，再发其汗，心肾之气虚逆而不降，则肾躁心烦而不得眠。

〔医论〕成无己：寸关为阳，脉当浮盛，弱反在关，则里气不及；濡反在巅，则表气不逮。卫行脉外，浮为在上，以候卫，微反在上，是阳气不足。荣行脉中，沉为在下，以候荣，涩反在下，是无血也。阳微不能固外，腠理开疏，风因客之，故令汗出而烦躁。无血则阴虚，不与阳相顺接，故厥而且寒。阳微无津液，则不能作汗，若发汗，则必亡阳而躁。经曰：汗多亡阳，遂虚，恶风烦躁，不得眠也。（《注解伤寒论·卷七》）

脉濡而弱，弱反在关，濡反在巅，弦反在上，微反在下。弦为阳运[1]，微为阴寒，上实下虚，意欲得温。微弦为虚，不可发汗，发汗则寒栗，不能自还。（6）[原9]

〔注解〕[1] 阳运：因阳气上浮而眩晕。

〔提要〕从脉象上论述阳气虚逆而上实下虚者不可发汗。

〔讲解〕脉濡而弱，濡在寸，弱在关，但又浮取脉弦，沉取脉微。为下虚且寒，上实下虚。总为阳气虚逆之体，表气不通，故为喜得温暖。阳气虚而阴寒盛，不可发汗，发汗则会长时间的恶寒战栗，不能自止。

〔医论〕成无己：弦在上，则风伤气，风胜者，阳为之运动。微在下，则寒伤血，血伤者，里为之阴寒。外气怫郁为上实，里有阴寒为下虚，表热里寒，意欲得温，若反发汗，亡阳阴独，故寒栗不能自还。(《注解伤寒论·卷七》)

动气[1]在右，不可发汗，发汗则衄而渴，心苦烦，饮即吐水。

动气在左，不可发汗，发汗则头眩，汗不止，筋惕肉𥄢。

动气在上，不可发汗，发汗则气上冲，正在心端。

动气在下，不可发汗，发汗则无汗，心中大烦，骨节苦疼，目运恶寒，食则反吐，谷不得前。(7)[原6]

〔注解〕[1]动气：指胸腹中有气筑筑然跳动。

〔提要〕论述动气在胸腹部的上下左右，为脏气虚损不守于内，不可发汗。

〔讲解〕动气在上下、左右，均不可发汗。动气，指脏气虚弱不守于内，故虚浮而动，非指腹中动脉之动。脏气虚而筋肉异常跳动，发汗则脏气虚损更甚。动气在右者，肺脾之气虚损，发汗则肺气虚燥而衄；脾津伤损，脾气虚燥则渴；虚燥之气内壅则心苦烦；胃气既虚，又且虚逆不降，故饮即吐水。动气在左，为肝脏之气血虚损，发汗则肝之气血虚浮而头眩，汗出不止，则肝血肝阴大伤，故筋惕肉𥄢。动气在上，心气虚浮而不易下通，发汗则阴寒水气上冲，更冲击心脏。动气在下，为肾气肾阴虚损，发汗则由于阴伤较重反而无汗；虚热内扰则心中大烦；阴伤而火气内逆，则骨节苦疼；气逆不达于外则身反恶寒，逆上则目眩；脾肾大虚则食入反吐，水谷不能下行。

〔医论〕张志聪：动气者，虚气也。脏气不调，故筑筑然而动也。动气在右，肺气虚也；肺虚不可发汗，发汗则衄而渴者，血随肺窍而衄，火热上炎而渴也；血液虚而火热盛，故心苦烦；肺气虚而不能四布其水津，故饮即吐水。高子曰：伤寒动气乃经脉内虚，必内伤而兼外感也。动气在左，肝气虚也；肝虚不可发汗，发汗则头眩者，肝气虚而诸风掉眩也；汗不止者，肝血虚而腠理不密也；夫肝之血气资养筋肉，今血气两虚故筋惕肉瞤。动气在上，心气虚也，心虚不可发汗，发汗则气上冲者，心肾之气皆属少阴，心虚则肾气上冲，病由心肾不交，故上冲而正在心端。动气在下，肾气虚也；肾虚不可发汗，发汗则无汗者，肾虚而阴不交阳也；心中大烦者，阴不交阳而水火不济也；肾主骨，故骨节苦疼；精不上注，故目运；阳气外虚，故恶寒；火气内微，故食则反吐而谷不得前。前，下行也。(《伤寒论集注·卷第五》)

欬而小便利，若失小便者，不可发汗，汗出则四肢厥逆冷。(8)[原22]

〔提要〕论咳而小便利，为肾气虚衰，不可发汗。

〔讲解〕咳而小便利，或小便遗失不禁者，为肾气虚，不可发汗。汗出则肾阳大虚，四肢厥逆而身冷。

〔医论〕《医宗金鉴》：咳多饮病，小便应不利，若小便利，知无饮也。今咳而遗失小便，是不但无饮，且系下焦阳虚，膀胱不固之咳也。故不可发汗，汗出则阳气愈衰，四肢逆冷矣。(《订正仲景全书伤寒论注·辨不可汗病脉证篇》)

欬者则剧，数吐涎沫，咽中必干，小便不利，心中饥烦，晬时而发，其形似疟，有寒无热，虚而寒栗。欬而发汗，蜷而苦满，腹中复坚。(9)[原10]

〔提要〕论咳而剧烈，常吐涎沫，为脾肺俱伤的种种临床表现。如果发汗，则阳伤阴竭，肺脾之气不行，身蜷而胸中苦满。腹中坚硬。

〔讲解〕咳而剧烈，常吐涎沫，为肺阴肺气俱伤，而脾气虚衰。阴虚而咽中必干，肺气虚则小便不利。荣卫之气不得畅发于外，则气火虚郁于内，心中饥烦，身冷而形似疟，每日定时而发，有寒而无热，体虚而寒栗。此咳者若发其汗，阳气大伤，阴液更竭，肺气不行，脾气不运，则身蜷而胸中苦闷，腹中坚硬。

〔医论〕张志聪：此言咳剧发汗，则伤太阴脾肺之气。咳者，太阴肺病也；咳者则剧，言咳甚则病及于脾；数吐涎沫者，脾虚而不能转输其津液也；津液不布于上，故咽中必干，津液不化于下，故小便不利；津液不运于中，故心中饥烦；晬时，周时也，周时而脉大会于寸口，今肺咳为病，其气不能外达皮毛，故晬时而发；其形似疟，所谓其形似疟者，乃有寒无热，虚而寒栗之谓也；由是则咳者不可发汗，咳而发汗，致脾肺之气不能外充，故蜷而苦满，腹中复坚。身蜷卧而胸苦满，肺气虚矣；身蜷卧而腹中坚，脾气虚矣。咳剧之不可发汗如此。(《伤寒论集注·卷第五》)

咽中闭塞，不可发汗。发汗则吐血，气微绝，手足厥冷，欲得蜷卧，不能自温。(10)[原7]

〔提要〕论述咽中闭塞，为心肾阳气衰微，阴寒客邪所致者，不可发汗。

〔讲解〕咽中闭塞，由于心肾阳气衰微，阴寒客邪所致者，发汗则阳气散亡，气散则血逆乱而吐血，气微而欲绝，手足厥冷，欲得蜷卧，长时间不能自温。

〔医论〕程知：咽中闭塞，不可发汗，盖阴邪盛也。强发其汗，必动其血，至于吐血，气欲绝，则并肾中之微阳，不能自存，故遂手足厥冷，欲得蜷卧，不能自温。在少阴，皆危证也。(《伤寒经注·卷十三》)

伤寒头痛，翕翕发热，形象中风，常微汗出。自呕者，下之益烦，心懊憹如饥。发汗则至痉，身强，难以伸屈。熏之则发黄，不得小便，久则发欬唾。(11)[原25]

〔提要〕论伤寒头痛，翕翕发热，为卫气虚，荣气不守者，攻下、发汗、火熏均为逆治。

〔讲解〕伤寒头痛，翕翕发热，常微汗出，此形式上很像中风，但非中风，是由于卫气虚而荣气不守。自呕者，脾胃之气虚逆。若下之则虚热逆结，更加烦躁，心中懊憹，如饥饿之状。若发汗则津伤血燥而致痉，身体强，难以伸曲。若以火熏之，则阴血伤而热灼其血发黄，津伤而不得小便，日久则产生咳唾，肺燥而痰浊黏滞，不易咳出而常咳、常唾，日久伤肺为虚热肺痿，肺气往往大伤。

〔医论〕张志聪：伤寒头痛者，伤寒太阳循经脉而病于上也；病于上故发热，循经脉故翕翕发热；夫寒性凝敛，风性鼓动，今头痛而翕翕发热，故形象中风；邪入于经则血液内虚，故常微汗出；经脉之气不通于肌表，故常自呕。夫寒伤太阳之经脉，致微汗、自呕者，不可下，下之则经脉内虚，故心中益烦而懊侬如饥。既不可下，亦不可汗，若发汗则经脉外虚，故致痉，痉则身强而难以屈伸；既不可汗，亦不可熏，若熏之则火伤肌腠，土气不和，故身发黄不得小便；久则脾土之气不能循经脉而上交于肺，故发咳吐。（《伤寒论集注·卷第五》）

太阳病发汗，因致痉。（12）[原27]

〔简述〕太阳病，发汗伤耗阴血、津液，则致痉。

太阳病，得之八九日，如疟状，发热恶寒，热多寒少，其人不呕，清便续自可，一日二三度发，脉微而恶寒者，此阴阳俱虚，不可更发汗也。（13）[原13]

〔简述〕太阳病日久，寒邪仍郁于表，但已不盛，而人体正气大伤，脉微而恶寒，为阴阳俱虚，不可更发汗。

太阳病，发热恶寒，热多寒少。脉微弱者，无阳也，不可发汗。（14）[原14]

〔简述〕太阳病，发热恶寒，热多寒少，一般为寒邪已有热化，但脉微弱者，则为阳气虚而浮散，故而发热，不可发汗。发汗则致亡阳。

脉浮紧者，法当身疼痛，宜以汗解之。假令尺中迟者，不可发汗。何以知然？以荣气不足，血少故也。（15）[原3]

〔简述〕脉尺中迟，则阴血衰少，阴血为荣气之根，阴血衰少，必不能化生充足的荣气荣于周身，虽脉浮紧，身疼痛，不可发汗再伤其血。

咽喉干燥者，不可发汗。（16）[原15]

〔简述〕阴血、津液伤耗则咽喉干燥，火热内结也可咽喉干燥，均不可发汗。

衄家不可发汗，汗出必额上陷脉急紧，直视不能眴，不得眠。音见上。（17）[原17]

〔简述〕衄家阴血常伤耗，而上窍缺乏阴液以养，不可发汗。发汗则阴更伤，而虚热上郁于已虚的阴血之中，故额上陷脉急紧，直视而不能眨眼，不能睡眠。

疮家虽身疼痛，不可发汗，汗出则痉。（18）[原20]

〔简述〕疮家气血伤耗，不可发汗，汗出则缺少气血阴液充养，筋脉劲急而痉。

淋家不可发汗，发汗必便血。（19）[原19]

〔简述〕淋家阴伤于下，火热内扰，不可发汗，发汗则易伤动其血而便血。

亡血不可发汗，发汗则寒栗而振。（20）[原16]

〔简述〕亡血家，阴血常失，阴血少而不能含存阳气，阳气易于散失，故不可发汗。发汗则阳气外越，身寒栗而振。

下利不可发汗，汗出必胀满。（21）[原21]

〔简述〕下利多为脾肾虚寒，阳虚阴寒，不可发汗。汗出则阴寒内盛而胀满。

汗家不可发汗，发汗必恍惚心乱，小便已阴疼，宜禹余粮丸。方本阙。（22）[原18]

〔简述〕汗家气阴常散于外，发汗则气阴大伤而不能内养，故恍惚心乱，阴伤于下则小便后阴中疼痛，宜用禹余粮丸益气养阴为治。

太阳与少阳并病，头项强痛，或眩冒，时如结胸，心下痞鞕者，不可发汗。（23）[原26]

〔简述〕太阳与少阳并病，两经之气郁于胸中而不出，病从火化，不可发汗，发汗则津液更伤而火热更郁，故当刺大椎、肺俞、肝俞以泄其邪热。

伤寒，脉弦细，头痛发热者，属少阳，少阳不可发汗。（24）[原24]

〔简述〕少阳为枢，寒邪入于少阳，使少阳火郁不出，当枢转少阳之气以达邪于外，不可以采用治疗太阳表证的发汗之法。

少阴病，脉微，不可发汗，亡阳故也。（25）[原4]

〔简述〕少阴病，脉微，为阳气虚弱，不可发汗，发汗则亡阳。

少阴病，脉细沉数，病为在里。不可发汗。（26）[原2]

〔简述〕少阴病，脉细沉数，为少阴阴血虚弱，病为在里，不可发汗。

少阴病，但厥无汗，而强发之，必动其血，未知从何道出，或从口鼻，或从目出者，是名下厥上竭，为难治。（27）[原29]

[简述]少阴病，手足厥冷而无汗，强发其汗，寒邪内逆，而虚热虚阳上逆，由于发汗致阴液伤而虚热逆迫在上，必动其血，或从口鼻而出血，或从目出血。此名为下厥上竭，为难治之证。

少阴病，欬而下利，谵语者，此被火气劫故也，小便必难，以强责少阴汗也。（28）[原28]

[简述]少阴病，阴血本虚，又被火热误治来取汗而劫耗其阴血，火热内扰，则成咳而下利、谵语、小便难之证。

伤寒，一二日至四五日，厥者必发热；前厥者后必热。厥深者热亦深；厥微者热亦微。厥应下之，而反发汗者，必口伤烂赤。（29）[原23]

[简述]厥阴病，热厥之证，热郁于内而不出，经气不得外达，故反而手足厥冷。热厥者，热越重而伤阴越重，经气更加闭而不出，故厥深热亦深，当泻除其在里之邪热。如果发其汗，邪热上逆，则口伤烂赤。

辨可发汗病脉证并治第十六

大法，春夏宜发汗。（1）[原1]

[提要]论发汗法在春夏应用更为适合。

[讲解]春时阳气初升，夏时阳气旺盛，春夏之时人体阳气也随应之侧重于升发、开泄。发汗为顺春夏升发、开泄的散越之法，与其气不违，故宜发汗。旧有风寒湿等滞留日久的邪气不除，也可在春夏时发之使去，较他时更为容易一些，故春夏宜汗。然秋冬得风寒袭表，亦当用汗法，自不必多言。

[医论]成无己：春夏阳气在外，邪亦在外，故可发汗。（《注解伤寒论·卷七》）

凡发汗，欲令手足俱周，时出似漐漐然，一时间许益佳，不可令如水流离。若病不解，当重发汗，汗多者必亡阳，阳虚不得重发汗也。（2）[原2]

[提要]论述发汗，不可大汗出而伤损阳气，阳虚不得重发汗。

〔讲解〕大凡发汗，应周身小汗出，手足具有小汗，出汗时间以一个时辰为佳，则经脉之气已畅达，邪气外泄。古之一时辰为今之两小时。汗出时间太少则外邪不能尽去，时间太长，则容易过汗。发汗不可汗大出如流水状，如果导致津液伤、气阴虚，更易使外邪复侵。病不解而重复发汗，汗多即亡散阳气。所以，阳气虚者不得重发汗。

〔医论〕张锡驹：此示人以发汗之法，而又为戒慎之词。凡发汗欲令手足俱周者，欲其血脉充溢，气机盈满，周遍于四肢而无不到也。时出似絷絷然者，汗出以时，溱溱而微注也。一时间许者，约略一时而汗止也。益佳者，时出已佳，一时间许更益佳。不可令如水流漓者，恐亡阳也。夫发汗者，所以解病；若病不解，当重发汗以解之。然又不可过多，多则必亡其阳矣。夫病不解，当重发汗；若阳已虚，病虽不解，而亦不得重发汗。此于可发汗之中，而又叮咛告诫，慎之之至也。(《伤寒论直解·卷六》)

凡服汤发汗，中病便止，不必尽剂也。（3）[原3]

〔提要〕论述服用发汗汤药，病去就应停药。

〔讲解〕大凡服汤药发汗，病去即停服，不可再继续服剩余的汤药，以防过汗伤身。

〔医论〕张锡驹：凡作汤药，必分温再服，一服汗，余勿服，即中病即止，不尽剂也。(《伤寒论直解·卷六》)

凡云可发汗，无汤者，丸散亦可用，要以汗出为解，然不如汤随证良验。（4）[原4]

〔提要〕也可用丸散剂发汗，但不如汤药效果好。

〔讲解〕丸散也可发汗，用后汗出为病已解，但丸散配方较为固定，而汤药可随辨证加减用药，则效果更好。

〔医论〕张锡驹：此言以丸散发汗，不如汤之良验。盖以丸散乃定剂，而汤可随证加减也。无汤者，言一时仓卒无汤，以丸散代之亦可。(《伤寒论直解·卷六》)

太阳病，外证未解，脉浮弱者，当以汗解，宜**桂枝汤**。（5）[原5]

桂枝三两，去皮　芍药三两　甘草二两，炙　生姜三两，切　大枣十二枚，擘

上五味，以水七升，煮取三升，去滓，温服一升。啜粥、将息如初法。

〔简述〕太阳病，表证未解，而无汗，若脉浮弱，为荣卫之气不充，不可用麻黄汤等发汗，但可用桂枝汤充养荣气、畅达卫气、除其表邪。

太阳病，初服桂枝汤，反烦不解者，先刺风池风府，却与桂枝汤则愈。（6）[原20]

〔简述〕经络之气被邪所闭郁，不畅为甚，服桂枝汤后药力不能外达，反而郁于胸中为烦，当开通经气，刺风池、风府，经气畅达，则胸中之气通达于外，再服桂枝汤则愈。

病常自汗出者，此为荣气和，荣气和者，外不谐，以卫气不共荣气谐和故尔，以荣行脉中，卫行脉外，复发其汗，荣卫和则愈，属桂枝汤证。（7）[原11]

〔简述〕病常自汗出，无明显发热，为卫气虚而不固，用桂枝汤发汗可恢复卫气，使卫气偏虚而常自出汗的病情得到纠正。

病人藏无他病，时发热自汗出而不愈者，此卫气不和也，先其时发汗则愈，属桂枝汤证。（8）[原12]

〔简述〕卫气郁于表则时发热，自汗出，用桂枝汤在其郁而汗出之前，使卫气通畅而愈。

太阳病，发热汗出者，此为荣弱卫强，故使汗出，欲救邪风，属桂枝汤证。（9）[原26]

〔简述〕太阳病，发热汗出，为邪风袭扰所致的荣弱卫强。救其所伤，去其邪气，用桂枝汤。

太阳中风，阳浮而阴弱，阳浮者，热自发，阴弱者，汗自出，啬啬恶寒，淅淅恶风，翕翕发热，鼻鸣干呕者，属桂枝汤证。（10）[原25]

〔简述〕太阳中风，风邪合于卫而逆扰其荣，则阳浮而阴弱，为桂枝汤所主治之证。

太阳病，头痛，发热，汗出，恶风寒者，属桂枝汤证。（11）[原24]

［简述］此述桂枝汤所主治的太阳中风基本证候。

伤寒，不大便六七日，头痛有热者，与承气汤。其小便清者，一云大便青。知不在里，续在表也，当须发汗。若头痛者，必衄。属桂枝汤证。（12）[原21]

［简述］伤寒，不大便六七日，但小便清，津亏而热化于表，以桂枝汤充荣气津液而发汗为治。服药后，若热化较重者，则头痛，热易迫于血络而衄，随衄而热去头痛止。

脉浮而数者，可发汗，属桂枝汤证。一法用麻黄汤。（13）[原6]

［简述］脉浮而数者，非风阳化热，乃荣气虚浮，卫郁不泄者，反而无汗，当用桂枝汤充养荣气，畅达卫气，解除邪郁。

太阳病，下之后，其气上冲者，属桂枝汤证。（14）[原27]

［简述］太阳表证，虽经攻下后，脉气仍上冲，太阳经气仍为开者，当以桂枝汤治之。

太阳病不解，热结膀胱，其人如狂，血自下，下者愈。其外未解者，尚未可攻，当先解其外，属桂枝汤证。（15）[原14]

［简述］热结膀胱，但表证未解，当先以桂枝汤解表。否则，先用桃核承气汤攻下，表邪必乘攻下之机而内逆，坏病复生，使热结膀胱之证转而更难救治。

阳明病，脉迟，汗出多，微恶寒者，表未解也，可发汗，属桂枝汤证。（16）[原7]

［简述］阳明病，因表未解，汗出多而使里气不和，为由表及里。但关键仍在表未解，当发汗解表，属桂枝汤证。

病人烦热，汗出即解，又如疟状，日晡所发热者，属阳明也。脉浮虚者，当发汗。属桂枝汤证。（17）[原10]

［简述］烦热，为热郁，但汗出烦热即解，可见里热有外出的趋势。又如疟状，先寒后热，而发热在日晡时，可见里热已聚于阳明，故为属阳明。脉浮虚者，邪热仍从开而有外达之机，当以桂枝汤治之。如此，则里热可转轻，再有不解者，可另行救治。

太阴病，脉浮者，可发汗，属桂枝汤证。（18）[原18]

[简述] 太阴病，阳气本弱，升发无力。若脉浮，为太阴正气转盛，其气可从开达于外，里邪也因其正气之复而外达，转而表浅，此时，即可发汗以驱邪，当用桂枝汤。

下利后，身疼痛，清便自调者，急当救表，宜桂枝汤发汗。（19）[原23]

[简述] 下利后，清便自调，为在里之阴寒已去，里证已缓，但表证仍在，身疼痛者，当用桂枝汤解表发汗为治。

下利腹胀满，身体疼痛者，先温其里，乃攻其表。温里宜**四逆汤**，攻表宜桂枝汤。（20）[原22]

四逆汤方

甘草二两，炙　干姜一两半　附子一枚，生，去皮，破八片

上三味，以水三升，煮取一升二合，去滓，分温再服。强人可大附子一枚、干姜三两。

[简述] 厥阴阴寒而下利、腹胀满，又有身体疼痛之表证，当先温里，后解表，温里宜四逆汤。阴寒去而里阳复，再用桂枝汤解其表。

太阳病，下之微喘者，表未解也，宜**桂枝加厚朴杏子汤**。（21）[原15]

桂枝三两，去皮　芍药三两　生姜三两，切　甘草二两，炙　厚朴二两，炙，去皮　杏仁五十个，去皮尖　大枣十二枚，擘

上七味，以水七升，煮取三升，去滓，温服一升。

[简述] 太阳病，下之，使肺胃之气不畅而喘，表未解，桂枝汤用之应加厚朴杏子来畅达肺胃之气，使桂枝汤可顺利地出中上焦达表祛邪。

太阳病，项背强几几，反汗出恶风者，宜桂枝加葛根汤。（22）[原30]

葛根四两　麻黄三两，去节　甘草二两，炙　芍药三两　桂枝二两　生姜三两　大枣十二枚，擘

上七味，以水一斗，煮麻黄、葛根，减二升，去上沫，内诸药，煮取三升，去滓。温服一升，覆取微似汗，不须啜粥助药力，余将息依桂枝法。注见第二卷中。

[简述] 桂枝加葛根汤应为桂枝汤加葛根三两，为发汗剂，治疗太阳中

风兼有津气不充于太阳经脉而紧曲不利，项背强几几，反而汗出恶风者。

太阳病，项背强几几，无汗恶风者，属**葛根汤**证。（23）[原31]

葛根四两　麻黄三两，去节　桂枝二两，去皮　生姜三两，切　甘草二两，炙　芍药二两　大枣十二枚，擘

上七味，以水一斗，先煮葛根麻黄减二升，去白沫，内诸药，煮取三升，去滓，温服一升。

〔简述〕太阳表证无汗、恶风，而又有项背强几几的经脉不得充养，紧曲不利，为葛根汤主治之证。

太阳与阳明合病，必自下利，不呕者，属**葛根汤**证。（24）[原32]

〔简述〕太阳与阳明合病，由于太阳感邪而经气不畅，影响及阳明，至阳明从阖太过而自下利，以葛根汤升达脾胃之气液，下利止而太阳表证亦解。

太阳与阳明合病，不下利，但呕者，宜**葛根加半夏汤**。（25）[原33]

葛根四两　半夏半升，洗　大枣十二枚，擘　桂枝去皮，二两　芍药二两　甘草二两，炙　麻黄三两，去节　生姜三两

上八味，以水一斗，先煮葛根、麻黄，减二升，去上沫，内诸药，煮取三升，去滓，温服一升，覆取微似汗。

〔简述〕太阳表证累及阳明，不下利，但呕，为阳明之气从阖不及，反而上逆。以葛根汤从太阳太阴为开之机以解表（太阳为开，得太阴为开相协同），加半夏和胃降逆，从阳明为阖之理以止呕。

伤寒表不解，心下有水气，干呕，发热而欬，或渴，或利，或噎，或小便不利、少腹满，或喘者，宜**小青龙汤**。（26）[原41]

麻黄二两，去节　芍药二两　桂枝二两，去皮　甘草二两，炙　细辛二两　五味子半升　半夏半升，洗　干姜三两

上八味，以水一斗，先煮麻黄，减二升，去上沫，内诸药，煮取三升，去滓，温服一升。若渴，去半夏，加栝楼根三两。若微利，去麻黄，加荛花，如一鸡子，熬令赤色。若噎，去麻黄，加附子一枚，炮。若小便不利、少腹满，去麻黄，加茯苓四两。若喘，去麻黄，加杏仁半升，去皮尖。且荛花不治利。麻黄主喘。今此语反之。疑非仲景意。注见第三卷中。

〔简述〕外有表寒，里有寒饮水气，可用小青龙汤表里两解为治。

伤寒，心下有水气，欬而微喘，发热不渴。服汤已渴者，此寒去欲解也。属小青龙汤证。（27）[原42]

〔简述〕伤寒，心下有寒饮水气，咳而微喘，发热不渴，侧重于里有病，可用小青龙汤开散寒邪水饮为治。

太阳中风，脉浮紧，发热恶寒，身疼痛，不汗出而烦躁者，**大青龙汤**主之。若脉微弱，汗出恶风者，不可服之。服之则厥逆，筋惕肉瞤，此为逆也。大青龙汤方。（28）[原37]

麻黄六两，去节　桂枝二两，去皮　杏仁四十枚，去皮尖　甘草二两，炙　石膏如鸡子大，碎　生姜三两，切　大枣十二枚，擘

上七味，以水九升，先煮麻黄，减二升，去上沫，内诸药，煮取三升，温服一升，覆取微似汗。汗出多者，温粉粉之。一服汗者，勿更服。若复服，汗出多者，亡阳，遂—作逆。虚，恶风，烦躁，不得眠也。

〔简述〕太阳中风，风邪入深，经气闭郁为重，则不汗出、身疼痛，太阳经气内郁较重则烦躁，当以大青龙汤峻开邪闭。

伤寒，脉浮缓，身不疼，但重，乍有轻时，无少阴证者，可与大青龙汤发之。（29）[原40]

〔简述〕寒邪凝重而客之深者，使太阳经气滞郁而不能与寒相争，则脉反见浮缓，身不疼，但重。但病乍有轻时，而无少阴证者，可与大青龙汤发之。

脉浮而紧，浮则为风，紧则为寒。风则伤卫，寒则伤荣。荣卫俱病，骨节烦疼，可发其汗，**宜麻黄汤**。（30）[原13]

麻黄三两，去节　桂枝二两　甘草一两，炙　杏仁七十个，去皮尖

上四味，以水八升，先煮麻黄，减二升，去上沫，内诸药，煮取二升半，去滓，温服八合。温覆取微似汗，不须啜粥。余如桂枝法将息。

〔简述〕脉浮而紧，风寒合邪。同气相求，风则侧重在伤卫，然卫伤可及荣；寒则侧重在伤荣，然荣伤可及卫。但风非只伤卫，寒非止伤荣。风寒中表，骨节烦疼，经气闭而不发，荣卫俱被伤，当以麻黄汤发其汗。

太阳病，头痛发热，身疼腰痛，骨节疼痛，恶风，无汗而喘者，属麻黄汤证。（31）（原35）

[简述] 寒邪凝滞在表，寒邪较重者，头痛、身疼腰痛、骨节疼痛等即重而显著，故表证身痛重者，当先想到感受的是寒邪。更有发热，恶风，无汗而喘，以麻黄汤宣畅肺气，从太阳之开发汗解表，散其闭结的寒邪。

伤寒，脉浮紧，不发汗，因致衄者，属麻黄汤证。（32）[原16]

[简述] 伤寒脉浮紧，表寒闭郁而热不能发越，迫血为鼻衄，但衄而点滴不畅，虽衄而病不解，当用麻黄汤发汗开其闭郁为治。

太阳病，脉浮紧，无汗，发热，身疼痛，八九日不解，表证仍在，当复发汗。服汤已，微除，其人发烦目瞑，剧者必衄，衄乃解。所以然者，阳气重故也。属麻黄汤证。（33）[原19]

[简述] 太阳表寒不解，日久化热，仍可用麻黄汤发汗，但热郁较重者会产生鼻衄，衄乃解。

脉浮者，病在表，可发汗，属麻黄汤证。一法用桂枝汤。（34）[原20]

[简述] 脉浮者，太阳正气从开而达表与外邪相争，可用麻黄汤解表。具体该用麻黄汤或桂枝汤，当视具体情况而定。

太阳与阳明合病，喘而胸满者，不可下，属麻黄汤证。（35）[原36]

[简述] 太阳为开，要通过肺气的宣发布散而经气达表，若表寒闭郁，肺气壅郁，则喘而胸满。阳明的本气在肺，壅郁不畅，则往往使阳明之气从阖下行不利，既使不大便者，亦不可攻下，当用麻黄汤开其肺气的壅滞，解表发汗为治。

阳明病，脉浮，无汗而喘者，发汗则愈，属麻黄汤证。（36）[原17]

[简述] 病在阳明，则热壅于内，若无腑实之证，邪热上壅，当清其热。但脉浮，无汗而喘者，为肺气壅郁，使太阳之气不得从开，导致阳明之气壅郁不泄，气热不得散越。当用麻黄汤宣肺发汗，开其气热之壅郁。

夫病脉浮大，问病者，言但便鞕耳。设利者，为大逆。鞕为实，汗出而解。何以故？脉浮当以汗解。（37）[原8]

[提要] 论述脉浮大，为有表证，如果下利，为大逆，外邪可乘虚入里。

[讲解] 病脉浮大，为有邪气在表，使得经气从开达表抗邪。但应询问病者大便之情，因为脉浮为常，脉大恐为异常。病者言大便硬或便如常，为

里气不虚，可随脉浮之机，解表为治。而下利者，其脉浮大，恐为正气外脱，所以为大逆。必察其微，以防误治，可知仲景用麻黄汤等发汗，用意慎微。

［医论］方有执：此言便虽鞕，若脉见浮，犹当从汗解。盖互下不宜早，而曲致丁宁之意。（《伤寒论条辨·卷之八》）

脉浮，小便不利，微热消渴者，与**五苓散**，利小便，发汗。（38）［原47］

猪苓十八铢，去皮　茯苓十八铢　白术十八铢　泽泻一两六铢　桂枝半两，去皮

上五味，捣为散，以白饮和，服方寸匕，日三服。多饮煖水，汗出愈。

［简述］仍为脉浮，但饮水后水蓄于内而小便不利，脾气虚燥而不能转输水津于上，则微热、消渴，当以五苓散利小便、发汗为治。小便通利则太阳之气通达，而水津上布，若有表邪也可得开泄。所以，五苓散也有发汗的作用。

烧针令其汗，针处被寒，核起而赤者，必发奔豚。气从少腹上撞心者，灸其核上各一壮，与**桂枝加桂汤**。（39）［原29］

桂枝五两，去皮　甘草二两，炙　大枣十二枚，擘　芍药三两　生姜三两，切

上五味，以水七升，煮取三升，去滓，温服一升。本云桂枝汤，今加桂，满五两。所以加桂者，以能泄奔豚气也。

［简述］桂枝加桂汤亦为发散风寒之剂，风寒从针孔破损之处内入，血气被寒而发奔豚气，以桂枝加桂汤散血中寒邪，则不作奔豚。

伤寒，其脉不弦紧而弱。弱者必渴，被火必谵语。弱者发热脉浮，解之当汗出愈。（40）［原9］

［简述］伤寒，脉不弦紧而弱，虽津液有所伤必然口渴，但如果转变为发热脉浮，即津液有所恢复，仍当用桂枝汤等充养荣气而发汗。但如用火攻，则为逆治，必发谵语。

太阳病，桂枝证，医反下之，利遂不止，脉促者，表未解也。喘而汗出者，宜**葛根黄芩黄连汤**。促作纵。（41）［原34］

葛根八两　黄连三两　黄芩三两　甘草二两，炙

上四味，以水八升，先煮葛根，减二升，内诸药，煮取二升，去滓，分温再服。

〔简述〕太阳病，本为桂枝证，反而用下法，太阴之气本已热化，复因下而内郁，结滞于里，成下利不止。但太阳外证未解而脉促，虽喘而汗出，却非邪热闭肺，宜用葛根黄芩黄连汤治疗。

阳明中风，脉弦浮大而短气，腹都满，胁下及心痛，久按之气不通，鼻干不得汗，嗜卧，一身及目悉黄，小便难，有潮热，时时哕，耳前后肿，刺之小差，外不解，过十日，脉续浮者，与**小柴胡汤**。脉但浮，无余证者，与麻黄汤。不溺，腹满加哕者不治。（42）[原38]

小柴胡汤方

柴胡八两　黄芩三两　人参三两　甘草三两，炙　生姜三两，切　半夏半升，洗　大枣十二枚，擘

上七味，以水一斗二升，煮取六升，去滓，再煎取三升。温服一升，日三服。

〔简述〕阳明中风，风热郁于内，脉弦而浮大，当虑其少阳经气不能枢转，太阳经气不能从开而泄越，以致阳明风热内郁。故而脉弦而浮者，与小柴胡汤；脉不弦而仅为浮者，与麻黄汤。设法从少阳及太阳使阳明风热得解。

太阳病，十日以去，脉浮而细，嗜卧者，外已解也。设胸满胁痛者，与小柴胡汤。脉但浮者，与麻黄汤。（43）[原39]

〔简述〕太阳病已十日以上，或外邪已解；或转为胸满胁痛的小柴胡汤证；或外邪不解，仍脉浮，当用麻黄汤。

中风，往来寒热，伤寒五六日以后，胸胁苦满，嘿嘿不欲饮食，烦心喜呕，或胸中烦而不呕，或渴，或腹中痛，或胁下痞鞕，或心下悸、小便不利，或不渴、身有微热，或欬者，属小柴胡汤证。（44）[原43]

〔简述〕伤寒五六日，汗出后又中风，邪气入深，则转为少阳病，属小柴胡汤证。

伤寒四五日，身热恶风，颈项强，胁下满，手足温而渴者，属小柴胡汤证。（45）[原44]

〔简述〕伤寒四五日，少阳经气不畅而胁下满，又累及阳明太阴则手足

温而渴，累及太阳则颈项强、身热、恶风，当以小柴胡汤治之。

伤寒六七日，发热，微恶寒，支节烦痛，微呕，心下支结，外证未去者，柴胡桂枝汤主之。（46）[原45]

柴胡四两　黄芩一两半　人参一两半　桂枝一两半，去皮　生姜一两半，切　半夏二合半，洗　芍药一两半　大枣六枚，擘　甘草一两，炙

上九味，以水六升，煮取三升，去滓，温服一升，日三服。本云人参汤，作如桂枝法，加半夏柴胡黄芩，如柴胡法。今用人参作半剂。

〔简述〕伤寒六七日，邪结于太少，但邪气轻，结滞亦轻，当以柴胡桂枝汤治之，此亦为汗法。

少阴病，得之二三日，**麻黄附子甘草汤**微发汗，以二三日无证，故微发汗也。（47）[原46]

麻黄二两，去根节　甘草二两，炙　附子一枚，炮，去皮，破八片

上三味，以水七升，先煮麻黄一二沸，去上沫，内诸药，煮取二升半，去滓，温服八合，日三服。

〔简述〕少阴病二三日，少阴里虚寒之证不见，但表有寒邪而少阴之阳气稍弱，当以麻黄附子甘草汤微发汗，此仍为扶阳散寒之汗法。此处虽未举麻黄附子细辛汤证，但也同为发汗之剂。

卷第八

辨发汗后病脉证并治第十七

二阳并病，太阳初得病时，发其汗，汗先出不彻，因转属阳明，续自微汗出，不恶寒。若太阳病证不罢者，不可下，下之为逆，如此可小发汗。设面色缘缘正赤者，阳气怫郁在表，当解之熏之。若发汗不彻，不足言，阳气怫郁不得越，当汗不汗，其人烦躁，不知痛处，乍在腹中，乍在四肢，按之不可得，其人短气，但坐以汗出不彻故也，更发汗则愈。何以知汗出不彻，以脉涩故知也。（1）[原1]

[简述] 太阳初得病时，发汗不彻，产生邪热逆于阳明，阳明热结，但太阳表证仍在，即为二阳并病。不可先用攻下，攻下为逆，可先小发汗以解表。另有一种情况，为阳热壅郁在表而满面红赤，应当开泄表气，使阳热泄越而愈。

太阳病，脉浮紧，无汗，发热，身疼痛，八九日不解，表证仍在，此当复发汗。服汤已，微除，其人发烦目瞑，剧者必衄，衄乃解。所以然者，阳气重故也，宜**麻黄汤**。（2）[原14]

麻黄三两，去节　桂枝二两，去皮　甘草一两，炙　杏仁七十个，去皮尖

上四味，以水九升，先煮麻黄，减二升，去上沫，内诸药，煮取二升半，去滓，温服八合。覆取微似汗，不须啜粥。

[简述] 太阳表寒不解，日久化热，仍可用麻黄汤发汗，但热郁较重者会产生鼻衄，衄则病解。

太阳病，初服桂枝汤，反烦不解者，先刺风池风府，却与**桂枝汤**则愈。

（3）[原10]

桂枝三两，去皮　芍药三两　生姜三两，切　甘草二两，炙　大枣十二枚，擘

上五味，以水七升，煮取三升，去滓，温服一升。须臾，啜热稀粥一升，以助药力。

[简述] 经络之气被邪所闭郁而不畅，导致服桂枝汤后药力不能外达，反而郁于胸中为烦，当开通经气，刺风池、风府，使经气畅达，则胸中之气可通达，再服桂枝汤则愈。

伤寒发汗已解，半日许复烦，脉浮数者，可更发汗，属桂枝汤证。（4）[原15]

[简述] 发汗后，津气泄，半日许复烦，为余邪未尽。脉浮数，为热仍在表，不宜用麻黄汤峻汗，宜用桂枝汤充荣达卫，和津布汗。

太阳病，发汗，遂漏不止，其人恶风，小便难，四肢微急，难以屈伸者，**属桂枝加附子汤**。（5）[原9]

桂枝三两，去皮　芍药三两　甘草二两，炙　生姜三两，切　大枣十二枚，擘　附子一枚，炮

上六味，以水七升，煮取三升，去滓，温服一升。本云桂枝汤，今加附子。

[简述] 发汗致表阳大伤，其表不固，则遂漏不止。津气大出于表，则不足于内，且阳虚于表，以致恶风，小便难，四肢微急，难以屈伸，当以桂枝加附子汤充荣助卫，温复阳气为治。

服桂枝汤，大汗出，脉洪大者，与桂枝汤如前法。若形似疟，一日再发者，汗出必解，**属桂枝二麻黄一汤**。（6）[原11]

桂枝一两十七铢　芍药一两六铢　麻黄十六铢，去节　生姜一两六铢　杏仁十六个，去皮尖　甘草一两二铢，炙　大枣五枚，擘

上七味，以水五升，先煮麻黄一二沸，去上沫，内诸药，煮取二升，去滓，温服一升，日再服。本云桂枝汤二分，麻黄汤一分，合为二升，分再服。今合为一方。

[简述] 服桂枝汤，大汗出，脉洪大，为津气散越于表，邪反不去，当

再用桂枝汤治疗。如果服桂枝汤后，汗出多而正气弱，邪气亦微，形似疟，一日再发，则用桂枝二麻黄一汤，以充荣达卫为主，发汗散邪为次而治之，此方为发汗轻剂。

服桂枝汤，大汗出后，大烦渴不解，脉洪大者，属**白虎加人参汤**。（7）[原12]

知母六两　石膏一斤，碎，绵裹　甘草二两，炙　粳米六合　人参二两

上五味，以水一斗，煮米熟汤成，去滓，温服一升，日三服。

[简述] 服桂枝汤，大汗出后，脉洪大，且大烦渴，病在阳明。为邪在中上二焦，属于肺胃燥热，津伤气耗，用白虎加人参汤清中上焦燥热、益气生津以治之。

伤寒，脉浮，自汗出，小便数，心烦，微恶寒，脚挛急，反与桂枝欲攻其表，此误也。得之便厥，咽中干，烦躁，吐逆者，作**甘草干姜汤**与之，以复其阳。若厥愈足温者，更作**芍药甘草汤**与之，其脚即伸。若胃气不和，谵语者，少与**调胃承气汤**。若重发汗，复加烧针者，**与四逆汤**。（8）[原13]

甘草干姜汤方

甘草四两，炙　干姜二两

上二味，以水三升，煮取一升五合，去滓，分温再服。

芍药甘草汤方

白芍药四两　甘草四两，炙

上二味，以水三升，煮取一升五合，去滓，分温再服。

调胃承气汤方

大黄四两，去皮，清酒洗　甘草二两，炙　芒消半升

上三味，以水三升，煮取一升，去滓，内芒消，更上微火，煮令沸，少少温服之。

四逆汤方

甘草二两，炙　干姜一两半　附子一枚，生用，去皮，破八片

上三味，以水三升，煮取一升二合，去滓，分温再服。强人可大附子一枚、干姜三两。

[简述] 病似桂枝汤证，但非桂枝汤证，为表阳、津液浮散。反误用桂

枝汤，更发越阳气、阴液，使之散亡于表，为"攻其表"。病情加重，呈现手足厥冷，咽中干，烦躁，吐逆。阳气散越，故手足厥冷而且吐逆；阴不足则咽干，阴虚则火热虚浮而烦躁。先以甘草干姜汤复脾胃之阳，则手足转而温和。再以芍药甘草汤益脾阴，脚挛急可除。如胃阴伤燥热盛而谵语，少少与调胃承气汤泻其燥热，燥热去而谵语止。若重复发汗，又加烧针迫汗，使少阴阳气散亡，当用四逆汤回阳救逆。

大汗出，热不去，内拘急，四肢疼，又下利厥逆而恶寒者，属四逆汤证。（9）[原 31]

〔简述〕阴寒过盛，致厥阴病加重而转为少阴病者，当四逆汤温阳散寒，回阳救逆以治之。

发汗多，亡阳谵语者，不可下，与**柴胡桂枝汤**，和其荣卫，以通津液，后自愈。（10）[原 33]

柴胡四两　桂枝一两半，去皮　黄芩一两半　芍药一两半　生姜一两半大枣六个，擘　人参一两半　半夏二合半，洗　甘草一两，炙

上九味，以水六升，煮取三升，去滓，温服一升，日三服。

〔提要〕论发汗多，亡阳谵语，不可攻下。可用柴胡桂枝汤和其荣卫，以通津液而愈。

〔讲解〕发汗多，亡散心阳而谵语，不可攻下，可用柴胡桂枝汤治之。柴胡桂枝汤虽为发散之剂，但用量小，则可和其荣卫，通其津液，表得气液之充而固，心得气液之养而谵语止，病自愈。实为妙法。然亡阳谵语，以津液散失较重，而阳气虽有散失而不重者，才可用柴胡桂枝汤。如果亡阳较重，柴胡桂枝汤即不可用。虽剂量小，但终究为发散之剂。

〔医论〕成无己：胃为水谷之海，津液之主。发汗多，亡津液，胃中燥，必发谵语。此非实热，则不可下，与柴胡桂枝汤，和其荣卫，通其津液，津液生则胃润，谵语自止。（《注解伤寒论·卷八》）

发汗多，若重发汗者，亡其阳，谵语。脉短者死，脉自和者不死。（11）[原 6]

〔简述〕发汗多，如再重发汗，心阳浮散而谵语。如果脉短，为血气虚，

津液竭，阴不涵阳，为死证。如果脉自和而不短，阴血未大伤，可涵养阳气，生机未绝。

未持脉时，病人叉手自冒心，师因教试令欬，而不即欬者，此必两耳聋无闻也。所以然者，以重发汗，虚，故如此。（12）[原2]

[简述] 重发汗，使气阴散失，以致心下悸，欲用手按护，且两耳无所闻。

发汗过多，其人叉手自冒心，心下悸，欲得按者，属**桂枝甘草汤**。（13）[原18]

桂枝二两，去皮　甘草二两，炙

上二味，以水三升，煮取一升，去滓，顿服。

[简述] 发汗过多，致心阳散亡，以桂枝甘草汤温养心阳。

发汗后，腹胀满者，属**厚朴生姜半夏甘草人参汤**。（14）[原20]

厚朴半斤，炙　生姜半斤　半夏半升，洗　甘草二两，炙　人参一两

上五味，以水一斗，煮取三升，去滓，温服一升，日三服。

[简述] 发汗使脾气虚散，而阳明胃腑下行之机受抑，为腹胀满。以厚朴生姜半夏甘草人参汤脾胃兼治，益气除满。

发汗后，身疼痛，脉沉迟者，属**桂枝加芍药生姜各一两人参三两新加汤**。（15）[原16]

桂枝三两，去皮　芍药四两　生姜四两　甘草二两，炙　人参三两　大枣十二枚，擘

上六味，以水一斗二升，煮取三升，去滓，温服一升。本云桂枝汤，今加芍药、生姜、人参。

[简述] 发汗后，表邪仍在，故身疼痛；脉沉迟，又为荣卫之气亦虚，以桂枝新加汤补虚祛邪为治。

发汗后，其人脐下悸者，欲作奔豚，属**茯苓桂枝甘草大枣汤**。（16）[原19]

茯苓半斤　桂枝四两，去皮　甘草一两，炙　大枣十五枚，擘

上四味，以甘烂水一斗，先煮茯苓，减二升，内诸药，煮取三升，去滓，温服一升，日三服。

作甘烂水法：取水二斗。置大盆内。以杓扬之。水上有珠子五六千颗相

逐。取用之。

〔简述〕发汗后，悸动在脐下，为阴寒水气下聚，欲作奔豚，以茯苓桂枝甘草大枣汤助旺心脾阳气，利水防冲为治。

发汗后，不可更行桂枝汤，汗出而喘，无大热者，可与**麻黄杏子甘草石膏汤**。（17）[原17]

麻黄四两，去节　杏仁五十个，去皮尖　甘草二两，炙　石膏半斤，碎

上四味，以水七升，先煮麻黄，减二升，去上沫，内诸药，煮取二升，去滓，温服一升。本云黄耳杯。

〔简述〕发汗后，汗出而喘，无大热，为邪热乘肺。此时表已无邪，不可再用桂枝汤，而应以麻黄杏子甘草石膏汤宣利肺气，清热平喘为治。

发汗后，饮水多必喘，以水灌之亦喘。（18）[原3]

〔简述〕发汗后，肺气消散，脾胃虚弱，故饮水多则水饮内迫而作喘。如果用水灌洗周身，也可使肺气不畅而喘。

发汗后，水药不得入口为逆，若更发汗，必吐下不止。（19）[原4]

〔简述〕发汗后，伤损脾胃，而成水药不得入口，再发汗，则逆乱更甚而吐下不止。

病人有寒，复发汗，胃中冷，必吐蛔。（20）[原8]

〔简述〕病人素有寒，再发汗，使胃阳更伤，阴寒结冷，致胃气上逆，则易吐蛔。

发汗，病不解，反恶寒者，虚故也，属**芍药甘草附子汤**。（21）[原21]

芍药三两　甘草三两　附子一枚，炮，去皮，破六片

上三味，以水三升，煮取一升二合，去滓，分温三服。疑非仲景方。

〔简述〕发汗，使荣气泄，卫气亦散，即恶寒重，用芍药甘草附子汤充养荣气、温固卫气，则恶寒当解。

发汗后，恶寒者，虚故也。不恶寒，但热者，实也，当和胃气，属调胃承气汤证。一法用小承气汤。（22）[原22]

〔简述〕发汗后，可成虚证，也可成实证。不恶寒，但热，是汗后燥热内结阳明，可用调胃承气汤清泄燥热，调和胃气。

太阳病三日，发汗不解，蒸蒸发热者，属胃也，属调胃承气汤证。（23）[原30]

[简述]汗后伤津化燥，里热蒸腾，燥热俱盛，以调胃承气汤泻热缓燥。

发汗后不解，腹满痛者，急下之，宜大承气汤。（24）[原32]

大黄四两，酒洗　厚朴半斤，炙　枳实五枚，炙　芒消三合

上四味，以水一斗，先煮二物，取五升，内大黄，更煮取二升，去滓，内芒消，更一二沸，分再服，得利者，止后服。

[简述]发汗不解，邪热内攻，血气被热所结，成腹满痛，当以大承气汤急下邪热之结。

阳明病，本自汗出，医更重发汗，病已差，尚微烦不了了者，必大便鞕故也。以亡津液，胃中干燥，故令大便鞕。当问小便日几行，若本小便日三四行，今日再行，故知大便不久出。今为小便数少，以津液当还入胃中，故知不久必大便也。（25）[原5]

[简述]津液亡散，则大便硬。若得水谷补充，水津向内回流于胃肠，则燥者得润，结者得软，故不久必大便。

阳明病，自汗出，若发汗，小便自利者，此为津液内竭，虽鞕不可攻之，须自欲大便，宜**蜜煎**导而通之。若土瓜根及大猪胆汁，皆可为导。（26）[原29]

蜜煎方

食蜜七合

上一味，于铜器内，微火煎，当须凝如饴状，搅之勿令焦著，欲可丸，并手捻作挺，令头锐，大如指许，长二寸。当热时急作，冷则鞕。以内谷道中，以手急抱，欲大便时，乃去之。疑非仲景意，已试甚良。

又大猪胆一枚，泻汁，和少许法醋，以灌谷道内，如一食顷，当大便出宿食恶物，甚效。

[简述]津液内竭之大便干结，与阳明燥热内结不同，不可攻下。需待病人想大便，又解不出时，用蜜煎润燥导便。也可用土瓜根或大猪胆汁灌肠，来润燥通便。

伤寒发汗已，身目为黄，所以然者，以寒湿—作温。在里不解故也。以为

不可下也，于寒湿中求之。（27）[原7]

〔简述〕伤寒发汗，致寒湿蕴结在里而身目俱黄，寒湿为阴邪，当温中散寒除湿为治，不可妄用攻下。

太阳病发汗，汗出不解，其人仍发热，心下悸，头眩，身瞤动，振振欲擗—作僻。地者，属**真武汤**。（28）[原26]

茯苓三两　芍药三两　生姜三两，切　附子一枚，炮，去皮，破八片　白术二两

上五味，以水八升，煮取三升，去滓，温服七合，日三服。

〔简述〕太阳病发汗，导致阳虚而太阳寒水之气不得温化，成水气泛溢内外，用真武汤温阳散寒利水为治。

太阳病，发汗后，大汗出，胃中干，烦躁不得眠，欲得饮水者，少少与饮之，令胃气和则愈。若脉浮，小便不利，微热消渴者，属**五苓散**。（29）[原23]

猪苓十八铢，去皮　泽泻一两六铢　白术十八铢　茯苓十八铢　桂枝半两，去皮

上五味，捣为散，以白饮和服方寸匕，日三服。多饮暖水，汗出愈。

〔简述〕太阳病，发汗后，大汗出，津液伤则胃中干，津伤热扰即烦躁不得眠。脾胃之气因汗出而伤，不可大量饮水，以防脾虚不化，水气内停。

发汗后，大汗出，又见脉浮、小便不利、微热、消渴，为汗后津伤，虚燥之气浮越在上，但脾气虚又不能转输水饮，反而水液下蓄，用五苓散利水，并健脾以使津液上行布散。

发汗已，脉浮数，烦渴者，属五苓散证。（30）[原24]

〔简述〕发汗后，脉浮数，烦渴，为热重。但烦渴也是水气内蓄，脾气不能布散水津于上，仍当以五苓散利水而布达水津于上，则烦渴自除。

伤寒，汗出而渴者，宜五苓散。不渴者，属**茯苓甘草汤**。（31）[原25]

茯苓二两　桂枝二两　甘草一两，炙　生姜一两

上四味，以水四升，煮取二升，去滓，分温三服。

〔简述〕汗出而渴，为上焦缺少津气布达，以五苓散布散水津。不渴者，水寒不得温化，停于中焦，以茯苓甘草汤温阳化饮为治。

伤寒，汗出解之后，胃中不和，心下痞鞕，干噫食臭，胁下有水气，腹中雷鸣，下利者，属**生姜泻心汤**。（32）[原27]

生姜四两　甘草三两，炙　人参三两　干姜一两　黄芩三两　半夏半升，洗　黄连一两　大枣十二枚，擘

上八味，以水一斗，煮取六升，去滓，再煎取三升，温服一升，日三服。生姜泻心汤。本云理中人参黄芩汤，去桂枝、术，加黄连，并泻肝法。

[简述] 伤寒发汗，表证解之后，胃气上逆，致水食停积，干噫食臭，逆则火郁在上，不交于下，水饮不得温化而胁下有水气，腹中雷鸣，下利。此为寒热交杂之痞，当以生姜泻心汤开胃降逆、分消寒热、消水散痞为治。

伤寒发热，汗出不解，心中痞鞕，呕吐而下利者，属**大柴胡汤**。（33）[原28]

柴胡半斤　黄芩三两　芍药三两　半夏半升，洗　生姜五两，切　枳实四枚，炙　大枣十二枚，擘　大黄三两

上八味，以水一斗二升，煮取六升，去滓，内大黄，再煎取三升，温服一升，日三服。一方加大黄二两，若不加，恐不名大柴胡汤。

[简述] 汗后邪热内结，使少阳胆及三焦之腑不通而心中痞硬，以大柴胡汤泻除腑实热结。

辨不可吐第十八

太阳病，当恶寒发热，今自汗出，反不恶寒发热，关上脉细数者，以医吐之过也。若得病一二日吐之者，腹中饥，口不能食。三四日吐之者，不喜糜粥，欲食冷食，朝食暮吐。以医吐之所致也，此为小逆。（1）[原1]

[简述] 太阳病，反而不恶寒发热，关上脉细数，为用吐法后胃阴伤损所致。得病一二日用吐法，腹中饥，口不能食。得病三四日时用吐法，即不喜糜粥，欲食冷食，而朝食暮吐。虽胃阴伤损，但不严重，故为小逆。

太阳病吐之，但太阳病当恶寒，今反不恶寒，不欲近衣者，此为吐之内烦也。（2）[原2]

[简述] 不恶寒，烦热不欲近衣，为吐后津伤热郁于心胸所致。

少阴病，饮食入口则吐，心中温温欲吐，复不能吐。始得之，手足寒，脉弦迟者，此胸中实，不可下也。若膈上有寒饮，干呕者，不可吐也，当温之。(3)[原3]

[简述] 痰实结于胸中，阻滞了血气运行，使少阴枢机不利，阳气不达，故而手足寒，脉弦迟，饮食入口即吐，心中温温欲吐，又不能吐出。此证又有因膈上有寒饮，心脾的阳气虚弱所致者，可温阳散寒化饮以治之。

诸四逆厥者，不可吐之，虚家亦然。(4)[原4]

[简述] 在《辨厥阴病脉证并治》中有一条"诸四逆厥者，不可下之，虚家亦然"，而在本条中为"诸四逆厥者，不可吐之，虚家亦然"，是指各种寒性四逆或四厥，总为阳虚阴盛，不可吐之；虚家也如此。

辨可吐第十九

大法，春宜吐。(1)[原1]

[提要] 论吐法在春时更为适合。

[讲解] 春时阳气初升，吐法为顺春时升发的升越之法。有痰实等邪气不除，滞于上者，可在春时吐之使去，较他时为宜，故春时宜吐。

[医论] 成无己：春时阳气在上，邪气亦在上，故宜吐。(《注解伤寒论·卷八》)

凡用吐汤。中病便止。不必尽剂也。(2)[原2]

[提要] 吐法不可过用，病去即止。

[讲解] 用吐法，汤药将邪气开通、涌泄之即可，不应再续服未尽之药，以防伤正。

[医论] 张锡驹：吐药峻剂，过服有损胃气，故中病即止，不必尽剂。(《伤寒论直解·卷六》)

宿食在上管[1]者，当吐之。(3)[原6]

[注解][1]上管：即上脘。

[提要] 宿食在上，宜用吐法。

［讲解］宿食停滞在胃脘等上部，当因势利导而吐之。

［医论］张志聪：胃为水谷之海，有上脘中脘下脘之分，上脘主纳，中脘主化。今食在上脘，不得腐化，故成宿食，当吐之。（《伤寒论集注·卷第五》）

病如桂枝证，头不痛，项不强，寸脉微浮，胸中痞鞕，气上撞咽喉不得息者，此为有寒，当吐之。一云此以内有久痰，宜吐之。（4）［原3］

［简述］病如桂枝证，但非风邪在表。胸中痞硬，为痰实停滞于胸中，形成逆气上冲咽喉，且不得息，脉微浮，当以吐法治之。

病手足逆冷，脉乍结[1]，以客气[2]在胸中，心下满而烦，欲食不能食者，病在胸中，当吐之。（5）［原7］

［注解］

[1] 乍结：忽而见到脉停结不畅。

[2] 客气：邪气。

［提要］邪气结于胸中，阳气不达，可用吐法去除。

［讲解］客气结于胸中，阳气不达，则心下满而烦，手足厥冷，脉乍结，虽有饥饿感，胃气不畅，则不能食。当用涌吐之法治之。客气，指寒气、逆气、结气等凝聚之气。

［医论］张志聪：此言客气在胸，阳气不能外达，病在胸中，正气不能上行，皆当吐之。病人手足厥冷者，阴阳之气不相顺接也。脉乍结者，来缓时止，阴盛则结也。所以然者，客气在胸中，阳气不能外达之所致也。心下满而烦者，邪膈则满，邪郁则烦也。欲食不能食者，胃欲得食，上焦不纳也，所以然者，以病在胸中，正气不能上行之所致也。凡此皆当吐之，客邪去而阳气外达，正气上行矣。（《伤寒论集注·卷第五》）

病胸上诸实，一作寒。胸中郁郁而痛，不能食，欲使人按之，而反有涎唾，下利日十余行，其脉反迟，寸口脉微滑，此可吐之。吐之，利则止。（6）［原4］

［提要］胸中各种实邪，致水饮不能布散而下利，可用吐法。

［讲解］各种实邪凝滞于胸中，则胸中郁郁而痛，不能食。其严重者，使水饮不能从胸中布散，故聚于肠胃而下利日十余次，脉迟滞不畅达，寸口

脉微滑。此证虽见下利严重，但关键在胸中之邪实，可吐而畅达之，则利止。

〔医论〕张锡驹：病胸上诸实者，或痰或食，或寒或热，或气之类也。邪实于胸，气不得上下，故胸中郁郁而痛，不能食也。夫虚则喜按，今欲使人按之，似乎虚矣，而反有涎唾者，实邪因按而动，势欲上出，故反有涎唾也。夫气机不得上达，势必下行，故下利日十余行。实利脉不当迟，今脉反迟者，气机下行之象也。寸口脉微滑者，邪实于上也，此可吐之。吐之则气机上越而不下行，故利即止，此即吐以明气机上下之相通也。(《伤寒论直解·卷六》)

少阴病，饮食入口则吐，心中温温欲吐，复不能吐者，宜吐之。(7)[原5]

〔简述〕痰实等邪气结于胸中，使少阴血气不达，枢机不利，当吐之。

卷第九

辨不可下病脉证并治第二十

脉濡而弱，弱反在关，濡反在巅，微反在上，涩反在下。微则阳气不足，涩则无血，阳气反微，中风汗出，而反躁烦；涩则无血，厥而且寒。阳微则不可下，下之则心下痞鞕。（1）[原1]

〔提要〕论述阴血虚而阳气虚浮者，不可攻下。

〔讲解〕脉濡在寸部，脉弱在关部及以下；又浮取脉微，为微反在上；沉取脉涩，为涩反在下。此为阳气不足且虚浮于上，阴血不足于内。阳气虚浮则中风汗出，如果伤在根本，肾气虚浮则反而躁烦。阴血虚不能内涵其阳气，阴阳之气不能通达于四末，则手足厥冷而寒。阳微之人，不可攻下，攻下则脾肾之气虚结而心下痞硬，此痞非一般之痞，乃脏气虚结之脏结，应为重证。

〔医论〕《医宗金鉴》：此即前不可发汗之条。所谓关脉浮濡沉弱，寸脉微，尺脉涩，阳虚血少之诊也。汗即不可，下亦不可，均为阳虚故也。若误下之，则寒虚内竭，心下痞鞕，必成太阴误下下利之痞鞕矣。（《订正仲景全书伤寒论注·辨不可下病脉证篇》）

脉濡而弱，弱反在关，濡反在巅，弦反在上，微反在下。弦为阳运，微为阴寒，上实下虚，意欲得温。微弦为虚，虚者不可下也。微则为欬，欬则吐涎，下之则欬止，而利因不休。利不休，则胸中如虫啮，粥入则出，小便不利，两胁拘急，喘息为难，颈背相引，臂则不仁。极寒反汗出，身冷若冰，眼睛不慧，语言不休，而谷气多入，此为除中，_{亦云消中。}口虽欲言，舌不得前。（2）[原6]

〔提要〕论述下虚寒上阳浮者，不可攻下。

〔讲解〕脉濡在寸部，脉弱在关部及以下；又浮取脉弦，为弦反在上；沉取脉微，为微反在下。寸脉濡，且浮取脉弦，气虚而上逆，则阳运头眩；关脉以下脉弱，且沉取脉微，为下虚且寒，故为上实下虚。总为阳气虚逆之体，故为喜得温暖，阳气虚则不可攻下。脉微则阳虚阴盛，阴寒上逆而咳，咳则吐涎，如果攻下则咳止，阳气虚泻而下利不止。胸中闭塞不通而如虫咬，饮食入胃则下利而出，水液下走而不得转输，则小便不利，三焦无津液周流布达，气机不畅则两胁拘急，气逆则喘息而呼吸为难，太阳少阳经脉拘急则颈背相引，手臂麻木不仁。阳虚而阴寒极盛则身反汗出，身体冷如冰，视物不清，语言不休，而饮食却多，此为除中。虽欲语言，但舌体拘紧不能自如伸缩。

〔医论〕成无己：虚家下之，是为重虚。《难经》曰：实实虚虚，损不足，益有余。此则是中工所害也。《内经》曰：感于寒则受病，微则为咳，甚则为泄为痛。肺感微寒为咳，则脉亦微也。下之气下，咳虽止而因利不休，利不休，则夺正气，而成危恶。胸中如虫啮，粥入则出，小便不利，两胁拘急，喘息为难者，里气损也。颈背相引，臂为不仁，极寒，反汗出，身冷如冰者，表气损也。表里损极，至阴阳俱脱，眼睛不慧，语言不休。《难经》曰：脱阳者见鬼，脱阴者目盲。阴阳脱者，应不能食，而谷多入者，此为除中，是胃气除去也。口虽欲言，舌不得前，气已衰脱，不能运也。（《注解伤寒论·卷九》）

脉濡而弱，弱反在关，濡反在巅，浮反在上，数反在下。浮为阳虚，数为无血。浮为虚，数生热。浮为虚，自汗出而恶寒；数为痛，振而寒栗。微弱在关，胸下为急，喘汗而不得呼吸。呼吸之中，痛在于胁，振寒相搏，形如疟状。医反下之，故令脉数发热，狂走见鬼，心下为痞，小便淋漓，少腹甚鞭，小便则尿血也。（3）[原7]

〔提要〕论述阴血虚，且阳气虚浮而热者，不可攻下。

〔讲解〕脉濡在寸，弱在关及以下；又浮取脉显浮象，为浮反在上；沉取脉数，为数反在下。浮为阳虚，数为无血。浮为阳气虚浮，数为血虚而有虚热。浮为阳气虚浮，则自汗出而恶寒；数为血气虚结而疼痛，血虚不能含存阳气，阳气虚而浮散，故身振颤而寒栗。脉微弱在关部，胸下拘急，气逆上迫，喘、汗而不得呼吸。呼吸则拘急疼痛牵引两胁，身体振颤与寒栗相搏结，病形很似疟状。医生反而攻下，则使脉搏加快，阳气浮越而发热，心阳亡散则狂走如见鬼状；脾气虚结则心下痞；肾气虚衰，阴血大伤，虚热内结，则小便淋漓，小腹甚硬，小便则尿血。

〔医论〕成无己：弱在关，则阴气内弱；濡在巅，则阳气外弱；浮为虚，浮在上，则卫不足也，故云阳虚。阳虚不固，故腠理汗出恶寒。数亦为虚，数在下，则荣不及，故云亡血。亡血则不能温润腑脏，故数而痛，振寒而栗。微弱在关，邪气传里也。里虚遇邪，胸下为急，喘而汗出，胁下引痛，振寒如疟。此里邪未实，表邪未解。医反下之，里气益虚，邪热内陷，故脉数发热，狂走见鬼；心下为痞，此热陷于中焦者也。若热气深陷，则客于下焦，使小便淋沥，小腹甚鞕，小便尿血也。（《注解伤寒论·卷九》）

脉濡而紧，濡则卫气微，紧则荣中寒。阳微卫中风，发热而恶寒，荣紧胃气冷，微呕心内烦。医谓有大热，解肌而发汗，亡阳虚烦躁，心下苦痞坚，表里俱虚竭，卒起而头眩，客热在皮肤，怅怏[1]不得眠。不知胃气冷，紧寒在关元，技巧无所施，汲水灌其身。客热应时罢，栗栗而振寒，重被而覆之，汗出而冒巅。体惕而又振，小便为微难，寒气因水发，清谷不容间。呕变反肠出[2]，颠倒不得安，手足为微逆，身冷而内烦。迟欲从后救，安可复追还。（4）[原8]

〔注解〕

[1] 怅怏：失意不乐、垂头丧气状。

[2] 呕变反肠出：时而呕吐，时而又变为下利。与"颠倒不得安"相应。

〔提要〕论述里寒而卫气虚浮，不可汲水灌洗及攻下。

〔讲解〕脉濡而紧，濡在寸，紧在关及以下。寸濡则卫气微，关尺紧则荣中寒。阳微则卫分中风，发热而恶寒；荣紧则胃气冷，胃气虚逆则微呕而心内烦。医生说这是有大热，解肌而发汗，以致阳气虚散而亡阳烦躁，心下逆气里急而痞坚。如此则表里俱虚竭，忽然站立则头眩，浮热在皮肤，怅怏不乐，不得睡眠。医生不知患者胃气冷，脉紧为寒在关元，各种招数无可施展，则汲取井水灌洗其身，浮热很快去除，身体却振寒战栗，覆盖重重厚背，虚汗出而头目昏冒，筋肉惕抖而全身振颤，小便少而且困难，体内的寒气因汲水灌洗大伤阳气而发生，下利清谷而无间歇之时。时而呕逆，上下颠倒不得安歇，手足脉微而逆冷，身体冰冷，心阳亡散而内烦。病至此已经太迟了，还想再挽救，又怎能来得及呢？

此条虽未说医生误用攻下之法，但汲水灌其身，导致里阳虚而阴寒大盛于内，下利清谷等危证，与攻下误治伤里的结果可相互比类旁通。为误治的临床辨识，故本条在辨不可下见之。

〔医论〕成无己：胃冷荣寒，阳微中风，发热恶寒，微呕心烦。医不温胃，反为有热，解肌发汗，则表虚亡阳，烦躁，心下痞坚。先里不足，发汗又虚其表，表里俱虚竭，卒起头眩。客热在表，怅怏不得眠。医不救里，但责表热，汲水灌浇以却热。客热易罢，里寒益增，栗而振寒。复以重被复之，表虚遂汗出，愈使阳气虚也。巅，顶也。巅冒而体振寒，小便难者，亡阳也。寒因水发，下为清谷，上为呕吐，外有厥逆，内有躁烦，颠倒不安，虽欲拯救，不可得也。（《注解伤寒论·卷九》）

脉浮而紧，浮则为风，紧则为寒。风则伤卫，寒则伤荣。荣卫俱病，骨节烦疼，当发其汗，而不可下也。（5）［原10］

〔简述〕脉浮而紧，风寒合邪。同气相求，风则伤卫；寒则伤荣；荣卫俱病。骨节烦疼，经气闭而不发，当发其汗，不可攻下。

脉浮而大，浮为气实，大为血虚。血虚为无阴，孤阳独下阴部者，小便当赤而难，胞中[1]当虚。今反小便利，而大汗出，法应卫家当微，今反更实，津液四射，荣竭血尽，干烦而不眠，血薄肉消，而成暴一云黑。液[2]。医复以毒药攻其胃，此为重虚，客阳去有期，必下如汙泥[3]而死。（6）［原9］

〔注解〕

[1] 胞中：指膀胱。

[2] 暴液：指火气煎熬津液。暴同曝。

[3] 汙（wū）泥：即污泥。汙，同污。

[提要] 论述脉浮大，为虚阳或阳热在表而里虚者，不可攻下。

[讲解] 脉浮而大，血虚而气浮盛。血虚则无阴来含蓄其阳气，如果阳气无阴载之外达，就成为孤阳而独下于阴部，小便当黄赤而艰难，膀胱虚而燥热。但如今反而小便利，而且大汗出，按理应该是卫气虚微。今反而气盛而更实，则气涌津液而四射，荣竭血尽，阴血干涸而热烦不眠，血少而肉消，暴液者，火气煎熬其津液。医复以毒药即峻下药攻其胃，使得虚上加虚，此邪热之盛阳，称之为客阳，客阳散去有期而不会长久，必下污秽肠浊如污泥而死。

[医论] 成无己：卫为阳，荣为阴，卫气强实，阴血虚弱，阳乘阴虚，下至阴部，阴部下焦也。阳为热则消津液，当小便赤而难，今反小便利而大汗出者，阴气内弱也。经曰：阴弱者汗自出。是以卫家不微而反更实，荣竭血尽，干烦而不眠，血薄则肉消，而成暴液者，津液四射也。医反下之，又虚其里，是为重虚，故阳因下而又脱去，气血皆竭，胃气内尽，必下如污泥而死也。（《注解伤寒论·卷九》）

脉浮而大，心下反鞕，有热，属藏者，攻之，不令发汗。属府者，不令溲数。溲数则大便鞕，汗多则热愈，汗少则便难，脉迟尚未可攻。（7）[原15]

[简述] 脏为阴，有热属脏即病在里，即宜攻下，而不可发汗；腑为阳，邪热浮盛而欲出于表，即宜发汗，不可利小便，小便数则大便硬。汗出多则热随汗去而愈，若汗少，热壅逆在里则大便难。如果见脉迟，为里阳尚不足，暂不可攻下，需里热盛实，脾气转为盛燥，才可攻下。

脉浮大，应发汗，医反下之，此为大逆也。（8）[原14]

[提要] 论脉浮大为病在表，应发汗。攻下为大逆。

[讲解] 脉浮大，邪气浮盛在表，当发汗去邪。医反下之，引邪深入，大伤正气而邪可长驱直入，使病危急，此为大逆。

[医论]张志聪:此言太阳标气盛者,不可下。脉浮大者,太阳阳气外浮,而表阳更盛也,故宜汗之而解。医反下之,则变生无穷,故为大逆。(《伤寒论集注·卷第五》)

脉数者,久数不止。止则邪结,正气不能复,正气却结于藏,故邪气浮之,与皮毛相得。脉数者,不可下,下之必烦,利不止。(9)[原12]

[提要]论述脉数而正气虚结于内,不可攻下。

[讲解]脉数,医者按其脉应该长时间不见脉止歇。如果止歇,必是邪气结聚在经络血脉,而正气不能出表,反而结滞于内、结滞于脏。正气内结,而邪气浮盛,相合于皮毛。脉浮而数,时见止歇,不可攻下,攻下则邪气内逆,必心烦,下利不止。

[医论]成无己:数为热,止则邪气结于经络之间,正气不能复行于表,则却结于脏,邪气独浮于皮毛。下之虚其里,邪热乘虚而入,里虚协热必烦,利不止。(《注解伤寒论·卷九》)

伤寒,脉阴阳俱紧,恶寒发热,则脉欲厥。厥者,脉初来大,渐渐小,更来渐大,是其候也。如此者恶寒,甚者翕翕汗出,喉中痛。若热多者,目赤脉多,睛不慧。医复发之,咽中则伤。若复下之,则两目闭。寒多便清谷,热多便脓血。若熏之,则身发黄。若熨之,则咽燥。若小便利者,可救之。若小便难者,为危殆。(10)[原33]

[提要]论述伤寒邪气盛而正气内虚者,不可攻下。

[讲解]伤寒,脉阴阳俱紧,恶寒发热,似太阳伤寒,但脉欲厥。邪闭正郁,正气不得通达,欲厥的形成,又因里气虚而不支,脉见初时来大,渐渐小,再来又渐渐大,为邪气逆迫,正气循行失常的表现。欲厥者,恶寒,重者翕翕汗出,喉中痛。正气偏虚而郁于里,有偏寒者,偏热者。如为热多者,目赤脉多,眼睛不清利。医生复发其汗,咽中则伤。如果复下之,则正气下走,两目闭而不欲睁。寒多则便清谷,热多则便脓血。如用火熏之,则热伤其血而发黄,如热熨之则咽燥。如果小便利者,津液未竭,尚可救治。如果小便难,则病危险至极。

[医论]张志聪：此言寒伤太阳，经脉内虚不宜汗下也。伤寒脉阴阳俱紧，即《太阳篇》所云：脉阴阳俱紧，名为伤寒，而病通体之表阳者是也。恶寒者，病太阳之本气也；发热者，病太阳之标气也。若经脉内虚，阳之气不与寒持，则脉欲厥，即《平脉篇》所云：脉紧为寒，诸乘寒为厥者是也。又申明厥者，其脉初来大，渐渐小，更来渐渐大，此经脉虚而大小无常，不若正邪相持之转索无常也；是其候也者，言是脉欲厥之候也。如此经脉内虚而恶寒甚者，则气虚于外，故翕翕汗出，汗出津竭故喉中痛。如此经脉内虚而多热者，则血虚于内，故目赤脉多，赤脉多，故睛不慧。夫寒甚热多，气血皆虚，如此医者欲攻其表，若复发之咽中则伤，咽中伤甚于喉中痛矣。医者欲攻其里，若复下之，则两目闭，两目闭甚于赤脉多，睛不慧矣。若恶寒甚而寒多者，下之则寒入于阴而便清谷；热多者，下之则热入心包，而便脓血。若火熏以发之，火气内郁则身发黄。若火熨以发之，火气上炎则咽燥。夫发黄、咽燥，若小便利者，火邪从小便而出，故可救之；小便难者，火邪内逆，故危殆。（《伤寒论集注·卷第五》）

伤寒发热，口中勃勃气出，头痛目黄，衄不可制，贪水者，必呕，恶水者厥。若下之，咽中生疮。假令手足温者，必下重，便脓血。头痛目黄者，若下之，则目闭。贪水者，若下之，其脉必厥，其声嘤，咽喉塞。若发汗，则战栗，阴阳俱虚。恶水者，若下之，则里冷，不嗜食，大便完谷出。若发汗，则口中伤，舌上白胎，烦躁。脉数实，不大便六七日，后必便血。若发汗，则小便自利也。（11）[原34]

[提要]伤寒热盛于上而在血分者，不可攻下。

[讲解]伤寒发热，口中勃勃出热气，且头痛目黄，为热邪大盛于上，而且热迫于血分而目黄，鼻衄不止，则因衄而气阴易伤。如果病人贪水，虽上有热，但大量水饮聚于胃，使胃虚气逆则必呕，如果厌恶水者，上火热、下阴寒则厥，如果下之，上热内结于咽，则咽中生疮。假令手足温者，下之则内热聚于下，必里急后重，便脓血。头痛目黄而未衄者，邪热仍在血，若下之，气闭于内而不能上达，则目闭不欲睁。贪水者，津液不足，若下之，

血热不出，而气分之热亦内闭内结，脉必厥，声音细小，咽喉闭塞。若发汗，则阳气散而阴血虚，战栗。厌恶水者，若下之，里阳更虚则里冷，不想饮食，大便完谷不化。若发汗，虚阳上浮则口中伤烂，舌上白苔，烦躁。若非阳虚，而为内有实热，脉数而实者，不大便六七日，热迫其血则便血。更发其汗，邪热内盛而销铄里津，则小便自利。

〔医论〕成无己：伤寒发热，寒变热也；口中勃勃气出，热客上膈也；头痛目黄，衄不可制者，热蒸于上也。《千金》曰：无阳即厥，无阴即呕。贪水者必呕，则阴虚也；恶水者厥，则阳虚也。发热口中勃勃气出者，咽中已热也。若下之亡津液，则咽中生疮，热因里虚而下，若热气内结，则手足必厥。设手足温者，热气不结，而下行作协热利下重便脓血也。头痛目黄者，下之热气内伏，则目闭也。贪水为阴虚，下之又虚其里，阳气内陷，故脉厥声嘤，咽喉闭塞。阴虚发汗，又虚其阳，使阴阳俱虚而战栗也。恶水为阳虚，下之又虚胃气，虚寒内甚，故里冷不嗜食。阳虚发汗，则上焦虚燥，故口中伤烂，舌上白苔而烦躁也。经曰：脉数不解，合热则消谷喜饥，至六七日不大便者，此有瘀血。此脉数实不大便六七日，热畜于内也。七日之后，邪热渐解，迫血下行，必便血也。便血发汗，阴阳俱虚，故小便利。（《注解伤寒论·卷九》）

伤寒发热，头痛，微汗出，发汗则不识人。熏之则喘，不得小便，心腹满。下之则短气，小便难，头痛背强。加温针则衄。（12）〔原32〕

〔提要〕论述伤寒热伤津液者不可攻下。

〔讲解〕伤寒发热头痛，微汗出，而不恶寒，则为太阳温病，如果是阳明病当汗自出而汗较多。感温热邪气，不可发汗。发汗则里热盛而神昏，故不识人。以火熏之，则邪热壅于肺而喘，火竭津液则不得小便，火热壅结于内则心腹满闷。下之则大伤其气而且气不上达则短气，津伤则小便难，气弱津伤而不能布达于上，不能布达于表，则头痛背强。加温针则热伤血络而鼻衄。

〔医论〕成无己：伤寒则无汗，发热头痛微汗出者，寒邪变热，欲传于里也。发热则亡阳，增热，故不识人。若以火熏之，则火热伤气，内消津液，结为里实，故喘，不得小便，心腹满。若反下之，则内虚津液，邪欲入里，外动经络，故短气，小便难，头痛背强。若加温针，益阳蒸热，必动其血而为衄也。（《注解伤寒论·卷九》）

夫病阳多者热，下之则鞕。（13）[原25]

〔提要〕阳热虽盛而在经表，不可攻下。

〔讲解〕病阳多者为热盛，但在经表，而非在里之实热，不可攻下，下之则热结于里，或为结胸、或为痞证、或为阳明腑实便硬等，随其显现之证而辨之。

〔医论〕成无己：阳热证多，则津液少，下之虽除热，复损津液，必便难也。或谓阳多者，表热也，下之则心下鞕。（《注解伤寒论·卷九》）

诸外实者，不可下，下之则发微热。亡脉厥者，当齐握热。（14）[原4]

〔提要〕论各种外表实证，不可攻下。

〔讲解〕诸外实者，病在外，里无病，不可下，下之外热入里，发为微热而不是热盛于外，当脐如手掌大发热之处，经气内闭，则无脉，四肢厥冷。

〔医论〕方有执：诸外实，指凡一切邪在表而言也。发微热，邪入里也。亡脉，阳内陷也。握，持也，谓当脐有热，持而不散，盖以热入深者言也。（《伤寒论条辨·卷之八》）

诸虚者，不可下，下之则大渴。求水者易愈，恶水者剧。（15）[原5]

〔提要〕各种虚弱证，不可攻下。

〔讲解〕"诸虚者，不可攻下，下之则大渴"，想饮水者，为下后津伤而阳气未大伤，易愈；厌恶饮水者，为阴寒内结，阳气极虚不能化饮上布，故为病剧。

〔医论〕张志聪：诸虚者，外内之血气皆虚也。夫阴阳血气生于胃腑水谷之精，下之则津液亡，而大渴求水者，胃气有余而热，故易愈；恶水者，胃气不足而寒，故剧也。（《伤寒论集注·卷第五》）

动气在右，不可下，下之则津液内竭，咽燥鼻干，头眩心悸也。

动气在左，不可下，下之则腹内拘急，食不下，动气更剧，虽有身热，卧则欲蜷。

动气在上，不可下，下之则掌握热烦，身上浮冷[1]，热汗自泄，欲得水自灌[2]。

动气在下，不可下，下之则腹胀满，卒起头眩，食则下清谷，心下痞也。（16）[原2]

〔注解〕

[1] 浮冷：冷在体表。

[2] 欲得水自灌：想喝大量的水。

〔提要〕论述动气在胸腹部的上下左右，为脏气虚损不守于内，不可攻下。

〔讲解〕动气在上下、左右，均不可攻下。动气，指脏气虚弱不守于内，故虚浮而动。因脏气虚而筋肉异常跳动，攻下则脏气虚损更甚。动气在右者，肺气虚损，攻下则气液下走而津液内竭，咽燥鼻干，上虚则头眩，心失所养则心悸。动气在左，为肝脏之气血虚损，攻下则肝阴伤而腹内拘急，肝阴不足则肝气偏旺而克伐脾胃，故食不下，肝气旺则动气更剧，虽有身热，但阳气内结，不能升发外达，故为卧则欲蜷。动气在上，心气虚损，攻下则阴伤热结，手掌热而烦，内热而阳气不达于表，在表为寒，则身上浮冷，在内为热，则热汗自泄，欲饮水以解在内的津伤之热。动气在下，为肾气肾阴虚损，攻下则脾肾阳气易虚而腹胀满，忽而发生头眩，食入而不能布散上达，且下虚不能吸收水谷精微则下利清谷，脾胃之气虚结则心下痞。

〔医论〕张志聪：此言肺虚不可下，下之则肺金虚而水无以生，故津液内竭。津液内竭，故咽燥、鼻干、头眩、心悸也。高子曰：咽燥、鼻干，津竭也；头眩、心悸，液竭也。

此言肝虚不可下，下之则肝木之气内逆，故腹内拘急，食气入胃，散精于肝，肝虚故食不下，食则动气更剧。虽有身热之阳证，然肝属厥阴，故卧则欲蜷。

此言心虚不可下，下之则心气内郁，不能循经脉而入于掌中，故掌握热烦，神气外虚故身上浮冷，火气外炎故热汗自泄，真阳之气外越于肤表，故欲得水自灌。

此言肾虚不可下，下之则水阴内逆，脏寒生满病，故腹胀满；肾精不濡于上，故卒起头眩；水阴气盛于下，故食则下清谷；阴气不上则阳气不下，阴阳上下不相交济，故心下痞也。（《伤寒论集注·卷第五》）

咽中闭塞，不可下，下之则上轻下重，水浆不下，卧则欲蜷，身急痛，下利日数十行。（17）[原3]

〔提要〕论咽中闭塞，为阳衰阴客者，不可攻下。

〔讲解〕咽中闭塞，由于心肾阳气衰微，阴寒客邪所致者，不可攻下，攻下则阳气下走，上轻而下重，上轻为气不能升达于上，下重为阴寒水气相聚于下。证见水浆不下，卧则欲蜷，身体拘急疼痛，下利日数十次。

〔医论〕《医宗金鉴》：咽中闭塞，燥干肿痛者，少阴阳邪也，宜下之。今不燥干，不肿痛者，少阴阴邪也，不可下，下之则阳愈衰，阴愈盛，故曰上轻下重也。水浆不入，卧欲蜷，身急痛，下利日数十行，中外阳虚也。（《订正仲景全书伤寒论注·辨不可下病脉证篇》）

跌阳脉迟而缓，胃气如经也。跌阳脉浮而数，浮则伤胃，数则动脾，此非本病，医特下之所为也。荣卫内陷，其数先微，脉反但浮，其人必大便鞕，气噫而除。何以言之？本以数脉动脾，其数先微，故知脾气不治，大便鞕，气噫而除。今脉反浮，其数改微，邪气独留，心中则饥，邪热不杀谷，潮热发渴，数脉当迟缓，脉因前后度数如法，病者则饥。数脉不时，则生恶疮也。（18）[原11]

〔简述〕误下伤脾胃，使跌阳脉浮而数，如果荣卫内陷，脉数就会变微。如果跌阳脉反而只见浮，必为大便硬，得嗳气则脘腹闷胀稍缓。本为浮数脉，数脉转微，为脾气伤动，而且已虚，故为脾气不治。大便硬，得嗳气而闷胀稍缓。跌阳脉反浮，脉数又变微，为邪热独留于内，心中饥而不能食，阴伤热郁即潮热发渴。浮数脉转为迟缓，脉象的前后变化如此规律，病人则饥而能食，病即痊愈。如果数脉非一时性的，常有数脉显现，为热结于内，则生恶疮。

太阳病，有外证未解，不可下，下之为逆。(19)[原22]

〔简述〕太阳病，有表证未解，不可攻下，攻下为逆治。

太阳与阳明合病，喘而胸满者，不可下。(20)[原18]

〔简述〕太阳为开，通过肺气的宣发布散而经气达表，阳明的本气在肺，阳明之气从阖下行，若表寒闭郁，肺气壅郁，则喘而胸满。此为太阳阳明之气俱不利，即使不大便亦不可攻下。

太阳与少阳合病者，心下鞭，颈项强而眩者，不可下。(21)[原19]

〔简述〕太阳为开，少阳为枢，邪气滞于太阳而使少阳经气亦为不利者，称为合病。心下硬，颈项强而眩者，为太少之气结滞不畅，不可攻下。攻下既非从开之治，亦非从枢之治，而为逆治。

二阳并病，太阳初得病时，而发其汗，汗先出不彻，因转属阳明，续自微汗出，不恶寒。若太阳证不罢者，不可下，下之为逆。(22)[原16]

〔简述〕太阳与阳明并病，太阳初得病时，发汗不彻，产生邪热逆于阳明，阳明热结，微汗出，不恶寒。但太阳表证不去者，不可攻下，攻下为逆，

病欲吐者，不可下。(23)[原21]

〔提要〕病人欲吐不可攻下。

〔讲解〕病人欲吐，为邪气在上，欲涌吐之使邪实从上而出，不可攻下，攻下为逆。

〔医论〕《医宗金鉴》：欲吐者，邪在膈上，可吐之证也。呕多者，邪在少阳，可和之证也。虽具里证，戒人不可先攻下也。(《订正仲景全书伤寒论注·辨不可下病脉证篇》)

结胸证，脉浮大者，不可下，下之即死。(24)[原17]

〔简述〕结胸证脉浮大者，邪结于中而正气虚浮于外，下之则里气下脱，必死。

病发于阳而反下之，热入因作结胸。病发于阴而反下之，因作痞。(25)[原23]

〔简述〕病发于阳，为病在表，在表的阳热旺盛，未泄越而出，反而攻下，正气不能外出，外邪及阳热从表逆入胸膈、胁下而为结胸。病发于阴，

为太阳的里气不和或失畅，或虽仍可有风或寒在表，反而攻下，里气先虚结于内，但外邪并未随下入里，这样就成为痞证。

病脉浮而紧，而复下之，紧反入里，则作痞。（26）[原24]

[简述] 脉浮而紧，下后紧反入里，即脉浮紧转为沉紧，此非外寒入内，而是下后里气虚寒，其气自结为痞。

伤寒中风，医反下之，其人下利日数十行，谷不化，腹中雷鸣，心下痞鞕而满，干呕，心烦不得安。医见心下痞，谓病不尽，复下之，其痞益甚。此非结热，但以胃中虚，客气上逆，故使鞕也，属甘草泻心汤。（27）[原39]

甘草四两，炙　黄芩三两　干姜三两　半夏半升，洗　大枣十二枚，擘　黄连一两

上六味，以水一斗，煮取六升，去滓，再煎取三升，温服一升，日三服。有人参，见第四卷中。

[简述] 心下痞硬而满，医生见此又用下法致脾胃虚，虚气上逆，结于心下为痞，不是外邪逆入在里结热的实证，故言"此非结热"。中焦逆结，上热不降，则干呕、心烦不得安，下后脾气虚而且下寒，则下利为甚。当以甘草泻心汤益气和中，散痞止利为治。

藏结无阳证，不往来寒热，其人反静，舌上胎滑者，不可攻也。（28）[原36]

[简述] 脏结无烦渴、发热等阳证，无往来寒热，病人反而安静。舌上苔白而滑，脏阳大虚，阴寒凝重，不可攻下。

无阳阴强，大便鞕者，下之必清谷腹满。（29）[原27]

[提要] 阴寒盛、阳气衰少的大便硬，不可攻下。

[讲解] 阴寒强盛而内结，是阳气衰少之大便硬，下之必下利清谷而腹满。

[医论]《医宗金鉴》：亡阳阴盛，燥而无热，虽大便鞕者，此乃不大便无所苦之鞕也。下之则中寒犹盛，故必利清谷腹满矣。（《订正仲景全书伤寒论注·辨不可下病脉证篇》）

阳明病，自汗出，若发汗，小便自利者，此为津液内竭，虽鞕不可攻之，须自欲大便，宜**蜜煎**导而通之。若土瓜根及猪胆汁，皆可为导。（30）[原43]

食蜜七合

上一味，于铜器内，微火煎，当须凝如饴状，搅之勿令焦著，欲可丸，并手捻作挺，令头锐，大如指，长二寸许。当热时急作，冷则鞕。以内谷道中，以手急抱，欲大便时乃去之。疑非仲景意，已试甚良。又大猪胆一枚，泻汁，和少许法醋，以灌谷道内，如一食顷，当大便出宿食恶物，甚效。

[简述] 津液内竭之大便干结，不可攻下。需病人自己想大便时，用蜜煎润燥导便。也可用土瓜根或大猪胆汁灌肠通便。

伤寒呕多，虽有阳明证，不可攻之。（31）[原37]

[简述] 伤寒，呕吐频作，胃气逆乱而不下达，虽有不大便之阳明证，但非邪热入腑成实，不可攻下。

阳明病，心下鞕满者，不可攻之。攻之，利遂不止者死，利止者愈。（32）[原42]

[简述] 阳明病，心下硬满而不痛，多为脾胃之气结滞不畅，非实邪结滞在腑，故不可攻下。攻下则脾胃大损，下利不止，预后不良。如果利能自止，则病愈。

阳明病，身合色赤，不可攻之，必发热色黄者，小便不利也。（33）[原41]

[简述] 阳明病，身皆赤色，风热熏蒸，不得宣泄外达，并非邪热入腑成实，故不可攻下。攻下必会水湿不运，邪热与湿相合，湿热郁蒸，形成黄疸，而见发热、身黄、小便不利之证。

阳明病，潮热，大便微鞕者，可与**大承气汤**，不鞕者不可与之。若不大便六七日，恐有燥屎，欲知之法，少与小承气汤，汤入腹中，转失气者，此有燥屎也，乃可攻之。若不转失气者，此但初头鞕，后必溏，不可攻之，攻之必胀满不能食也，欲饮水者，与水则哕。其后发热者，大便必复鞕而少也，宜**小承气汤**和之。不转失气者，慎不可攻也。大承气汤。（34）[原38]

大黄四两　厚朴八两，炙　枳实五枚，炙　芒消三合上四味，以水一斗，先煮二味，取五升，下大黄，煮取二升，去滓，下芒消，再煮一二沸，分二服，利则止后服。

小承气汤方

大黄四两，酒洗　厚朴二两，炙，去皮　枳实三枚，炙

上三味，以水四升，煮取一升二合，去滓，分温再服。

〔简述〕阳明病，发潮热，大便微硬，乃正气未伤，邪热已盛，可用大承气汤。如果大便不硬，不可用大承气汤。如果已六七日不大便，可能有燥屎，可少少给与小承气汤，汤入腹中，转失气的，是有燥屎，可用大承气汤攻下。用小承气汤后，不转失气，肠中粪便必为初头硬，后面稀溏，不可用大承气汤攻下。如果误攻，必伤脾胃阳气而胀满不能食。想饮水的，饮则呃逆，如果误用攻下，损伤津液，又有潮热，大便又变硬而量少，已经误下伤正，只可用小承气汤轻轻缓下而和之。

得病二三日，脉弱，无太阳柴胡证，烦躁，心下痞。至四日，虽能食，以承气汤，少少与，微和之，令小安。至六日，与承气汤一升。若不大便六七日，小便少，虽不大便，但头鞭，后必溏，未定成鞭，攻之必溏。须小便利，屎定鞭，乃可攻之。（35）〔原35〕

〔简述〕得病二三日，脉弱，为正气稍弱，此时无太阳表证，又无柴胡证，反见烦躁、心下痞，应为邪热较盛且向里逆结。但正气有亏，至四日，虽然能食，也不可大攻泻，只可少少给与小承气汤，以缓和胃肠中的邪热，使病情稍作缓解。至六日，可用小承气汤一升。如果不大便已六七日，但小便少，虽然不大便，必然为大便初头硬，后面稀溏，大便未全硬，攻下必会稀溏下泄，使脾胃之气大伤。必须小便利，粪便全硬，才可用大承气汤攻下。

太阴之为病，腹满而吐，食不下，自利益甚，时腹自痛。下之，必胸下结鞭。（36）〔原28〕

〔简述〕太阴之为病，是因脾阳虚，寒湿内滞，胃气上逆，而成腹满而吐，食不下；太阴阳虚阴盛，其气虚而不升，则自利益甚；寒湿凝滞脉络，则时腹自痛。如果攻下，则脾胃大伤，升降之机逆乱，而成胸下结硬。

少阴病，脉微，不可发汗，亡阳故也。阳已虚，尺中弱涩者，复不可下

之。（37）[原13]

[简述] 少阴病脉微，不可发汗更散亡其阳。少阴阳气已虚，又见尺脉弱涩，为阴血亏耗于下，更不可攻下。

少阴病，饮食入口则吐，心中温温欲吐，复不能吐。始得之，手足寒，脉弦迟者，此胸中实，不可下也。（38）[原30]

[简述] 痰实结于胸中，阻滞了血气运行，使少阴枢机不利，阳气不达，故而手足寒，脉弦迟，饮食入口即吐，心中温温欲吐，又不能吐出。此为胸中实，不可攻下。

厥阴之为病，消渴，气上撞心，心中疼热，饥而不欲食，食则吐蛔，下之利不止。（39）[原29]

[简述] 厥阴之为病，风火冲逆，消烁津液，则消渴。风火冲逆于心包，相火不得下达，故为气上撞心、心中疼热。相火不能下达，则下焦阴寒，故为上热下寒之证。上热则易饥，脾胃有寒则不欲食。如果素有蛔虫，饮食入胃，蛔闻食物之味而上入于胃，则可吐蛔。下焦寒盛火衰，切忌攻下，攻下则脾胃大伤，下寒更甚，而下利不止。

诸四逆厥者，不可下之，虚家亦然。（40）[原20]

[简述] 各种寒性四逆或四厥，总为阳虚阴盛，不可攻下；虚家也如此。

本虚，攻其热必哕。（41）[原26]

[简述] 阳气本虚，如用攻下法去其虚浮之热，就会呃逆。哕即呃逆，此为阴寒内逆，脾胃阳气衰而逆乱。

伤寒五六日，不结胸，腹濡，脉虚复厥者，不可下，此亡血，下之死。（42）[原31]

[简述] 血虚而厥逆、脉虚、腹软，不可攻下，下之则死。

下利脉大者，虚也，以强下之故也。设脉浮革，因尔肠鸣者，属当归四逆汤。（43）[原40]

当归三两　桂枝三两，去皮　细辛三两　甘草二两，炙　通草二两　芍药三两　大枣二十五枚，擘

上七味，以水八升，煮取三升，去滓，温服一升半，日三服。

［提要］下利脉大，为强用下法而致血虚气浮。如果脉浮而革，下利而且肠鸣，当用当归四逆汤。

［讲解］下利脉大，为血虚气浮，此为强用下法所致。假设脉浮而革，下利而且肠鸣者，为下后阴寒迫其已虚之血，使阳气虚浮，当用当归四逆汤温通补益治其血虚，又除其血中阴寒之邪。

［医论］成无己：脉大为虚，以未应下而下之，利因不休也。浮者，按之不足也；革者，实大而长，微弦也。浮为虚，革为寒，寒虚相搏，则肠鸣，与当归四逆汤，补虚散寒。（《注解伤寒论·卷九》）

辨可下病脉证并治第二十一

大法，秋宜下。（1）[原1]

［提要］论下法在秋时用更为适宜。

［讲解］秋时其气从降，下法为顺秋时肃降的阖降之法。凡火热、燥热内结，宿食等结滞于中下焦，在秋时下之最宜，为顺应天时以治之，故秋宜下。

［医论］《医宗金鉴》：天至秋则气降，物至秋则成实，实则宜下。凡邪在下者，俱宜取法乎此义也。（《订正仲景全书伤寒论注·辨可下病脉证篇》）

凡可下者，用汤胜丸散，中病便止，不必尽剂也。（2）[原2]

［提要］用汤药攻下效果胜过丸散剂。用攻下药，病去就应停药。

［讲解］凡可用攻下者，用汤药攻下则胜过丸散剂，用药病去即停服，不可再继续服剩余的药物，以防伤正。

［医论］张志聪：凡邪实于中土而服下药者，用汤胜丸，谓丸缓而汤荡也。然下之太过，则胃气并伤，故中病即止，不必尽剂。（《伤寒论集注·卷第五》）

太阳病中风，下利呕逆，表解者，乃可攻之。其人漐漐汗出，发作有时，头痛，心下痞鞕满，引胁下痛，干呕则短气，汗出不恶寒者，此表解里未和

也，属**十枣汤**。（3）[原32]

芫花熬赤　甘遂　大戟各等分

上三味，各异捣筛，称已，合治之，以水一升半，煮大肥枣十枚，取八合，去枣，内药末，强人服重一钱匕，羸人半钱，温服之，平旦服。若下少，病不除者，明日更服，加半钱。得快下利后，糜粥自养。

〔简述〕下利呕逆，为水饮甚重，有表证者，表解才可攻逐水饮。以十枣汤治之。十枣汤也是下法之一。

结胸者，项亦强，如柔痉状，下之则和。结胸门用大陷胸丸。（4）[原20]

〔简述〕结胸于高位，使太阳经气不和，项亦强，如柔痉状而汗出，若用大陷胸汤峻攻，恐药力迅猛而难达高位。故只可缓缓攻逐水热之结。此属下法。

但结胸，无大热者，以水结在胸胁也，但头微汗出者，属**大陷胸汤**。（5）[原37]

大黄六两　芒消一升　甘遂末一钱匕

上三味，以水六升，先煮大黄取二升，去滓，内芒消，更煮一二沸，内甘遂末，温服一升。

〔简述〕结胸见硬满疼痛，为胸胁有水热互结，太阳少阳共结实于胸胁，阳热不达周身，故无大热，只见头微汗出，以大陷胸汤泻热逐水破结。

伤寒六七日，结胸热实，脉沉而紧，心下痛，按之石鞭者，属大陷胸汤证。（6）[原38]

〔简述〕伤寒六七日，水热结实而为结胸。心下痛，按之石硬，脉沉而紧，为结胸重证，应以大陷胸汤治之。

太阳病不解，热结膀胱，其人如狂，血自下，下者愈。其外未解者，尚未可攻，当先解其外，外解已，但少腹急结者，乃可攻之，**宜桃核承气汤**。（7）[原33]

桃仁五十枚，去皮尖　大黄四两　甘草二两，炙　芒消二两　桂枝二两，去皮

上五味，以水七升，煮四物，取二升半，去滓，内芒消，更上火煎微沸，先食温服五合，日三服。当微利。

［简述］太阳表证不解，又有邪热结在膀胱，成为表里同病。表证不解，不可攻里。当先解表，表解后，只见少腹急结等热结膀胱之证，才可用桃核承气汤来攻逐血热之结。

太阳病六七日，表证仍在，脉微而沉，反不结胸，其人发狂者，以热在下焦，少腹当鞭满，而小便自利者，下血乃愈。所以然者，以太阳随经，瘀热在里故也，宜下之，以抵当汤。（8）［原22］

水蛭三十枚，熬　桃仁二十枚，去皮尖　虻虫三十枚，去翅足，熬　大黄三两，去皮，破六片

上四味，以水五升，煮取三升，去滓，温服一升。不下者，更服。

［简述］太阳病六七日，表证仍在。但太阳之内热却不能从开外布于表，反随太阳经脉逆于下焦，热瘀血分，成少腹硬满，脉不能浮出，故脉微而沉。经气逆，热重，则发狂。热迫血分，气分却通畅，则小便自利。以抵当汤逐瘀破血、峻下瘀热。

太阳病，身黄，脉沉结，少腹鞭满，小便不利者，为无血也。小便自利，其人如狂者，血证谛，属抵当汤证。（9）［原23］

［简述］太阳病，脉沉结，少腹硬满，小便自利，其人如狂，为邪热瘀结于下焦血分，身黄乃邪热内瘀使周身血气不发，热不得出所致。当以抵当汤下其血分热结，周身瘀热才可开通，身黄得去。

阳明证，其人喜忘者，必有蓄血。所以然者，本有久瘀血，故令喜忘。屎虽鞭，大便反易，其色必黑，宜抵当汤下之。（10）［原26］

［简述］阳明病，病人喜忘的，原来就有蓄血，大便虽硬，便之反而容易，颜色发黑。由于血气不畅达，本有久瘀血。当以抵当汤攻逐瘀血，使瘀血、邪热去，血气畅达而愈。

伤寒有热，少腹满，应小便不利，今反利者，为有血也，当下之，宜**抵当丸**。（11）［原24］

大黄三两　桃仁二十五个，去皮尖　虻虫去翅足，熬　水蛭各二十个，熬

上四味，捣筛，为四丸，以水一升，煮一丸，取七合服之，晬时当下血，

若不下者，更服。

〔简述〕伤寒有热，少腹满，小便反利，为热瘀下焦，但不重，只可用抵当丸缓攻。

阳明病，发热汗出者，此为热越，不能发黄也。但头汗出，身无汗，剂颈而还，小便不利，渴引水浆者，以瘀热在里，身必发黄，宜下之，以**茵陈蒿汤**。（12）[原25]

茵陈蒿六两　栀子十四个，擘　大黄二两，破

上三味，以水一斗二升，先煮茵陈减六升，内二味，煮取三升，去滓，分温三服。小便当利，尿如皂荚汁状，色正赤，一宿腹减，黄从小便去也。

〔简述〕湿热发黄证，湿浊瘀其热在里，去其湿热，当以茵陈蒿汤化浊逐湿泄热退黄为治。用茵陈蒿汤，亦可归于下法。

伤寒七八日，身黄如橘子色，小便不利，腹微满者，属茵陈蒿汤证。（13）[原34]

〔简述〕伤寒七八日，湿热蕴结在里，小便不利、腹微满、身黄如橘子色，故当以茵陈蒿汤为治。

阳明病，发热汗多者，急下之，宜**大柴胡汤**。一法用小承气汤。（14）[原3]

柴胡八两　枳实四枚，炙　生姜五两　黄芩三两　芍药三两　大枣十二枚，擘　半夏半升，洗

上七味，以水一斗二升，煮取六升，去滓，再煎取三升，温服一升，日三服。一方云，加大黄二两，若不加，恐不成大柴胡汤。

〔简述〕太阴为开，阳明邪热内灼太阴，成发热汗多。当急下存阴，在《阳明病篇》以大承气汤泻下邪实热结。在本条治以大柴胡汤，亦为下法，此汤通泻少阳腑实，也可泻阳明实热，侧重点在火热内壅，而非燥热结实。燥热结实，仍以大承气汤为宜。

病人无表里证，发热七八日，虽脉浮数者，可下之，宜大柴胡汤。（15）[原21]

〔简述〕病人无表证，也无里证，但发热已七八日，其热蓄积已盛。虽然脉浮数，可用大柴胡汤攻泻在里的实热。

太阳病未解，脉阴阳俱停，_{一作微。}必先振栗汗出而解。但阴脉微_{一作尺脉实。}者，下之而解，宜大柴胡汤。_{一法用调胃承气汤。}（16）[原 18]

[简述] 太阳病未解，正邪交争太甚，致脉阴阳俱停，正气郁极而通，则先振栗，汗出而解，如未见振栗汗出，反而邪热在内，只见阴脉微者，可用大柴胡汤下其实热壅结。

伤寒后脉沉，沉者，内实也，下之解，宜大柴胡汤。（17）[原 16]

[提要] 论伤寒后脉沉，为内实者，可用大柴胡汤攻下。

[讲解] 伤寒后脉沉，不是因阳气内弱，是因为实热壅结于内，为内实，可用大柴胡汤下之。

[医论] 张志聪：伤寒后则大邪已去，正气外出。今脉沉者，正气不能外出，邪气内实也。故下解之，宜大柴胡汤，邪实从肠胃而解，正气从肌表而出也。（《伤寒论集注·卷第五》）

伤寒发热，汗出不解，心中痞鞕，呕吐而下利者，属大柴胡汤证。（18）[原 35]

[简述] 伤寒发热，汗出不解，为邪热内结；心中痞硬，呕吐而下利，为少阳之腑不通，以大柴胡汤疏利少阳、通降胆腑、降泄热结。

伤寒十余日，热结在里，复往来寒热者，属大柴胡汤证。（19）[原 36]

[简述] 伤寒十余日，热结在里，又有往来寒热，是少阳胆腑为热所结，使少阳经气不能从枢而外达，当以大柴胡汤泻除少阳里结之热，则少阳之气外达。

少阴病，得之二三日，口燥咽干者，急下之。宜**大承气汤**。（20）[原 4]

大黄四两，酒洗　厚朴半斤，炙，去皮　枳实五枚，炙　芒消三合

上四味，以水一斗，先煮二物，取五升，内大黄，更煮取二升，去滓，内芒消，更上微火一两沸，分温再服。得下，余勿服。

[简述] 少阴病二三日，温热伏邪于少阴。邪热大盛，伤津耗液，灼伤心脾，则口燥咽干，当以大承气汤急下实热燥结，以存阴液。

少阴病六七日，腹满不大便者，急下之，宜大承气汤。（21）[原 5]

[简述] 少阴病六七日，内有阳热转增，由少阴逆结于阳明，成为腹胀

不大便之证。此为少阴阴伤热结，血气为热所伤，更有阳明燥热结聚，病情危重，用大承气汤急下以破除实热结聚。

下利，三部脉皆平，按之心下鞕者，急下之，宜大承气汤。（22）［原7］

［提要］论述下利，三部脉皆平，按之心下硬，为邪实于内，当急用大承气汤攻下。

［讲解］下利则气液下走，脉应随之虚弱，但按三部脉并不虚弱，好像平时无病的脉象，此为异常，又按之心下硬，故知邪热内结，当急下之，宜大承气汤。

［医论］张锡驹:《本经》云:"若自下利者，脉当微厥，今反和者，此为内实也。"下利三部脉皆平，则脉自和也。脉和而按之心下鞕者，邪气内实而正气不伤也，当急下之，以泻其邪，缓则邪盛而正衰，变证百出矣，故宜大承气汤。愚常见当下不下之证，变证百出，遂成不治之病，此先师所以教人急下也。(《伤寒论直解·卷六》)

下利，脉反滑，当有所去，下乃愈，宜大承气汤。（23）［原14］

［提要］下利，邪实于内则脉反滑，当用大承气汤攻下。

［讲解］下利脉不虚反滑，为内有实热、宿食、痰热等结滞之物，故当有所去，宜大承气汤下之。

［医论］《医宗金鉴》:下利脉反滑，是证虚脉实，不相宜也。若其人形气如常，饮食如故，乃有当去之积未去也。下之乃愈，宜大承气汤。(《订正仲景全书伤寒论注·辨可下病脉证篇》)

下利，脉迟而滑者，内实也，利未欲止，当下之，宜大承气汤。（24）［原8］

［提要］下利，脉迟滑，为邪实于内，当用大承气汤攻下。

［讲解］下利脉迟而滑者，邪实结滞于内，为内实，不可以脉迟为寒，利未欲止，因邪实在内，当以大承气汤下其邪实。

［医论］张锡驹:若下利脉迟而滑，迟则正为邪碍而不及，滑则邪实于内而有余，故为内实也。肠胃内实，故利未欲止，当下之以泻其实。(《伤寒

论直解·卷六》)

下利，差，至其年月日时复发者，以病不尽故也，当下之，宜大承气汤。（25）[原12]

[提要] 论下利已去，而余邪未尽，每年到同一时日就复发，当用大承气汤攻下。

[讲解] 下利病已去，但至来年之后，每到同一时日，病又复发，为原先的病未完全去除，余邪复作，当以大承气汤攻下为治。这种下利，多见于夏秋季的湿热痢为病，余邪未尽，或误补，以致数年、数十年不愈。

[医论] 唐容川：飧泄洞泻，无至期复发之证。惟痢证有去年泻痢，今年复发者，乃湿热未尽，至来年长夏感湿热之气，内外合邪，故期而复发。（《金匮要略浅注补正·卷八》）

下利，不欲食者，以有宿食故也，当下之，宜大承气汤。（26）[原11]

[提要] 论宿食在内，可产生下利、不欲食之证，应当以大承气汤攻下。

[讲解] 下利，不欲食，多见于虚寒下利。但伤于宿食，脾胃伤而水谷不化，则下利，宿食内滞，则不欲食，当以大承气汤攻下宿食。

[医论] 程知：伤食恶食，故不欲食，与不能食者自别。下利有此，更无别样虚证，知非三阴之下利，而为宿食之下利也，故当下之。（《伤寒经注·卷十三》）

阳明少阳合病，必下利，其脉不负者，为顺也，负者失也，互相克贼，名为负也。脉滑而数者，有宿食，当下之，宜大承气汤。（27）[原9]

[简述] 阳明少阳合病，少阳火郁于肝，形成肝之风火攻冲阳明，火热迫泻而下利，脉必沉弦有力，此为木胜克土，为负为失。脉滑而数，为宿食内停，致气机不畅，少阳火热不发，转而火迫下利，当以大承气汤攻下宿食热结而气机得畅、火郁得泻。

问曰：人病有宿食，何以别之？师曰：寸口脉浮而大，按之反涩，尺中亦微而涩，故知有宿食。当下之，宜大承气汤。（28）[原10]

[提要] 从脉象上辨别有无宿食，并论有宿食者，可用大承气汤攻下。

[讲解] 寸口脉浮而大，在上为阳气浮而偏盛，按之反涩，阴不与阳相

匹配，阴不能上布，所以然者，宿食滞内，使太阴之气不达则不能与阳相匹配。尺中也微而涩，结滞在内而不畅，故知有宿食，当以大承气汤攻下。

〔医论〕张志聪：寸口脉浮而大，阳气盛也。按以候里，尺以候阴，按之反涩，尺中亦微而涩，里气留滞，阴气不和也。故知内有宿食，当下之，宜大承气汤，上承阳盛之气，下泻留滞之邪，而阴气自和矣。(《伤寒论集注·卷第五》)

脉双弦而迟者，必心下鞭。脉大而紧者，阳中有阴也，可下之，宜大承气汤。(29)〔原19〕

〔提要〕论邪实于内，结滞较重者，脉象表现为迟或紧等，仍当用大承气汤攻下。

〔讲解〕两手脉皆弦而迟，心下硬，是因结滞过甚，非阴寒所致。实热闭阻，气机俱不得发，故见此证，可用大承气汤下之。脉大而紧者，阳热盛于内，但被阻截而不通畅。阳热被阻滞，即为阳中有阴，阴，非指阴寒，乃阻滞之力。可用大承气汤下之。

〔医论〕张志聪：脉双弦者，两手之脉状如弓弦，迟者一息三至。双弦而迟，主邪气盛，正气虚，故必心下鞭。脉大而紧者，阳气盛，故脉大，寒邪盛，故脉紧，大而紧，主阳热外盛，而寒邪内入，故阳中有阴也。夫心下鞭，则上气内逆，阳中有阴，则正邪相持，邪从内解，而正从外出，故曰可以下之，宜大承气汤。夫合脉证而论，皆不当下，今曰可以下者，言气机环转，内而后外，降而后升，即欲下之，亦无不可，所谓通圆之士，方可言医，故为活泼引伸之说，此天运旋转之元机，治道神明之通变也。(《伤寒论集注·卷第五》)

二阳并病，太阳证罢，但发潮热，手足漐漐汗出，大便难而谵语者，下之则愈，宜大承气汤。(30)〔原44〕

〔简述〕二阳并病，太阳表证解后，只见发潮热、手足漐漐汗出、大便难而谵语的，宜用大承气汤攻下。

阳明病，谵语有潮热，反不能食者，胃中有燥屎五六枚也。若能食者，

但鞭耳，属大承气汤证。（31）[原29]

[简述] 燥屎甚多，燥热结聚甚重，反不能食。燥热熏蒸，津液伤而不能上承，故发谵语，日晡潮热，当以大承气汤攻下为治。如果能食，燥热则不如不能食为甚，只是大便偏硬。

病人小便不利，大便乍难乍易，时有微热，喘冒不能卧者，有燥屎也，属大承气汤证。（32）[原45]

[简述] 燥屎偏结在上，使中上焦之气不得下达，则喘冒不能卧，气热壅郁则时有微热，中焦不畅，水湿不布，下焦气化不利，即小便不利，水液不从小便下行，反从肠道而走，则大便乍易，水去，大便又难解，故为乍难乍易。所有症状均由于燥屎中结，气机不达，宜用大承气汤攻下燥屎为治。

大下后，六七日不大便，烦不解，腹满痛者，此有燥屎也。所以然者，本有宿食故也，属大承气汤证。（33）[原46]

[简述] 本有宿食，大下之后，宿食得去，病即解。但大下之后，六七日不大便，腹满痛，为宿食未除，攻下徒伤津液，肠中蹇涩不畅，宿食缺少津液结为燥屎，阻结于内，故腹满而痛。六七日乏津而火渐旺，火郁而烦不解。当以大承气汤攻下燥屎而愈。

腹满不减，减不足言，当下之，宜大柴胡、大承气汤。（34）[原15]

[简述] 腹满不减，即使稍有减少，也微乎其微，就当再以大柴胡汤或大承气汤攻下。

少阴病，下利清水，色纯青，心下必痛，口干燥者，可下之，宜大柴胡、大承气汤。（35）[原6]

[简述] 少阴病，邪热大盛，伤肝肾而自利清水，色纯青；热逆于下，阴伤而肝气独旺，脾胃被肝所克，心下必痛；表现于上者，则口干燥。故可用大柴胡汤泻热实、疏肝火，或用大承气汤下其邪热，以存阴液。

病人烦热，汗出则解，又如疟状，日晡所发热者，属阳明也。脉实者，可下之，宜大柴胡、大承气汤。（36）[原28]

[简述] 病人烦热，汗出则解，又如疟状，日晡时发热的，为邪热已离表入里，病属阳明。脉沉而实，为邪热结于里，因有如疟状的表现，则当以

大柴胡汤攻下并兼治少阳，或以大承气汤攻下燥热邪实。

汗—作卧。出谵语者，以有燥屎在胃中，此为风也。须下者，过经乃可下之。下之若早者，语言必乱，以表虚里实故也。下之愈，宜大柴胡、大承气汤。（37）[原27]

〔简述〕汗出谵语者，有燥屎在胃中，由于有阳明风热鼓张津液由表而外泄，所以说"此为风也"，有燥屎在内，即应攻下，但有风热，不能过早攻下，过早攻下，必使风热乘心胸气液之虚而逆入，产生语言错乱。所以，必须风热转为阳明里热，才可酌情用大柴胡汤或大承气汤攻下。

伤寒六七日，目中不了了，睛不和，无表里证，大便难，身微热者，此为实也。急下之，宜大承气、大柴胡汤。（38）[原17]

〔简述〕伤寒六七日，邪热大蓄于内，劫烁厥阴少阴之阴液，阴液内涸，成虚燥亢烈之火而上走空窍，形成目中不了了，睛不和之证。不专在阳明，仅为大便难，不显于外，仅为身微热。此证病情急剧，当用大承气汤急下邪热，以存阴液。若实热内盛，阴伤不重者，也可用大柴胡汤泻除实热壅结。

病腹中满痛者，此为实也，当下之，宜大承气、大柴胡汤。（39）[原13]

〔简述〕病腹中满痛者，邪热内聚，当泻下邪热之结，可用大承气汤，或大柴胡汤，根据病情而择用之。

下利谵语者，有燥屎也，**属小承气汤**。（40）[原30]

大黄四两　厚朴二两，炙，去皮　枳实三枚，炙

上三味，以水四升，煮取一升二合，去滓，分温再服。若更衣者，勿服之。

〔简述〕厥阴阳复太过，成结热下迫，津液下走而下利，津液少而燥屎中结，津伤热结而谵语，由厥阴致阳明病，但虑津液已伤，宜用小承气汤攻下结热及燥屎。

阳明病，其人多汗，以津液外出，胃中燥，大便必鞕，鞕则谵语，属小承气汤证。（41）[原39]

〔简述〕阳明病，其人多汗，里热鼓张津液泄越，则里燥，热蓄于里，

故大便硬而谵语。汗出太多，则有津气伤损，只能用小承气汤泻热通便、下气去实为治。

阳明病，潮热，大便微鞕者，可与大承气汤，不鞕者不可与之。若不大便六七日，恐有燥屎，欲知之法，少与小承气汤，汤入腹中，转失气者，此有燥屎也，乃可攻之。若不转失气者，此但初头鞕，后必溏，不可攻之，攻之必胀满不能食也，欲饮水者，与水则哕。其后发热者，大便必复鞕而少也，宜以小承气汤和之。不转失气者，慎不可攻也。（42）[原42]

[简述] 阳明病，发潮热，如大便微硬，可用大承气汤；大便不硬，不可用。如果六七日不大便，可能有燥屎，可少少与小承气汤，汤入腹中，转失气的，是有燥屎，可用大承气汤攻下。不转失气，大便必初头硬，后稀溏，不可攻下。如果误攻，必伤脾胃而胀满不能食。想饮水的，饮则呃逆。如果误下，损伤津液，以后又有潮热，大便又变硬而量少，因已伤正，只可用小承气汤轻下而和之。不转失气者，慎不可攻。

得病二三日，脉弱，无太阳、柴胡证，烦躁，心下痞。至四五日，虽能食，以承气汤，少少与，微和之，令小安。至六日，与承气汤一升。若不大便六七日，小便少者，虽不大便，但初头鞕，后必溏，此未定成鞕也，攻之必溏。须小便利，屎定鞕，乃可攻之，宜大承气汤。一云大柴胡汤。（43）[原31]

[简述] 得病二三日，脉弱，正气稍弱，无太阳及柴胡证，见烦躁、心下痞，为邪热内结。但正气有亏，至四日，虽能食，只可少少与小承气汤，使病缓解。至六日，可用小承气汤一升。如果不大便已六七日，但小便少，虽不大便，必大便初头硬，后稀溏，未全硬，攻下必溏泄，脾胃大伤。必须小便利，粪便完全硬，才可用大承气汤攻下。

阳明病，谵语，发潮热，脉滑而疾者，小承气汤主之。因与承气汤一升，腹中转气者，更服一升。若不转气者，勿更与之。明日又不大便，脉反微涩者，里虚也，为难治，不可更与承气汤。（44）[原43]

[简述] 阳明病，谵语，发潮热，多为燥热腑实。但脉滑而疾，滑为仍有热未结实于腑，脉疾又恐脾胃之气为热所伤而脉行疾速，仅可用小承气汤。用汤一升后，腹中转气，为脾胃之气尚可，药后肠胃之气可下行，可再服小

承气汤一升，以泻下腑实。如果不排气，为脾胃已虚，胃肠之气无力下行，不可再用小承气汤。至明日仍然不大便，脉反而微涩，为里虚、阴血弱。邪实正虚，故难治，不可再用承气汤。

阳明病，脉迟，虽汗出不恶寒者，其身必重，短气，腹满而喘，有潮热者，此外欲解，可攻里也。手足濈然汗出者，此大便已鞕也，大承气汤主之。若汗出多，微发热恶寒者，外未解也，**桂枝汤主**之，其热不潮，未可与承气汤。若腹大满不通者，与小承气汤，微和胃气，勿令至大泄下。（45）[原41]

桂枝汤方

桂枝去皮　芍药　生姜切。各三两　甘草二两，炙　大枣十二枚，擘

上五味，以水七升，煮取三升，去滓，温服一升。服汤后，饮热稀粥一升余，以助药力，取微似汗。

[简述] 阳明病，脉迟，虽然汗出而不恶寒，其身必重，短气，腹满而喘，为阳明中风。但脉迟，为邪热已壅蓄不畅，如见潮热，可知风阳化燥，燥热壅实于里，即可攻里，如再有手足濈然汗出，则燥热在里，壅实之极，大便硬，可用大承气汤。如果汗出多，有轻微发热恶寒，风阳在表，可用桂枝汤。无潮热，为腑实未成，不可用大小承气汤之类攻下。如果腹部胀满显著，大便不通，是燥结不甚，仅可用小承气汤轻下，使肠胃中邪热消除即可，不可致大泄下。

阳明病，不吐不下，心烦者，**属调胃承气汤**。（46）[原40]

大黄四两，酒洗　甘草二两，炙　芒消半升

上三味，以水三升，煮取一升，去滓，内芒消，更上火微煮令沸，温顿服之。

[简述] 阳明病，未经吐下，而心烦，是风热入里结实，实热在胃，扰心而烦，可用调胃承气汤清燥热、调胃气。

卷第十

辨发汗吐下后病脉证并治第二十二

师曰：病人脉微而涩者，此为医所病也。大发其汗，又数大下之，其人亡血，病当恶寒，后乃发热，无休止时。夏月盛热，欲著复衣。冬月盛寒，欲裸其身。所以然者，阳微则恶寒，阴弱则发热。此医发其汗，使阳气微，又大下之，令阴气弱。五月之时，阳气在表，胃中虚冷，以阳气内微，不能胜冷，故欲著复衣。十一月之时，阳气在里，胃中烦热，以阴气内弱，不能胜热，故欲裸其身。又阴脉迟涩，故知亡血也。（1）[原1]

［简述］由于误治，大发汗，使阳气微，又大下，令阴气弱，以致阴阳俱虚，脉微而涩，先恶寒，后发热，无休止时。夏季天热，欲穿厚衣；冬季天寒，不欲穿衣。此因阳微恶寒，阴弱发热。五月盛夏，阳气浮在表，故胃中虚冷，因阳气内微，不能抵御寒冷，所以，欲穿厚衣。十一月隆冬，阳气沉聚在里，故胃中烦热，因阴血内弱，不能胜热，故不欲穿衣。又因尺脉迟涩，而知阴血极弱。

寸口脉浮大，而医反下之，此为大逆。浮则无血，大则为寒，寒气相搏，则为肠鸣。医乃不知，而反饮冷水，令汗大出，水得寒气，冷必相搏，其人则𪐴。（2）[原2]

［简述］寸口脉浮大，反而攻下，此为大逆。血气虚浮，则内反无血，而且内寒，因此寸口脉浮而大。寒与在内之虚气相搏结，则为肠鸣。医者反令病人饮冷水，欲表热随汗出而去，反而水入于里，与里寒相搏结，病人则气噎食不下。

太阳病，先发汗不解，而下之，脉浮者不愈。浮为在外，而反下之，故

令不愈。今脉浮，故在外，当须解外则愈，宜**桂枝汤**。（3）[原26]

桂枝三两，去皮　芍药三两　生姜三两，切　甘草二两，炙　大枣十二枚，擘

上五味，以水七升，煮取三升，去滓，温服一升。须臾，啜热稀粥一升，以助药力，取汗。

〔简述〕太阳病，先发汗不解，又下之，仍脉浮，邪仍在表，仍当解表。因汗下后津气不足，应以桂枝汤小发汗、充津液。

伤寒，不大便六七日，头痛有热者，与承气汤。其小便清者，_{一云大便青。}知不在里，仍在表也，当须发汗。若头痛者，必衄。宜桂枝汤。（4）[原49]

〔简述〕伤寒，不大便六七日，头痛有热者，病在阳明，与承气汤。但小便清，为热不在里而在表，当以桂枝汤发汗为治。服药后，热重而头痛者，则衄，随衄而病解。

太阳病，下之后，其气上冲者，可与桂枝汤。若不上冲者，不得与之。（5）[原44]

〔简述〕太阳病，经攻下后，脉仍浮，其气从开上行达表者，可用桂枝汤。如果脉不浮，不可服桂枝汤。

太阳病，下之后，脉促胸满者，属**桂枝去芍药汤**。_{促一作纵。}（6）[原45]

桂枝三两，去皮　甘草二两，炙　生姜三两　大枣十二枚，擘

上四味，以水七升，煮取三升，去滓，温服一升。本云桂枝汤，今去芍药。

〔简述〕太阳病下之后，胸阳不振，气机失畅，则胸满，但太阳之气仍上冲而脉促，用桂枝汤去芍药，使胸中之气易于畅达，胸满消失，表证亦解。

若微寒者，属**桂枝去芍药加附子汤**。（7）[原46]

桂枝三两，去皮　甘草二两，炙　生姜三两，切　大枣十二枚，擘　附子一枚，炮

上五味，以水七升，煮取三升，去滓，温服一升。本云桂枝汤，今去芍药，加附子。

〔简述〕下后微恶寒，表阳偏虚，桂枝去芍药汤加炮附子温阳散寒，恢复表阳。

太阳病，下之微喘者，表未解故也，**属桂枝加厚朴杏子汤**。（8）[原48]

桂枝三两，去皮　芍药三两　生姜三两，切　甘草二两，炙　厚朴二两，炙，去皮　大枣十二枚，擘　杏仁五十个，去皮尖

上七味，以水七升，煮取三升，去滓，温服一升。

[简述] 太阳病，下后微喘，为肺胃之气郁而不畅。用桂枝汤加厚朴杏子，畅达肺胃之气以解表。

太阳病三日，已发汗，若吐，若下，若温针，仍不解者，此为坏病，桂枝不中与之也。观其脉证，知犯何逆，随证治之。（9）[原3]

[简述] 太阳病经过三日，或发汗、或吐、或下、或温针，仍然不解，则为治坏的坏病，不可再用桂枝汤。当观察坏病的脉证，知其逆乱的缘由、病理，随证之变化而治疗。

太阳病，得之八九日，如疟状，发热恶寒，热多寒少，其人不呕，清便欲自可，一日二三度发。脉微缓者，为欲愈也。脉微而恶寒者，此阴阳俱虚，不可更发汗，更下，更吐也。面色反有热色者，未欲解也，以其不能得小汗出，身必痒，**属桂枝麻黄各半汤**。（10）[原24]

桂枝一两十六铢　芍药一两　生姜一两，切　甘草一两，炙　麻黄一两，去节　大枣四枚，擘　杏仁二十四个，汤浸，去皮尖及两人者

上七味，以水五升，先煮麻黄一二沸，去上沫，内诸药，煮取一升八合，去滓，温服六合。本云，桂枝汤三合，麻黄汤三合，并为六合，顿服。

[简述] 太阳病八九日，邪衰正复，病欲愈；如果太阳病虽日久，邪不盛而正衰，即阴阳俱虚，不可再发汗、吐、下；如果邪虽弱但郁于表，不得小汗出，宜用桂枝麻黄各半汤。

服桂枝汤，或下之，仍头项强痛，翕翕发热，无汗，心下满，微痛，小便不利者，**属桂枝去桂加茯苓白术汤**。（11）[原25]

芍药三两　甘草二两，炙　生姜三两，切　白术三两　茯苓三两　大枣十二枚，擘

上六味，以水八升，煮取三升，去滓，温服一升，小便利则愈。本云桂枝汤，今去桂枝，加茯苓、白术。

[简述] 服桂枝汤，或攻下，仍见头项强痛，翕翕发热，无汗，确有表

证。但又有心下满微痛，小便不利。为太阴失常，不能协同太阳之气从开而使津气布于表。必须消除心下停水，旺盛脾气，使之能正常运转水津，当以桂枝去桂加茯苓白术汤治疗。

脉浮数者，法当汗出而愈。若下之，身重心悸者，不可发汗，当自汗出乃解。所以然者，尺中脉微，此里虚，须表里实，津液和，便自汗出愈。（12）[原4]

〔简述〕脉浮数，当汗出而解。如果攻下则伤里，身重心悸，不可发汗，当自行汗出而愈。此因尺中脉微，津气偏少，须表里津气充实，津液自和，则自汗出而愈。

下后，不可更行桂枝汤，汗出而喘，无大热者，属**麻黄杏子甘草石膏汤**。（13）[原66]

麻黄四两，去节　杏仁五十个，去皮尖　甘草二两，炙　石膏半斤，碎

上四味，以水七升，先煮麻黄，减二升，去上沫，内诸药，煮取三升，去滓，温服一升。本云黄耳杯。

〔简述〕下后，汗出而喘，无大热，为邪热乘肺，不可再用桂枝汤，而应以麻黄杏子甘草石膏汤宣利肺气，清热平喘为治。

太阳病，桂枝证，医反下之，利遂不止，脉促者，表未解也。喘而汗出者，属**葛根黄芩黄连汤**。促一作纵。（14）[原47]

葛根半斤　甘草二两，炙　黄芩三两　黄连三两

上四味，以水八升，先煮葛根，减二升，内诸药，煮取二升，去滓，温分再服。

〔简述〕太阳病，本为桂枝证，反而攻下，使太阴从开布散的气液不能升达，阳热内郁并随太阴气液下走而成下利不止，但太阳表证未解，脉促为勉力从开布达，故关键为太阴不助太阳，且热郁于内，喘及汗出。应以葛根黄芩黄连汤治之。

发汗，若下之后，病仍不解，烦躁者，属**茯苓四逆汤**。（15）[原29]

茯苓四两　人参一两　附子一枚，生用，去皮，破八片　甘草二两，炙
干姜一两半

上五味，以水五升，煮取二升，去滓，温服七合，日三服。

〔简述〕发汗或下后，邪入里，阳又虚，阴寒水气逆扰心肾之阳而发烦躁，当消除阴寒水气并复其阳气，用茯苓四逆汤。

下之后，复发汗，昼日烦躁不得眠，夜而安静，不呕，不渴，无表证，脉沉微，身无大热者，属**干姜附子汤**。（16）[原27]

干姜一两　附子一枚，生用，去皮，破八片

上二味，以水三升，煮取一升，去滓，顿服。

〔简述〕汗下失序，虽邪已微，但阳气内弱，白天虚阳上扰，烦躁不得眠。入夜则气从降，阳虽虚，但不上逆，故夜晚安静。不呕、不渴，无邪逆，又无表证，则身无大热，虽非亡阳证，但却有亡阳之兆，以干姜附子汤回阳为治。

下之后，复发汗，必振寒，脉微细，所以然者，以内外俱虚故也。（17）[原7]

〔简述〕下先伤里，再汗伤表，振寒、脉微细为表里阴阳俱虚。

大汗，若大下而厥冷者，属**四逆汤**。（18）[原43]

甘草二两，炙　干姜一两半　附子一枚，生用，去皮，破八片

上三味，以水三升，煮取一升二合，去滓，分温再服。强人可大附子一枚、干姜四两。

〔简述〕因大汗而散心阳，或大下利失脾肾之阳。由厥阴病及少阴，使心阳或脾肾阳气散亡，以四逆汤治之。

伤寒，医下之，续得下利清谷不止，身疼痛者，急当救里。后身疼痛，清便自调者，急当救表。救里宜四逆汤，救表宜桂枝汤。（19）[原54]

〔简述〕伤寒病在表，医反用攻下法，导致下利清谷不止。虽仍有身疼痛等表证，但应先救其里，才可救表。当以四逆汤回阳救逆，下利清谷转为大便正常后，再以桂枝汤解表。

太阳病，先下而不愈，因复发汗，以此表里俱虚，其人因致冒，冒家汗出自愈。所以然者，汗出表和故也。得表和，然后复下之。（20）[原9]

〔简述〕太阳病，先下后汗，汗下失序，致表里津液俱伤，邪热虚张于

上，则头昏冒。若津气转盛，虚热得津气之充，随汗而散去，则昏冒自愈。得表和，里未和，然后可再用下法。

本发汗，而复下之，此为逆也，若先发汗，治不为逆。本先下之，而反汗之，为逆。若先下之，治不为逆。（21）[原8]

[简述]本应发汗解表，反而攻下，不仅虚其里，更使邪内逆，故为逆治，如先发汗，则不为逆。本当先攻下，反而发汗，水津泄于表，阳明证必加重，甚或不救，故为逆治。如果先攻下，则不为逆。

大下之后，复发汗，小便不利者，亡津液故也。勿治之，得小便利，必自愈。（22）[原6]

[简述]大下后，复发汗，亡津液则小便不利，津液伤，则经气虚燥，不得流行布散，故病不能愈。必得津液充足，小便通利，经气旺而病愈。

凡病，若发汗，若吐，若下，若亡血，无津液，阴阳脉自和者，必自愈。（23）[原5]

[简述]凡病，误治后，伤血，伤津液，必须使阴血充足，津液恢复，能与阳气相和谐，阴阳脉自和，病自愈。

吐利发汗后，脉平，小烦者，以新虚，不胜谷气故也。（24）[原22]

[简述]吐利发汗后，津气新虚，饮食后，水谷之气热由于津伤而虚郁胸中为烦，但只是气热乏津之小烦，脉平和，不需治之。

发汗吐下后，虚烦不得眠，若剧者，必反覆颠倒，心中懊恼，属**栀子豉汤**。若少气者，**栀子甘草豉汤**。若呕者，**栀子生姜豉汤**。（25）[原30]

肥栀子十四枚，擘　香豉四合，绵裹

上二味，以水四升，先煮栀子，得二升半，内豉，煮取一升半，去滓，分为二服，温进一服。得吐者，止后服。

栀子甘草豉汤方

肥栀子十四个，擘　甘草二两，炙　香豉四合，绵裹

上三味，以水四升，先煮二味，取二升半，内豉，煮取一升半，去滓，分二服，温进一服。得吐者，止后服。

栀子生姜豉汤方

肥栀子十四个，擘　生姜五两，切　香豉四合，绵裹

上三味，以水四升，先煮二味，取二升半，内豉，煮取一升半，去滓，分二服，温进一服。得吐者，止后服。

[简述] 或发汗、或吐、或下后，热郁心胸，虚烦不能眠，严重者，翻来覆去不能睡，心中烦乱，应以栀子豉汤清泄郁热为治。如果病者少气乏力，用栀子甘草豉汤清泄郁热、益气和中为治。如果病者兼有呕吐，用栀子生姜豉汤清泄郁热，和胃止呕为治。

发汗，若下之，而烦热，胸中窒者，属栀子豉汤证。（26）[原31]

[简述] 发汗或攻下，热郁心胸而烦热，郁结较重可有窒塞憋闷感，仍以栀子豉汤清泄郁热，宣畅气滞。

伤寒五六日，大下之后，身热不去，心中结痛者，未欲解也，属栀子豉汤证。（27）[原50]

[简述] 伤寒五六日，大下之后，身热不去，因下而虚火内结，心中结痛，当以栀子豉汤清泄郁热、宣畅结滞。

阳明病，脉浮而紧，咽燥口苦，腹满而喘，发热汗出，不恶寒，反恶热，身重。若发汗则躁，心愦愦而反谵语。若加温针，必怵惕烦躁不得眠。若下之，则胃中空虚，客气动膈，心中懊憹，舌上胎者，属栀子豉汤证。（28）[原40]

[简述] 风热郁于阳明，冲逆于内外，热郁较重，使经气滞塞而津液内亏，故脉浮而紧，不可用发汗、温针等逆治。若攻下后，风热内郁胸膈，心中懊憹、舌上黄苔，可用栀子豉汤清宣郁热。

阳明病，下之，其外有热，手足温，不结胸，心中懊憹，饥不能食，但头汗出者，属栀子豉汤证。（29）[原67]

[简述] 阳明风热，下后未结胸，郁于胸膈则心中懊憹，仍有身热，而非热结于阳明之腑。里热郁而不发，使脾胃受抑，饥而不能食，手足温，郁热上逆，则只见头汗出，而非全身有汗，当以栀子豉汤清泄胸膈郁热。

伤寒下后，心烦腹满，卧起不安者，属栀子厚朴汤。（30）[原51]

栀子十四枚，擘　厚朴四两，炙　枳实四个，水浸，炙令赤

上三味，以水三升半，煮取一升半，去滓，分二服，温进一服，得吐者，

止后服。

　　〔简述〕伤寒下后，胃肠之气不畅则腹满，虚热不降则心烦，如此则卧起不安。当用栀子厚朴汤清泄郁热，消胀除满为治。

　　伤寒，医以丸药大下之，身热不去，微烦者，属**栀子干姜汤**。（31）[原52]

　　栀子十四个，擘　干姜二两

　　上二味，以水三升半，煮取一升半，去滓，分二服，一服得吐者，止后服。

　　〔简述〕伤寒，医以丸药大下之，丸药徒伤脾胃之阳，而心胸阳气反郁为微烦，太阳正气虚孤于外与邪争，则身热不去，当以栀子干姜汤清上热，温中阳为治。

　　凡用栀子汤，病人旧微溏者，不可与服之。（32）[原53]

　　〔简述〕凡用栀子汤，病人原有大便微溏，乃脾胃阳气不足，不可用栀子汤。

　　火逆下之，因烧针烦躁者，属**桂枝甘草龙骨牡蛎汤**。（33）[原59]

　　桂枝一两，去皮　甘草二两，炙　龙骨二两　牡蛎二两，熬

　　上四味，以水五升，煮取二升半，去滓，温服八合，日三服。

　　〔简述〕烧针而火逆，又用下法，虚阳不能交于阴而烦躁，以桂枝甘草龙骨牡蛎汤温阳并潜降阳气，使之交于阴则烦躁除。

　　伤寒，若吐，若下后，心下逆满，气上冲胸，起则头眩，脉沉紧，发汗则动经，身为振振摇者，属**茯苓桂枝白术甘草汤**。（34）[原28]

　　茯苓四两　桂枝三两，去皮　白术二两　甘草二两，炙

　　上四味，以水六升，煮取三升，去滓，分温三服。

　　〔简述〕伤寒，或吐，或下后，心阳偏虚，脾虚不运，水湿停聚中焦，乘虚上逆，则心下逆满，气上冲胸，站立时头眩，脉沉紧。如再发汗，伤动经脉，产生身摇颤抖。用茯苓桂枝白术甘草汤温阳健脾、运化水湿为治。

　　病人无表里证，发热七八日，脉虽浮数者，可下之。假令已下，脉数不解，今[1]热则消谷喜饥，至六七日不大便者，有瘀血，属**抵当汤**。（35）[原69]

大黄三两，酒洗　桃仁二十枚，去皮尖　水蛭三十枚，熬　蛀虫去翅足，三十枚，熬

上四味，以水五升，煮取三升，去滓，温服一升，不下更服。

〔注解〕[1] 今：当作"合"。今，为传抄所误。应据卷五改。

〔简述〕病人无表证，也无里证，发热七八日，阳热已盛。虽然脉浮数，多为热在血分，也应攻下。如果已攻下，脉数仍在，气分热随攻下而入里，与在里的血分热相合，盛于胃腑，就会形成消谷善饥的情况。而下后虽血分热稍缓，但气分之热陷入后又会使气血不畅，六七日不大便，邪热会深入阴血而为瘀血证，宜用抵当汤来攻逐下焦瘀血、泄其血中热结。

伤寒，若吐下后，七八日不解，热结在里，表里俱热，时时恶风，大渴，舌上干燥而烦，欲饮水数升者，**属白虎加人参汤**。（36）[原37]

知母六两　石膏一斤，碎　甘草二两，炙　粳米六合　人参三两

上五味，以水一斗，煮米熟汤成，去滓，温服一升，日三服。

〔简述〕伤寒，经吐或下后，七八日时阳热已盛，壅蓄在里，蒸腾于表，为表里俱热；在表有汗大出，肌腠疏松则时时恶风；伤津热化，则大渴、舌上干燥而烦、欲饮水数升。当以白虎加人参汤清中上焦燥热、益气生津为治。

三阳合病，腹满身重，难以转侧，口不仁，面垢，又作枯，一云向经。谵语遗尿。发汗则谵语，下之则额上生汗，若手足逆冷，自汗出者，**属白虎汤**。（37）[原39]

知母六两　石膏一斤，碎　甘草二两，炙　粳米六合

上四味，以水一斗，煮米熟汤成，去滓，温服一升，日三服。

〔简述〕三阳合病，以阳明为主。邪热充斥于表里，太阳热郁而身重；阳明热郁而腹满；少阳热郁则难以转侧；热上蒸，则口不知味、面垢腻不清；热扰心神则谵语；热伤肾气则遗尿。如有手足逆冷，自汗出，为邪热迫于中上焦，可用白虎汤清解阳明邪热。而不可发汗或攻下。

太阳病，重发汗而复下之，不大便五六日，舌上燥而渴，日晡所小有潮热，一云日晡所发，心胸大烦。从心下至少腹鞕满而痛，不可近者，**属大陷胸汤**。（38）[原33]

大黄六两，去皮，酒洗　芒消一升　甘遂末一钱匕

上三味，以水六升，煮大黄取二升，去滓，内芒消，煮两沸，内甘遂末，温服一升，得快利，止后服。

〔简述〕太阳病，重发汗而又下之，成结胸合并阳明腑实之证。病证从心下至少腹，结胸于心下，而少腹为阳明腑实，故而不大便五六日，舌上燥而渴，日晡所小有潮热。两证相合，以大陷胸汤治之，则结胸与腑实同去。

太阳病，脉浮而动数，浮则为风，数则为热，动则为痛，数则为虚，头痛发热，微盗汗出，而反恶寒者，表未解也。医反下之，动数变迟，膈内拒痛，_{一云头痛即眩}胃中空虚，客气动膈，短气躁烦，心中懊侬，阳气内陷，心下因鞕，则为结胸，属大陷胸汤证。若不结胸，但头汗出，余处无汗，剂颈而还，小便不利，身必发黄。（39）[原60]

〔简述〕太阳病，脉浮而动数，为风阳鼓张，邪从热化，津伤汗出，头痛发热，表汗而虚，易感风寒，而反恶寒，应先解表。医反下之，则阳热内陷胸膈，心下因而坚硬，成为结胸。浮而动数之脉变成迟滞不利，水热互结，邪实于胸膈，胃中因下而空虚，虚逆之气冲逆而扰动其膈，胸中气塞则短气，邪热结于胸膈，则心烦，心肾不交则躁动，烦热，心中懊侬，当以大陷胸汤泻热逐水破结为治。如果下后，未成结胸，而是阳热之气弥漫三焦，与水湿相合，湿热郁蒸，使三焦之气不达于外，而周身无汗；壅遏经气不下而小便不利；湿热闭郁，其气不发，向上熏灼而但头汗出，齐颈而还；湿热熏蒸，不得泄越，身必发黄。

太阳病下之，其脉促，_{一作纵。}不结胸者，此为欲解也。脉浮者，必结胸。脉紧者，必咽痛。脉弦者，必两胁拘急。脉细数者，头痛未止。脉沉紧者，必欲呕。脉沉滑者，协热利。脉浮滑者，必下血。（40）[原12]

〔简述〕太阳病下后，可转为里气不畅的各种脉证。下后脉促而不结胸者，为表证欲解。脉浮，热结胸膈为结胸。脉紧，为热闭于咽，则咽痛。脉弦，为少阳之气内结，则两胁拘急。脉细数，为阴伤而热化，上攻头部而疼痛。脉沉紧，为阴寒内乘，胃气不和，欲呕吐。脉沉滑，为阳热入里，为协热下利。脉浮滑，为邪热壅蓄，易迫入血分而下血。

太阳病二三日，不能卧，但欲起，心下必结，脉微弱者，此本有寒分也。反下之，若利止，必作结胸。未止者，四日复下之，此作协热利也。（41）[原11]

[简述] 太阳病二三日，不能卧，但欲起，脉微弱，心下有水气停结，反而下之，太阳表热内逆，心下水气并未去除，故下利止，水热相结，则为结胸。下后利未止，则水气随下而去，脾胃已虚，至四日，再下之，不仅太阴不能从开，太阳表热也逆入于里，并随下利而下走，成为协热下利。

太阳少阳并病，而反下之，成结胸，心下鞕，下利不止，水浆不下，其人心烦。（42）[原13]

[简述] 太阳少阳并病，反下之，太阳邪逆而为结胸，心下硬。少阳之气因有结胸在上，气液不发，下陷而下利不止，胃虚而上中焦逆结，则水浆不下，心阳孤郁，无气液之助，则心烦。此为难治之证。

伤寒五六日，已发汗而复下之，胸胁满微结，小便不利，渴而不呕，但头汗出，往来寒热，心烦者，此为未解也，属**柴胡桂枝干姜汤**。（43）[原34]

柴胡半斤　桂枝三两，去皮　干姜二两　栝楼根四两　黄芩三两　甘草二两，炙　牡蛎二两，熬

上七味，以水一斗二升，煮取六升，去滓，再煎取三升。温服一升，日三服。初服微烦，后汗出便愈。

[简述] 伤寒五六日，经发汗，复用攻下，邪在少阳而往来寒热，胸胁满微结为少阳结滞不畅；阳热壅郁于上，上焦热郁津伤，则渴，心烦；热郁不发，逆于上则但头汗出；上热不能下达，又因攻下而下寒，则小便不利；但胃气不逆而不呕。此为邪在少阳之表，而三焦之内错乱纷杂之证，当以柴胡桂枝干姜汤清上温下，畅达少阳太阳之气，祛邪外出而愈。

伤寒五六日，呕而发热者，柴胡汤证具，而以他药下之，柴胡证仍在者，复与柴胡汤。此虽已下之，不为逆，必蒸蒸而振，却发热汗出而解。若心下满而鞕痛者，此为结胸也，大陷胸汤主之，用前方。但满而不痛者，此为痞，柴胡不中与之，属半夏泻心汤。（44）[原61]

半夏半升，洗　黄芩三两　干姜三两　人参三两　甘草三两，炙　黄连一两　大枣十二枚，擘

上七味，以水一斗，煮取六升，去滓，再煎取三升，温服一升，日三服。

〔简述〕伤寒五六日，呕而发热，为小柴胡汤证。反而用其他方剂攻下，柴胡汤证仍在，再用小柴胡汤。此证虽经攻下，但证未变，不为逆，用药后，必蒸蒸发热而恶寒战栗，反而发热汗出而解。如果小柴胡汤证经攻下后，心下满而硬痛，为结胸证，治以大陷胸汤。小柴胡汤证误用攻下，使里气逆乱，脾气不升，胃气不降，痞结于心下，故为心下满而不痛。为上热下寒的寒热错杂之痞证，当以半夏泻心汤分消寒热、和胃散痞。

伤寒中风，医反下之，其人下利日数十行，谷不化，腹中雷鸣，心下痞鞕而满，干呕，心烦不得安，医见心下痞，谓病不尽，复下之，其痞益甚。此非结热，但以胃中虚，客气上逆，故使鞕也，属**甘草泻心汤**。（45）[原63]

甘草四两，炙　黄芩三两　干姜三两　半夏半升，洗　大枣十二枚，擘
黄连一两

上六味，以水一斗，煮取六升，去滓，再煎取三升，温服一升，日三服。

有人参，见第四卷中。

〔简述〕伤寒中风，反而攻下，致下利日数十次，清谷不化，腹中雷鸣，为下后脾气虚且寒，则下利为甚。又见心下痞硬而满，却为下后脾胃虚甚，虚气上逆，结于心下为痞，中焦逆结，上热不降，则干呕、心烦不得安。医见心下痞，认为实邪而再攻下，则痞证更甚。当以甘草泻心汤益气和中，消痞止利为治。

伤寒服汤药，下利不止，心下痞鞕。服泻心汤已，复以他药下之，利不止，医以理中与之，利益甚。理中，理中焦，此利在下焦，属**赤石脂禹余粮汤**。复不止者，当利其小便。（46）[原64]

赤石脂一斤，碎　太一禹余粮一斤，碎

上二味，以水六升，煮取二升，去滓，分温三服。

〔简述〕伤寒服汤药，致下利不止，心下痞硬，脾胃伤损较重。服泻心

汤后不愈，又用攻下，下利遂不止，此时医生又以理中汤治之，而下利反甚。此因下焦滑而不固，水谷入胃至肠即出，不能吸收，必须用赤石脂禹余粮汤涩肠止滑以固其脱。如果用汤后，下利仍不止，为水气太重，偏渗于肠道，当利小便，使水气从小便去则愈。

太阳病，外证未除，而数下之，遂协热而利，利下不止，心下痞鞕，表里不解者，属**桂枝人参汤**。（47）[原65]

桂枝四两，别切，去皮　甘草四两，炙　白术三两　人参三两　干姜三两

上五味，以水九升，先煮四味，取五升，内桂，更煮取三升，去滓，温服一升，日再，夜一服。

[简述]太阳病，表证未解，反而数次攻下，以致在表的一部分阳热随下利而走，成协热而利。使太阳表气不足，表邪不去。脾胃之气虚滞于心下而痞硬，津气不升，而下利不止。此为表里不解，当以桂枝人参汤温中益气、升阳止利为治。

伤寒发汗，若吐若下，解后，心下痞鞕，噫气不除者，属旋复代赭汤。（48）[原35]

旋复花三两　人参三两　生姜五两　代赭一两　甘草三两，炙　半夏半升，洗　大枣十二枚，擘

上七味，以水一斗，煮取六升，去滓，再煎取三升，温服一升，日三服。

[简述]伤寒发汗，或吐，或下，表已解，但误治后胃虚气逆，而成心下痞硬、嗳气不除，当以旋覆代赭汤和胃降逆，益气消痞为治。

本以下之，故心下痞，与泻心汤。痞不解，其人渴而口燥烦，小便不利者，属五苓散。一方云：忍之一日乃愈。（49）[原62]

猪苓十八铢，去黑皮　白术十八铢　茯苓十八铢　泽泻一两六铢　桂心半两，去皮

上五味，为散，白饮和服方寸匕，日三服。多饮暖水，汗出愈。

[简述]太阳病误下，形成心下痞，服泻心汤后，痞证不解，病人渴而口燥、心烦、小便不利，为水气停蓄，气机不达而致痞，当用五苓散。

脉浮而紧，而复下之，紧反入里，则作痞，按之自濡，但气痞耳。（50）[原14]

[简述] 脉浮而紧，下后紧反入里，脉变为沉紧，此非外寒内入，而是下后里气虚寒，按之自软，仅虚寒之气痞结而已。

伤寒大下之，复发汗，心下痞，恶寒者，表未解也，不可攻痞。当先解表，表解乃攻痞。解表宜桂枝汤，用前方；攻痞宜**大黄黄连泻心汤**。（51）[原36]

大黄二两，酒洗　黄连一两

上二味，以麻沸汤二升渍之，须臾绞去滓，分温再服。有黄芩，见第四卷中。

[简述] 伤寒，大下后，又发汗，心下痞，又有表证而恶寒，应先解表，表解后，再攻痞。解表可用桂枝汤。如为热痞，用大黄黄连泻心汤。

太阳病，寸缓关浮尺弱，其人发热汗出，复恶寒，不呕，但心下痞者，此以医下之也。（52）[原19]

[简述] 太阳病，寸缓关浮尺弱，如有心下痞，是医生攻下后所致，气热郁于心下则关脉浮，尺脉弱为阴液下亏，寸脉缓为仍有风邪在表，故有发热汗出，恶寒。不呕为病不在少阳。

伤寒吐下发汗后，虚烦，脉甚微，八九日心下痞鞕，胁下痛，气上冲咽喉，眩冒，经脉动惕者，久而成痿。（53）[原15]

[简述] 伤寒吐下发汗后，表里俱伤，津气俱损，故脉甚微。津伤虚热郁，则虚烦。八九日，阳明之气虚结，则心下痞硬，少阳之气郁结而胁下痛。郁而形成风火冲逆，则气上冲咽喉，眩冒。不得津气充养，则经脉动惕，日久则肢体虚痿无力。

太阳病，医发汗，遂发热恶寒，因复下之，心下痞，表里俱虚，阴阳气并竭，无阳则阴独，复加烧针，因胸烦，面色青黄，肤瞤者，难治。今色微黄，手足温者，易愈。（54）[原23]

[简述] 太阳病，先发汗，气液大伤，外邪不去，则发热恶寒。又攻下伤里，成心下痞。表里俱虚，阴阳气液并竭。阳虚不能运阴，则阴寒孤独于内，为心下痞。如果伤损五脏阴阳，即为重证。比如加烧针，火热再伤阴血，

阴虚热燥则胸烦，阴伤风盛则面青，脾胃大虚则面黄，故风木克伐脾土则面色青黄，血涸风动则肤瞤，为难治。只见面色微黄，是血气伤损不重，阴阳气血尚可流通则手足温，故病证易愈。

得病六七日，脉迟浮弱，恶风寒，手足温。医二三下之，不能食，而胁下满痛，面目及身黄，颈项强，小便难者，与柴胡汤，后必下重。本渴饮水而呕者，柴胡不中与也，食谷者哕。（55）[原10]

[简述]得病六七日，脉迟浮而弱，为阳虚阴弱气浮之象。恶风寒，是病在太阳；手足温，是系在太阴。为表里同病，太阴气弱。医二三下之，更伤脾胃而不能食；胁下满痛，是邪陷少阳；面目及身黄，是脾伤而寒湿瘀滞，不得疏泄。颈项强，为太阳少阳经脉被寒湿滞塞不畅；小便难，为脾虚及三焦膀胱气化不行，寒湿不化，津液不得下输所致。与小柴胡汤，因里气虚而寒湿所滞，后必下重。如果本渴欲饮水又呕者，为水饮逆阻，不可用小柴胡汤。因胃虚、水寒逆阻、食谷则呃逆。

伤寒八九日，下之，胸满烦惊，小便不利，谵语，一身尽重，不可转侧者，属**柴胡加龙骨牡蛎汤**。（56）[原58]

柴胡四两　龙骨一两半　黄芩一两半　生姜一两半，切　铅丹一两半人参一两半　桂枝一两半，去皮　茯苓一两半　半夏二合半，洗　大黄二两牡蛎一两半，熬　大枣六枚，擘

上十二味，以水八升，煮取四升，内大黄，切如棋子，更煮一两沸，去滓，温服一升。本云柴胡汤，今加龙骨等。

[简述]伤寒八九日，经攻下后，经气逆，邪气入，太阳少阳之气郁于内。火热郁于胸中则胸满，火热上冲，三焦不通，即烦且惊，小便不利，并有谵语。太阳少阳之气逆于里，不出于外，则一身尽重，不可转侧。但此证关键仍在少阳火热闭郁及冲逆，故以柴胡加龙骨牡蛎汤疏泄少阳、通阳泻热、重镇安神。此方以治少阳逆乱为主，治太阳逆乱为次。

伤寒十三日不解，胸胁满而呕，日晡所发潮热，已而微利，此本柴胡，下之不得利，今反利者，知医以丸药下之，此非其治也。潮热者实也，先服小柴胡汤以解外，后以**柴胡加芒消汤**主之。（57）[原56]

柴胡二两十六铢　黄芩一两　人参一两　甘草一两，炙　生姜一两　半夏二十铢。旧云五枚，洗　大枣四枚，擘　芒消二两

上八味，以水四升，煮取二升，去滓，内芒消，更煮微沸，温分再服，不解更作。

〔简述〕伤寒十三日不解，胸胁满而呕，为邪入少阳，此时，医生又以丸药攻下，伤其胃肠津液，反而下利，燥热内生，故在日晡时有潮热。外邪仍在少阳，先以小柴胡汤以解外。再以柴胡加芒硝汤治其内。

太阳病，过经十余日，反二三下之，后四五日，柴胡证仍在者，先与小柴胡。呕不止，心下急，一云呕止小安。郁郁微烦者，为未解也，可与大柴胡汤，下之则愈。（58）[原55]

柴胡半斤　黄芩三两　芍药三两　半夏半升，洗　生姜五两　枳实四枚，炙　大枣十二枚，擘

上七味，以水一斗二升，煮取六升，去滓，再煎取三升，温服一升，日三服。一方加大黄二两。若不加，恐不为大柴胡汤。

〔简述〕太阳病，过经十余日，为经过七日，又十余日，反二三次攻下，后四五日，如果柴胡证仍在，可先用小柴胡汤。但如果邪入少阳之腑，则三焦气火内郁而郁郁微烦，肝胆之气不得枢转而内急犯胃，故为呕不止、心下急。可与大柴胡汤攻下，以疏利三焦、畅达肝胆、通行血气、降泻热结气结水结。

太阳病，过经十余日，心下温温欲吐，而胸中痛，大便反溏，腹微满，郁郁微烦。先此时极吐下者，**与调胃承气汤**。若不尔者，不可与。但欲呕，胸中痛，微溏者，此非柴胡汤证，以呕，故知极吐下也。调胃承气汤。（59）[原32]

大黄四两，酒洗　甘草二两，炙　芒消半升

上三味，以水三升，煮取一升，去滓，内芒消，更上火令沸，顿服之。

〔简述〕太阳病，过经十余日，邪热入里，其原因为极吐下，用了猛烈的吐下药，使邪热逆入阳明胃腑，则腹微满、心下温温欲吐，而三焦随阳明内郁，其气也郁而不达，故有胸中痛、郁郁微烦，三焦气液不能泄越，迫于胃肠，则大便反溏，大便虽溏，但不是脾虚，故当以调胃承气汤泻其燥热，

和其胃气。此证看似大柴胡汤所治的少阳腑证，但却不是。

伤寒十三日，过经谵语者，以有热也，当以汤下之。若小便利者，大便当鞕，而反下利，脉调和者，知医以丸药下之，非其治也。若自下利者，脉当微厥，今反和者，此为内实也，属调胃承气汤证。（60）[原57]

〔简述〕伤寒十三日，过经谵语，转为阳明病，当以汤药攻下。但大便不硬，反而下利，脉象较为和缓，并不沉实有力。是由于医生用丸药攻下，丸缓留中，燥热内盛，形成胃肠的局部燥热，此证的下利，又确为内有燥热，而非脉微弱手足厥冷的虚寒下利。当以调胃承气汤治之。

伤寒吐后，腹胀满者，属调胃承气汤证。（61）[原68]

〔简述〕伤寒，吐后，腹胀满，燥热结于胃腑，当以调胃承气汤清燥热。

伤寒若吐若下后不解，不大便五六日，上至十余日，日晡所发潮热，不恶寒，独语如见鬼状。若剧者，发则不识人，循衣摸床，惕而不安，一云顺衣妄撮，怵惕不安。微喘直视，脉弦者生，涩者死。微者，但发热谵语者，属**大承气汤**。（62）[原38]

大黄四两，去皮，酒洗　厚朴半斤，炙　枳实五枚，炙　芒消三合

上四味，以水一斗，先煮二味，取五升，内大黄，煮取二升，去滓。内芒消，更煮令一沸，分温再服。得利者。止后服。

〔简述〕伤寒，或吐，或下后不解，不大便五六日，乃至十余日，见日晡时发潮热，不恶寒，为病在阳明。但误治后里阴伤耗严重，则独语如见鬼状。严重者，发则不识人，循衣摸床，惕而不安，微喘直视。若阴液内竭而脉涩者，即为死证；阴液未绝而脉弦者，则尚有生机。病较轻微者，仅为发热谵语，里阴已有伤耗，当用大承气汤。

阳明病下之，心中懊憹而烦，胃中有燥屎者，可攻。腹微满，初头鞕，后必溏，不可攻之。若有燥屎者，宜大承气汤。（63）[原41]

〔简述〕阳明病，攻下后，心中懊憹而烦，有燥屎内结，燥热之气上扰心胸，当以大承气汤攻下为治。如仅为风热郁于心胸，心中懊憹而烦，只是腹微满，大便初头硬，后必溏，不可攻下。

太阳病，若吐、若下、若发汗后，微烦，小便数，大便因鞕者，与**小承**

气汤和之愈。（64）[原42]

大黄四两，酒洗　厚朴二两，炙　枳实三枚，炙

上三味，以水四升，煮取一升二合，去滓，分温二服。

［简述］太阳病，或吐或下或发汗，出现微烦，因热迫津泄而小便数、大便硬，以小承气汤泄热通便、消胀去实为治。

夫病，阳多者热，下之则鞕；汗多，极发其汗，亦鞕。（65）[原18]

［简述］凡病，如果阳热盛不在胃肠，下之阴伤热入则大便硬；阳热盛而汗多者，又大发其汗，则津伤燥化，大便也硬。

阳明病，能食，下之不解者，其人不能食，若攻其热必哕，所以然者，胃中虚冷故也。以其人本虚，攻其热必哕。（66）[原16]

［简述］阳明病，能食者为风热在内，攻下则病不解，伤其胃阳则不能食，阳气虚浮，再攻其浮热则呃逆。此因胃中虚冷，其人本已虚弱，攻其热必呃逆，为阴寒内逆，脾胃阳气衰而逆乱。

阳明病，脉迟，食难用饱，饱则发烦头眩，必小便难，此欲作谷瘅。虽下之，腹满如故，所以然者，脉迟故也。（67）[原17]

［简述］阳明病，脉迟，阳热不足，阴寒内生，水湿不化。食入而不下行，食不能饱，饱则气机壅郁而发烦头眩。水湿内留而小便难。寒湿相合，蕴结不行，发为谷疸。虽攻下，而腹满不减，是由于脉迟，寒湿壅结，阳气虚滞之故。

太阴之为病，腹满而吐，食不下，自利益甚，时腹自痛。若下之，必胸下结鞕。（68）[原20]

［简述］太阴之为病，寒湿内滞，胃气逆，则腹满而吐，食不下；湿浊停蓄则自利益甚；湿凝气滞，脉络不通，则时腹自痛。如攻下则脾胃大伤，升降之机逆乱，而成胸下结硬。

本太阳病，医反下之，因尔腹满时痛者，属太阴也，**属桂枝加芍药汤**。（69）[原70]

桂枝三两，去皮　芍药六两　甘草二两，炙　大枣十二枚，擘　生姜三两，切

上五味，以水七升，煮取三升，去滓，分温三服。本云桂枝汤，今加芍药。

〔简述〕太阳病误下，外邪入里，直滞太阴经气，气血流通不畅，因而腹满时痛，以桂枝汤倍芍药而治之。

伤寒，大吐大下之，极虚，复极汗者，其人外气怫郁，复与之水，以发其汗，因得哕。所以然者，胃中寒冷故也。（70）[原21]

〔简述〕伤寒，大吐、大下致里气极虚，又大发汗，使体表无汗且虚热上郁而面赤烦闷，此为外气怫郁。再饮水以发其汗，水入复伤里阳，阴寒内逆，以致厥阴之气上逆，冲击胸膈而呃逆。以厥阴为阖，阴寒入而相火衰，其气上逆，肝寒犯胃，即胃中寒冷而呃逆。

伤寒六七日，大下，寸脉沉而迟，手足厥逆，下部脉不至，喉咽不利，唾脓血，泄利不止者，为难治，属**麻黄升麻汤**。（71）[原71]

麻黄二两半，去节　升麻一两六铢　当归一两六铢　知母十八铢　黄芩十八铢　葳蕤十八铢。一作菖蒲　芍药六铢　天门冬六铢，去心　桂枝六铢，去皮　茯苓六铢　甘草六铢，炙　石膏六铢，碎，绵裹　白术六铢　干姜六铢

上十四味，以水一斗，先煮麻黄一两沸，去上沫，内诸药，煮取三升，去滓，分温三服，相去如炊三斗米顷，令尽，汗出愈。

〔简述〕伤寒六七日，大下而表热内陷，寸脉沉而迟；更使气液下脱，下虚则厥阴风火浮越，形成下虚寒、上火热，又有下利津亏的复杂难治之证。故而手足厥逆、下部脉不至、泄利不止，又有咽喉不利、唾脓血。当以麻黄升麻汤升阳举陷、清热养阴、温固脾胃为治。

伤寒，本自寒下，医复吐下之，寒格，更逆吐下，若食入口即吐，属**干姜黄芩黄连人参汤**。（72）[原72]

干姜　黄芩　黄连　人参各三两

上四味，以水六升，煮取二升，去滓，分温再服。

〔简述〕伤寒，本自寒下，为阴寒水气下走而自下利。医生又用吐或下法，致火热上逆，不温于下，成为上热下寒的格拒状态。火热格拒在上，故

饮食入口即吐，阴寒水气在下，故仍下利。当以干姜黄芩黄连人参汤清上热，温下寒，交通上下为治。